AF525745

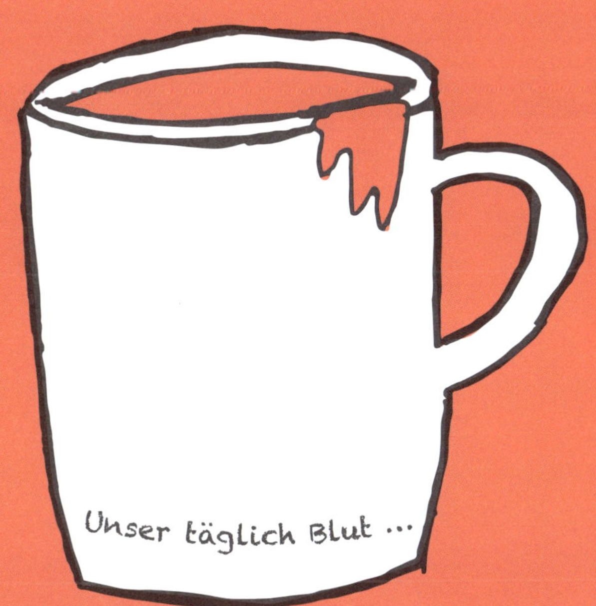
Unser täglich Blut ...

# Das Zeitalter der Vampire

Ansgar Rougemont-Bücking

Pandæmonia
Publishing

Dr. Ansgar Rougemont-Bücking

# Das Zeitalter der Vampire

## Wie die strukturelle traumatische Dissoziation unsere Gesellschaft immer tiefer in die Spaltung führt

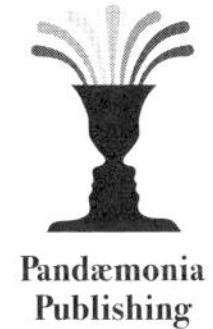

Pandæmonia
Publishing

*«Das Zeitalter der Vampire»*



Lektorat: Dr. Andreas Zeuch (Berlin)
Korrektorat: Sonja Hartl (Alxing)
Umschlaggestaltung: Agentur meerdesguten (Wiesbaden/Berlin)
Drucklayout: Holger Steinbach (Berlin)
Autorenporträt: Maximilian von Heyden (Berlin)

Verlag: Pandaemonia Publishing
c/o Dr. Ansgar Rougemont-Bücking
Centre Inis, rue du Collège 3
CH-1800 Vevey

Druck: europrintpartner (Kehl)
Vertrieb: Orgshop GmbH (Moos am Bodensee)

ISBN Hardcover: 978-3-98617-008-0
ISBN Paperback: 978-3-98617-010-3
ISBN E-Book: 978-3-98617-009-7



Bibliografische Information der *Deutschen Nationalbibliothek*: Die *Deutsche Nationalbibliothek* verzeichnet diese Publikation in der Deutschen Nationalbibliografie.

Dieses Lied ist allen Wesen gewidmet,
deren Gesang nicht wahrgenommen wird.

Wichtige Hinweise:

- Die Patientendarstellungen in diesem Buch entsprechen nicht real existierenden Personen. Sie stellen vielmehr eine konzeptuell verdichtete Beschreibung von typischen menschlichen Lebensrealitäten dar, denen ich in meiner Tätigkeit als Arzt, Forscher und Therapeut begegne.

- Ich rede in diesem Buch von Patienten – und nicht von Klienten. Ein Patient ist ein Mensch, der auf der Suche nach seinem inneren Heiler einen anderen Menschen aufsucht und diesem seine Wunde zeigt. Ein Therapeut ist ein Mensch, der einen anderen Menschen auf der Suche nach seinem inneren Heiler begleitet – und der dabei seine eigene Wunde entdeckt.

- Ziel dieses Buches ist es, bei der Leserin, beim Leser ein Interesse an der vertieften Betrachtung der eigenen traumatischen Verstrickung zu stimulieren. Dennoch sollte eine solche Erkundung nur in Begleitung einer Fachperson, die über einschlägige Kenntnisse und Erfahrungen verfügt, vorgenommen werden.

- In diesem Buch geht es auch darum, ein Verständnis für den Erfahrungsraum zu geben, der durch den Gebrauch von psychoaktiven Substanzen (Psychopharmaka, Drogen, Alkohol) entsteht. Keinesfalls sollte dieses Buch dazu anregen, diese Substanzen zu gebrauchen. Jeglicher Gebrauch von psychoaktiven Substanzen führt zu einer tiefgreifenden Veränderung des Bewusstseinsraumes und sollte in Absprache mit Fachpersonen gestaltet und begleitet werden.

- In diesem Buch verwende ich teilweise eine drastische metaphorische Sprache. Ich spreche von einem Ozean aus Tränen, von Bombenexplosionen, von atomarer Kernspaltung, von Flächenbränden und natürlich auch von Werwölfen, Zombies und Vampiren. Dies mag von mancher Leserin, manchem Leser für eine Übertreibung und Effekthascherei gehalten werden. Mir ist es dennoch wichtig, genau diese Sprache zu verwenden. Denn sie drückt aus, was sehr viele Menschen in unserer gesellschaftlichen Mitte tagtäglich erleben. Ich begegne ihnen an drei, maximal vier Tagen pro Woche. Die Brände, die wir in der Welt schüren, und die Bomben, die wir zünden, sie richten ihre Verwüstung in jedem von uns an, egal wie weit entfernt wir uns vom Herd dieser Zerstörung wähnen.

- Leser*innen werden im Text genderinklusiv angesprochen; im Text findet sich zumeist die maskuline Form, um die Lesbarkeit zu vereinfachen.

# INHALTSVERZEICHNIS

# VORWORT

*… Sag mir, was bedeutet der Mensch?*
*Woher ist er kommen?*
*Wo geht er hin?*
*Wer wohnt dort oben auf goldenen Sternen? …*

Heinrich Heine, «Fragen»

An einem Tag im März 2020 fuhr ich am Vormittag schon von meiner Arbeitsstelle nach Hause. Wie Millionen andere Menschen in jenen Tagen, war ich von meinem Arbeitgeber informiert worden, dass meine Anwesenheit am Arbeitsplatz nicht weiter erwünscht war.

So etwas hatte es – soweit ich mich erinnern konnte – noch nie vorher gegeben.

Tiefe, nie gekannte Ängste stiegen bald in mir auf. Ich rief einen Freund an. «*Was meinst du – werden wir in den nächsten Wochen genug zu essen haben?*», fragte ich ihn. Mein Freund vermochte mich zu beruhigen. Doch diese Angst um die Versorgung mit Lebensmitteln war nur der Auftakt zu einer ganzen Serie von weiteren Befürchtungen, die in mir wach wurden.

Werden wir mit Fäusten, Messern, Schusswaffen oder mit übermotorisierten Autos aufeinander losgehen und uns durch eine in Panik aufgebrachte Menschenmenge einen Weg in eine Rettung versprechende Richtung durch das Chaos bahnen?

Ich habe nie viele Filme und Serien geschaut, aber die aufwühlenden Bilder der Apokalypse, wie sie in verschiedenen Filmproduktionen immer wieder meisterlich in Szene gesetzt wurden, brachen aus meinem Unterbewusstsein hervor. Und dann war da noch etwas, was mich tief verstörte: «*Achtung Corona – Bleiben Sie zu Hause!*» konnte ich im Internet, in Schlagzeilen und sogar auf großflächigen Warntafeln am Rande der Autobahn lesen.

Wie war das möglich? Von heute auf morgen wurde das ganze überhitzte globale Karussell, in dem Wirtschaft, Arbeit und Konsum undurchdringlich verbunden sind, auf ein absolutes Minimum heruntergefahren. Was kein politischer Appell angesichts des bereits seit Jahrzehnten feststellbaren Klimawandels je erreichen konnte, wurde nun innerhalb weniger Tage Wirklichkeit.

In den Tagen darauf unternahm ich eine Skitour mit meiner Tochter im Hochgebirge auf die Monts Telliers, im Grenzgebiet zwischen der Schweiz und Italien. Während vieler Stunden war kein einziges Flugzeug am makellos blauen Himmel zu sehen. Und erst die Stille: Noch nie in meinem ganzen Leben hatte ich eine solche absolute Stille in der Natur erlebt!

Das Unvorstellbare war wahr geworden.

Während ich mich bemühte – wie die meisten Menschen um mich herum auch –, das Positive und unerhört Neue an dieser Situation zu betonen und mein Leben an die Regierungsverlautbarungen, die fast täglich neu herausgegeben wurden, anzupassen, bemerkte ich, dass sich ein bohrender Zweifel in mir mehr und mehr breitmachte.

Ist es möglich, dass die Lebensform, die ich «Normalität» nenne und die derzeit auf höchst anschauliche Art und Weise ausgehebelt wird, im Grunde keinesfalls als normal anzusehen ist, sondern im Moment vor unseren Augen als hochgradig pathologisch und krank machend entlarvt wird?

Ist es möglich, dass ich also selbst Teilhaber eines solchen kranken Systems bin und gerade als Erwachsener, der berufstätig ist und durch seine Tätigkeit in Medizin, Forschung und Lehre die Gesellschaft mitprägt, Täter in einer übergriffigen, gewaltgetränkten Dynamik bin?

Ist es möglich, dass ich, da ich gut verdiene und somit aktiv an den vielen Konsumfreuden, die unser modernes Leben auszeichnen, teilnehme, tatsächliche eine konkrete Verantwortung dafür trage, dass meine Kinder, wenn sie mein Alter erreichen, in einer Welt leben werden, die ihre Naturrefugien verloren haben wird?

*«Ich bin 1999 aus Deutschland in die Schweiz ausgewandert, um mein Leben in der Nähe der alpinen Natur verbringen zu können.»* Ich bin ungezählte Male über Gletscher gewandert und habe mit eigenen Augen gesehen, wie diese über die Jahre hinweg deutlich zurückgegangen sind. Für mich ist der Klimawandel evident. Und für mich sind die Umwandlungen, durch die schon jetzt viele Millionen von Menschen zwischen den Mahlsteinen der klimawandelbedingten, makropolitischen und global-ökonomischen Veränderungen zerrieben werden, deutlich sichtbar. Im Internet und in den sozialen Medien sind die klaren Beweise für Migrationsbewegungen, Bürgerkriege, Kriege und für die mannigfaltigen Verwüstungen von Ökosystemen, die zugleich Ursache und

Konsequenz einer kaum gebremsten, unaufhaltsamen Zerstörung und Verknappung der Lebensressourcen sind, nicht zu übersehen.

Ich werde nicht behaupten können, ich hätte nichts davon gewusst.

*«Ich habe nichts davon gewusst!»*

*«Ich habe einfach irgendwie weitergemacht!»*

*«Aufgeben und umkehren war keine Option!»*

Dies sind typische Statements, die von meiner Generation der Generation meiner Großeltern angedichtet wurden. Mit viel Unverständnis und viel Verachtung. Mit dem Unterton der moralischen Überlegenheit.

Und doch, in jenen Tagen im März 2020 überfiel mich dieses Gefühl und diese Erkenntnis mit einer mir unbekannten Macht: Ich musste mir eingestehen, dass ich mich fühlte wie meine beiden Großväter im März oder April 1945 – oder vielmehr wie sehr viele Männer und Frauen, als sie in jenen Wochen im zerbombten Berlin den Einmarsch der Roten Armee erwarteten. Diese Menschen unterscheidet nichts von mir als die einfache Tatsache, dass sie ca. zwei Generationen vor mir geboren wurden. Diese Menschen taten genau das, was auch ich tue, seitdem ich geboren wurde: Ich passe mich an.

Ja, ich erlebe unsere derzeitige Anpassung an die gesellschaftliche Realität der Gegenwart in Analogie zu der Anpassung ungezählt vieler Deutscher, meiner direkten Vorfahren, an die zugleich brutalen und höchst verführerischen Vorgaben der Nazidiktatur.

*«Schon wieder ein Hinweis auf diese 12 Jahre»* und *«wie oft waren wir schon bei diesem Thema?!»* wird hier nun manche Leserin, mancher Leser leicht genervt einwenden.

*«Ich bin 1999 aus Deutschland geflohen, weil ich die Last der Zerstörung, die auf diesem Land lastet(e), sehr deutlich gespürt und nicht mehr ausgehalten habe.»* So lautet ein anderes Narrativ in Hinblick auf die gleiche Tatsache (ein junger Mann wandert aus, von einem Land ins andere).

Nein, es wird in diesem Buch nicht um eine psychotraumatische Aufarbeitung dieser Vergangenheit gehen. Aber ja, es wird um Gemeinsamkeiten gehen, zwischen uns ach so aufgeklärten Menschen der Moderne, und all jenen Abermilliarden von

Menschen der Vergangenheit, der Gegenwart und bis zu einem gewissen Grad auch der Zukunft, mit denen wir unseren Erfahrungsraum teilen. Es ist der Erfahrungsraum von Lebewesen, der durch zwei Eigenschaften gekennzeichnet ist: Einerseits die Notwendigkeit, sich an die gegebenen Lebensumstände so anzupassen, dass das Überleben möglich wird. Andererseits der Drang, unseren Umgang mit der Umwelt so zu gestalten, dass unser (Über-)Leben eher von angenehmen als von unangenehmen sensorischen Wahrnehmungen bestimmt ist. Auf den ersten Blick scheint es so, als wären wir Menschen als Spezies recht erfolgreich, diese Prämisse des mit Annehmlichkeiten gespickten Überlebens zu verwirklichen.

Aber könnte es vielleicht sein, dass diese gehäuften Annehmlichkeiten einiger weniger (Sie gehören zu diesem Club der Auserwählten, da Sie sich dieses Buch kaufen konnten) doch wesentlich teurer erkauft wurden, als dies zunächst den Anschein hat?

Könnte es sein, dass wir jeden einseitigen Vorteil, den wir im Umgang mit unserer Umwelt – ob Mensch, ob Tier – erzielen, letztlich zurückbezahlen müssen? Könnte der unfaire Handel von heute morgen zum Zusammenbruch des Händlers führen?

Ich bin der Meinung, dass diese Frage mit «Ja» zu beantworten ist.

Der afrikanische Historiker und Philosoph Achille Mbembe hat diese Dynamik den *«Bumerang des Traumas»* genannt: Die Gewalt, die vergangene Generationen ausgeübt (oder erlitten) haben, wird früher oder später die Urheber dieser Gewalt bzw. ihre Nachfahren heimsuchen. So gesehen erzeugt ein Akt der exzessiven Gewalt, der einem anderen Lebewesen zugefügt wird, im Kern bereits im Täter eine traumatische Zerrissenheit dadurch, dass sein Verhältnis zu seiner Umwelt und auch zu sich selbst nachhaltig gestört wird. Diese traumatische Zerrissenheit kann sich über Jahre und Generationen hinweg vertiefen und eine zerstörerische Dynamik nähren, die auf den Verursacher der Gewalt bzw. seine Nachkommen zurückfallen wird.

Ich erlaube mir, diesen «Bumerang des Traumas» als *strukturelle traumatische Dissoziation* zu bezeichnen. Und somit befinden wir uns nunmehr auf dem Gebiet der Neurowissenschaften, da die strukturelle traumatische Dissoziation mittlerweile ein in der klinischen Psychiatrie und in den Neurowissenschaften gut etabliertes Phänomen ist.

Mein Wunsch ist es, Ihnen verständlich zu machen, wie und wo traumatische Dissoziation beim Menschen entsteht. Mir geht es darum aufzuzeigen, dass sich die vielen individuellen traumatisch-dissoziativen Zustände aufsummieren und ein Kollektiv ergeben, das insgesamt ebenfalls die Zerrissenheit des traumatisch-dissoziativen Zustands in sich trägt.

Der Mensch ist ein Meister der Anpassung und so ist es zu erklären, dass wir uns unsere Gegenwart, in der sich übergriffige Dynamiken seit vielen Jahrtausenden angehäuft haben, schönreden und als einzig mögliche zivilisatorische Realität verteidigen. Wir tun alles, um ein Narrativ über uns selbst zu entwickeln, in dem wir möglichst gut dastehen. Dieser Drang zur Anpassung und Selbstbeschönigung führt aber regelmäßig dazu, sich mit der Gewalt und Übergriffigkeit, die uns umgibt, zu identifizieren. Und diese Identifikation führt ihrerseits dazu, dass wir selbst zum Autor von traumatischer Gewalt gegenüber anderen werden. Psychotraumatologen nennen dieses Phänomen der Identifikation mit dem Aggressor «traumatische Bindung», ein anderer geläufiger Begriff ist das «Stockholm-Syndrom».

Durch die Klimakatastrophe befinden wir uns derzeit in einer kollektiven traumatischen Heimsuchung. Der Mensch, wie wir ihn kennen, *Homo sapiens*, wird diese Heimsuchung nicht überleben. Bereits jetzt ist eine tiefe Abspaltung innerhalb der Menschheit im Gange: Auf der einen Seite gibt es den Vampir, der vom israelischen Bestsellerautor Yuval Noah Harari *Homo deus* genannt wird. Den Vampiren gelingt es, unter optimaler Ausnutzung des vorherrschenden Gesellschaftsnarratives, immer größere Ressourcen aus der menschlichen Kollektivität und aus dem planetarischen Ökosystem für ihren einseitigen Nutzen zu extrahieren. Das illusionäre Ziel der Vampire ist es, sich unsterblich zu machen und sich hierdurch der Konfrontation mit der Vergänglichkeit jeglicher Erfahrung zu entziehen.

Auf der anderen Seite gibt es den *Homo sapiens*, der immer mehr zwischen den Mühlsteinen der traumatischen Dynamiken, die er selbst geschaffen und an die er sich fortwährend angepasst hat, zermahlen wird. Wir alle tragen Anteile des *Homo sapiens* und des *Homo deus* in uns.

Aber wir alle besitzen auch die Voraussetzungen, aus dieser Sackgasse unserer tiefen traumatischen Prägung herauszufinden. Die in diesem Buch vertretene Neuorientierung entspricht dem Ansatz der ökologischen Phänomenologie. Phänomenologie bedeutet, dass wir uns von dogmatischen Wertungen bezüglich unserer Lebensrealität befreien und uns unserer tiefen menschlichen Essenz und unserer wirklichen Bedürfnisse bewusst werden. Ökologische Phänomenologie bedeutet, dass wir realisieren, dass wir uns innerhalb eines Kontinuums von Bewusstseinsformen befinden und dass unsere Spitzenposition als «Krone der Schöpfung» schon immer eine trügerische Illusion war, die nun offen angezählt ist.

Dies alles sind unbequeme Einsichten. Aber hierdurch ergeben sich auch Aussichten auf eine Neuorientierung der zivilisatorischen Prozesse, durch die wir zurück zu der Urerfahrung von Vertrauen zu uns selbst und zur Welt finden können.

Ich hoffe, dass es mir gelingt, Sie auf diese Reise durch eine stürmische See mitzunehmen. Denn ich bin der Auffassung, dass die gegenwärtige globale Krise ein ungeheuer kraftvolles Potenzial für einen kollektiven Kurswechsel in sich trägt. Das Schiff der Menschheit wird derzeit durch den Sturm der Krisen aus der dümpelnden Stagnation gerissen und könnte diese Chance nutzen, um sich auf einen neuen, bewusst gewählten Navigationskurs zu besinnen.

Wenn es dem erkennenden Menschen, d.h. dem *Homo empiricus et phenomenologicus*, gelingen wird, im Verbund der vielen Lebewesen, die uns auf unserer Reise begleiten, einen solchen Kurswechsel zu vollziehen, so werden neue Horizonte von Erfahrung jenseits des jetzt Vorstellbaren erschließbar sein.

Und ja, wer weiß, vielleicht werden wir dann eines Tages feststellen, dass wir selbst es sind, die da auf goldenen Sternen wohnen.

Das wünsche ich mir für mich selbst, meine Töchter und meine Freunde. Und ich weiß auch, dass diese Zukunft nur dann Wirklichkeit werden wird, wenn auch Sie dabei sind!

St-Légier-Hauteville, 21.12.2021

# KAPITEL I

## MAXIMALER SCHMERZ

# MAXIMALER SCHMERZ

Das Anfangskapitel beschreibt die tiefste Form des psychischen Schmerzes bei den meisten höher entwickelten Tieren und uns Menschen: Den sogenannten *separation distress*. Die Kenntnis hierüber ist elementar für das Verständnis des gesamten Buches: Nichts schmerzt so sehr und ist so bedrohlich wie der Verlust der Bindung zu den Menschen, die uns nahestehen.

Der wahrscheinlich intensivste psychische Schmerzzustand, den Säugetiere erleben können, ist als *separation distress* bekannt[1]. Dieser Zustand kann bei praktisch allen Säugetieren im Kleinkindesalter hervorgerufen werden, indem man sie – selbst nur kurzzeitig – von ihren Müttern trennt. Unmittelbar nach der Trennung beginnen die Kinder zu weinen oder zu schreien. Diese Reaktionen können als Anzeichen für eine hochgradig belastende, psychische Schmerzreaktion gemessen werden. Ich erlaube mir, den Begriff «psychischer Schmerz» bei Tieren anzuwenden, da die Voraussetzungen für einen körperlichen Schmerz in dieser Trennungssituation ja offensichtlich nicht vorliegen. In späteren Kapiteln dieses Buches werde ich auf die Konsequenzen dieser Sichtweise auf Schmerz bei Tieren und Menschen näher eingehen.

Dieser von außen deutlich wahrnehmbare Stresszustand des *separation distress* führt dazu, dass die Mutter oder andere Individuen, die das Neugeborene umsorgen und schützen können, sich diesem wieder annähern, sofern dies möglich ist. Hierbei kann es unter Umständen auch notwendig sein, dass Mütter große Risiken auf sich nehmen, um dem Kind zu Hilfe zu kommen. Es gibt zahllose Tierfilme, die diese Reaktion von Muttertieren oder anderen Individuen anschaulich zeigen, die gerade dann sehr eindrücklich ist, wenn es darum geht, ein hilfloses Kind aus den Fängen eines Raubtieres zu befreien. Natürlich dient dieses Verhalten von Kindern und von erwachsenen Individuen evolutionär einer klaren Überlebensfunktion. Neugeborene und Kinder sind bis zur Entwicklung ihrer körperlichen Reife schutzlos und somit absolut auf die Fürsorge durch die Mutter oder andere Erwachsene angewiesen. Es ist also sicher nicht

[1] Mit *separation distress* ist nicht die Trennungsangst gemeint, die in der Entwicklungspsychologie bei Kindern beschrieben wird, die eine starke emotionale Reaktion zeigen, wenn sie von ihren Eltern getrennt werden. Bei der Trennungsangst handelt es sich – im Gegensatz zum *separation distress* – eher um eine erlernte Angststörung, deren Ursprung in einer beim Kind ungenügend ausgeprägten Vorstellung liegt, dass die Eltern nach einem «Verschwinden» auch wieder zurückkehren werden (Objektpermanenz). Die Übergänge zwischen *separation distress* und Trennungsangst sind dennoch fließend.

übertrieben zu behaupten, dass es ohne die Ausbildung der neurochemischen und behavioralen (verhaltensbezogenen) Korrelate des *separation distress* im Rahmen der Evolution die Vielzahl des tierischen Lebens und somit auch uns nicht geben würde.

Zugleich ist das Erleben des *separation distress* für alle Beteiligten hochgradig belastend. In diesem Buch werde ich zeigen, dass dieser Zustand immer wieder im Laufe des menschlichen Lebens auftreten kann und wahrscheinlich vielen Formen psychischen Leidens zugrunde liegt.

Die biochemischen und behavioralen Mechanismen des *separation distress* sind nämlich die Grundzutaten zur Entwicklung menschlicher Bindung. Bindung bedeutet, dass Individuen die Kompetenz und Empfänglichkeit besitzen, sich gegenseitig verbunden zu fühlen und fürsorglich oder auch freundschaftlich-spielerisch und kooperativ miteinander zu interagieren. Bindungskompetenz ist eine grundlegende Fertigkeit, die von allen höher entwickelten Spezies, wie es Säugetiere sind, entwickelt werden muss, um das Überleben des Einzelnen wie auch des Gruppenverbandes und der Spezies zu gewährleisten.

Ein Mangel an Bindungskompetenz und noch viel mehr ein Verlust von realer Bindung stellt für die meisten Säugetiere und in jedem Fall für den Menschen das Überleben infrage und wird meist als zutiefst bedrohlich wahrgenommen. Dies ist alles andere als selbstverständlich und – bei genauer Betrachtung – sogar höchst verwunderlich. Man könnte nämlich annehmen – und dieser Gedanke ist im modernen Wirtschafts- und Sozialleben nach wie vor sehr verbreitet –, dass wir zum Leben in erster Linie materielle Güter wie Nahrungsmittel, Kleider und Behausungen benötigen. Natürlich ist es eine richtige und banale Feststellung, dass wir in Panikzustände kommen, wenn es uns an diesen materiellen Ressourcen mangelt. Aber dennoch ist es erstaunlich, dass etwas so Immaterielles und Unscheinbares wie ein Verlust an Bindung uns in maximale Panik versetzt. Die überlebenswichtige Funktion von Bindung wird aber dann offensichtlich, wenn wir uns die extreme Verletzlichkeit des neugeborenen, hochgradig unreifen Säuglings vor Augen halten. Bindung entspricht also der evolutionären Anpassung an diese Verletzlichkeit, und das äußerst unangenehme Erleben des *separation distress* ist das phänomenologische Korrelat dieses evolutionären Mechanismus, der immer dann aktiviert wird, wenn wir uns als aufgegeben oder schutzlos erfahren. Vereinfacht gesagt, kann Verlust an Bindung phänomenologisch gleichgesetzt werden mit dem folgenden Erleben: «*Ich bin nun schutzlos der Attacke eines hungrigen Raubtieres ausgesetzt*» oder aber auch «*Ich werde nun keine Nahrung mehr finden und qualvoll verhungern*».

Die fundamentale Wichtigkeit sozialer Bindung ist seit Menschengedenken bekannt. Unzählige kulturelle Werke bezeugen seit Jahrtausenden die Bedeutung zwischenmenschlicher Bindung und den psychischen Schmerz, wenn diese verloren geht. Besonders bekannt ist das Experiment Kaiser Friedrichs II. von Hohenstaufen im 13. Jahrhundert: Um herauszufinden, welche die menschliche Ursprache ist, ließ er Neugeborene durch Ammen ohne jegliche verbale Kommunikation oder körperliche Nähe aufziehen[2]. Das tragische Ergebnis: Alle Kinder starben. Ähnliche Beobachtungen wurden immer wieder seit der Antike bis in die Neuzeit gemacht[3].

## Die Bindungstheorie: Ein wichtiger Forschungsansatz des 20. Jahrhunderts

Aus der wissenschaftlichen Perspektive sind die Untersuchungen von René Spitz und Katherine Wolf hervorzuheben, die in den 1940er-Jahren Kleinkinder aus Waisen- und Pflegeheimen untersuchten. Obwohl diese Kinder körperlich gut versorgt waren, zeigten sie einen eklatanten Rückstand in ihrer körperlichen Entwicklung sowie Auffälligkeiten in ihrem Schlafrhythmus und Kontaktverhalten. Zudem erkrankten sie deutlich häufiger an Erkältungen und Hauterkrankungen im Vergleich zu Kindern der jeweiligen Referenzgruppe (1). Die Forscher nannten dieses Krankheitsbild anaklitische Depression (*anaklinein* – griechisch: anlehnen), da sie postulierten, dass das natürliche Bedürfnis jedes Kindes nach Halt und Geborgenheit durch Bezugspersonen bei diesen Kindern in der Heimbetreuung nicht befriedigt werden konnte. In den Jahren nach dem Zweiten Weltkrieg bestätigten zahlreiche ähnliche Untersuchungen, insbesondere von John Bowlby und Mary Ainsworth, die Bedeutung von Nähe, Verbundenheit und Fürsorge als elementare Zutaten für das physische und psychische Gedeihen des heranwachsenden Menschen (2, 3). Diese Untersuchungen führten zur Entwicklung der Bindungstheorie, die bis heute einen wichtigen Platz in den psychologischen und psychotherapeutischen Ausbildungsgängen hat. Ihr zufolge entwickelt das Neugeborene eine spezielle Beziehung zu seinen Eltern oder anderen relevanten Bezugspersonen. Diese Bindung veranlasst das Kleinkind bei objektiv vorhandener oder subjektiv erlebter Bedrohung (Gefahr, Angst, Schmerz), Schutz und Beruhigung bei seinen

2 Es bestehen Zweifel, ob der Versuch in dieser Form tatsächlich stattgefunden hat.

3 So gibt es Beschreibungen eines ähnlichen «Versuchsaufbaus», der von Pharao Psammetich I. in Auftrag gegeben wurde. Und es gibt ähnliche Schilderungen von sogenannten «Kaspar-Hauser»-Versuchen in der deutschsprachigen Literatur der Neuzeit.

Bezugspersonen zu suchen und zu erhalten. In einer solchen Alarmsituation, die typischerweise eine ausgeprägte Stressreaktion beim Kind verursacht, ist ein besonderes Verhaltensrepertoire beim Kind zu beobachten, das sogenannte *Bindungsverhalten*: Bei Bedrohung versucht das Kind in der Regel, sich der Beziehungsperson anzunähern und in den Körperkontakt zu gehen. Wenn eine solche Annäherung möglich ist, beruhigt es sich schnell und nach einer gewissen Zeit im «sicheren Hafen» ist es erneut in der Lage, sich der Außenwelt mit Neugier zuzuwenden.

Dieses Bild des steten Pendelns zwischen «sicherem Hafen» einerseits und der «Entdeckungsfahrt in die Welt» andererseits, fasst die wesentlichen Erkenntnisse der Bindungstheorie zusammen. Wir haben somit nicht nur ein Bedürfnis nach Sicherheit, sondern zugleich auch den Drang, unsere Umgebung zu erkunden. Insgesamt verfolgen wir hierbei die eine zentrale Lebensmission, die lautet, uns in der Welt «unseren Platz» in einer Mischung aus Sicherheit und Freiheit zu erobern. Somit ist es kein Wunder, dass gestörte Bindung im Kindesalter in hohem Maße mit psychischen Auffälligkeiten und Erkrankungen in allen Lebensphasen korreliert.

Was bei solchen «bindungsgestörten» Menschen am meisten auffällt, ist nicht so sehr das Gefühl von Verletzlichkeit und Bedrohung, sondern die Unfähigkeit, sich die Zukunft als einen gestaltbaren und zugänglichen Prozess vorzustellen. Diese Menschen verharren oft ihr ganzes Leben lang in einem qualvollen Gefängnis aus Angst und Traurigkeit und erfahren sich selbst als «wie gelähmt», wenn es darum geht, irgendein Zukunftsprojekt anzugehen, wie z.B. eine Ausbildung anzutreten, eine Beziehung einzugehen oder auch nur ein Wochenende oder einen Urlaub zu planen. Für diese Passivität werden diese Menschen regelmäßig von der Außenwelt abgestraft, was vollkommen unnötig und unproduktiv ist, da sie sich sowieso selbst aufs Schärfste kritisieren und abwerten.

Für ein besseres Verständnis dieser «Lähmungszustände» und «Passivbiografien» ist es hilfreich, sich an die Metapher des Schiffes und Hafens zu erinnern: Diese Menschen haben nicht oder zu wenig erlebt, dass es für sie als Kind einen sicheren Hafen gab, der gut zu erreichen war und der verlässlich für Schutz und für das Auffüllen der Vorräte sorgte. In manchen Fällen glich dieser Hafen auch eher einem Gefängnis, in dem der Schutz vor einer angeblich stets bedrohlichen Außenwelt als Argument missbraucht wurde, das Auslaufen des Schiffes zu verhindern. Wenn aber der sichere Hafen fehlt und das Auslaufen zur Entdeckungsfahrt behindert ist, dann ist es keineswegs verwunderlich, dass es dem Schiff nicht gelingt, sich seinen Anteil an der Welt zu erschließen, so wie es eigentlich unsere natürliche Bestimmung ist.

Doch kehren wir zurück zur neurowissenschaftlichen Forschung. Was könnte das neurochemische Korrelat dieses sicheren Hafens sein? Diese Frage wurde von dem estnisch-amerikanischen Wissenschaftler Jaak Panksepp in den 1970er-Jahren untersucht. Konkret stellte er sich folgende Frage: Gibt es gestaltbare Umgebungseinflüsse bzw. gibt es eine Substanz, die den *separation distress* lindert oder gar aufhebt? Er testete unterschiedliche Substanzen, die er den im *separation distress* befindlichen Neugeborenen von verschiedenen Säugetierarten verabreichte. Und er – wie auch andere Forscher – testete weitere Umgebungseinflüsse, wie die Anwesenheit von Objekten und Individuen in der Nähe des gestressten Kindes. Die Antwort auf diese Fragestellung ist ein Meilenstein in der Erforschung der neurobiologischen Substrate der sozialen Bindung:

- Der effizienteste und gleichzeitig natürlichste Weg, ein im *separation distress* befindliches Kind zu beruhigen, besteht selbstverständlich darin, dass man Kind und Mutter wieder zusammenführt.

- Ist die Mutter nicht «zuführbar», da sie z.B. gestorben ist, kann eine andere Person, die sich dem Kind wohlwollend und fürsorglich nähert, die Stressreaktion deutlich reduzieren (nicht ganz so gut wie die Mutter). Eine solche Person wird auch Substitutperson genannt.

- In jedem Falle ist es wichtig, dass die Mutter oder die Substitutperson das Kind berühren, in den Arm nehmen, halten. Der körperliche Kontakt ist essenziell, um eine Beruhigung des Kindes zu erreichen. Die einfache Präsenz von Bezugspersonen – ohne das Kind hierbei in den Arm zu nehmen – ist bei Weitem nicht so effizient, den *separation distress* aufzulösen, wie dies durch Berührung möglich ist.

- Falls weder die Mutter noch eine Substitutperson zur Verfügung stehen, so hält der *separation distress*-Zustand beim Kind lange an. Werden nun dem Kind Gegenstände angeboten, die eine gewisse Ähnlichkeit mit den Bezugspersonen haben, wie z.B. eine große Puppe, so wird das Kind versuchen, die Nähe zu diesen Gegenständen zu suchen und sich an diese zu schmiegen. Das Kind wird hierbei eine weiche Stoffpuppe einer Drahtpuppe vorziehen. Auch hier findet sich also ein Hinweis auf die Wichtigkeit körperlichen Kontakts und der Wärme oder Textur der Kontaktoberfläche: Wenn die Hautrezeptoren beim Kind durch weiche und warme Kontaktreize stimuliert werden, wird die Stressreaktion besser heruntergefahren, als wenn der Kontakt nur zu hartem, kalten Metall besteht.

Schließlich konnte Panksepp die entscheidende Frage beantworten: Welcher ist der zentrale neurochemische Botenstoff (Neurotransmitter), der diese Effekte im zentralen Nervensystem vermittelt? Die Antwort: Es sind Opiate!

## Opiate sind das neurochemische Korrelat der Bindungserfahrung

Panksepp konnte zeigen, dass die Verabreichung bereits geringer Mengen an Opiatwirkstoffen (von denen die bekanntesten das Morphin und das Heroin sind) die Panikreaktion des *separation distress* sehr effizient lindern kann (4). Wenige Milligramm Morphin wirken also sehr ähnlich wie eine liebkosende Umarmung der Mutter, die ein verängstigtes, verunsichertes Kind in den Arm nimmt.

Opiate spielen also eine zentrale Rolle bei der Vermittlung von Bindung und Geborgenheit. Wenn eine fürsorgliche Bezugsperson ein Kind tröstet – der Einsatz von körperlichem Kontakt ist hierbei ganz wesentlich –, so setzt dies im Gehirn des Kindes Opiate frei und es beruhigt sich. Diese vom Organismus selbst hergestellten Opiate werden auch Endorphine genannt. Fürsorgliche Berührung bewirkt beim Kind und beim Menschen allgemein eine sehr effiziente Beruhigung und Auflösung von Stress und Panik. Dies ist ein opiatvermitteltes Phänomen. Das bedeutet aber zugleich, dass Opiatwirkstoffe diese beruhigende Wirkung auf den Organismus auch dann haben, wenn die fürsorgliche Berührung ausbleibt, wenn z.B. die Bezugsperson nicht in der Lage ist, die beruhigende Berührung zu spenden. Dieses Ausbleiben von Berührung und Beruhigung kommt typischerweise dann vor, wenn die Bezugsperson selbst geschwächt, krank oder gestorben ist. Es kann aber ebenso passieren, dass die Mutter oder die vorhandene Bezugsperson nicht die Kompetenz hat, das Kind fürsorglich zu berühren und zu beruhigen. Ein solcher Mangel an fürsorglicher Kompetenz ist viel häufiger, als zunächst zu erwarten wäre. Im Kapitel VII wird hiervon noch die Rede sein.

Falls also fürsorglicher Kontakt ausbleibt, tritt ein Mangelzustand beim Kind oder beim Erwachsenen ein, der ebenfalls unter einem *separation distress* leiden kann. Dieser Mangelzustand, auch Karenzsyndrom genannt, ist hochgradig unangenehm, da er ja dem Fortbestand des maximalen Stress- und Schmerzzustands, wie er für den *separation distress* typisch ist, entspricht. Und dieser Zustand «verlangt» nach Opiatwirkstoffen. Diese werden im wünschenswerten Normalfall durch fürsorgliche Berührung mit entsprechender Freisetzung von Endorphinen im Gehirn «indirekt verabreicht». Falls eine fürsorgliche Berührung nicht erreichbar ist, können sie aber auch «artifiziell» durch direkte Gabe eines von außen zugeführten (exogenen) Opiatwirkstoffes verabreicht werden.

Deshalb sind Opiatwirkstoffe Substitute (Ersatz) für fürsorgliche Berührung und Tröstung. Aber Opiatwirkstoffe vermitteln noch weitaus mehr Gefühls- und Befindlichkeitszustände: Zärtlichkeit, Zugehörigkeit, Zugewandtheit, Geborgenheit bis hin zur Selbstaufgabe und Ekstase in der sexuellen Vereinigung – all dies sind opiatvermittelte

Phänomene. Diese Substanzgruppe vermittelt und bewirkt also viel mehr als das, womit sie in der Regel in Verbindung gebracht wird: Schmerzreduktion. Aber letztlich entspricht die Reduzierung von Schmerz und das Erleben von menschlicher Wärme und Wonne den beiden Seiten derselben Medaille. Ein zu großer Mangel an menschlicher Wärme fühlt sich irgendwann sehr schmerzhaft an – und bei einem Menschen, der unter starken physischen oder psychischen Schmerzen leidet, führt ein Zuführen von menschlicher, tröstender Wärme zu einer Linderung dieser Schmerzen.

Diese Beobachtungen bezüglich des opiatvermittelten Ausdrucks von sowohl Freude (aufgrund von sozialer Zuwendung) als auch Schmerz (aufgrund des Verlusts sozialer Bindung) wurden von Panksepp und anderen Autoren in der sogenannten «Gehirn-Opiat-Hypothese der sozialen Bindung» konzeptualisiert (5, 6). Kurz gesagt, postuliert diese Theorie, dass das Streben nach und der Erhalt von enger sozialer Bindung eine der wichtigsten Motivationen und Quellen für das menschliche Wohlbefinden ist. Und dieser Drang nach tiefer menschlicher Bindung ist ein psychisches Phänomen, das neurochemisch im Gehirn über endogene Opiate vermittelt wird.

Sicherlich wäre es für ein tiefergehendes Verständnis für Menschen mit Opiatabhängigkeit hilfreich, diese Zusammenhänge zwischen maximalem psychischem Schmerz, wie er beim *separation distress* auftritt, dem dazugehörigen Karenzsyndrom des endogenen Opioidsystems sowie der Substituierbarkeit dieses Mangels durch exogene Opiate einer breiten Öffentlichkeit verständlich zu machen.

## Die Analogie zwischen körperlichem und psychischem Schmerz

Die Arbeit von Noemie Eisenberger (7), die die Analogie von sozialen und körperlichen Schmerzen innerhalb des Zentralnervensystems aufzeigt, war eine sehr hilfreiche Bestätigung dieser Sichtweise. Sie untersuchte zwei Gruppen von Probanden in zwei Situationen, in denen hochgradig unangenehme Gefühle aktiviert werden, die für körperlichen oder sozialen Schmerz stehen. In einer Situation erlebten die Versuchspersonen körperliche Schmerzen (Hitzestimulation auf der Haut), in einer anderen Situation erlebten die Versuchspersonen eine belastende Situation der sozialen Ausgrenzung in einem Computerspiel oder sie wurden mittels eines Fotos einer vormals geliebten Person an eine sehr unangenehme Trennungssituation erinnert. Mithilfe der funktionellen zerebralen Bildgebung konnte die Forscherin zeigen, dass in beiden Situationen dieselben kortikalen Areale des Gehirns – genauer gesagt der insuläre Kortex und der dorsale anteriore zinguläre Kortex – aktiviert werden. Im Gehirn werden also psychische oder sozial belastende Empfindungen durch genau dieselben

Strukturen wahrgenommen und verarbeitet, mit denen normalerweise auf körperliche Schmerzreize reagiert wird.

Vereinfachend gesagt bedeutet dies, dass für den Menschen der Verlust an sozialer Bindung genauso gefährlich und daher schmerzhaft ist wie der Verlust eines Armes oder eines Beines! Denn Schmerz ist ja das physiologische Signal für Gefahr. Diese Befunde unterstützen nachdrücklich die Idee, dass der Mensch ein «soziales Tier» ist, das nur so lange gedeihen und überleben kann, wie es in eine größere Gemeinschaft eingebettet ist.

Wenn also die Zugehörigkeit zu der *Peer*-Gruppe oder der umgebenden Gemeinschaft gefährdet ist, dann empfinden wir dies als Bedrohung für unser Überleben. Dies entspricht der Aktivierung einer intensiven Panikreaktion. Phänomenologisch erleben wir das als psychischen Schmerz. Die effizientesten Methoden, um diese Schmerzreaktion zu lindern, sind die fürsorgliche Berührung oder die Gabe von Opiatwirkstoffen.

Könnte es demnach sein, dass die meisten, wenn nicht alle Menschen, die Opiate «missbräuchlich» verwenden, im Grunde vor allem an einer ausgeprägten, sozialen Exklusion leiden? Ich meine ja.

Von daher dürfte es uns keineswegs erstaunen, dass der Gebrauch von Drogen bei diesen Menschen nicht aufhört, wenn sie zwar mit Nahrungsmitteln, Kleidung und Unterkunft versorgt werden – wie dies in unserer Gesellschaft zumeist geschieht –, jedoch gleichzeitig nichts unternommen wird, um die weiterhin bestehende soziale Ausgrenzung zu überwinden.

Zerbrochene soziale Bindungen sind gefährlich, und dies wird subjektiv als schmerzhaft erlebt. Dieses äußert sich sehr treffend in alltäglichen Ausdrücken wie *«ich habe ein gebrochenes Herz»* oder *«ich fühle mich, als hätte ich den Boden unter den Füßen verloren»*. Deshalb wird davon ausgegangen, dass in der Evolution des Säugetiergehirns die Struktur und Funktion des Schmerzsystems der niedrig entwickelten Wirbeltiere übernommen wurde, um bei den höher entwickelten Tieren zu einem Alarmsystem für die Codierung sozialer Bindung bzw. Ausgrenzung zu werden (8–10).

Physischer Schmerz ist ein Alarmsignal, das uns vor Beschädigung oder Verlust wichtiger Organe oder Körperteile warnen soll. Die Funktion von Schmerz besteht darin, unser Überleben durch die Aktivierung einer Schutz- oder Fluchtreaktion, oder einer Stress- oder Immunantwort zu sichern. Es gibt immer wieder Debatten darüber, ob und wie Schmerz von «niederen» Lebewesen wahrgenommen wird (und wenn dies der Fall ist, was dies für uns als Menschen bedeutet, wenn wir diesen Lebewesen Schmerz zufügen). Ein bekanntes Beispiel hierfür ist die Diskussion, ob Hummer, die lebendig gekocht werden, Schmerz empfinden. Diesbezüglich wird oft argumentiert, dass Hummer zu den wenig entwickelten Lebewesen gehören, und dass das (Schmerz-)Erleben eines Hummers keinesfalls mit dem Schmerzerleben eines so hoch entwickelten Lebewesens wie uns Menschen zu vergleichen wäre. Dennoch muss vermutet werden, dass auch der Organismus eines Hummers durch die Evolution so gestaltet wurde, dass der drohende Verlust seiner Vitalfunktion durch Eintauchen in kochendes Wasser als höchst problematisch und vermeidenswert in seiner Wahrnehmung codiert wurde. In der Tat zeigen Beobachtungsstudien, dass Hummer beim Eintauchen in kochendes Wasser Reaktionen zeigen, die man als Ausdruck des Erlebens intensiven Schmerzes interpretieren müsste (11). Auf die Frage der «Übertragbarkeit» von solchen Beobachtungen und der hieraus folgenden Konsequenzen gehe ich im Kapitel VIII noch weiter ein.

## Beziehungsverrat und Vertrauensverlust führen zur Unmöglichkeit, Bindungen zu sich selbst und zu anderen einzugehen

Die Schmerzreaktion ist eine extreme Form der Stressreaktion, zu der im Grunde alle Lebewesen befähigt sind, um sich an Veränderungen der Umgebung, die eine Bedrohung der körperlichen Integrität bedeuten, anzupassen. Bei den Säugetieren, vor allem solchen in Sozialverbänden, hat sich die Wahrnehmung der Integrität (d.h. die Unversehrtheit und Vollständigkeit des Organismus) im Verlauf der Evolution erweitert und umschließt auch die Integrität innerhalb des sozialen Raumes. Im Rahmen dieser Entwicklung wurde die Zuständigkeit und Kompetenz des Schmerzsystems ausgeweitet. So gesehen hat der Mensch ein Alarmsystem entwickelt, das nicht nur Bedrohungen der körperlichen Integrität anzeigt, sondern auch die Bedrohung des sozialen Zusammenhaltes.

Die direkte Bedrohung der individuellen Anbindung an das Kollektiv entspricht der Schmerzreaktion, die von Eisenberger und anderen Forschern als Reaktion auf den Verlust des zuvor etablierten sozialen Zusammenhalts beschrieben wurde. Klinisch sind solche Zustände sehr häufig und führen regelmäßig zu psychischen Krisen, die Konsultationen oder auch Krankenhauseinweisungen in der Psychiatrie erfordern. Beispiele hierfür sind Krisen im Zusammenhang mit einem Arbeitsplatzverlust, Mobbing, Beziehungsabbrüche, oder auch der Tod nahestehender Menschen. Diese Krisen aktivieren hochgradig das psychische Schmerzsystem. Je enger die zerbrochene Bindung war, je stärker sich eine Person mit der Bindung identifiziert hatte, desto heftiger wird die psychische Schmerzreaktion ausfallen. Die heftigsten Schmerzreaktionen finden sich in den Fällen, bei denen der Zusammenbruch der Beziehung als Verrat wahrgenommen wird. Dies wird auch als «Verratstrauma» bezeichnet. In diesem Falle wird durch den Beziehungsabbruch ein im bisherigen Leben erworbenes Vertrauen zerstört. Dieses Vertrauen bezieht sich auf die Vorstellung, dass die Interaktionen mit einer anderen Person, einer Gruppe oder mit der Gesellschaft im Allgemeinen durch gegenseitigen Respekt und Wertschätzung, Vorhersehbarkeit und durch Wohlwollen gekennzeichnet sind. Beim Verratstrauma wird diese grundlegende Vorstellung jäh zerstört.

In ihrem Buch «Die Narben der Gewalt» beschreibt Judith Lewis Herman diese Art von Trauma: Eine Gruppe von Matrosen befindet sich nach der Torpedierung ihres Schiffes im Zweiten Weltkrieg in höchster Seenot (12, S. 55). Die Matrosen treiben viele Stunden lang, sich an Wrackstücke klammernd, im offenen Meer. Während dieser langen Wartezeit sterben immer wieder Matrosen an Kälte und Entkräftung. Schließlich nähert sich ein Rettungsschiff. Die Rettungsmannschaften kommen allerdings nicht sofort allen im Meer treibenden Matrosen zu Hilfe, sondern sie selektieren von ihren Booten aus und retten zunächst nur die Offiziere. Für die betroffenen Matrosen ist dieses Zurückhalten der so sehnlich erwarteten Hilfe ein tieferes Trauma als das Entsetzen, das sie durch die Torpedierung ihres Schiffes und durch die Beobachtung des Ertrinkungstodes ihrer Kameraden erlitten hatten. Noch viele Jahre später ist für sie die Erinnerung an die Bevorzugung von Offizieren gegenüber den einfachen Soldaten ein viel schwerwiegenderes traumatisches Erlebnis als der Untergang des Schiffes und das stundenlange Warten auf Rettung selbst.

Im Folgenden gebe ich noch ein paar typische Beispiele aus meiner Praxis:

- Eine 42-jährige Frau erleidet einen Autounfall im Rahmen einer Massenkarambolage auf der Autobahn. Sie muss eingequetscht in ihrem zerstörten Wagen und mit starken Schmerzen an einem Bein lange auf Hilfe warten. Der schlimmste Moment für sie ist es, als sie feststellt, dass professionelle Helfer am Unfallort eintreffen, dass diese Helfer sie auch kurz fragen, wie es ihr geht, sich daraufhin aber von ihr abwenden und zu anderen Unfallopfern gehen.

- Ein 39-jähriger Mann wird von seiner Frau verlassen; diese versucht hartnäckig, die zwei gemeinsamen Kinder ihm gegenüber zu entfremden. Als er ein befreundetes Ehepaar bittet, zu seinen Gunsten vor Gericht auszusagen, lehnt dieses ab.

- Eine 53-jährige Frau war mehrere Jahre lang Führungskraft in einem mittelständischen Unternehmen. Sie war hochgradig engagiert, immer bereit, das Beste für den Betrieb zu leisten. Sie leitete eine Abteilung, die viele Erfolge vorzuweisen hatte.

Sie hatte das Gefühl, von ihren Mitarbeitern geschätzt zu werden und war auch mit ihrem Chef per Du. Plötzlich, innerhalb weniger Wochen, spürt sie, dass alle gegen sie sind. Sie kann sich diese Entwicklung nicht erklären. Sie bemerkt, dass sie Vorgaben bekommt, die sie nicht erfüllen kann, und dass ihr wesentliche Informationen vorenthalten werden. Sie bittet um ein klärendes Gespräch mit ihrem Chef. Dieser erscheint mit dem Chef der Personalabteilung zum Termin und erklärt ihr, dass sie ihren Arbeitsplatz zu räumen hat. Als Kündigungsgrund wird ihr mitgeteilt, dass es ja offensichtlich sei, dass sie inkompetent sei.

- Eine 64-jährige Frau erhält eine schwere Krebsdiagnose. Wenige Wochen später trennt sich ihr langjähriger Lebensgefährte von ihr.

Es geht mir bei diesen Fällen nicht darum, das «Warum» dieser Vorgänge zu verstehen. Eine traumatisierte Person wird immer versuchen, das «Warum» zu beleuchten, um sich das Unvorstellbare fassbar zu machen. In den meisten Fällen ist diese Suche nach dem «Warum» nicht hilfreich und führt eher zu einer Vertiefung des Traumas. Im nächsten Kapitel werde ich das näher erläutern. Es geht mir bei der Schilderung dieser Fälle in erster Linie darum, den Beziehungsverrat im Erleben der Betroffenen begreifbar zu machen.

Die verunfallte Frau erklärt:
*«Ich hatte immer gedacht, dass man mir helfen würde, wenn ich einmal einen schweren Unfall haben sollte. Aber ich musste feststellen, dass dem so nicht ist.»*

Der Mann im Sorgerechtsstreit erläutert:
*«Nie hätte ich mir vorstellen können, dass ich als Vater vor Gericht kämpfen muss, damit ich die Beziehung zu meinen Kindern aufrechterhalten kann. Und nie hätte ich gedacht, vor Gericht kein Gehör zu finden und dass meine langjährigen Freunde mich hierbei im Stich lassen würden.»*

Die gefeuerte Abteilungsleiterin sagt:
*«Ich fühlte mich tief verbunden mit meinem Team und für mich war mein Chef eine Vertrauensperson. Dass ich so plötzlich den Rückhalt verlieren würde und dass man mir Fallen stellen würde, damit ich Fehler mache, hätte ich mir in meinen dunkelsten Fantasien nicht ausmalen können. Und doch ist es geschehen!»*

Die krebskranke Frau erläutert:
*«Natürlich war es für mich eine Grundannahme, dass mein Lebensgefährte auch in schwierigen Zeiten zu mir halten würde. Dass er dann so gegangen ist, hat sich so angefühlt, als würde man den Boden unter meinen Füßen wegziehen!»*

Ein Gefühl, «als würde ich den Boden unter den Füßen verlieren», ist wohl die beste Beschreibung für das Erleben eines Menschen, dem ein Verratstrauma widerfährt: *«Das Unvorstellbare ist eingetroffen, die Welt wird nie mehr das sein, was sie bisher zu sein schien: Ein Ort, an dem ich einen Platz habe, und wo ich mich bewegen und entwickeln kann.»*

Verratstraumata führen zu einem Vertrauensbruch der Welt gegenüber. Was aber noch viel schwerwiegender ist und was oft nicht oder kaum wahrgenommen wird, ist die Tatsache, dass ein Verratstrauma auch zu einem Vertrauensverlust gegenüber der eigenen Person führt.

Eine in dieser Form traumatisierte Person trägt fortan einen tiefsitzenden Zweifel bezüglich ihrer Kompetenz, die Welt realistisch einzuschätzen, vor allem in Hinblick auf das Eingehen von Risiken und den Wunsch sowie die Notwendigkeit, erneut anderen Menschen zu vertrauen. Der innere Dialog dazu könnte ungefähr folgendermaßen lauten: *«Wie konnte ich bloß so naiv sein, zu glauben, dass sich diese Situation gut entwickeln würde und dass ich dieser Person vertrauen könnte. Ich habe mich in meiner Einschätzung geirrt und muss nun teuer dafür bezahlen. Was bin ich nur für ein Idiot! So etwas darf nicht wieder passieren.»*

Ein Verratstrauma führt also zu einer tiefgreifenden Erschütterung des Selbstkonzeptes, das besagt, *«ich kann mich auf mich selbst verlassen, wenn ich etwas in der Welt bewirken will»*, und das uns normalerweise das Handeln ermöglicht. Aufgrund dieser Erschütterung gibt es für uns somit keinen sicheren Hafen mehr, wir können weder den anderen noch uns selbst trauen.

Das neurobiologische Korrelat dieses mangelnden Gefühls von Sicherheit, das kennzeichnend für traumatisierte Menschen ist, lässt sich mittlerweile gut durch bildgebende Verfahren in der Beobachtung der Gehirnfunktion darstellen (mehr dazu im Kapitel V). Wenn aber ein Mangel an Sicherheit besteht, so bedeutet dies auch, dass es künftig nicht möglich ist, «sich fallen zu lassen», sich aus seiner Wachsamkeit und Deckung herauszubewegen und sich verletzlich zu zeigen. Wenn ich ständig in einer Habachtstellung verharre, egal was auch passiert, so bedeutet das, dass es mir unmöglich ist, mit mir selbst und anderen eine Bindung einzugehen.

Eine authentische Bindung ist nur dann möglich, wenn ich der Bindungssituation vertrauen kann, d.h. ich kann mir und meinem Gegenüber zumuten, Schwäche und Verletzlichkeit zu zeigen. Wenn ich dieses Vertrauen nicht habe, gehe ich keine Bindung ein. Vielen Menschen ist durchaus bewusst, dass es ihnen schwerfällt, anderen Menschen zu vertrauen und Bindungen einzugehen, typischerweise als Folge eines zuvor erlittenen Beziehungsverrats. Aber den meisten Menschen ist hierbei kaum bewusst, dass sie auch kein Vertrauen und somit keine Bindung mehr zu sich selbst haben. Das Trauma hat sie so tief verunsichert bezüglich ihrer Kompetenz, die Herausforderungen des Lebens zu meistern, dass sie sich selbst fortan nicht mehr ernst nehmen und nicht mehr trauen, aus ihrer eigenen Komfortzone herauszutreten.

Wenn ich die Bindung zu mir selbst verloren habe, behandele ich mich selbst wie einen Fremdkörper. Ich habe dann die Tendenz, die Äußerungen meiner Psyche nicht ernst zu nehmen, mich dafür abzuwerten und zu verurteilen, dass ich solche intuitiven Eingaben habe. Falls diese Manifestationen meiner Psyche zu laut, fordernd, unangenehm werden, habe ich die Tendenz, sie zum Schweigen bringen zu wollen, z.B. durch Ablenkungen, Dissoziation oder den Gebrauch von Suchtmitteln.

Ich bin somit der Meinung, dass, wenn ein nicht integriertes Trauma vorliegt, wir die Bindung zu uns selbst und zur Welt verloren haben. Zu einer sehr ähnlichen Einschätzung kommt der ungarisch-kanadische Arzt und Suchtexperte Gabor Maté. Gemäß dieser Sichtweise sind Suchtmittel Substitute für verloren gegangene Bindung. Diese Substanzen werden also in Eigenregie eingenommen (dies wird auch Selbstmedikation genannt), um das bohrende Gefühl einer vitalen Bedrohung angesichts des Vertrauensverlustes in die eigene Fähigkeit, die Belastungen des Lebens meistern zu können, zu betäuben. Sucht und Trauma sind eng miteinander verwoben; mehr dazu in den Kapiteln IV und IX.

Neurobiologisch entspricht das Gefühl der latenten vitalen Bedrohung dem, was Kontextualisierungsdefizit genannt wird (siehe Kapitel IV). Das Gefühl der Panik bei der Vorstellung, in einem bodenlosen Meer zu versinken, entspricht dem vorherig erwähnten Karenzsyndrom des endogenen Opiatsystems. Suchtmittel und manche Medikamente bieten sich solchen tief verunsicherten Menschen als Rettungsbojen an. Mir ist es wichtig, diese Metapher der Rettungsboje zu vertreten. Immer wieder erlebe ich, dass Suchtkranke unter großen Druck gesetzt werden, damit sie sich schnell von ihrem Suchtmittel entwöhnen. Phänomenologisch gesehen entspricht aber ein schneller Entzug dem gewaltsamen Entreißen der Rettungsboje bei einer Person, die am Ertrinken ist. In der Regel führen schnelle Entzüge lediglich dazu, dass der Suchtkranke so schnell wie möglich zur entzogenen Rettungsboje zurückkehrt oder aber sofort auf eine andere erreichbare Boje zuschwimmt. Das Entwöhnen von seinem Halt ist nur dann möglich, wenn der Ertrinkende gelernt hat, eigenständig zu schwimmen. Dies braucht viel Zeit und ist nur mittels eines langwierigen Lernprozesses möglich, bei dem es darum geht, das Vertrauen der Person zu sich selbst und zur Außenwelt schrittweise wiederaufzubauen.

Ein suchtkranker Mensch gleicht einem Schiff, das nur an eine Rettungsboje gebunden eine Fahrt auf das Wasser wagt. Als Menschen sind wir aber im Grunde wie ein Schiff ausgestattet, das je nach Laune und Bedarf in der Lage ist, zu Entdeckungsfahrten zu fernen Horizonten aufzubrechen. Viele Menschen trauen sich eine solche Reise allerdings kaum noch zu.

Wir befinden uns in einem Zustand der Entfremdung. Wir haben die Bindung zu uns selbst und zur Außenwelt verloren. Dieser Verlust ist traumatischer Natur; die zugrunde liegenden Traumata sind vielfältig und entsprechen einer Anhäufung von individuellen, transgenerationellen, kulturellen, politisch-systemischen und wirtschaftlichen Faktoren. Durch diese traumatische Entfremdung befindet sich das Schiff der Menschheit in einer tiefen Krise, die es ihr schwer macht, mit den Herausforderungen unserer Zeit umzugehen. Wir dümpeln in Küstennähe, an Rettungsbojen gefesselt und gefährlich nahe an den Felsriffen der ökologischen Katastrophe. Und somit haben wir nur noch eine sehr entfernte Idee von dem sicheren Hafen, von dem wir einst vor ca. 12‘000 Jahren auf eine beispiellose Entdeckungsreise aufbrachen.

Wir haben den sicheren Hafen aus den Augen und aus unserem Gedächtnis verloren. Und wir haben vergessen, unserem Gefährt und auch dem Wasser, das es trägt, zu trauen, damit wir auch weiterhin Fahrten ins Ungewisse unternehmen können.

Stattdessen haben wir begonnen, das Wissen um den sicheren Hafen und das Vertrauen in unsere Fähigkeiten durch zwei Substitute zu ersetzen: Sicherheit und Kontrolle. Im Grunde eine sehr naheliegende Idee und Strategie. Dennoch befinden wir uns nun auf einem Schiff, das sich nicht mehr auf die hohe See traut, sondern nur noch in Küstennähe und in Reichweite von Rettungsbojen navigiert, immer demselben Kurs folgend: Immer mehr von dem, was wir bereits kennen.

## Die Wichtigkeit, zu spielen und die Komfortzone zu verlassen

Wir haben nicht mehr das Vertrauen und die Motivation, aus uns selbst herauszugehen und Erfahrungen zu suchen, die uns neue Sichtweisen auf uns selbst und auf die Welt bringen könnten. Es ist zwar durchaus möglich, dass es Anteile in unserer Psyche gibt, die uns gerade das nahelegen. Aber da wir kein Vertrauen in unsere Fähigkeit, ungewohnte, herausfordernde Situationen zu meistern haben, schieben wir diesen Drang, diese Neugier, diese Offenheit für etwas Neues beiseite und bleiben strikt in dem Erfahrungsraum, den wir kennen und in dem wir uns kompetent und somit sicher fühlen.

Das Verbleiben in der psychischen Komfortzone ist in unserer Gesellschaft extrem ausgeprägt und ein Ausdruck dafür, dass viele erwachsene Menschen keine authentische Bindung mehr zu sich selbst haben. Die Illusion von Sicherheit und Kontrolle, auch wenn das Leben dort einem Gefängnis entspricht, wird der Perspektive nach Entdeckung, Staunen, Überraschung und Ekstase vorgezogen. Panksepp hat auch diese Problematik kommentiert. Er hat in seinen Forschungsarbeiten zu den basalen affektiven Systemen bei Säugetieren einen Grundaffekt identifiziert, den er PLAY genannt hat (13). Dieses System ist im Grunde bei allen Säugetieren dafür verantwortlich, dass die Umgebung und die Interaktion mit anderen Individuen explorativ und spielerisch ausgekundschaftet werden.

Gerade bei Säugetier- und Menschenkindern wird bei dieser spielerischen Exploration das sogenannte *rough and tumble play*, übersetzt das «wilde und wirbelnde Spiel», beobachtet. Somit geht es nicht um Spiele wie Schach oder Monopoly, sondern um das Verhalten, das bei Rattenjungtieren, jungen Welpen etc. regelmäßig beobachtet werden kann: Körperlich in den Kontakt gehen, sich schubsen, drücken, rumwerfen, Grenzen ausloten, ohne sich gegenseitig dabei zu verletzen. Dies sind wichtige regulative Lernprozesse, bei denen es darum geht, sich selbst und die anderen zu spüren, auch Spannungen und Dominanz im spielerischen Kontext abzuklären und daraus zu lernen. Gewalt und Prügelei zwischen Kindern und Jugendlichen sollte hierbei natürlich nicht mit Spiel verwechselt werden; Aggressionsaustausch hat nichts mit Spiel zu tun. Laut Panksepp dient Spiel zum Austesten von Grenzen. Diese Dynamik kann aber auch mal in die falsche Richtung laufen und sich zu Mobbing und Unterdrückung von Spielgefährten entwickeln. Wenn wir als Erwachsene eine solche aggressiv-unterdrückende oder manipulative Ausgestaltung bei spielenden Kindern beobachten, ist es sehr wichtig, verständnisvoll, intuitiv und konstruktiv mit dieser Situation umzugehen. Gerade mit verurteilender Kritik gegenüber den Spielenden sollten wir uns zurückhalten; es geht ja nicht darum, das Spiel als solches zu verurteilen oder einzugrenzen, sondern nur einen Exzess von Dominanz.

Es ist typisch, dass im Spiel Grenzen überschritten werden. Die Grenzüberschreitungen sollten daher nicht dramatisiert werden, sondern der «Spielbegleiter» ist aufgefordert, sich zu überlegen, was er aus dieser Situation macht. Dies erfordert eine gewisse erzieherische Kompetenz. Aber interessanterweise gibt es auch eine Selbstregulierung der Beteiligten im Spiel: Wenn ein starkes Individuum immer wieder gewinnt und das Schwächere immer wieder verliert, dann wird irgendwann das Schwächere mit dem Stärkeren nicht mehr spielen wollen, weil es keinen Spaß mehr macht. Beim stärkeren Individuum besteht deshalb die Tendenz, sich bewusst schwächer zu machen, damit das Schwächere auch ein Erfolgserlebnis hat und dadurch das Spiel immer wieder möglich wird.

Durch das PLAY-System sind wir dazu befähigt und haben auch ein entsprechendes Bedürfnis, während unseres gesamten Lebens immer wieder in den spielerischen, explorativen Austausch mit unserer Umgebung und mit unseren Mitmenschen zu gehen. Für die mentale Fitness bedeutet Spielen ungefähr so viel wie Dehnübungen oder Yoga für den Körper: Damit wir im Laufe des Lebens nicht zunehmend zu mentalen Betonklötzen und letztlich Gefangenen unserer Lebensgeschichten werden, die wir uns immer wieder neu erzählen und für die wir Bestätigung suchen, ist es wichtig, auch auf geistiger, emotionaler Ebene und in der sozialen Interaktion immer wieder die festgetretenen Pfade des Altbekannten zu verlassen.

Es gibt Studien, die darauf hinweisen, dass Kinder, die regelmäßig wild und wirbelnd spielen, längerfristig eine bessere Sozialkompetenz haben, reifer sind und ihre Gefühle besser regulieren können (14). Kinder, die nicht spielen, haben später mehr Probleme im Leben. Das wird dann auch in vielen Fällen zum Problem für die Mitmenschen. Es gibt Untersuchungen, die zeigen, dass diese spielerische Aktivität die Gehirnreifung und hierbei vor allem die Reifung des präfrontalen Kortex positiv beeinflusst (15). Wir sind dadurch reifer im Umgang mit Gefühlen und Schwierigkeiten. Wir werden insgesamt resilienter, können besser mit Stress und Schicksalsschlägen umgehen und werden nicht so schnell depressiv oder suchtabhängig.

Interessant sind auch Untersuchungen, die darauf hinweisen, dass ein Mangel an wildem Spiel im Kindes- und Jugendalter auch dazu führen könnte, dass es in den Industrienationen mit hohen schulischen Anforderungen eine deutliche Häufung von Kindern gibt, die an einem Aufmerksamkeitsdefizit und einer Hyperaktivitätsstörung (ADHS) leiden (16). Diese Kinder werden mit Psychostimulanzien (z.B. Methylphenidat, *Ritalin*®) behandelt. Diese Substanzen erreichen im Grunde im Gehirn genau das, was das «wilde und wirbelnde Spiel» im wirklichen Leben bewirkt. Die Stimulation durch die Interaktion mit der Außenwelt wird in diesem Falle mit einer chemischen Stimulation auf zerebraler Ebene substituiert. Derart medikamentös «eingestellte» Kinder sind von außen betrachtet ruhig und können sich auf den Schulstoff konzentrieren, was gesellschaftlich erwünscht und natürlich auch in ihrem ureigenen Interesse ist. Dennoch sollten wir uns darüber im Klaren sein, dass wir eine große Anzahl unserer Kinder der Möglichkeit berauben, durch natürliche Anregung ihrem Spiel- und Explorationsdrang nachzukommen.

Und wir wissen auch nicht, wie die emotionale und soziale Entwicklung dieser Kinder später im Leben sein wird, wenn die Stimulation von Gehirnfunktionen in der kritischen Phase der Gehirnreifung chemisch erreicht wurde und nicht durch Interaktionen im wirklichen Leben. Jedenfalls gibt es die ADHS mittlerweile nicht nur bei Kindern und Jugendlichen, sondern auch bei vielen Erwachsenen. Diese Erwachsene haben größte Schwierigkeiten, sich für ihre Arbeit zu motivieren und sich auf ihre alltäglichen Tätigkeiten zu konzentrieren. In vielen Fällen würden sie aus dem Arbeits- und Sozialgefüge herausfallen, wenn sie nicht durch eine Behandlung mit Psychostimulanzien gestützt werden würden. Vielleicht ist die seit ein paar Jahrzehnten feststellbare deutliche Zunahme von Behandlungen mit Psychostimulanzien bei Kindern und Erwachsenen einfach auch ein Hinweis darauf, dass wir unserem Körper und Gehirn unzumutbare Bildungs- und Arbeitsbedingungen aufdrängen.

Gesellschaftspolitisch und ethisch finde ich es jedenfalls sehr bezeichnend, dass wir es viel eher akzeptieren, den Spiel- und Explorationsdrang eines Menschen mit Psychostimulanzien zu befriedigen, damit die betroffene Person am Bildungs- und Arbeitsprozess teilnehmen kann, wohingegen eine Substitution eines traumatisch erworbenen Bindungsdefizits durch eine Opiatbehandlung weiterhin hochgradig stigmatisiert und regulatorisch sehr erschwert ist. Ich werde dies in den folgenden Kapiteln dieses Buches noch weiter erläutern.

Insgesamt erscheint es mir wichtig zu kommunizieren, dass wir für ein gesundes Zusammenleben als Kinder und als Erwachsene Möglichkeiten brauchen, um aus der Komfortzone herauszugehen, ohne dass das jedes Mal ein großes Drama bedeutet. Wir Erwachsene spielen nicht, weil wir daran gewöhnt sind, immer nur das zu tun, bei dem wir uns sicher und kompetent fühlen. Sobald wir nicht wissen, was genau passieren wird, machen wir einen Rückzieher. Spiel bedeutet für uns alle, sich und der teilnehmenden Gemeinschaft zuzutrauen, ein wenig in die Grenzüberschreitung hineinzugehen und daraus zu lernen bzw. die Plastizität und Flexibilität dieses Prozesses mit wohlwollender Offenheit zu erfahren.

# KAPITEL II

## DIE DUNKLE SEITE VON BINDUNG

# DIE DUNKLE SEITE VON BINDUNG

*Wer die Freiheit aufgibt, um Sicherheit zu gewinnen, wird am Ende beides verlieren.*[4]

Benjamin Franklin

Gerade weil der Erhalt der Bindung so fundamental wichtig ist, sind wir bereit, uns immer wieder neu an Bindungsvorgaben anzupassen. Dies auch dann, wenn diese Vorgaben missbräuchlich sind. Dieses Kapitel beschreibt, wie wiederholt stattfindende Manipulationen und Misshandlungen innerhalb einer lang andauernden Bindungskonstellation die Identität des Opfers nachhaltig prägen. Ein angepasstes Opfer hat somit die besten Chancen, ein Trauma zu überleben. Diese Anpassung hat aber einen hohen Preis: Das Opfer verharrt oft lebenslang in einem Zustand der traumatischen Zerrissenheit.

Wir haben den sicheren Hafen aus den Augen und aus unserem Gedächtnis verloren. Und wir haben auch das Bewusstsein darüber verloren, dass wir auf einem Schiff fahren, das befähigt ist, Entdeckungsreisen zu fernen Horizonten zu unternehmen. Wir haben diese verlorenen Gewissheiten ersetzt durch die Illusion von Sicherheit und Kontrolle. Im Grunde eine sehr naheliegende Idee. Dennoch finden wir uns nun zunehmend gefangen und manövrierunfähig aufgrund der Last von Sicherheit und Kontrolle, mit denen wir unser Schiff überladen haben.

Zum Überleben brauchen wir Bindung zu unseren Mitmenschen. Das ist eine sehr beunruhigende Erkenntnis, denn somit sind wir abhängig von anderen Menschen.

Wir brauchen auch Bindung zu uns selbst. Auch dies ist beunruhigend. Hierfür müssten wir nämlich zunächst wissen, wer wir eigentlich sind. Und dies lernen wir nicht in der Schule, und auch nicht wirklich durch die Rückmeldungen, die wir von anderen Menschen über uns erhalten. Wir müssen es vielmehr eigenständig herausfinden, machen hierbei viele Fehler und können uns nie ganz sicher sein, ob wir mit unserer Einschätzung richtigliegen. Aber erst wenn wir uns selbst vertrauen, erlangen wir die Unabhängigkeit gegenüber den Unwägbarkeiten und Abhängigkeiten, die in jeder zwischenmenschlichen Beziehung schlummern wie überhaupt im ganzen Leben.

---

4 Der ursprüngliche Wortlaut dieses Zitats lautet: «*Those who would give up essential liberty, to purchase a little temporary safety, deserve neither liberty nor safety.*» Ich bevorzuge die im 20. Jahrhundert geprägte Version dieses Zitats.

Das Bindungsverlangen ist tief in uns angelegt und die Eigenschaft, fürsorgliche Aufmerksamkeit bei den Erwachsenen auszulösen, ist die wichtigste angeborene Begabung des Neugeborenen[5]. Durch die Anwendung dieser Kompetenz erhält das Baby die benötigte Fürsorge und den Schutz durch die Erwachsenen. Mit der fortlaufenden Entwicklung des Körpers reduziert sich unsere körperliche Bedürftigkeit und wir entwickeln zunehmend den Drang, die Welt zu erkunden. Aber dennoch ist in allen Entdeckungsfahrten und Eroberungskämpfen die Sehnsucht nach Ruhe und Schutz im Hafen der Zuneigung, Zärtlichkeit und Anerkennung immer auch vorhanden. Kolumbus hätte nie drei Schiffe vom spanischen König anvertraut bekommen und seine Mannschaften ebenso wenig zu einer Fahrt ins Ungewisse motivieren können, wenn er nicht überzeugend dargestellt hätte, dass am Ende dieser Reise Ruhm und ein angenehmes Leben als Belohnung winken.

«*Soziale Akzeptanz ist die erste Sucht des Menschen.*» Ich erlaube mir, mit diesem Satz die im Kapitel I vorgestellten Erkenntnisse zusammenzufassen (17). Zu Beginn unseres Lebens müssen wir zuallererst die Kompetenz entwickeln, von den Menschen, die uns nahestehen und von deren Fürsorge wir abhängig sind, akzeptiert zu werden. Gelingt die Akzeptanz, was die Regel ist, so fühlt sich das Neugeborene gut, sicher, geborgen. Gelingt das nicht (manchmal werden Neugeborene von ihren Müttern verstoßen), so ist dies gleichbedeutend mit dem Tod. Es ist wichtig festzustellen, dass diese einfache Rechnung auch im weiteren Leben gilt.

Aber diese Kompetenz, Akzeptanz im sozialen Gefüge zu erlangen, kann auch zu tiefgreifenden Fehlentwicklungen führen: Dann nämlich, wenn es zur traumatischen Bindung gegenüber misshandelnden Personen kommt.

---

5 Ein Aspekt dieser Eigenschaft ist als «Kindchenschema» bekannt: Durch das Verhältnis zwischen Kopfgröße und Gesichtsgröße, wie auch durch die Größe und Proportionen von Augen, Nase und Mund erzeugen Säugetierkinder aller Arten einen Schlüsselreiz, der eine Art «Fürsorglichkeitsreaktion» bei den erwachsenen Individuen auslöst. Diese finden das Kind «süß» und verspüren einen instinktiven Drang, das Kind zu umsorgen. Andere Aspekte dieser Kompetenz des Neugeborenen liegen in der Suche nach Blickkontakt, im spontanen Lächeln sowie auch in der ungestümen Motorik. Alle diese Manifestationen erzeugen in der Regel beim Erwachsenen einen natürlichen Drang, sich fürsorglich um das Kind zu kümmern.

## Stockholm 1973

Die traumatische Bindung gegenüber misshandelnden Personen wird oft auch als «Stockholm-Syndrom» bezeichnet. Es beschreibt ein Phänomen, bei dem Opfer von Geiselnahmen ein positives emotionales Verhältnis zu ihren Entführern entwickeln. Dies kann so weit gehen, dass die Opfer mit den Tätern zusammenarbeiten und sogar mit ihnen sympathisieren. Der Begriff geht zurück auf einen Banküberfall im Jahr 1973 im Zentrum von Stockholm. Vier Angestellte wurden über sechs Tage im Rahmen eines gescheiterten Banküberfalls als Geiseln genommen. Im Rahmen der Berichterstattung in den Medien zeigte sich, dass die Geiseln größere Angst vor der Polizei als vor den Geiselnehmern hatten[6]. Obwohl sie durch die Situation tief verängstigt waren, empfanden die Geiseln auch nach Beendigung der Geiselnahme keinerlei Hass auf die Geiselnehmer. Vielmehr zeigten sie sich ihnen gegenüber dankbar dafür, unverletzt die Freiheit wiedererlangt zu haben. Und nicht nur das: Auch nach ihrer Befreiung setzten sie sich für die Täter ein, indem sie einen Spendenaufruf zur Finanzierung der Gerichtskosten starteten und ihre Entführer im Gefängnis besuchten. Das «Stockholm-Syndrom» ist zwar kein offiziell anerkanntes psychiatrisches Krankheitssyndrom, da es sich schwer mit Exaktheit eingrenzen lässt. Dennoch steht es symptomatisch für die Identifikation der Opfer mit den Tätern bei sich wiederholender Gewalt und Gefangenschaft. Anpassung durch Identifikation mit dem Aggressor ist die Regel und keineswegs die Ausnahme, wenn es darum geht, als Opfer in derartigen Situationen zu überleben.

Solche Umstände sind viel häufiger im gesellschaftlichen Alltag anzutreffen als gemeinhin angenommen. Ein sogenanntes «einfaches» Trauma kennzeichnet sich dadurch, dass es ein einmaliges Ereignis mit einem klaren Anfang und definiertem Ende ist. Wesentlich ist hierbei, dass sich die Betroffenen nach Abschluss des Ereignisses wieder in einer sicheren Umgebung befinden; die akute Bedrohung von Leib und Seele ist dann vorbei. Beispiele für einfache Traumata sind Autounfälle, zufällig-willkürliche Angriffe auf die sexuelle oder körperliche Integrität, Naturkatastrophen, akute schwere Erkrankungen, die gut überstanden werden, oder andere hochgradig belastende Situationen mit letztlich gutem Ausgang. Solche Vorfälle rufen in der Regel intensive Stressreaktionen hervor und können uns in manchen Fällen dauerhaft beeinträchtigen[7]. Haben Betroffene auch nach mehreren Monaten noch Symptome, so spricht man von einer Posttraumatischen Belastungsstörung (PTBS).

---

6 Es ist keineswegs unnatürlich oder unbegründet, im Rahmen einer Geiselnahme Angst vor Polizei- oder Militäraktionen zu haben. So starben zwischen dem 23. und 26. Oktober 2002 im Moskauer Dubrowka Theater 130 von zunächst 850 Geiseln; 5 Geiseln starben durch die Geiselnehmer, 125 Geiseln starben durch die «Befreiung» im Rahmen des Militäreinsatzes.

7 Glücklicherweise können einmalige, hochgradig belastende Ereignisse von ca. 85% der Betroffenen erfolgreich «verdaut» bzw. integriert werden. Nur bei ca. 15% der Betroffenen kommt es längerfristig zu Beeinträchtigungen im Sinne einer Traumafolgestörung.

Im Gegensatz zum hier beschriebenen einfachen Trauma gibt es allerdings viele Situationen, in denen ein Opfer immer wieder aufs Neue physischer und psychischer Gewalt ausgesetzt wird, und dies in systematischer Form, die eine Vielzahl von Aspekten des alltäglichen Lebens betrifft. Typischerweise ist es dem Opfer in diesem Falle nicht möglich, sich der Misshandlung durch Flucht zu entziehen. Die traumatische Situation kommt nie wirklich zum Abschluss, das Gefühl von Sicherheit und Erleichterung, wie es sich beim «einfachen» Trauma einstellt, wenn die Person aus einer Gefahrensituation gerettet wird, kann nicht entstehen. Das Opfer weiß, dass die nächste Misshandlung früher oder später wieder eintreten wird. Es lebt also ständig in einem latenten Gefühl von Unsicherheit und Gefahr, und in einer qualvollen Erwartung des nächsten Übergriffes. Wie schon erwähnt, sind solche Konstellationen weit häufiger als angenommen, und finden sich in fast allen Bereichen unserer Gesellschaft. In der Regel liegt eine Abhängigkeit des Opfers gegenüber dem Täter vor. Aufgrund dieser Abhängigkeit ist es dem Opfer nicht möglich, sich dem Einfluss des Täters zu entziehen. Somit besteht faktisch eine Gefangenschaft – auch wenn von außen betrachtet in den allermeisten Fällen keine physische Freiheitsbehinderung erkennbar ist.

In den schwersten Fällen von Misshandlung gibt es totale Abhängigkeit und physische Freiheitsberaubung. Ein klassisches Beispiel ist Kindesentführung mit darauffolgender Abschottung zum Zwecke des sexuellen Missbrauchs. Berühmte Fälle, die in den letzten Jahrzehnten ins kollektive Bewusstsein traten, sind Natascha Kampusch in Wien, sowie der Fall Fritzl im österreichischen Amstetten. Leider ist anzunehmen, dass die Dunkelziffer von ähnlichen Vorgängen hoch ist, und dies in den meisten Ländern der Welt. Manche dieser Entführungen sind das Werk von Einzeltätern wie des Wolfgang Priklopil, andere werden von Paaren, Elternpaaren oder Wohngemeinschaften bzw. ideologisch-religiösen Gemeinschaften verübt. Nicht selten gibt es regionale oder auch nationale Netzwerke, die sich der Kindesentführung und dem Kindesmissbrauch verschrieben haben, wie dies z.B. in der Dutroux-Affäre in Belgien offenbar wurde. Der Fall Epstein sowie auch viele konvergente Schilderungen von Betroffenen und Therapeuten lassen vermuten, dass es auch international agierende Netzwerke gibt, die systematisch Kinder und Jugendliche entführen, sexuell missbrauchen und in manchen Fällen auch rituell töten[8].

---

8 https://beauftragter-missbrauch.de/praevention/was-ist-sexueller-missbrauch/organisierte-sexualisierte-und-rituelle-gewalt

Eine umfassende, differenzierte Übersicht über den schwer zu ermittelnden Kenntnisstand im deutschsprachigen Raum liefert die abrufbare pdf-Datei unter: https://dissoziation-und-trauma.de/sachinfos/rituelle-gewalt-ritual-abuse

Und natürlich darf nicht vergessen werden, dass auch der Staat ein Akteur von Gefangenschaft und Misshandlung ist. In jedem Staat, in dem es Gefängnisse, Arbeitslager, Konzentrationslager oder Umerziehungslager gibt, liegen mit hoher Wahrscheinlichkeit Konstellationen vor, in denen Menschen in diesen staatlichen Institutionen systematisch misshandelt werden.

Aber nicht nur die physische Gefangenschaft bildet ein Fundament für schwere, repetitive Misshandlung. Weitreichende Abhängigkeitsverhältnisse, die ebenfalls zu Gefangenschaft führen – auch ohne sichtbare Mauern –, sind in unserer Gesellschaft weit verbreitet. Hierzu gehören insbesondere:

- Religiöse Sekten und mafiöse Gemeinschaften (z.B. die *Colonia Dignidad* in Chile),
- Bordelle,
- Familien,
- Arbeitsverhältnisse.

In vielen Fällen ist die Gefangenschaft durch materielle Abhängigkeit begründet. Typischerweise werden Frauen Opfer solcher Abhängigkeitsverhältnisse, vor allem, wenn sie aus Kulturen kommen, in denen Mädchen der Zugang zu Bildung und beruflicher Autonomie verweigert wird. Aber materielle Abhängigkeit ist auch in Gesellschaften mit hohem Bildungsniveau sehr oft zu beobachten. Werden in armen Gesellschaften materielle Güter dazu gebraucht, um physisch zu überleben, so dienen in reicheren Gesellschaften materielle Güter dazu, das psychische Überleben zu gewährleisten. Was in einem armen Land eine Schüssel mit Reis ist, ist in reichen Ländern ein schickes Auto oder eine Wohnung in «guter» Umgebung. Diese materiellen Güter sind die Eintrittskarte für die Teilhabe am gesellschaftlichen Leben und sie werden auch von der Person selbst als Beweis angesehen, dass sie ihr Leben «richtig» lebt.

Materielle Güter sind daher in fast allen Gesellschaften wichtige Hebel, mit denen Abhängigkeitsverhältnisse geschaffen und zementiert werden. Aber es gibt darüber hinaus auch zahllose körperliche Maßnahmen und wichtige psychische Mechanismen, die zu schwerer, gefangenschaftsähnlicher Abhängigkeit zwischen Menschen führen können.

## Körperliche Gewalt

Hierzu zählt zunächst die Anwendung oder Androhung von körperlicher Gewalt. Niemand wird gerne verprügelt oder geohrfeigt. Physiologisch verursacht Schmerz eine Vermeidungsreaktion. Das Opfer von Gewalt wird in der Regel versuchen, sich der Gewalterfahrung zu entziehen und Schutz aufzusuchen. In vielen Fällen wünscht sich das Opfer natürlich auch, dass der Urheber von Gewalt zur Rechenschaft gezogen bzw. bestraft wird. Das entspricht dem alltäglichen Gerechtigkeitsgefühl, das vor allem bei Kindern gut zu beobachten ist. Wenn Kinder geschlagen oder ungerecht behandelt werden, dann blicken sie zu den Eltern in der Erwartung, geschützt zu werden und dass Gerechtigkeit hergestellt wird. Wenn wir als Erwachsene misshandelt werden, wünschen wir uns gleichermaßen eine Autorität, die einschreitet und uns gegenüber Schutz und Gerechtigkeit herstellt. Leider machen wir im Leben zunehmend die Erfahrung, dass es diese schützende und gerechte Instanz nicht gibt. Tatsache ist, dass der Staat sein Gewaltmonopol in vielen Fällen nicht wahrnimmt bzw. verteidigt. Die Gründe hierfür sind vielschichtig[9]. Dies hat aber zur Folge, dass Opfer von Übergriffen und Gewalt zunehmend ihre Erwartung aufgeben, dass Gewalt zwischenmenschlich oder gesellschaftlich reguliert und ausgeglichen wird. Vielmehr erleben die meisten Menschen, dass Gewalt nicht geahndet wird und dass sie, wenn sie versuchen, Gewalt durch gesellschaftlich akzeptierte Mittel zu benennen und einzugrenzen, nicht unterstützt werden. Vielmehr müssen Menschen, die Gewaltausübung an sich oder anderen anprangern, damit rechnen, dass sich der Täter später direkt oder indirekt an ihnen rächen wird.

Diese Erfahrungen führen zu einem latenten Gefühl der Unsicherheit und Gefahr sowie zu einer Anpassung gegenüber gewaltbereiten Menschen. Menschen, die zu der Überzeugung gekommen sind, dass sie sich dem Wirkungsbereich einer gewaltbereiten Person nicht entziehen und deren Übergriffen nichts entgegensetzen können, werden versuchen, sich dieser Person gegenüber möglichst unauffällig zu verhalten. In vielen Fällen wird ein Opfer von Gewalterfahrung sogar freundlich und zuvorkommend mit einer gewaltbereiten Person umgehen.

9 Einer der Hauptgründe ist sicherlich, dass viele Opfer von Gewalt nicht darauf bestehen, dass das Delikt tatsächlich auch strafverfolgt wird. Oft haben diese Opfer Angst vor Repressalien oder der emotionale Aufwand einer Klage steht nicht im Verhältnis zur erwartbaren Sühne.

## Anpassung – der Beginn einer fatalen Pseudologik

Diese Beschwichtigung, diese Unterwürfigkeit ist für das Opfer das Mittel, um die Kontrolle über die Situation zurückzuerlangen. *«Wenn ich mich unterwürfig, zuvorkommend und nett gegenüber dieser Person verhalte, dann wird auch sie sich mir gegenüber friedlich verhalten.»* Dies ist einerseits eine plausible Strategie, andrerseits aber der Beginn einer fatalen Pseudologik. Denn natürlich ist es dem Täter letztlich egal, wie sich das Opfer verhält. Für die Demonstration seiner Macht wird es ihm immer wieder wichtig sein, sein Opfer zu misshandeln, wann immer es ihm in den Sinn kommt. Er braucht für Misshandlungen keinen Anlass und keinen Grund. Wahre Macht und Überlegenheit verweigert sich dem Versuch, an Kausalitäten, Bedingungen oder Abhängigkeiten gekoppelt und dadurch kontrollierbar zu werden. Denn das Opfer ist bemüht, eine Vorhersagbarkeit der Reaktionen des Täters durch den Ausdruck von Gehorsam oder Unterwürfigkeit zu erstellen. Bei den Formen schwerster Misshandlung geht der Täter allerdings nicht auf diese vom Opfer als Überlebensstrategie initiierte Dynamik ein. Wahre, absolute Macht bestätigt sich durch Willkür. Diese versteckt sich gerade auch in «Pseudoregeln» – das sind Regeln, die sich ständig ändern und deren zwangsläufige Nichtbeachtung mit brutaler Härte geahndet wird. Und tatsächlich hinterlässt willkürliche Misshandlung die tiefsten destruktiven Spuren in der Psyche des Opfers. Denn das Opfer verliert sich zunehmend in der Pseudologik, mit deren Hilfe es sich einen Kausalzusammenhang zwischen dem eigenen Verhalten und dem Verhalten des Täters herzuleiten versucht. *«Er hat mich geschlagen, weil ich etwas Falsches gesagt habe.»* Diese Tendenz des Menschen, Kausalität zu erstellen, selbst wo es keine kausalen Zusammenhänge gibt, entwickelt bei Menschen in Gefangenschaft oder ausgeprägten Abhängigkeitsverhältnissen eine desaströse Eigendynamik: Sobald sich diese Pseudologik etabliert hat, wird die Verantwortung und Schuld für eine schmerzhafte Erfahrung immer wieder im eigenen Verhalten bzw. in der Schlechtigkeit der eigenen Person gesehen. Auf diese Weise wird aus dem *«Ich habe etwas Falsches getan und deswegen wurde ich geschlagen»* nach und nach schließlich der Glaubenssatz *«Ich bin schlecht, falsch und böse, und deswegen werde ich geschlagen»*.

Dies ist ein typischer Glaubenssatz für einen zutiefst traumatisierten Menschen; ich begegne Menschen mit einem derartigen Selbstkonzept regelmäßig in meiner therapeutischen Arbeit. Solche Glaubenssätze, die die Sicht auf die eigene Person und die Welt betreffen, werden auch *core belief systems* genannt. Wenn sie ausgeprägt negativ sind, beruhen sie typischerweise auf frühkindlichen, chronischen Misshandlungen. Die deutsche Bezeichnung dieser traumatischen Glaubenssätze ist «Täterintrojekt». Solche Täterintrojekte sind häufig, woraus man schließen kann, dass bei vielen Kindern das initial positive Selbstkonzept gebrochen und durch ein traumatisches, negatives Selbstkonzept ersetzt wurde.

## Freundlichkeit – und psychische Gewalt

Im Misshandlungsrepertoire des Täters gibt es auch noch eine weitere Zutat, die eine ebenso zersetzende und unterminierende Wirkung auf die Psyche des Opfers hat: Freundlichkeit.

Während körperliche Übergriffigkeit eine typisch männliche Ausdrucksform von Gewalt ist (wobei auch Frauen hierzu fähig sind), ist manipulative Freundlichkeit eine eher weibliche Manifestation zwischenmenschlicher Gewalt (wobei natürlich auch Männer hierzu fähig sind).

Freundlichkeit, die nicht primär dem Wohlergehen des Gegenübers dient, sondern dem Interesse der sich freundlich gebenden Person, ist nicht authentisch. Es handelt sich vielmehr um Manipulation und Verführung. Das Opfer wird bald bemerken, dass es nur dann freundlich behandelt wird, wenn es den Erwartungen entspricht. Sobald sich die manipulierte Person anders verhält als vom Aggressor erwartet, schlägt ihr kalte Ablehnung und abwertende Kritik entgegen.

Das Perfide an Gewaltausübung durch Freundlichkeit liegt darin, dass sie für Außenstehende in der Regel nicht erkennbar ist. Der Aggressor tritt in der Öffentlichkeit ausgesucht freundlich auf.

Psychische Gewalt, Beschimpfungen, Abwertungen, Drohungen und Erniedrigungen gegenüber dem Opfer werden getätigt, sobald es keine Zeugen gibt. Diese verurteilenden Standpauken finden nur im versteckten, abgeschirmten Umfeld statt, was der Aggressor damit erklärt, dass das Verhalten des Opfers so vollkommen inadäquat ist, dass es nur dem Geschick und dem Einsatz des Aggressors zu verdanken ist, dass die vorherige soziale Situation nicht vollends aus dem Ruder lief. Das Opfer ist hierdurch mit der Zeit sehr verunsichert, ob es sich nicht tatsächlich fehlerhaft und unzumutbar verhält. Auf diese Weise findet das Opfer in der Regel auch weder Verständnis noch Hilfe von Außenstehenden, die durch das freundliche und schmeichelhafte Auftreten des Aggressors geblendet sind und gar nicht verstehen können, warum sich das Opfer über eine schlechte Behandlung beklagt.

Willkürliche Freundlichkeit kann zudem auch die alles entscheidende Zutat sein, um einen Menschen hörig zu machen. Hierzu reicht es, einen Menschen systematisch schlecht zu behandeln und seinen Selbstwert durch wiederholte Kritik, strafende Ausgrenzung etc. zu unterminieren. Wenn nun in ihrem Selbstbild derart tief geschwächte Menschen völlig unerwartet eine freundliche Geste erfahren, führt dies typischerweise zu einer tiefen, unterwürfigen Bindung zum Aggressor: «*Sieh nur, ich bin so durch und durch schlecht, aber er/sie verzeiht mir, und erweist mir diese Gunst. Was bin ich glücklich, einen solch großherzigen und großzügigen Menschen in meiner Nähe zu haben.»*

Es braucht also keineswegs stark ausgeprägte Formen von psychischer oder gar körperlicher Gewalt, um einen Menschen zu brechen und ihn in unterwürfiger Haltung an den Aggressor zu binden.

Dennoch finden die wesentlichen offenen Ausbrüche von verbaler und körperlicher Gewalt typischerweise und zumeist systematisch unter Ausschluss der Öffentlichkeit statt. Viele Täter achten penibel darauf, bei ihren Opfern keine sichtbaren Gewaltspuren zu hinterlassen. Und sie verwenden ebenfalls größte Sorgfalt darauf, dass sie im sozialen Umfeld angesehen und beliebt sind. Mit diesem sorgsam gehüteten Bild von Idylle und Normalität nach außen sind schwere Misshandlungen von Angehörigen über viele Jahre lang möglich. Sollte es ein Opfer dennoch wagen, sich Hilfe suchend an die Gemeinschaft zu wenden, in der der Aggressor allerdings häufig einen guten Stand hat, so wird typischerweise ihr oder ihm kein Glauben geschenkt oder, was fast noch schlimmer ist, die Misshandlung wird relativiert: *«Komm schon, ist doch nicht so dramatisch»* oder gar gerechtfertigt *«Da musst du ihn schon gehörig provoziert haben, dass ihm da mal die Hand ausgerutscht ist»*.

## Isolierung

Isolierung ist die alles entscheidende Zutat, um einen Menschen tiefgreifend zu manipulieren. Sie tritt als Zweigespann mit der Kontrolle auf.

Isolierung kann auf physischer Ebene hergestellt werden: Etwa durch Verbote, das Haus oder die soziale Kleingruppe zu verlassen; des Weiteren gelten in der Regel strenge Anweisungen, nur ganz bestimmte Personen und Einrichtungen zu besuchen, die einen förderlichen Effekt auf das Narrativ des Aggressors haben[10]. Die vollkommenste Form von physischer Isolierung findet sich natürlich in Gefängnissen, wenn zudem auch der Zugang zu Informationen und zwischenmenschlichem Kontakt unterbunden wird. Isolierung kann aber auch durch subtile psychische Manipulation des Opfers erreicht werden, ohne dass von außen eine gewaltsame Einschränkung der Bewegungsfreiheit beobachtbar ist.

[10] Unter Narrativ versteht man eine sinnstiftende Erzählung, die einer Person, einer Gruppe oder einer sozialen Entität Orientierung und Legitimation gibt.

Isolierung bedeutet letztlich nichts Geringeres, als dass dem Opfer die Möglichkeit genommen wird, eine andere, korrektive Version der Realität in Erfahrung zu bringen. Solange das Opfer in Isolation gehalten wird, kann der Aggressor ungestört sein Narrativ aufbauen, in dem das Opfer die Rolle der falschen, schlechten, lebens- und liebesunwerten Kreatur spielt, die nur dank der außergewöhnlichen Großzügigkeit des Aggressors überhaupt noch einen Platz im Leben hat. Die Isolierung rechtfertigt sich zudem dadurch, dass der Aggressor die bedeutsame Aufgabe auf sich geladen hat, die Gesellschaft vor der offensichtlichen Schlechtigkeit des Opfers zu bewahren. Das Schamgefühl wird dem Opfer auf diese Weise so tief eingeimpft, dass es gar nicht auf die Idee kommen würde, es zu hinterfragen. Das Opfer isoliert sich aus Scham also selbst. Bei Menschen mit einem tiefen Schamgefühl ist die «Normalität», d.h. so zu sein wie die in der Ferne wahrgenommenen anderen, «normalen» Menschen, das ersehnte, angestrebte und nie erreichte Ziel. Dies ist das Narrativ des Aggressors: *«Du bist so voller Fehler und Makel, dass ich gezwungen bin, dich durch Strafen zu behandeln, um dich zu verbessern. Gleichzeitig muss ich die Gemeinschaft durch die Isolierung deiner Person schützen. Du bist nämlich unzumutbar!»* Ein solcherart indoktriniertes Kind würde bei einer Befragung von außen auf die Frage «Hast du Kummer oder gibt es ein Problem in deinem Leben?» typischerweise antworten: *«Nein, bei mir ist alles normal.»*

Normal zu sein ist gleichbedeutend mit dem Recht, leben zu dürfen. Nicht-normal zu sein, falsch oder schlecht zu sein oder gar gefährlich für die anderen, bedeutet, kein Lebensrecht zu haben. So gesehen wird ein Mensch, dem immer wieder eingetrichtert wurde, wie falsch, schlecht und gefährlich er oder sie ist, immer darauf bedacht sein, die eigene Normalität zu betonen. Sich einen Hinweis darauf zu erlauben, etwas wäre problematisch im eigenen Leben, wäre tendenziell lebensbedrohlich und der Gedanke, dass mit dem Aggressor irgendetwas nicht stimmen könnte, ist schier unvorstellbar. Diese hier geschilderte Dynamik der Scham, die tiefe Überzeugung, dass die eigene Person falsch, schlecht und gefährlich ist, lässt sich am stärksten im Kontext der Isolation aufbauen. Isolation verhindert, dass das Opfer eine andere Perspektive auf sich und die Welt entwickeln kann. Es hört von allen Menschen, mit denen es noch verkehren darf, eine ähnliche bestätigende Version des Täternarrativs. Sollte ein nahestehender Mensch dennoch auf die Idee kommen, dem Opfer eine andere Sicht auf die Welt nahezubringen, so wird der Täter, sobald er dieses bemerkt, den Kontakt zwischen dem andersdenkenden Menschen und dem Opfer unterbinden.

Bei Kindern und Jugendlichen, die abhängig von Erwachsenen sind, ist eine solche Isolierung durch eine Mischung von physischen und psychischen Maßnahmen gut aufrechtzuerhalten. Dennoch finden bei Kindern und Jugendlichen Durchmischungen in der Schule statt, bei denen die Möglichkeit besteht, die Isolation aufzuweichen.

Aus diesem Grunde versuchen Aggressoren, die auf maximale Isolierung und Kontrolle bedacht sind, ihre Kinder in Bildungseinrichtungen zu bringen, die ihrem Narrativ am ehesten entsprechen. Oder sie versuchen gleich, ihre Kinder zu Hause zu unterrichten.

## Die Entstehung eines Narrativs

Bei Jugendlichen und Erwachsenen ist die Isolation schwieriger aufrechtzuerhalten. Aber bis zu diesem Alter ist das Täternarrativ in den meisten Fällen vom Opfer bereits verinnerlicht. Diese angepassten Opfer identifizieren sich in ihrem Selbstbild mit dem Narrativ des Täters und gestalten ihr soziales Leben nach dessen Grundsätzen. Einige diese Opfer werden später ihrerseits zu Tätern den eigenen Kindern, Angehörigen oder Kollegen gegenüber. Ein solches rigides, im Rahmen einer traumatischen Prägung erworbenes Narrativ weist typischerweise konzeptuell und kausal eine große Kohärenz auf, sodass es allen Personen, die sich mit diesem Narrativ identifizieren, Opfer wie Täter, Orientierung und «Sinn» gibt. Die wesentlichen Fragen, die zur Alltagsbewältigung benötigt werden, können gut und schlüssig durch das Narrativ beantwortet werden. Hier ein Beispiel:

Wo komme ich her?

*«Ich bin die Tochter eines strengen, hart arbeitenden Vaters (der mich manchmal schlug und herabwürdigte) und einer tiefreligiösen Mutter (die mich lehrte, dass jedes Abweichen vom rechten Weg bestraft wird, und dass Männer gefährlich sind und ich mich von ihnen als Frau abgrenzen muss).»*

Was lebe ich?

*«Ich hatte es mit meinen Eltern oft nicht leicht, aber ich bin ihnen dankbar für die Dinge, die ich von ihnen lernen konnte. Ich arbeite hart, und habe mir damit Respekt verdient. Ich erwarte auch von anderen Menschen, dass sie hart arbeiten. Ich bin stolz auf die Dinge, die ich erreicht habe. Ich merke allerdings, dass ich mich elend fühle, wenn mir etwas nicht gelingt; dann fühle ich mich wie getrieben, mich noch mehr anzustrengen, und das «Problem» so schnell wie möglich in Ordnung zu bringen. Ich arbeite im Sozialwesen – hierbei stelle ich fest, dass ich oft denke, dass ich nur dann den Eindruck habe, ein «wirklich guter» Mensch zu sein, wenn ich anderen Menschen helfen kann. Manchmal habe ich den Eindruck, dass ich mich und andere mit meinen Erwartungen überfordere.»*

Wohin gehe ich?

*«Ich wünsche mir, ein besserer Mensch zu werden: ausgeglichener, zufriedener, nachsichtiger mir selbst und anderen gegenüber. Und ja, ich würde mir wünschen, im Leben – oder auch nach meinem Tod – für meine Bemühungen anerkannt und belohnt zu werden.»*

Diese Zeilen geben eine Kurzversion des Selbstnarratives einer Frau, die bei mir in Behandlung war. Es liegt also ein Selbstkonzept vor, das ausgewogen und mit recht positiver Einstellung die Licht- und Schattenseiten der Lebensgeschichte aufgreift und insgesamt als differenziert erscheint. Eine schöne Geschichte, die das Leben schrieb, gut geeignet für ein vertieftes Gespräch mit einem vertrauenswürdigen Gesprächspartner. Dennoch kann dieses Narrativ auf verschiedene Art und Weise gewichtet bzw. infrage gestellt werden. Es ist möglich, dass diese Frau schwere Misshandlungen erlebt hat; es ist aber ebenso möglich, dass diese Frau liebevolle und fürsorgliche Eltern gehabt hatte, trotz mancher vielleicht überzogenen Handlungen und Härten, wie es sie immer wieder im Leben gibt. Es ist möglich, dass diese Frau gegenwärtig am Arbeitsplatz ausgebeutet und unterdrückt wird, es ist aber ebenso möglich, dass sie eine zufriedene und respektierte Mitarbeiterin ist.

Aus einer psychotherapeutischen Sichtweise sollte es nicht darum gehen festzustellen, ob die Ereignisse in Vergangenheit und Gegenwart, die zur Entstehung eines Selbstnarrativs beitrugen, tatsächlich stattgefunden haben. Es ist viel wichtiger, auf die Kohärenz und den Herrschaftsanspruch der angebotenen Erklärungen zu schauen und sich zu fragen, ob diese Glaubenssätze die Person befähigen, sich in Einklang mit sich selbst zu entwickeln – oder aber, ob diese Glaubenssätze nicht eher ein mentales Gefängnis darstellen.

Mit anderen Worten: Es geht nicht darum, uns erklären zu können, warum wir so sind, wie wir sind, sondern es geht vielmehr darum zu erkennen, ob wir innerhalb unseres Selbstnarrativs eher frei und flexibel sind, um uns weiterzuentwickeln, oder aber Gefangene einer Geschichte, die wir uns immer aufs Neue erzählen.

Gerade die Geschichten, in denen wir die «netten und guten» und oft auch leidenden Hauptdarsteller sind, haben das Potenzial, uns in einem Gefängnis der mentalen Inflexibilität festzusetzen. Und viele Psychotherapien dienen alleinig dem Zweck, das beschönigte und den wahren tiefen Schmerz vermeidende Narrativ von Patienten über Jahre zu bestärken. Später, im Kapitel XIII, mehr dazu.

Nicht selten versteckt sich im differenziert-harmonischen Narrativ einer Person ein Täternarrativ. Im hier geschilderten Falle könnte das ein Glaubenssatz sein wie: «*Du bist schlecht und falsch, und nur wenn du dich besonders anstrengst, kannst du hoffen, Liebe und Lebensrecht zu erhalten.*» Solche von einem Täter übernommenen und in das eigene Selbstkonzept eingebundenen Täterintrojekte sind bei Opfern von wiederholten Misshandlungen im Kindesalter häufig anzutreffen und entwickeln zeit ihres Lebens eine zerstörerische Kraft. Das Besondere an solchen mit Täterintrojekten gespickten Narrativen ist, dass die Gewalt, die ihnen zugrunde liegt, ausgeklammert ist und das Narrativ insgesamt als differenziert erscheint und mit positiver, manchmal auch spirituell eingefärbter Bedeutung beladen ist. Ein solches Narrativ ist für einen Psychotherapeuten dann eine besonders harte Nuss!

Die Übernahme von bzw. die Anpassung an uns prägende Narrative sind ganz zentrale Mechanismen der menschlichen Sozialisation. Für uns als soziale Wesen ist dementsprechend die Anpassung an Narrative, die Gewaltausübungen und Misshandlungen beinhalten und legitimieren, eine fundamentale Überlebenskompetenz. Je stärker wir isoliert sind, desto schwieriger wird für uns der Zugang zu relativierenden oder korrigierenden Einflüssen alternativer Narrative. Daher ist es nicht verwunderlich, dass sich im Laufe der Zeit bei einem isolierten Menschen das Eigennarrativ dem Täternarrativ mehr und mehr angleicht.

Dies aus drei Gründen:

- Erstens fehlt der Einfluss anderer Sichtweisen und Narrative.

- Zweitens ist Unterwerfung unter das Narrativ des Täters Voraussetzung für das Überleben, solange ein (materielles oder auch emotionales) Abhängigkeitsverhältnis besteht.

- Drittens ist es unangenehm, Unstimmigkeiten und Widersprüche innerhalb seines Narrativs wahrzunehmen.

Zweifel am eigenen Narrativ nagen am Selbstbild und fühlen sich schmerzhaft-bedrohlich an, da sie potenziell die Sozialanpassung gefährden. Dieses psychische Unwohlsein führt bei manchen Menschen aber auch dazu, diese Zweifel am Narrativ im Rahmen einer Psychotherapie zu beleuchten und zu klären. Vielen Menschen aber ist es nicht vergönnt, sich mit diesem Zweifel auseinanderzusetzen, da sie durch die Verstrickungen des Alltags zu sehr eingenommen sind und es vorziehen, ihrem Narrativ blind zu folgen und dieses gerade auch dann zu nähren und zu stärken, wenn sie daran zweifeln.

## Kontrolle und sexuelle Gewalt

Sexuelle Gewalt ist die Form von Gewalt und Kontrolle, die am direktesten und nachhaltigsten die jedem Menschen innewohnende Kompetenz des Selbstschutzes und der Selbstfürsorge zerstört. Denn der intimste, verletzlichste, schützenswerteste Anteil der Person ist das Geschlecht. Dieses ist der Sitz der größten gestalterischen Kraft des Organismus: Die Schaffung neuen Lebens. Durch den sexuellen Missbrauch wird dieses Zentrum der Urbindung zur Welt seines natürlichen Schutzes beraubt; der hiervon getroffene Mensch behält oft zeitlebens einen tiefen Riss, durch den gleichsam destruktive wie auch kreative Einflüsse einen direkten Zugang in sein innerstes Erleben finden. Ich bin der Auffassung, dass ein tiefer, traumatischer Riss einen Menschen nicht nur anfällig macht, sein Leben lang immer wieder intensiven psychischen Schmerz zu erleben, sondern ihn auch gleichzeitig befähigt, mit visionärer Sensibilität und disruptiver Kreativität durchs Leben zu gehen. Gerade bei Therapeuten ist oft die Triade des *wounded healers* zu beobachten, die sich durch das simultane Vorliegen einer tiefen Verletzung, einer Hypersensibilität sowie eines hohen Potenzials an Kreativität (*high potential*) kennzeichnet (18). Dieser Zusammenhang wurde von Leonard Cohen mit der Liedzeile «*There is a crack in everything – that is where the light gets in*» sehr treffend ausgedrückt.

Kontrolle geht Hand in Hand mit Isolierung. Während es die Funktion der Isolierung ist, das Opfer von störenden Einflüssen abzuschirmen, welche die Übernahme des Täternarrativs behindern könnten, soll Kontrolle dafür sorgen, die Entwicklung von Selbstbestimmung und Selbstwirksamkeit zu unterbinden. Kontrolle ist die ultimative Form der Gewalt. Bei der Kontrolle geht es darum, die Ausgestaltung möglichst vieler Bereiche im Leben des Opfers zu diktieren. Das Prinzip der Kontrolle liegt darin, dass das Opfer nicht sein eigenes Leben lebt, sondern seine Lebensressourcen in den Dienst des Täters stellt. Das Opfer lebt das, was vom Täter vorgegeben ist. Dieser zwingt sein Opfer, als Satellitenorganismus seine Bedürfnisse zu befriedigen. Kontrolle entspricht dem Biss eines Vampirs, der sich von der Lebenskraft seines Opfers ernährt.

Im «Idealfall» betrifft Kontrolle alle Bereiche des Lebens. Solche extremen Fälle gibt es in manchen Gefangenenlagern oder in chronischen, abgeschotteten, sexuellen Missbrauchssituationen, bei denen versucht wird, die Psyche der Gefangenen systematisch zu brechen. Alle Bereiche des Lebens werden kontrolliert: Wann geschlafen wird, wann und was gegessen wird, wann und wie gearbeitet wird, wann ein Toilettengang erlaubt ist, mit wem geredet wird, etc. Typischerweise – aber nicht immer – kommt es zudem zu körperlichen Misshandlungen, inklusive erzwungenen sexuellen Handlungen. Ein Mensch, der einer solchen fortwährenden Misshandlung ausgesetzt ist, wird in der Regel psychisch gebrochen: Er gibt seine Eigenständigkeit, seine mentale Autonomie auf – spiegelbildlich zur verhinderten körperlichen Autonomie. Diese Selbstaufgabe erfolgt vor allem dann, wenn es für den Betroffenen keine Hoffnung mehr gibt, dass sich etwas ändern könnte. Diese Menschen erstarren daraufhin in einer Dissoziation mit einem apathischen Verflachen des psychischen und körperlichen Ausdrucks.

Aber es gibt auch außerhalb von gefängnisähnlichen Situationen Gewaltausübung durch Kontrolle in vielfältigster Art und Intensität in allen Bereichen des modernen Gemeinschafts- und Arbeitslebens. Hierbei geht es vordergründig zumeist darum, das Opfer in großgefasste Abläufe und Dynamiken einzugliedern, wie in Ausbildungs- oder Produktionssysteme. Aber bei genauerer Betrachtung dieser Vorgänge, bei denen es vorgeblich darum geht, die Person einzugliedern, d.h. auf eine soziale Rolle vorzubereiten, ist festzustellen, dass diese Maßnahmen auf etwas viel Grundsätzlicheres abzielen: Die Person soll sich die Zielsetzungen und Werte, die dem Narrativ des Bildungs- oder Fertigungssystems zugrunde liegen, zu eigen machen und sich mit dem vorherrschenden Narrativ identifizieren. Die Anwendung von Kontrolle dient also dazu, dass die kontrollierte Person sich dem Wertesystem des Täters angleicht und schließlich die Auffassung und das Wertesystem des Täters übernimmt. Kontrolle ist somit der Versuch, die mentalen und körperlichen Ressourcen eines Menschen nach den Maßgaben des Kontrollierenden einzusetzen.

Was sind die Vorteile dieser Situation für den Kontrollierten und für den Kontrollierenden? Gäbe es hauptsächlich Nachteile für die Beteiligten, wäre es kaum möglich gewesen, dass die Kontrolle den planetaren Siegeszug angetreten hätte, wie er seit ca. 12'000 Jahren zu beobachten ist. Zunächst könnte man meinen, dass der Kontrollierte in erster Linie Nachteile erfährt und der Kontrollierende vorwiegend Vorteile. Dem ist aber keineswegs so. Das Gegenteil trifft eher zu.

Der Kontrollierende kann im Grunde nur sehr wenige direkte Vorteile daraus ziehen, dass er andere Menschen kontrolliert. Ihm fällt die hochgradig ermüdende Aufgabe zu, fortlaufend die Kontrolle immer wieder zu erneuern. Tag und Nacht, jeden Tag der Woche – das ganze Jahr hindurch dreht sich das Leben des Kontrollierenden um Aspekte der Planung, Neugestaltung, Anpassung und Überprüfung der Kontrollvorgaben. In den letzten Jahrzehnten wurden immer mehr ausgeklügelte technische «Lösungen» entwickelt, um Kontrolle zu automatisieren und für den Kontrollierenden zu vereinfachen. Dieser Versuch, Kontrolle zu externalisieren, entlastet allerdings keineswegs die verinnerlichte Besessenheit des Kontrollierenden. Im Gegenteil, der Kontrollierende muss immer mehr mentale Ressourcen aufwenden, um die immer neuen technischen Instrumente zu beherrschen. Gigantische mentale, zeitliche und finanzielle Kapazitäten ließen sich auf einfache Art und Weise einsparen, wenn es mehr und mehr Menschen gelingen würde, sich ein wenig mit dem Gefühl von Unsicherheit anzufreunden. Die psychische Kompetenz, die gestärkt werden müsste, um mit dieser nicht ganz einfachen emotionalen Erfahrung der Unsicherheit umzugehen heißt: Vertrauen. Diese Kompetenz, die eine zentrale Rolle in unserem Leben einnimmt, findet sich allerdings höchst selten auf der Agenda der zu entwickelnden Prioritäten unserer Gesellschaften. Anstatt sich im Vertrauen zu üben, hat unsere Kultur den Weg einer zunehmenden Kontrolle eingeschlagen und wir merken allmählich, dass wir unseren eigenen Vorgaben nicht mehr nachkommen können.

Aus der Sicht des Kontrollierten fühlt sich Kontrolle schlichtweg wie eine Vergewaltigung an. Erleben zu müssen, dass sich der eigene Körper und der eigene Geist dauerhaft den Vorgaben einer anderen Entität beugen muss, ist im Grunde unerträglich. Kontrolle über das Handeln und Denken einer Person – wie sie beim Großteil unseres Arbeits- und Sozialwesens üblich ist – bedeutet nicht mehr und nicht weniger, als dass die Lebenszeit- und Energie der kontrollierten Person durch andere Personen ge- und verbraucht werden. Dieses Ausgesaugtwerden als Opfer einer vampirischen Vereinnahmung wurde in zahllosen Werken der Literatur und Filmgeschichte thematisiert[11]. Die Frage ist vor allem, warum sich bei den Opfern nicht mehr Widerstand gegen dieses Ausgesaugtwerden regt. Darauf gibt es drei Antworten: Gewöhnung (Habituation), Identifikation mit dem Täter, und Verwechslung des Gefühls von Vertrauen mit der Vorstellung von Sicherheit.

## Gewohnheit: Gnade und Fluch zugleich

Der Mensch ist ein Gewohnheitstier. Wir gewöhnen uns an buchstäblich alles. Wie sonst hätte *Homo sapiens* es fertiggebracht, die warmen Savannen Afrikas und Mittelasiens zu verlassen und in die unwirtlichen, kalten polnahen Gegenden der Erde auszuwandern?

Wenn wir große Umbrüche in unseren Lebensumständen erleben, ist es typisch, dass wir uns mit nostalgischer Sehnsucht zeitlebens nach den früheren Zuständen zurücksehnen. Die Traditionen der Herkunft werden dann mit großer, quasireligiöser Hartnäckigkeit aufrechterhalten. Bei unseren Kindern ist diese Sehnsucht, diese Nostalgie schon weit weniger ausgeprägt; sie haben sich an das Leben in der neuen Umgebung von Kindheit oder Geburt an gewöhnt und dies befähigt sie in der Regel, mit größerem Erfolg als ihre Eltern einen Platz in der neuen Umgebung einzunehmen. Was anders sollten sie auch tun? Und so ist Gewöhnung einerseits eine große Gnade, denn sie ermöglicht uns, die gegebenen Lebensumstände mit größter Offenheit und

11 Zum Beispiel in Michael Endes Roman «Momo» (1973) und im Film «In time» von Andrew Niccol (2011)

Pragmatismus zu akzeptieren und zu gestalten. Andererseits ist die Gewöhnung aber auch ein schleichendes Gift, denn wir neigen dazu, Lebensumstände zu akzeptieren und als «normal» anzusehen, die uns nicht guttun und schlicht inakzeptabel sind.

## Identifikation mit dem Täter: Das süße, schleichende Gift der Selbsttäuschung

Der zweite Grund, die Identifikation mit dem Narrativ des Stärkeren, entspricht wohl der stärksten Dynamik, die uns immer wieder dazu bringt, uns mit unzumutbaren Zuständen zu arrangieren. Dieser Versuch des «Sich-gleich-Stellens» mit dem Stärkeren steht im Zentrum der Mechanismen, die zu einer traumatischen Bindung zwischen Kontrollierten und Kontrollierenden führen. Genau wie beim Stockholm-Syndrom, bei dem das Überleben der Geiseln vom guten Verhältnis zu den Entführern und deren Wohlwollen abhängt, so hängt das Überleben des schwächeren Kontrollierten von der Gunst des überlegenen Kontrollierenden ab. Falls der Kontrollierte auf die Idee käme, sich gegen den Kontrollierenden aufzulehnen, müsste er damit rechnen, dass der Kontrollierende unterdrückende Maßnahmen ihm gegenüber ergreift. Diese Maßnahmen beinhalten typischerweise die Androhung oder auch die Durchführung des «Rauswurfs» aus dem Versorgungssystem, was für den Kontrollierten lebensbedrohlich und somit noch unangenehmer als die Erfahrung des Ausgebeutetseins ist. Es ergibt sich also eine banale Logik der Anpassung an das «Recht des Stärkeren».

Für den selbstreflexiven Menschen wäre die Bewusstwerdung sowohl des Ausgesaugtwerdens durch den kontrollierenden Zwang als auch die Bewusstwerdung der widerstandslosen Hinnahme dieses Sachverhaltes eine doppelte psychische Qual: *«Ich werde hier ausgesaugt und in meiner körperlichen und seelischen Ausgestaltung meiner selbst behindert und sogar misshandelt. Und ich wehre mich nicht dagegen, sondern lass das alles mit mir geschehen.»*

Aus dieser hochgradig unangenehmen Selbsterkenntnis kann der Mensch dennoch recht einfach einen ehrenrettenden Ausweg finden: Dies geschieht durch die Übernahme des Narrativs des Stärkeren. Indem das Opfer die ausbeuterische Realität, die ihm der Täter zumutet, akzeptiert und gutheißt, findet es inneren Frieden und kann sich in der Beurteilung seiner selbst aufwerten. Anstatt ein ohnmächtiges Opfer in einem vom Täter gestalteten System der Gewalt und Ausbeutung zu sein, ist es dank der Identifikation mit dem Täter ein scheinbar gleichberechtigter Mitspieler. Das Opfer identifiziert sich mit diesem System, vergleicht sich mit anderen Opfern, die vielleicht besser oder schlechter dastehen, und redet sich seine Lebensrealität schön. Das somit von Opfern wie Tätern gestützte Narrativ, in dem es für alles eine Erklärung gibt, vor allem auch für die vielen Härten und Schwächen, für die wenigen Gewinner und die vielen Verlierer, ist daher kaum anfechtbar.

Angriffe auf das Narrativ des Systems sind tief verstörend gerade für die Opfer. Denn durch diese Identifikation mit dem Narrativ des Systems geben sie sich selbst Halt und Sinn. Diese Haltung half und hilft den Menschen seit Menschengedenken, in widrigen, unfairen, unmenschlichen Lebensbedingungen nicht zu verzweifeln und aufzubegehren. In fast allen Kulturen der Menschheitsgeschichte seit der neolithischen Revolution war es insbesondere die Funktion der (monotheistischen) Religionen, das gesellschaftliche Narrativ und System der Ausbeutung und Ungerechtigkeit in ein spirituelles Gerüst zu verpacken, das es den Menschen, die darunter zu leiden hatten, erleichterte, sich mit diesen Systemen zu identifizieren und dadurch ihren inneren Frieden zu finden.

## Illusion der Sicherheit

Diese Identifikation bedeutet Anpassung ohne Aufbegehren an ein System der Misshandlung. Diese birgt für die Kontrollierten auch viele materielle Vorteile: Denn auch für sie gilt die Vorhersagbarkeit und die Sicherheit, die das System insgesamt kennzeichnet. Nur bringt diese Ausgestaltung des Systems den Kontrollierten weitaus weniger Annehmlichkeiten als den Kontrollierenden. Die Kontrollierenden genießen ein deutlich höheres Maß an Freizügigkeit, sie können ihr Leben viel eigenständiger gestalten. Dennoch bringt die Identifikation mit dem Narrativ des Systems auch den Kontrollierten viele Vorteile. Würden sie das Narrativ verlassen, so wären sie mit existenzieller Unsicherheit konfrontiert. Dies ist bekanntlich hochgradig belastend und die Spezies *Homo sapiens* tut im Grunde seit der neolithischen Revolution nichts anderes, als zu versuchen, Unsicherheit zu reduzieren und hierbei schrittweise mehr und mehr ihre kreativen Fähigkeiten und ihren Erkundungsdrang zu beschränken. Es ist mir wichtig anzuerkennen, dass die Gesamtrechnung dieser Entwicklung bis vor Kurzem aufzugehen schien, weswegen sie mit immer neuem Eifer vorangetrieben wurde. Nun aber – im Zeitalter der Versorgungssicherheit – wird offensichtlich, dass diese Dynamik allmählich an dem zunehmenden Ballast von Kontrolle und der hiermit zusammenhängenden Gier nach immer neuer Ausweitung derselben zu ersticken droht.

## Der ultimative Triumph

Unterwerfung unter die Zwangsvorgaben des Täters, mentale Identifikation mit dem Mindset des Täters und mit dem Narrativ des vorherrschenden Gesellschaftssystems: Dies sind die Meilensteine, die den Adaptationsprozess des Opfers gegenüber dem Täter kennzeichnen. Solange aber das Opfer noch spürt, dass hier Zwang und Druck ausgeübt wird, wird es immer wieder zu Manifestationen von Widerstand, Rückzug und Trotz kommen. Diese Äußerungen nimmt der Täter deutlich wahr, in der Regel werden solche Regungen des Widerstandes streng geahndet, da sie Ausdruck dafür sind, dass die angestrebte fusionelle Harmonie zwischen dem bestimmenden Mindset des Täters und dem sich anpassenden Mindset des Opfers (noch) nicht erreicht wurde. Eine komplette Fusion ist aber dann gegeben – und dies ist das ultimative Ziel des Täters –, wenn er vom Opfer geliebt wird. «Liebe» innerhalb einer missbrauchenden Beziehung bedeutet völlige Hingabe des Opfers an das Mindset, an das Narrativ und an die konkreten Vorgaben des Täters. Es ist der ultimative Triumph des Täters: Das Opfer übernimmt nicht nur widerstandslos seine Vorgaben, sondern es spürt in keiner Weise, dass hier Druck oder Zwang ausgeübt wird, und ist vielmehr erfüllt von Eifer und Dankbarkeit, dem Täter nahe sein und sich ihm andienen zu dürfen. In dieser Konstellation kann der Täter weiterhin missbrauchen, strafen oder auch freundlich sein; was immer auch geschieht, alles wird vom Opfer als Beweis einer liebenden und bedeutsamen Beziehung angesehen. Es handelt sich hierbei aber natürlich nicht um eine authentische Liebesbeziehung, die durch Respekt und Wohlwollen gekennzeichnet ist, sondern vielmehr um den Endzustand einer sogenannten «traumatischen Bindung».

Auch ein solcher Beziehungsmodus hat – so absurd das anmuten mag – klare Vorteile für das Opfer. Statt sich im Widerstand gegen den übermächtigen Täter zu zermürben, ohne Hoffnung, diesen Zustand jemals wirklich ändern zu können, gewinnt das Opfer nicht nur einen dauerhaften Waffenstillstand mit einer Illusion von Harmonie, vielmehr erfährt es das beglückende Gefühl einer emotionalen (Pseudo-)Erfüllung. Da diese Menschen in der Regel nie eine authentische Liebesbeziehung erfahren haben, neigen sie dazu, dieses Gefühl der Hingabe und Erfüllung dem Täter gegenüber tatsächlich mit einem Gefühl von Liebe zu verwechseln. Auch wenn diese Menschen im Laufe des Lebens die Möglichkeit haben, andere Beziehungen einzugehen, wird diese Prägung einer erlebten traumatischen Bindung spätere Beziehungen nachhaltig höchst destruktiv beeinflussen. Sie verwechseln dann typischerweise Intensität und Dramatik und auch emotionale und physische Gewalt innerhalb einer Beziehung mit einem aufrichtigen und wohlwollenden Interesse des Partners an ihnen. Die Prägung einer traumatischen Bindung geht sogar so weit, dass eine ruhige, gelassene, respektvolle «normale» Beziehungsatmosphäre von diesen Menschen so wahrgenommen wird, als wäre die Beziehung nicht authentisch, sondern fade und unbedeutsam. Sie führen dann typischerweise dramatische Krisen herbei, um die Dramaturgie, Spannung und konfliktbezogene Intensität zu erfahren, mit der ihre vormalige traumatische Bindung gestaltet und vertieft wurde. Wenn sich ein Partner aus dieser fatalen Beziehungsdynamik durch Trennung zu entziehen sucht, was häufig passiert, so fühlt sich die Person, die ein traumatisches Bindungskonzept hat, in ihrer Einschätzung bestätigt. *«Sieh nur, ich hatte ja recht, dieser Partner war so ruhig und gelassen, und dann hat er mich nach ein paar Streitigkeiten verlassen; dies ist der Beweis dafür, dass er mich nie geliebt hat!»* Auf diese Weise trägt das traumatische Bindungsschema im Sinne einer sich selbst erfüllenden Prophezeiung dazu bei, dass das Leben dieser Personen durch zahlreiche und oft dramatische Beziehungsabbrüche in fast allen Bereichen des sozialen Lebens (auch im Arbeitsleben und in der Freizeit) gekennzeichnet ist.

Finden sich allerdings zwei Personen, die beide ein traumatisches Bindungsschema haben, in einer Beziehung, so ist diese typischerweise durch endlose Krisen, Trennungen und auch Wiederzusammenfindungen charakterisiert. Denn der krisenhafte Interaktionsmodus stimuliert und verstärkt den einzigen Beziehungsmodus, den diese Menschen kennen, immer wieder neu: Die traumatische Bindung. Diese Beziehungen sind gekennzeichnet durch übergriffige und misshandelnde Interaktionen, die immer wieder neu inszeniert und ausgestaltet werden. Und zwar von beiden Partnern zu meist verschiedenen Zeiten und Themen. Gleichzeitig ist die Bereitschaft hoch, dieses Interaktionsmuster gutzuheißen und zu rechtfertigen. Diese Spannungen werden dann als Ausdruck «großer Liebe» bezeichnet. Solche Paare liefern sich immer wieder heftige Scharmützel, ohne dass irgendwelche Nachhaltigkeit bezüglich der Ausgänge und Integration dieser Konflikte sichtbar wäre. Der Konflikt ist also der notwendige Grundzustand (und nicht ein Mittel, das der nachhaltigen Klärung dient), um sich in der Beziehung bestätigt und wahrgenommen zu fühlen.

Das Krankheitsbild, bei dem diese Ausprägung einer traumatischen Bindung vorliegt und immer wieder neue Wiederholungen und Inszenierungen von Beziehungskrisen klinisch im Vordergrund stehen, ist häufig. Es wird Borderline-Störung genannt. Die Borderline-Persönlichkeitsstörung gehört mit einer Häufigkeit von ca. 6% in der Allgemeinbevölkerung zu den häufigsten Persönlichkeitsstörungen (19).

Es gibt verschiedene Ansätze, um die Entstehung einer Borderline-Persönlichkeitsstörung zu erklären, aber der Zusammenhang zwischen dieser Störung und chronischen, traumatisierenden Bindungserfahrungen während Kindheit und Jugend gehört zu den inzwischen gut belegten Erklärungsmodellen. Interessanterweise konnte bei Borderline-Patienten eine erhöhte Bindungskapazität für endogene oder auch exogene Opiatwirkstoffe festgestellt werden. Es wird vermutet, dass diese erhöhte Bindungskapazität auf einen Opiatmangel während der Kindheit zurückzuführen ist (20). Aufgrund dieses Opiatmangels, der durch das Fehlen von fürsorglichen und stabilen Bindungserfahrungen gut zu erklären wäre, kommt es dann zu einer sogenannten up-Regulation von Opiatrezeptoren im Gehirn[12]. Diese Forschungsergebnisse weisen also auf ein bedeutsames chemisches Ungleichgewicht im Gehirn dieser Patienten hin, durch das sie im Leben deutlich benachteiligt sind. Zudem ist es wichtig festzustellen, dass es vor allem das Frontalhirn ist, das von diesem Ungleichgewicht betroffen ist. Das Frontalhirn ist aber die entscheidende zerebrale Struktur, die für die affektive Regulierung zuständig ist. Betroffene sind also unausgeglichener, wechselhafter, und können sich in emotionalen Krisen nicht so gut selbstregulieren. Das affektive Geschehen um sie herum geht ihnen viel näher, es geht ihnen, wie sie es oft selbst auch schildern, *«unter die Haut»* und sie werden schnell aus ihrem psychischen Gleichgewicht gebracht. Zudem haben sie eine deutlich erhöhte Neigung, Suchtmittel zu gebrauchen und missbrauchen, gerade auch Opiate, was durch die erhöhte Opiatbindungskapazität gut zu erklären wäre. Es gibt mittlerweile klare Hinweise dafür, dass Borderline-Patienten mit einer kontrollierten, medizinischen Behandlung durch Opiatwirkstoffe neurochemisch in ein psychisches Gleichgewicht kommen könnten, wie es «normale» (d.h. nicht frühkindlich traumatisierte) Menschen mit einer besseren emotionalen Regulation von Natur aus haben (21, S. 51–62).

Leider sind solche vielversprechenden Therapieansätze gesellschaftlich tabu. Auch in der Ärzteschaft gibt es viele Vorbehalte, die in erster Linie daher rühren, dass die meisten Ärzte den Zusammenhang zwischen einem traumabedingt-unausgeglichenen Opiatstoffwechsel im Frontalhirn und den typischen affektiven Regulierungsdefiziten, die sich bei der Borderline-Störung finden, nicht kennen.

## Was «will» der Kinderschänder?

Wie nur soll erklärbar sein, dass Kinderschänder sich von jugendlichen, kindlichen, kleinkindlichen oder sogar Babykörpern hochgradig angezogen und sexuell erregt fühlen? Wie soll erklärbar sein, dass sich Erwachsene an diesen kleinen Körpern vergehen und hierbei sexuelle Befriedigung erfahren?

---

[12] Das heißt, es kommt zu einer verstärkten Bildung von diesen Rezeptoren, um das nur sehr geringfügige Vorliegen von Opiatwirkstoffen kompensatorisch auszugleichen.

Ich bin der Auffassung, dass in der Tiefe dieses vordergründig sexuellen Antriebs ein zwanghafter Trieb steckt, in dem es nicht um sexuelle Befriedigung geht, sondern vielmehr darum, einen anderen Menschen nachhaltig zu schädigen. Kinderschänder sind in aller Regel selbst zutiefst beschädigte, traumatisierte Menschen, wobei die eigene tiefe Beschädigung bei ihnen oft auch zeitlebens in einer traumatisch-dissoziativen Amnesie vergraben ist. Kinderschänder verzweifeln an ihrer schmerzbeladenen Existenz, sie sind sich irgendwie bewusst, dass sie ein hochgradig belastetes Leben führen, und das seit früher Kindheit, in der sie selbst Opfer von schwerer Misshandlung wurden. Was ist die Antwort dieser Menschen auf ihre Verzweiflung?

Um mit ihrer Beschädigung umgehen zu können, wählen Kinderschänder die Dynamik des Vergleichs mit anderen Menschen. Für sie ist es Trost festzustellen, dass auch andere Menschen schwer beschädigt sind, und manche sogar noch schwerer als sie selbst. *«Ich bin ein armes Schwein – aber dieser da ist noch ärmer dran.»* Dies ist ungefähr der Trost, den sich ein solch schwer traumatisierter Mensch spendet. Tag für Tag[13]. Und so verwundert es nicht, dass diese Menschen immer wieder mit sadistischen Handlungen dazu beitragen, dass ihre Mitmenschen in die Kategorie «armes Schwein» gedrückt werden, da sich der Täter dadurch besser fühlt.

Die zerstörerischste, nachhaltigste Beschädigung, die einem Menschen angetan werden kann, besteht darin, seinen Körper, sein Herz und seine Psyche dauerhaft zu brechen, indem das Grundvertrauen, das jedes Kind in sich trägt, durch die in das Innerste zielende sexuelle Gewalt zerstört wird.

Unser höchstes Gut ist das Grundvertrauen, das Staunen, die Ekstase, die wie alle von Geburt an in uns tragen. Beobachten Sie kleine Kinder beim ungestörten Spiel, und Sie werden sich in Erinnerung rufen, mit welch unbeschwerter, kreativer und expansiver Kraft ein Menschenkind von Natur aus ausgestattet ist. Es sind unsere – zumeist gut gemeinten – Kommentare, Bewertungen, Schranken und nicht zuletzt der exzessive schulische Drill, der bei den allermeisten Menschen einen großen Teil dieses grundsätzlichen, lebensbejahenden Antriebs beschneidet. Kinder sind wildwüchsige Bäume, die von Familie und Gesellschaft zurechtgestutzt werden. Der Akt der sexuellen Vergewaltigung lenkt die volle Wucht der Zerstörung auf dieses Grundpotenzial der Unbeschwertheit und Offenheit des Kindes. Diese in allen Menschen angelegte Offenheit und Unbeschwertheit hat ihren Sitz in den Organen, die der Schaffung neuen Lebens dienen.

---

13 Viele traumatisierte Menschen sind fasziniert von Kriegs- und Horrorfilmen. Die allgegenwärtige Gewalt in vielen Medienproduktionen, sichtbar gemacht in Bezug auf andere Menschen oder auf andere Zeiten, scheint ein tiefes Bedürfnis von vielen Menschen zu befriedigen. Bei Betrachtung dieser Gewaltorgien können wir uns einreden, dass wir trotz des immer wieder verspürten Elends in unserem Leben, in einer nicht so schlechten Zeit und in einem nicht so schlechten Land leben.

Die phänomenologische Erfahrung des Kinderschänders ist die folgende: *«Ich habe ein Scheißleben – und daher sollst auch du kein besseres haben!»*

Aus diesem Grunde besteht bei Menschen, die schwer traumatisiert sind und die sich ihr Trauma nicht bewusst gemacht, geschweige denn integriert haben, eine sehr große Gefahr dafür, selbst zum Täter zu werden. Denn die Täterschaft ist für diese Menschen ein Mechanismus, der ihnen hilft, sich ein kleines bisschen weniger verzweifelt zu fühlen. Und natürlich benutzt ein solcher Täter seinen Opferstatus auch dazu, sein Vergehen zu relativieren oder zu entschuldigen. Und gerade weil der Kinderschänder selbst traumatisiert ist, hat er eine verfeinerte Wahrnehmung in Bezug auf vulnerable Kinder und eine besondere Begabung, diese in seinen Bann zu ziehen.

Ich bin immer wieder überrascht, wie neidvoll viele Eltern auf ihre Kinder blicken. Genauso wie Professoren neidvoll und missgünstig auf ihre Studenten blicken, da sie meinen, dass die jungen Leute ein viel zu bequemes Leben haben (im Vergleich zu ihnen selbst, die ja durch lange Jahre der Entbehrung gehen mussten).

*«Ich hatte es schwer, da sollst du es auch nicht leicht haben»*; das spüre ich immer wieder in den Kommentaren von Eltern und Autoritätspersonen. Dieses Diktum des Selbstmitleids steht in der Grunddynamik von Täterschaft und Übergriffigkeit, die in zahllosen gesellschaftlichen Dynamiken zu finden ist. Es führt bei sehr vielen Menschen, Männern wie Frauen, dazu, dass sie zu Tätern werden. Männer sind dann diejenigen, die ihr ausgewachsenes Geschlechtsteil mit Gewalt in den Körper eines Kindes treiben. Frauen, Mütter, beteiligen sich an diesem gewaltsamen Bruch eines Menschen dadurch, dass sie ihre Kinder dieser Gewalt zuführen oder aber ihrem Kind nicht den Schutz zukommen lassen, den dieses so dringend benötigen würde.

*«Ich wurde verraten und vergewaltigt – warum solltest du es besser haben als ich?!»*

Im Kapitel XIII gebe ich zum Thema der Vernachlässigung bzw. des Neglect noch ein paar Erläuterungen zur Dynamik des Wegschauens seitens der Fürsorgepflichtigen, die hierdurch den misshandelten Menschen in die Dissoziation zwingen: Denn wenn offensichtlich ist, dass das Aufzeigen einer Gewalttat von den Umstehenden nicht zugelassen wird, bleibt dem Opfer nur noch die Option, das Geschehen in die tief verborgene Schublade der Dissoziation abzulegen, um überleben zu können.

## Die Entwicklung einer Sucht nach Symbolen sozialer Akzeptanz

«*Soziale Akzeptanz ist die erste Sucht des Menschen.*» Dieses Statement, im Grunde bereits 1981 von Jaak Panksepp formuliert, bildet die Grundlage für die zentrale Aussage dieses Buches (17)[14]. Wie schon eingangs in diesem Kapitel gezeigt, sind wir Menschen darauf ausgelegt, soziale Akzeptanz zu erreichen und zu erhalten. Für das Neugeborene geschieht dies durch die Bindung zu den Eltern oder den Fürsorgesubstitutspersonen. Diese Bindungskompetenz wird aber im Jugend- und Erwachsenenalter keineswegs beiseite gelegt. Vielmehr wird diese Bedürftigkeit nach Bindung, sowie die akribische Wahrnehmung, ob Bindungsinteraktionen mit anderen Menschen erfolgreich eingegangen und aufrechterhalten werden, auch im weiteren Leben beibehalten. Für das Kleinkind gestaltet sich Bindung durch intensiven körperlichen und psychischen Kontakt mit den Eltern. Mit dem Heranwachsen des Kindes verändert sich diese Ausprägung mehr und mehr; der körperliche Kontakt verliert an Bedeutung, wohingegen soziale Interaktion mit anderen Kindern und dann Jugendlichen, der *Peer*-Gruppe, immer wichtiger werden. Kinder, Jugendliche und natürlich auch Erwachsene achten peinlich genau darauf, wie «gut» d.h. erfolgreich sie «dastehen» im sozialen Verband. «Beliebt sein» ist das Maß aller Dinge, und in diesen deutschen Begriffen (Beliebtheit, beliebt sein) steckt ja bereits auch noch der Hinweis auf das Zauberwort.

Wenn wir beliebt sind, so fühlen wir uns gut; nehmen wir uns als unbeliebt, oder gar als ausgeschlossen oder gemobbt wahr, so haben wir ein riesengroßes Problem; dann fühlen wir uns elendig. Sozialer Ausschluss aktiviert das Paniksystem im gesamten Körper, wie im ersten Kapitel geschildert. Es gibt (neben der Wahrnehmung, dass die körperliche Integrität bedroht ist) keinen bedrohlicheren Alarmzustand im Organismus als die Wahrnehmung, den sozialen Rückhalt verloren zu haben. Wenn eine solche Wahrnehmung vorliegt, geht es schlichtweg um das Überleben – zumindest in der phänomenologischen Selbstwahrnehmung.

Orientierung nach der Wertigkeit sozialer Interaktion, die entweder als erfolgreich (= gut) oder als problematisch (= lebensbedrohlich) im zentralen Nervensystem codiert wird, ist phylogenetisch sehr tief in unseren Körpern verankert. Das Bildungswesen tut dann ein Übriges, um die soziale Wertschätzung durch die Bewertung erfolgreicher schulischer Leistungen zu erweitern. Mit katastrophalen Wirkungen auf die Jugend unserer Welt. Mehr hierüber im Kapitel X.

[14] Siehe auch «*... loving social-attachment bonds are a primal form of addiction.*» (22)

Es ist ein Gemeinplatz, daran zu erinnern, dass die Sozialisation, die in allen Kulturen stattfindet, die heranwachsenden Menschen auf das Leben in der Gesellschaft vorbereitet. Dabei werden in der Regel die Werte vermittelt, die gesellschaftlich als wesentlich angesehen sind. In den meisten westlich geprägten Gesellschaften geht es hierbei um Leistung. Viel Leistung gleich gut, wenig gleich schlecht. Und zwar auch dann, wenn das Erbringen von Leistung, objektiv gesehen, nicht notwendig oder gar schädlich ist! Warum nun hat Leistung diesen überhöhten Stellenwert?

Die Antwort liegt in erster Linie im protestantisch-asketischen Wertekodex begründet, der zunächst die europäische Geschichte und dann die der übrigen Welt in den letzten Jahrhunderten geprägt hat. Der deutsche Soziologe Max Weber brachte diese Sichtweise, die in der derzeitigen Krise des Kapitalismus eine neue Bedeutung und Aktualisierung erhält, einer breiten Öffentlichkeit nahe[15]. Dieser Wertekodex, der in asiatischen Ländern wie Japan ein ähnliches Pendant in den Lehren des Konfuzius hatte, beruft sich auf spirituelle und moralische Tugenden, bei denen es darum geht, das Wohlwollen Gottes durch Fleiß und gewissenhafte Erfüllung irdischer Pflichten zu erlangen bzw. offenbar zu machen (23). Bis zur Reformation im 16. Jahrhundert herrschte die Glaubensauffassung vor, dass jede Seele durch die Gnade Gottes erlöst werden und in den Genuss des Paradieses kommen kann (wobei Ablasshandel und ein gottesfürchtiges Leben mit der Bitte um Vergebung der stets neu getätigten Sünden die Gnade Gottes entscheidend mitbeinflussen konnten). Im Gegensatz zu dieser Auffassung, Gottes Gnade stelle den Schlüssel zum Paradies dar, wurde im Protestantismus das Prinzip der Prädestination zu einem zentralen Punkt der Glaubens- und Heilslehre. Jenem Prinzip zufolge wurde für jeden Menschen schon vor seiner Geburt festgelegt, ob er zu den auserwählten oder zu den verdammten Seelen gehören wird. Die Aufgabe des Menschen im Leben besteht dann lediglich noch darin herauszufinden, in welcher Form – erlöst oder verdammt – sein Seelenleben von Gott vorherbestimmt wurde. Die Auswahl Gottes ist für die Menschen durch die Beobachtung erahnbar, ob die Anstrengungen im beruflichen Tätigkeitsfeld mit sichtbarem Erfolg gekrönt sind – oder eher nicht. In diesem Sinne ist die Arbeitstätigkeit als eine göttliche Berufung anzusehen, die dazu dient, das eigene Auserwähltsein festzustellen.

---

15 Vor allem in dem viel beachteten Werk «Die protestantische Ethik und der Geist des Kapitalismus» (1904)

## Egal wie sehr wir uns auch anstrengen: In der Gauß'schen Normalverteilung gibt es immer nur einmal die besten 10 Prozent

Aber das ist noch nicht alles. Es geht nicht nur um Leistung, sondern letztlich darum, besser zu sein als die anderen. Dieses Prinzip der vergleichenden Beurteilung als Maßstab aller Dinge hat fatale Folgen: Denn es wird für alle zunehmend unbequem, da die Gauß'sche Normalverteilung, die die Streuung von Messwerten bezüglich der beobachteten Variablen beschreibt, im Grunde immer gleich bleibt. Egal wie hoch das Leistungsniveau einer Gesellschaft ist, es werden sich in jedem Falle aus einer gewählten Stichprobe von 100 Personen nur 10% unter den 10 Besten finden. Wie man es auch dreht und wendet, wenn es das Streben der breiten Masse ist, die Leistung zu erhöhen, so wird die Streuung der Indikatoren für Leistung immer der Normalverteilung folgen. Das bedeutet, dass sich alle nunmehr viel mehr anstrengen, aber sich immer nur 10% zu den Leistungsbesten zählen können. Da aber in dieser Logik die Vergleichsbeurteilung viel wichtiger ist als der absolute Wert der Leistung, kommt es im Grunde zu einer Nullsummenrechnung: Die ganze Anstrengung ist nicht wirklich hilfreich und keinesfalls notwendig, um die Leistungsungleichheiten, die sowieso immer feststellbar sind, sichtbar zu machen.

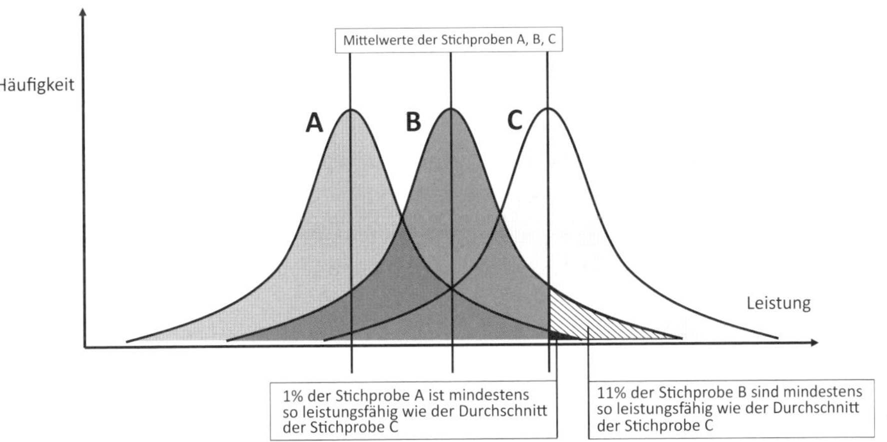


**Abbildung 1:** Darstellung von drei Stichproben (z.B. drei verschiedene Schulen, Universitäten, Länder) mit unterschiedlichem Leistungsniveau. Der Mittelwert der sehr leistungsstarken Stichprobe C entspricht einem Leistungsniveau, der von 11% der Stichprobe B und 1% der Stichprobe A erreicht (oder übertroffen) wird. Auch wenn sich die verschiedenen Stichproben in ihrem durchschnittlichen Leistungsniveau deutlich unterscheiden, so ist die Leistungsverteilung innerhalb einer Stichprobe immer gleich. Wenn in einer Gesellschaft der relative Leistungsvergleich («*meine Leistung ist besser/schlechter als die der anderen*») wichtiger ist als der absolute («*das Leistungsniveau meiner Gemeinschaft ist ausreichend, um das gesellschaftliche Funktionieren aufrechtzuerhalten*»), verursacht diese Ausrichtung auf eine stets zu erhöhende Leistungsbereitschaft bei allen Beteiligten vermeidbares Leid.

Wir befinden uns also ständig in einem Zustand des sozialen Wettrüstens, bei dem es immer nur darum geht, unsere soziale Wertigkeit im Vergleich mit den uns umgebenden Referenzmenschen neu zu bestimmen, zu verteidigen und – wenn möglich – zu verbessern. Gelegentlich finden sich natürlich auch Menschen, die die Sinnlosigkeit dieses Schaulaufens erkennen und versuchen, aus dieser Tretmühle auszusteigen. Diesen Menschen begegnen wir typischerweise mit einem missbilligenden Stirnrunzeln. Das Aussteigen aus der gesellschaftlichen Leistungstretmühle wird in der Regel mit Versagen und psychischer Krankheit gleichgesetzt. Vielleicht haben solche Menschen aber lediglich die Sinnlosigkeit der Nullsummenrechnung des gesellschaftlichen Leistungsprinzips erkannt und aus dieser Erkenntnis kohärente Schlussfolgerungen gezogen.

## Der Tribüneneffekt

Besagte Nullsummenrechnung gibt es aber nicht nur im Bereich der beruflichen, finanziellen und akademischen Leistungsfähigkeit, sondern auch in vielen anderen Bereichen der sozialen Interaktion und Wahrnehmung. Ein einprägsames Beispiel ist der Gebrauch von tonnenschweren, teuren SUV mit katastrophaler Umweltbilanz. Ein sehr häufiges Verkaufsargument ist das der angeblich erhöhten Sicherheit, von der die Insassen profitieren. Dieses Argument ist nur so lange gültig, wie das eigene Fahrzeug im Vergleich zu den anderen Fahrzeugen stärker gepanzert ist. Sobald die anderen Fahrzeuge in der Panzerung nachziehen, neutralisiert sich der Vorteil zunehmend. Schließlich hat keiner einen sicherheitstechnischen Vorteil. Waren es zuvor zweimal eine Tonne Stahl, die bei einem Unfall aufeinanderprallten, so sind es nun 4 oder mehr Tonnen, die sich ineinander verkeilen. Aber alle Beteiligten haben deutlich mehr finanzielle Mittel aufwenden müssen, um in diesem Wettrüsten mitzumachen. Und zudem werden die planetaren Ressourcen durch diese Dynamik exzessiv belastet.

Dieser weit verbreitete Effekt des Nullsummen-Wettrüstens wird «Tribüneneffekt» genannt: Zunächst sitzen alle Zuschauer bequem auf ihren Sitzplätzen einer ansteigend ausgerichteten Zuschauertribüne. Plötzlich fangen einige Zuschauer an aufzustehen, um eine noch bessere Sicht auf das Spektakel zu erhaschen. Dadurch, dass die Zuschauer vor ihnen aufgestanden sind, sind die Zuschauer hinter ihnen genötigt, ihrerseits auch aufzustehen, wenn sie noch etwas sehen wollen. Mehr und mehr Zuschauer stehen folglich auf. Am Ende müssen alle Zuschauer stehen. Die Sicht ist nun im Durchschnitt genauso gut oder schlecht wie zuvor. Bequem ist diese Situation nun nicht mehr. Aus dem Spektakel ist nun ein Debakel geworden. Ein solches, absurdes Wettrüsten findet in zahllosen Bereichen des sozialen Lebens tagtäglich (und über viele Jahrhunderte hinweg) statt, und zudem in aller Regel unbemerkt von den

Akteuren. Wie viel Aufwand könnten wir uns sparen, wie viel Lebenszeit und -kraft in andere Aktivitäten investieren, wenn es uns gelänge, die fatale Dynamik des Tribüneneffektes zu verlassen?

## Geld und Macht sind die Universalsymbole für soziale Anerkennung

Die Erfindung des Geldes in der Antike war ein bedeutsamer Schritt, um den Wirtschaftskreislauf zu vereinfachen und effizienter zu gestalten. Geld ist ein universales Tauschmittel. Durch Einführen des Geldes war es nicht mehr notwendig, einen passenden Tauschhandel ausfindig zu machen und durchzuführen, wenn tauschfähige Ware vorlag bzw. der Bedarf nach einem bestimmten Gut offensichtlich wurde. Wenn ein Jäger gute Beute gemacht, oder ein Bauer reiche Ernte eingefahren hatte, war es ihnen möglich, durch das Eintauschen ihrer Waren gegen Geld ein universales Tauschgut zu erwerben, das sie je nach Bedarf und Konjunktur zu einem späteren Zeitpunkt mit anderen Gütern erneut austauschen konnten. Vor der Einführung des Geldes hätte sich der Bauer beim Einfahren seiner Ernte sofort darum kümmern müssen, seinen Ernteüberschuss in Verhandlungen mit den im Moment verfügbaren Händlern gegen andere Güter einzutauschen. Das konnte dann schnell sehr aufwendig oder gar unmöglich sein, vor allem dann, wenn benötigte Güter nicht direkt verfügbar waren oder aber der Handels- und Tauschpartner nicht an dem angebotenen Getreide interessiert war. Geld als universales Tauschmittel eröffnet die Möglichkeit, die Verteilung und den Austausch von Gütern zwischen allen Menschen, die an diesem Wirtschaftskreislauf beteiligt sind, zu vereinfachen und weitgehend unabhängig von (jahres)zeitlichen und logistischen Beschränkungen mit großer Flexibilität und Effizienz zu gestalten.

Da Geld das universale Tauschmittel ist, gilt diese Austauschwährung auch in Hinblick auf sämtliche Güter, Dienstleistungen und Aktivitäten, die als Ausdruck von sozialer Akzeptanz herhalten können. Viele Menschen glauben tatsächlich, dass man mit Geld alles kaufen kann. Und von außen betrachtet ist es tatsächlich so, dass man sich die Anerkennung anderer Menschen durch kaufbare Güter und sozial angesehene Aktivitäten erwerben kann. Ein stolzer Titel, ein teures Auto, eine herrschaftliche Villa, eine dicke Spende an eine philanthropische Stiftung, ein großzügig dotiertes Fest, zu dem auch die entferntesten Verwandten und Bekannten eingeladen werden, all jene teuer erkauften Dinge und Aktivitäten werden zuverlässig das soziale Ansehen der Person, die diesen finanziellen Aufwand leistet, erhöhen. Wie zuvor erwähnt, wird häufig die soziale Akzeptanz gleichgesetzt mit der Vorstellung von Sicherheit: «*Je mehr soziale Akzeptanz ich erworben habe, desto sicherer bin ich.*» Dies ist aber ein fataler Trugschluss. Was die Menschen wirklich erlangen wollen, ist nicht die vertiefte Vorstellung von Sicherheit, sondern das Gefühl von Vertrauen in sich selbst und in die Welt. Dieses Vertrauen ist das Gefühl, das der Säugling erfährt, dem es gelungen ist, eine Bindung mit der ihn nährenden, fürsorglichen Mutter aufzubauen. Während des ganzen Lebens sehnt sich der Mensch danach, dieses Gefühl immer wieder neu zu erfahren.

Da wir als Säugling zumindest ansatzweise die Akzeptanz unserer Eltern erlangt haben und dadurch auch das Gefühl des Vertrauens, versuchen wir immer wieder aufs Neue, diesem Gefühl durch das Erhalten von Akzeptanz nahe zu kommen.

Geld kommt gesellschaftlich im Verbund mit Macht. In der kapitalistischen Doktrin werden der Besitz und die Bereitstellung von finanziellen Mitteln als ein befreiender Akt angesehen, der es ermöglicht, schöpferische Dynamiken zu initiieren und zu kanalisieren. Geld ist vergleichbar mit einem Strom von Wasser, der nach Maßgabe des Investors auf diese oder jene Mühle der Kreativität und Wertschöpfung geleitet wird. Die Ausführung dieser kreativen Prozesse wird durch das verfügbare Potenzial an menschlicher Muskelkraft, handwerklichem Geschick oder intellektuellem Einfallsreichtum realisiert. Entsprechend des kapitalistischen Paradigmas sind die menschlichen Akteure, die diese Dynamiken tragen, austauschbar. Es kommt im Prozess der Kreativität und Wertschöpfung in erster Linie auf die Intention und Bereitschaft des Investors an. Die treibende Kraft ist also die Motivation und schöpferische Vision des Investors. Das Mindset des Investors realisiert sich durch die Bereitstellung von finanziellen Ressourcen. Es expandiert damit und findet Übernahme und Ausdruck in den Personen, die bezahlt werden, um für ihn zu arbeiten.

Macht ist allgemein definiert als die Eigenart einer Person oder einer sozialen Gruppierung, auf das Denken und Verhalten anderer Menschen, gesellschaftlicher Gruppierungen oder auch größerer Bevölkerungsteile so einzuwirken, dass sie sich den Ansichten und Vorgaben der Machtinhaber unterordnen und sich ihnen entsprechend verhalten. Macht beinhaltet also Kontrolle. Somit geht es darum, das Mindset des Machtinhabers, d.h. des Kontrollierenden, auf das Mindset des Machtunterworfenen, des Kontrollierten, zu übertragen. Diese Übertragung findet vor allem in drei Bereichen statt: Zum einen im Rahmen der wirtschaftlichen Realität, in der das ökonomische Überleben vom Wohlwollen des mächtigen Kapital- und Arbeitgebers abhängt. Des Weiteren im politisch-legislativen Rahmen, durch den das Zusammenspiel der verschiedenen gesellschaftlichen Akteure im Sinne der Vorgaben der politischen Eliten gestaltet wird. Und zuletzt vollzieht sich eine bedeutsame Übertragung von mentalen Inhalten natürlich auch in den Bereichen der Medien und des Bildungswesens.

Geld ist verbunden mit Macht, und beide dienen dazu, Kontrolle aufrechtzuerhalten und auszuweiten. Die so geförderte und gemehrte Kontrolle soll das Bedürfnis des Macht- und Geldinhabers nach Sicherheit befriedigen. Es findet also eine fatale Verwechslung statt zwischen einerseits dem Bedürfnis nach Sicherheit und andererseits dem Grundgefühl des Vertrauens. Dies führt dazu, dass wir unsere ganze Lebensenergie darauf ausrichten, Symbole sozialer Akzeptanz anzuhäufen. Dementsprechend orientieren wir uns als soziale Wesen an den allgegenwärtig im Bildungswesen und in den Medien angepriesenen Attributen sozialer Akzeptanz (Geld, Macht und ein möglichst exklusiver Konsum), um unsere Sehnsucht nach dem Vertrauensgefühl zu stillen, das wir vielleicht als Säugling eine Zeit lang erleben konnten.

## Was wir wirklich wollen, ist Vertrauen

Fakt ist allerdings, dass wir im Wettlauf um ein Maximum an sozialer Akzeptanz nie dieses Vertrauen erreichen, nach dem wir uns eigentlich sehnen. Vielmehr werden wir zunehmend abhängig davon, immer mehr Symbole sozialer Akzeptanz anzuhäufen. Ein Symbol ist jedoch dadurch definiert, dass es für etwas anderes steht. Symbole sozialer Akzeptanz sind also nicht gleichbedeutend mit dem Vorliegen von Vertrauen. Vertrauen lässt sich nicht planerisch herstellen und ansammeln wie Geld, das wir irgendwo anlegen.

Vertrauen im phänomenologischen Sinne ist vielmehr ein intuitives Grundgefühl, das sich aus der Erfahrung von Sicherheit im Verbund mit einer angenehmen affektiven Grundfärbung zusammensetzt. Das Vertrauen, das wir als Säugling erleben, ist dadurch gekennzeichnet, dass die eigene Verletzlichkeit nicht als bedrohlich wahrgenommen wird, weil das immer neue Erfahren von Schutz und Fürsorge durch Bezugspersonen erst gar keinen Zweifel aufkommen lässt, dass die körperliche und psychische Integrität ernsthaft bedroht sein könnte. Zu dieser Erfahrungskomponente (Schutz und Fürsorge) fügt sich noch eine affektive hinzu. Diese wird intrinsisch (in Bezug auf die Körperfunktionen) genährt durch die tiefe sensorielle Zufriedenheit, gesättigt, gereinigt, warm gekleidet etc. zu werden. Ich vermute, dass das Gefühl von Vertrauen dem Zustand der Sättigung von Opiatrezeptoren im PANIC-System (siehe Kapitel III) entspricht. In diesem Zustand sind alle affektiven Grundsysteme «heruntergefahren»; es gibt keinen Bedarf, ein affektives Verhaltensprogramm zu aktivieren und auszuführen.

Auch extrinsisch wird dieses affektive Gefühl gestaltet und gestillt, durch den immer neu wiederholten wohlwollenden körperlichen, visuellen und akustischen Kontakt zwischen den Eltern und dem Kind. Diese vertrauensbildenden Eigenschaften seitens der Eltern wurden von Panksepp als das CARE-System identifiziert (24). Die meisten Säugetiere besitzen demzufolge ein neurobiologisch tief verankertes affektives Grundprogramm, das es ihnen erlaubt, sich möglichst effizient um die Bedürfnisse ihrer Neugeborenen zu kümmern, die in vielen Fällen im Zustand großer Hilflosigkeit und Abhängigkeit auf die Welt kommen. Dieses CARE-System wird allerdings auch aktiviert, wenn wir uns als Erwachsene um andere Menschen kümmern. Fürsorglicher, freundlicher Umgang mit anderen Menschen tut gut. Neurochemisch handelt es sich auch hier um Opiat-, Prolaktin- und Oxytocin-vermittelte Zustände. Dabei entstehen jene angenehmen Zustände sowohl in der Person, die die Fürsorge gibt, als auch in der Person, die sie erhält. So beruht der Placeboeffekt auf einer Opiatfreisetzung im Gehirn eines Menschen, der die Erfahrung des *«hier kümmert sich jemand um mich»* erlebt (25).

Wie sähe wohl unsere Gesellschaft aus, wenn es uns gelänge, die Opiatsucht, die in unserer Kultur durch die zwanghafte Anhäufung von Geld und Macht ausgelebt wird, zu ersetzen durch eine ausgewogene Opiatfreisetzung in unseren Gehirnen aufgrund eines freundlichen und fürsorglichen Umgangs miteinander?

Die große Herausforderung für den heranwachsenden und reifenden Menschen ist die Notwendigkeit, dieses Gefühl von Vertrauen, das primär an die fürsorgliche Präsenz der elterlichen Bezugspersonen gebunden ist, aus dieser Abhängigkeit herauszuführen und auf die eigene Person zu übertragen. Im Rahmen einer ausgewogenen Entwicklung der Persönlichkeit eines Erwachsenen wird dann ein Grundgefühl von Vertrauen aufgebaut, das phänomenologisch ungefähr wie folgt zu beschreiben ist: *«Ich bin okay, so wie ich bin, und ich bin in der Lage, mit allen Situationen, die mich im Leben vor Herausforderungen stellen könnten, zurechtzukommen. Was auch passiert, ich fühle mich geborgen. Und sollte ich einmal in große Schwierigkeiten geraten, so heißt das nicht, dass etwas mit mir nicht okay ist!»*

Anscheinend wird die Entwicklung eines solchen Gefühls von Vertrauen, das auf sich selbst ausgerichtet ist und nicht von äußerer Zuwendung und Akzeptanz abhängt, in unserer Kultur nur sehr unzureichend erreicht. Die Gründe hierfür liegen wahrscheinlich in unserem Bildungs- und Wirtschaftssystem. Mehr dazu im Kapitel X.

Somit ist es auch denjenigen Menschen, denen es gelungen ist, Geld und Macht in unermesslichen Maßstäben anzuhäufen, meistens nicht vergönnt, sich in die ruhige

Zufriedenheit und Gewissheit des Vertrauens fallen zu lassen. Dies lässt sich daran erkennen, dass sich viele Menschen nicht mit der Anhäufung von Symbolen sozialer Akzeptanz zufriedengeben, dass sie nicht zur Ruhe kommen und stattdessen zwanghaft immer mehr dieser Symbole akkumulieren müssen. Das Forbes-Ranking der weltweit reichsten Personen kann somit als Krankheits-Rangliste derjenigen Menschen aufgefasst werden, die schwerwiegend von der Sucht unserer Zivilisation befallen sind: Der Sucht nach sozialer Anerkennung. Es mag in dieser Liste der Top 100 auch manchen Multimilliardär geben, dem es tatsächlich nie darum ging, möglichst viel Geld anzuhäufen – aber bei vielen, wenn nicht gar den meisten, dürfte ein starker Drang nach sichtbarem Erfolg und sozialer Anerkennung in irgendeiner Form seit ihrer Jugend vorhanden gewesen sein.

In meiner therapeutischen Praxis begegne ich häufig Menschen, die materiell schon mehr als genug haben, aber immer noch nicht zur Ruhe kommen, gerade auch dann, wenn sie das Rentenalter erreicht haben und nun endlich die «Früchte ihres Lebenswerkes genießen» könnten. Sie sind oft zutiefst unglücklich und ich nehme sie wahr, als ob sie von einem Fluch besessen und getrieben wären. Ihr Mantra lautet: *«Es ist noch nicht genug.»*

Dies ist nichts anderes als das internalisierte Gebot eines sadistischen Tyrannen!

Die in unserer Kultur landläufige Bewertung von Reichtum als Ausdruck von Überlegenheit und Vitalität ist alles andere als selbstverständlich. In wohl allen kulturellen Sphären der Menschheit gab und gibt es auch Bewertungen, die Reichtum mit moralischem, psychischem und spirituellem Verfall gleichsetzen (siehe z.B. 26). Gemäß dieser Sichtweise werden Menschen, die Reichtümer anhäufen, die deutlich jenseits dessen liegen, was sie als Organismus verzehren oder auf sonstige Weise genießen können, schlichtweg als Verrückte angesehen. Das in unserer Kultur wohl bekannteste kritische Zitat stammt aus dem Neuen Testament: Jesus erklärt dort, dass es wahrscheinlicher ist, dass ein Kamel durch die Öffnung eines Nadelöhrs kommt, als ein Reicher in den Himmel.

Diese Abwertung des verbissenen Strebens nach der Mehrung von materiellen Gütern ist im Grunde sehr einleuchtend. Warum sollten wir uns anstrengen, um eine Überfülle von Dingen anzuhäufen, obwohl wir täglich nur ca. 2'000 kcal essen, nur jeweils ein Kleidungsset am Körper tragen und nur in einem Bett schlafen können? Genau betrachtet ist es geradezu absurd, sich und unsere Mitmenschen mit immer neuen Erwartungen an materiellen Zuwachs zu kasteien, anstelle Körper und Geist mit dem zu nähren, was naheliegend und gut verdaulich ist. In diesem Sinne sprach bereits Erich Fromm vom Verhaftetsein unserer westlichen Kultur im Zustand des *«ewigen Säuglings, der nach der Flasche schreit»*, anstatt eine mentale Unabhängigkeit und einen produktiv-schöpferischen Umgang mit den materiellen Gütern zu entwickeln, die uns zur Entfaltung unseres menschlichen Potenzials zur Verfügung stehen (27).

Jedenfalls kann mit dem hier erfolgten Blick auf die helle und auf die dunkle Seite von Bindung bereits gefolgert werden: Einerseits sind wir als *social animals* gemeinsam zu Höchstleistungen fähig, wenn wir den Hafen einer sicheren Bindung mit Umsicht nutzen, pflegen und gestalten. Andererseits bringen uns dieselben Bindungsbedürfnisse und -kompetenzen jedoch zunehmend in größte Schwierigkeiten.

Bindung kann uns beflügeln, aber sie kann uns auch bremsen und auf problematische Kurse drängen, die unsere Fahrt zu neuen Horizonten verunmöglichen. Die behindernde, bremsende Bindung überlastet uns. Wir leben in einer Kultur, in der Vertrauen mit der Illusion von Sicherheit verwechselt wird. Unser Schiff der Menschheit ist mehr auf Sicherheit bedacht denn auf Vertrauen, und somit dümpeln wir, orientierungslos und ausgebremst durch einen Exzess an Kontrolle, in den immer gleichen küstennahen Gewässern vor uns hin.

# KAPITEL III

## EIN ALGORITHMUS DES LEBENS

# EIN ALGORITHMUS DES LEBENS

*The real problem of humanity is the following:
We have paleolithic emotions, medieval institutions
and godlike technology.*

Edward Osborne Wilson

Was eint alle Menschen? Was verbindet Mensch und Tier? Der Algorithmus des tierischen Lebens ist erstaunlich einfach gestrickt. Es geht um die Befriedigung der basalen Bedürfnisse, welche lauten: Körperliche Integrität, Fortpflanzung und Bindung zur Umwelt. Wenn wir den Eindruck haben, dass diese Grundbedürfnisse bedroht sind, so reagiert unser Körper mit Panik. Wenn wir die Befriedigung dieser Bedürfnisse für erreichbar halten, so sind wir in Hochstimmung. Diese Ausrichtung auf die basale Bedürfnisbefriedigung stellt den Grundantrieb des menschlichen Gefühlslebens dar.

In diesem und dem folgenden Kapitel beschreibe ich die neurobiologischen Mechanismen, die den unbewussten, «impliziten» Lern- und Anpassungsvorgängen des tierischen und menschlichen Organismus gegenüber der Vielzahl von angenehmen oder unangenehmen Reizen zugrunde liegen. Ich hatte das außerordentliche Glück, über die Mechanismen des impliziten Lernens in der PTBS-Forschungsgruppe von Professor Roger Pitman an der Harvard Universität forschen zu dürfen. Diese Kenntnisse geben mir bis heute eine evidenzbasierte Orientierung in meiner Arbeit als Arzt und Forscher. Dennoch sind diese beiden Kapitel in der Lektüre vielleicht etwas detailbeladen. Daher empfehle ich den Leser*innen, denen dieser Stoff schwerfällig erscheint, diese Kapitel zu übergehen und direkt zum Kapitel V weiterzublättern.

Warum aber ist die Darstellung dieser neurobiologischen Mechanismen so wichtig?

Die Antwort lautet: Erfahrungsbasiertes Lernen hinterlässt sichtbare Spuren im Organismus. Diese finden sich tief in den Reaktionen der Psyche und in den Manifestationen des Körpers, die gerade nicht in Worten zum Ausdruck gebracht werden können. Die Abwesenheit von verbal-deklarativen, «expliziten» Erinnerungen an ein schweres erlittenes Trauma ist typisch für Traumafolgestörungen. Diese Abwesenheit von verbalisierbaren Erinnerungen wird dissoziative Amnesie genannt.

## Das Trauma ist evident und objektivierbar

Leider wird dieses Faktum der nicht verbalisierbaren Erinnerungen von Kritikern des Konzepts der Dissoziation immer wieder ins Feld geführt, um zu behaupten, dass es ein Trauma nicht gegeben hat, da es ja nicht direkt erinnerbar ist. Ich möchte dem entgegenhalten, dass die Evidenz des Traumas sehr wohl objektivierbar ist. Es manifestiert sich in spezifischer und allgemeiner Schreckhaftigkeit, die durch verschiedene Reize, Trigger genannt, immer wieder neu angestoßen wird. Diese physiologische Schreckhaftigkeit und viele weitere körperliche Symptome sind mit modernen wissenschaftlichen Methoden messbar. Ebenso ist die Wissenschaft in der Lage zu dokumentieren, wie sich diese Symptome im Rahmen einer erfolgreichen Traumatherapie allmählich normalisieren, was bedeutet, dass sie sich zurückbilden.

Interessanterweise lässt sich im Rahmen einer erfolgreichen Therapie eine Verlagerung der Evidenz des Traumas finden: Solange das Trauma nicht integriert ist, ist seine Evidenz im Ausdruck von nicht verbalisierbaren Manifestationen des körperlichen Gedächtnisses erfassbar. Wenn ein Trauma schrittweise integriert wird, so nimmt die Evidenz der impliziten, körperlichen Symptome ab und gleichzeitig nimmt die deklarativ-verbale Erinnerbarkeit zu. Zuletzt findet sich die Evidenz eines erfolgreich integrierten, geheilten Traumas in der Form einer verbalen Erzählung – bei gleichzeitiger Abwesenheit von physiologischer Schreckhaftigkeit[16].

Traumafolgestörungen sind erworbene Störungen. Die Evidenz des Traumas ist zu jeder Zeit objektivierbar. Manifestiert sich die Evidenz in körperlichen Symptomen, so liegt eine Traumafolgestörung vor. Manifestiert sich die Evidenz des Traumas mittels einer kohärenten, verbalen Erzählung bei gleichzeitiger physiologischer Ruhe des Organismus, so liegt keine Traumafolgestörung mehr vor, sondern ein erfolgreich integriertes Trauma in der Erinnerung der Person. So klar ist der Sachverhalt.

Wie aber kommen wir zu einem Verständnis dieser Dinge, die sich in der Tiefe unseres Körpers fernab unseres Intellekts abspielen?

Die größte Hilfe bei meinem Bemühen, ein Verständnis der Bedeutung von impliziten Lernvorgängen in Bezug auf die menschliche Erfahrung zu entwickeln, habe ich in den Arbeiten Jaak Panksepps gefunden. Ich hatte die Gelegenheit, ihm im Rahmen

---

16 Gerade diese impliziten, nicht vom Intellekt steuerbaren Reaktionen des Körpers (Herzfrequenz, Blutdruck, Schwitzen, usw.) werden von den sogenannten Lügendetektoren gemessen und dann zur Beurteilung der Wahrhaftigkeit einer Erzählung hinzugezogen.

von Kongressen und Laborbesuchen zweimal zu begegnen und es war mit vergönnt, mit ihm kurz vor seinem Tod einen wissenschaftlichen Artikel zu veröffentlichen. Panksepp ist es gelungen, Brücken zu schlagen zwischen den trockenen, spröden Wissenschaften und dem feuchtstofflichen menschlichen Erleben, zwischen den Erkenntnissen, die an Tieren gewonnen wurden, und den Rückschlüssen, die diese hinsichtlich unserer gemeinsamen Natur zulassen.

Vom Anfang bis zum Ende ihrer Existenz durchlaufen alle Lebewesen einen nicht enden wollenden Lern- und Anpassungsprozess. Die biologischen Komponenten, die diesen Prozess anatomisch und funktionell unterstützen, entwickelten sich durch die Evolution in allen tierischen Lebensformen. Genauer gesagt wird dieser Prozess bei allen Tieren so gestaltet und reguliert, dass das Überleben des Individuums wie auch der Spezies gewährleistet ist. Dementsprechend schlug Panksepp ein neuroevolutionäres Modell dieser Prozesse vor, denen einerseits ein SEEKING-System und andererseits ein PANIC-System zugrunde liegt (22). Diese beiden Systeme lenken die affektiven Reaktionen und damit auch das Verhalten des Individuums in Bezug auf den Zugang zu lebenserhaltenden Ressourcen sowie die Aufrechterhaltung von deren Verfügbarkeit. SEEKING und PANIC sind die Hauptbestandteile dessen, was Panksepp als primäre affektive Prozesse bezeichnet.

Bei Säugetieren gibt es drei grundlegende Lebensbedürfnisse:

1) Ernährung und körperliche Unversehrtheit,

2) sexuelle Fortpflanzung und

3) Bindung an die Gemeinschaft[17].

## Die Urgroßeltern der Affekte: SEEKING und PANIC

Bei uns Menschen wird das SEEKING-System aktiviert – was in der Folge den gesamten Organismus stimuliert –, sobald wir die Möglichkeit wahrnehmen, dass eines der Grundbedürfnisse befriedigt werden kann. Im Gegensatz dazu wird das PANIC-System aktiviert, sobald ein tatsächlicher oder zu erwartender Verlust der Befriedigung eines Grundbedürfnisses erkannt wird. Beispiele für Ereignisse, die

[17] Das neuroevolutionäre Modell von Panksepp wurde in einer translationalen Sichtweise formuliert, d.h. es bezieht sich auf alle Säugetiere. Das in der Psychologie weit verbreitete Konzept der Bedürfnispyramide nach Abraham Maslow ist hingegen ein anthropozentrisches Konzept.

das PANIC-System aktivieren, sind Hunger, Verletzungen, Aggressionen gegen die physische oder soziale Integrität, schwere Krankheiten, Tod eines Kindes oder einer geliebten Person, soziale Isolation und Ausgrenzung. Wichtig ist, dass diese Aktivierung nicht nur als Reaktion auf ein reales, sondern auch auf ein imaginäres oder hypothetisches Ereignis erfolgen kann. Aus der subjektiven, phänomenologischen Erfahrungsperspektive des Menschen (oder Tieres) ist die Aktivierung des PANIC-Systems höchst unangenehm, während die Aktivierung des SEEKING-Systems sehr angenehm ist.

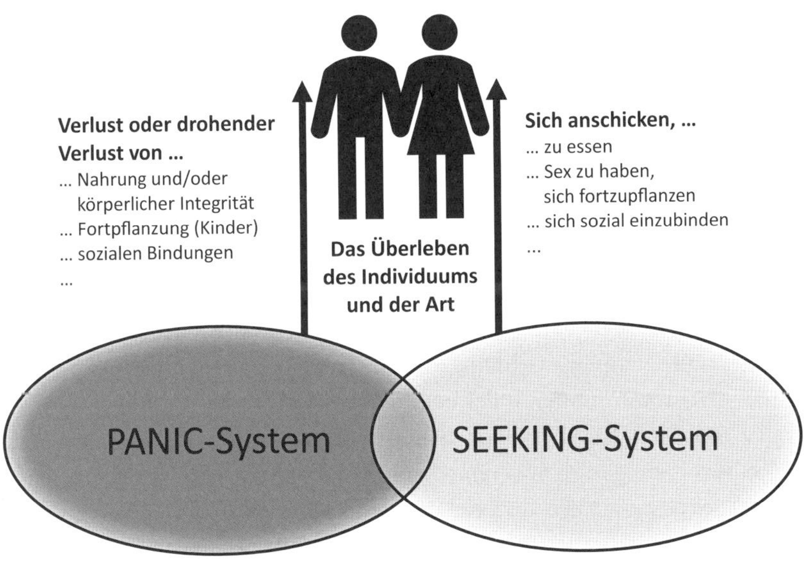


**Abbildung 2:** Schematische Darstellung des PANIC- und des SEEKING Systems nach Panksepp.

Anatomisch gesehen befindet sich das PANIC-System in den tiefen subkortikalen Bereichen des Gehirns, um den sogenannten «*mesencephalen Wasserkanal*» herum; diese Region wird als *periaquäduktales Grau* (PAG) bezeichnet. Das PAG gehört zu der *retikulären Formation*, die der «Schrittmacher» des Gehirns ist (*Ascending Reticular Activating System*, ARAS). Die Aktivität des ARAS steht in direktem Zusammenhang mit Wachheit und Bewusstsein; eine Schädigung des ARAS ist normalerweise mit einem tiefen, irreversiblen Koma verbunden. Das PAG ist die Hauptmittellinienstruktur des Mittelhirns, und es bildete sich sehr früh in der Entwicklung des zentralen Nervensystems. Im PAG findet sich eine hohe Dichte an Opiatrezeptoren und dieses Areal enthält auch viele Endorphin-produzierende Neuronen. Endorphine sind Opiatwirkstoffe, die vom zentralen Nervensystem selbst hergestellt werden.

Wichtige Vertreter sind z.B. Enkephalin und Dynorphin. Das PAG spielt also eine entscheidende Rolle bei der zentralen Modulation von Schmerz und bei den Abwehrreaktionen des Organismus, wenn er sich bedroht fühlt. Es hat zahlreiche Verbindungen zu anderen zerebralen Arealen, wie dem Thalamus und dem zingulären Kortex, die den Eingang sowie auch die Umwandlung und Weiterleitung von relevanten Informationen im Gehirn zentral steuern.

So gesehen ist ein «Problem» auf Ebene des PAG gleichbedeutend mit einer existenziellen Bedrohung. Andererseits entspricht ein homöostatisch-ausgeglichener Zustand des PAG, bei dem kein Alarmzustand signalisiert ist, einer tiefen psychisch und auch körperlich wahrgenommenen Erfahrung von Ruhe, Wärme und Vertrauen. Zusammenfassend kann also gesagt werden, dass das PAG eine entwicklungsgeschichtlich sehr alte Gehirnstruktur ist, die bis heute eine zentrale Rolle spielt bei der Verarbeitung von Informationen, die hochgradig relevant sind für das Überleben und Wohlbefinden des Organismus.

Das SEEKING-System befindet sich in der sogenannten Mittelhirnhaube (*ventral tegmental area* VTA). Die VTA ist ebenfalls eine Art zentralnervöser Schrittmacher für Gehirnaktivität, der mit der Wahrnehmung von «Bedeutsamkeit», Interesse, Motivation und Vergnügen (dem englischen *pleasure*) zusammenhängt. Der Botenstoff – Neurotransmitter –, der bei diesen Prozessen ausgeschüttet wird, ist das Dopamin. Von der VTA aus breiten sich also dopaminerge (= Dopamin enthaltende) Nervenverbindungen zu anderen wichtigen Hirnstrukturen aus: Hierbei sind vor allem der *Nucleus accumbens* und der präfrontale Kortex zu erwähnen. Die VTA ist die zentrale Hirnstruktur, die die vielen natürlichen Belohnungskreisläufe sowie die Wahrnehmung von hedonistischen Erfahrungen und auch von «Wichtigkeit» (in der Fachsprache auch *salience* genannt) aufrechterhält. Somit entspricht das von Panksepp definierte SEEKING-System dem phänomenologischen Äquivalent des Belohnungssystems, das ein gut etabliertes Konzept in der Verhaltensbiologie ist. In der Verhaltenswissenschaft ist Belohnung (oder auch Verstärkung) eine Rückkopplung, die dazu führt, die Wahrscheinlichkeit des Auftretens eines Verhaltens zu erhöhen oder zu reduzieren.

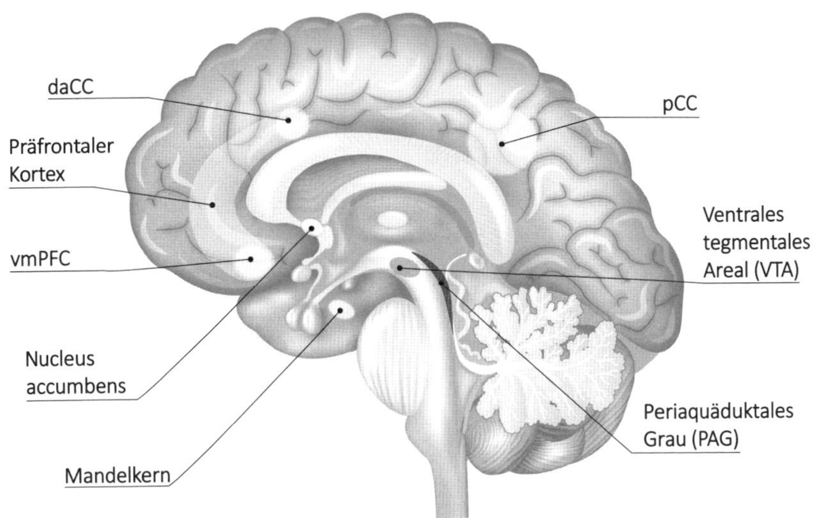


**Abbildung 3:** Darstellung der Hirnareale, die dem SEEKING- und PANIC-System zugrunde liegen. SEEKING hat sein anatomisches Korrelat im *ventralen tegmentalen Areal* (VTA), PANIC im *periaquäduktalen Grau* (PAG). Des Weiteren zeigt diese Abbildung auch andere Hirnareale, deren Funktion im Buch beschrieben werden: *Präfrontaler Kortex* mit *ventromedialen, präfrontalen Kortex* (vmPFC) und *dorsalen, anterioren cingulärem Kortex* (daCC), *posterioren cingulären Kortex* (pCC), *Mandelkern* und *Nucleus accumbens*.

Nach Panksepps phänomenologischer Sichtweise sind SEEKING und PANIC Wahrnehmungen, die das Handeln des Individuums auf das Erreichen bestimmter Ziele hinlenken und orientieren. Die meisten sogenannten «psychoaktiven» Substanzen wirken durch die Modulation dieser primären affektiven Prozesse. Das SEEKING-System wird durch Dopamin gesteuert, während das PANIC-System durch endogene oder exogene Opiate sowie durch Oxytocin und Prolaktin moduliert wird. Von diesem Standpunkt aus gesehen wirken psychoaktive Substanzen direkt auf das «Mischpult» der Psyche, indem ein affektiv gefärbter Bewusstseinszustand geschaffen wird, der den realen oder hypothetischen Zugang, die Verfügbarkeit oder den Verlust von lebenswichtigen Ressourcen signalisiert. Exogen verabreichte psychoaktive Substanzen induzieren künstlich einen spezifischen Bewusstseinszustand; diese affektive Erfahrung ahmt typischerweise einen realen Zustand nach. Das Individuum erlebt den durch die Substanz induzierten Zustand jedoch als real. Darüber hinaus wird dieser Erfahrungsprozess durch verschiedene neurochemische Substrate unterstützt und trägt so zur Etablierung von Lernen und Gedächtnis bei. Interessanterweise stellt sich hierbei die philosophische Frage, welcher dieser vielen Zustände am ehesten der intersubjektiv wahrnehmbaren Realität entspricht. Jeder Bewusstseinszustand setzte sich aus einer spezifischen Mischung von elektrischen Signalen und von Neurotransmittern zusammen (dies ergibt das neuronale Korrelat des Bewusstseins). Diese Mischung gestaltet die spezifische Wahrnehmung einer Realität im Gehirn (28, S. 218–238). Wir haben zwar mittlerweile eine ungefähre Vorstellung davon, wie Erfahrung und Neurotransmitter unsere Bewusstseinszustände modulieren. Aber wir können noch immer nicht erklären, wie in unserem Körper Bewusstsein entsteht.

Die bewusstseinsmodulierenden Wirkungen von Dopamin und Opiaten können auf zwei verschiedene Arten interpretiert werden: Einerseits, aus der Sicht der empirisch-behavioristischen Neurowissenschaften, ist es der Anstieg von Dopamin oder Opiaten im Gehirn – möglicherweise induziert durch Suchtmittel –, der die Wahrscheinlichkeit des Verhaltens in Bezug auf den Anstieg oder die Einnahme dieser Substanzen verändert. Auf der subjektiven Ebene manifestiert sich dieser Prozess als die Erfahrung von Euphorie, die mit der direkten Substanzwirkung im Organismus gekoppelt ist (auch Intoxikationseuphorie genannt). Es geht in dieser Sichtweise aber primär um die messbare Veränderung von Verhaltenswahrscheinlichkeiten, das subjektive Erleben ist nicht wichtig.

Auf der anderen Seite, in der phänomenologisch-neurowissenschaftlichen Sichtweise, steht das subjektive Gefühl der Euphorie (SEEKING) oder auch der Linderung von physischem oder psychischem Schmerz (PANIC) im Mittelpunkt. Diese affektiven Zustände bringen das Individuum dazu, sich bestimmten Situationen zu nähern oder vor ihnen davonzulaufen. Auf neurochemischer Ebene wird diese Tendenz, sich etwas anzunähern oder etwas zu vermeiden, zunächst durch eine dopaminerge neuronale Aktivität «codiert». Im Weiteren kommt es dann zu synaptischen Anpassungen und Verbindungen zwischen Neuronen im assoziativen Kortex des Gehirns, und dadurch wird diese zunächst nur flüchtig erfasste Information dauerhaft festgeschrieben (*«neurons who fire together, wire together»* [29]). Bei diesem Prozess der Konditionierung handelt es sich um eine grundlegende, implizite Form des Lernens. Dabei werden Assoziationen erstellt zwischen spezifischen Reizen und den mit diesen Reizen zeitlich verbundenen Zuständen oder Konsequenzen. Wenn Letztere angenehm oder vorteilhaft für den Organismus sind, wird der zugehörige Reiz als «appetitiv» d.h. als «Annäherungs-wertig» eingeordnet. Wenn im Gegenteil der Zustand oder die Konsequenz unangenehm oder bedrohlich für den Organismus ist, wird der zugehörige Reiz als «aversiv», also «Vermeidungs-wertig» markiert und codiert.

## Assoziatives Lernen und *prediction error* erlauben es, halbwegs verlässliche Vorhersagen zu machen

Diese Erstellung von Assoziationen zwischen allen möglichen Formen von Reizen und Situationen und den damit zusammenhängenden Zuständen und Reaktionen des Organismus findet fortlaufend in jedem Moment des Lebens statt, vom ersten bis zum letzten Augenblick der Existenz. Durch diese unbewusst-implizit ablaufenden Lernvorgänge erlangt der Organismus einen entscheidenden Vorteil: Er braucht nicht jedes Mal, wenn er mit einem Stimulus konfrontiert ist, den er bereits kennt, eine erneute Erfahrung zu machen um abzuschätzen, ob der Stimulus ihm eher günstige oder ungünstige Konsequenzen bringen wird. Dadurch, dass es bereits eine erlernte festgeschriebene Information über die Wertigkeit des Stimulus gibt, ist der Organismus sofort in der Lage, eine Annäherungs- bzw. eine Vermeidungsreaktion zu initiieren. Auf diese Weise optimiert der Organismus seine zeitlichen und energetischen Ressourcen und hiermit natürlich auch seine Überlebenschancen. Wenn es das implizite, assoziative Lernen, die Konditionierung, nicht gäbe, müssten alle tierischen Lebewesen bei jedem Stimulus – ob bekannt oder unbekannt – den gleichen aufwendigen und potenziell riskanten Prozess des erfahrungsbasierten Lernens immer wieder neu durchschreiten.

Durch diese automatisierte und rudimentäre Form des Lernens ist es vielmehr möglich, eine relativ verlässliche Vorhersage zu machen: Reiz A sagt Reaktion B voraus, die angenehm-appetitiv oder auch unangenehm-aversiv sein kann. Wichtig ist hierbei, dass im Erleben des Individuums die Wahrnehmung des Reizes auf affektivem Niveau intensiver sein kann als das Erleben der Reaktion. Dies entspricht im menschlichen Erleben der Vorfreude bzw. der antizipatorischen Furcht, wenn z.B. beim Erscheinen einer Person damit zu rechnen ist, dass es in der weiteren Folge zu einer Belohnung (appetitive Reaktion) oder zu einer Bestrafung (aversive Reaktion) kommen wird.

Dieses Phänomen der antizipatorischen Vorfreude oder Furcht lässt sich dadurch erklären, dass sich die dopaminerge Markierung im Rahmen dieses Lernprozesses schrittweise von der Reaktion weg und hin zum assoziierten Reiz verlagert: Zunächst erfolgt die Markierung eines angenehmen oder unangenehmen Erlebens (Belohnung bzw. Bestrafung) durch Erzeugung eines dopaminergen Signals in den mesostriatalen Bahnen (Abbildung 4A). Wird im weiteren Verlauf (d.h. bei Wiederholung der Ereignisse) festgestellt, dass die Belohnung oder Bestrafung zuverlässig mit anderen Reizen verknüpfbar ist, so verschiebt sich die dopaminerge Markierung weg von der Belohnung oder Bestrafung (welche nunmehr als Reaktion assoziiert ist) und hin zu den identifizierten Reizen, die die Reaktion (oder auch das Ergebnis) ankündigen (Abbildung 4B). Im menschlichen Erleben entspricht dies der folgenden Erfahrungssequenz:

- Tante Betty, die ich seit vielen Jahren nicht gesehen habe, kommt zu Besuch, ich denke und fühle nichts Besonderes in Bezug auf ihren Besuch. Nun ist sie da; sie bringt ausgezeichnete Pralinen mit – was für eine angenehme Überraschung! (Abbildung 4A).

- Tante Betty kommt nun öfter zu Besuch, und jedes Mal bringt sie erlesene Delikatessen mit – ich freue mich nun bei jeder Ankündigung des Besuches von Tante Betty; die Köstlichkeiten, die sie jedes Mal mitbringt, schmecken weiterhin lecker, aber irgendwie ist das nichts Besonderes mehr (Abbildung 4B).

- Eines Tages kommt Tante Betty wieder zu Besuch, ich freue mich sehr über ihr Kommen. Doch dieses Mal bringt sie keine Pralinen mit. Ich verspüre ein unangenehmes Gefühl der Enttäuschung (Abbildung 4C).

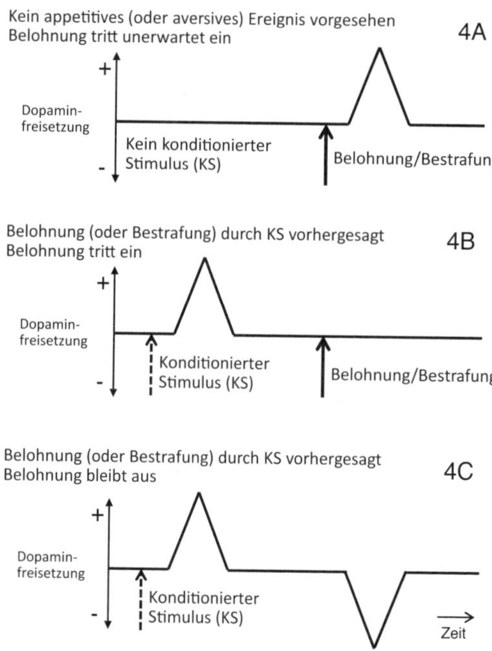


**Abbildung 4:** *prediction error*. Dopaminerge Neuronen in der VTA codieren das Eintreffen einer Belohnung (oder einer Bestrafung). Ist ein solches Ereignis zeitlich wiederholt mit einem anderen Stimulus gekoppelt (konditionierter Stimulus, KS) verschiebt sich das Dopaminsignal allmählich hin zu diesem Stimulus. Schließlich führt das Erleben der erwarteten Belohnung zu keiner Zunahme des Dopaminsignals. Falls sich die somit erstellte Vorhersage als falsch erweist (d.h. die erwartete Belohnung bleibt aus), wird eine Abnahme des Dopaminsignals in dem Moment, in dem die Belohnung erwartet wurde, beobachtet. Subjektiv entspricht dies dem Gefühl von Enttäuschung.

Abbildung in Anlehnung an Schultz, 2001 (30).

Beim Ausbleiben eines vorhergesagten, angenehmen Ergebnisses empfinden wir ein unangenehmes Gefühl der Enttäuschung, beim Ausbleiben einer vorhergesagten, unangenehmen Reaktion ein angenehmes Gefühl der Erleichterung. Dieses Zusammenspiel von Vorhersage und tatsächlichem Auftreten (oder Nicht-Auftreten) von vorhergesagten Ereignissen wird *prediction error* genannt. Auf diese Weise wird fortlaufend die Stabilität der gelernten Assoziation (Reiz A – Ergebnis B) überprüft (30). Kommt es in der Folge regelmäßig zu einer falschen Vorhersage, so wird die nunmehr nicht mehr gültige Assoziation Reiz A – Ergebnis B aufgelöst (keineswegs aber «vergessen», d.h. gelöscht). Natürlich kann es auch passieren, dass ein Stimulus, der bisher als appetitiv eingeordnet wurde, sich plötzlich als das Gegenteil erweist. Zum Beispiel kann Tante Betty, die sonst immer mit Schokolade zu Besuch kommt, plötzlich zu einem Gast mit Gezeter und Geldforderungen mutieren. In diesem Falle erweist sich die erlernte Assoziation «Tante Betty = Schokolade» als falsch. Es wird eine neue Assoziation erlernt: «Tante Betty = Gezeter und Geldforderungen». Die initiale, appetitive Assoziation wird demnach durch eine neue, nunmehr aversive Assoziation ersetzt. Dieser Vorgang wird Extinktion genannt.

Extinktion bedeutet hierbei nicht, dass die fortan «ungültige» Assoziation gelöscht wurde; Extinktion heißt vielmehr, dass diese obsolet gewordene Information bei erneuter Wahrnehmung des mit ihr assoziierten Reizes (= Tante Betty) nun nicht mehr aufgerufen wird. Die Assoziation bleibt allerdings im Gedächtnis weiterhin gespeichert und kann später in anderen Kontexten oder entsprechend der weiteren Lebenserfahrung wieder neu validiert und aktiviert werden.

In dem hier beschriebenen Beispiel für eine Konditionierung mit einem appetitiven (Schokolade) oder aversiven (Gezeter und Geldforderungen) Ausgang besteht offensichtlich ein kausaler Zusammenhang zwischen dem Stimulus (Tante Betty) und dem damit verbundenen Resultat (Schokolade oder Streit). Es ist jedoch wichtig festzuhalten, dass es bei der Konditionierung völlig unerheblich ist, ob es tatsächlich eine solche kausale Verbindung zwischen dem Stimulus und der Konsequenz gibt. Eine Assoziation wird in der Konditionierung auch dann erstellt und somit erlernt, wenn es keine kausale Verbindung gibt und gerade auch dann, wenn ein neutraler Reiz und ein spezifisches Ereignis nur zufällig zeitlich miteinander verbunden auftreten. Das bekannteste Beispiel für dieses assoziative Lernen in Abwesenheit von Kausalität ist durch den Pawlow'schen Hund gegeben. Der Glockenton, der die Fütterung ankündigt, ertönt zwar absichtlich in zeitlicher Nähe zur Darbietung des Futters – weswegen der Glockenton in der Folge mit der Fütterung assoziiert wird –, aber natürlich gibt es keine kausale Beziehung zwischen dem Ertönen einer Glocke und dem Vorhandensein von Futter. Der Glockenton ist vielmehr ein zufällig auftretender (bzw. im Laborsetting ausgewählter) Stimulus, der zeitlich gekoppelt an einen anderen Stimulus zu einer physiologischen Reaktion (freudige Erwartung des Futters und Speichelsekretion) führt. Es kommt also zur «Vermischung» einer physiologischen Reiz-Reaktion (Futter → Speichelsekretion) mit einem neutralen Reiz (Glockenton), der im zeitlichen Zusammenhang zum physiologisch relevanten Reiz (Futter) auftritt. Man nennt diese drei Elemente auch:

a) unkonditionierter Stimulus; in diesem Fall das Futter, da Futter physiologisch immer zu einer Speichelsekretion führt;

b) konditionierter Stimulus; hier der Glockenton. Dieser ist zunächst ein neutraler Stimulus, der im Verlauf des Lernprozesses mit der physiologischen Reiz-Reaktion (Futter → Speichelsekretion) assoziiert wird. Er wird dadurch im Rahmen eines impliziten Lernvorgangs zum konditionierten Stimulus;

c) konditionierte Reaktion; hier die Speichelsekretion. Diese ist zunächst die physiologische Reaktion auf die Wahrnehmung von Futter; im Verlauf des konditionierten Lernprozesses ist diese Reaktion aber auch mit der Wahrnehmung des Glockentones (dem nun konditionierten Stimulus) assoziiert. Schließlich ergibt sich eine konditionierte Reaktion, d.h. der Glockenton führt zu einer Speichelsekretion, auch dann, wenn das Futter nicht gegeben wird.

Die erlernte Assoziation besteht also in diesem Fall aus dem Ertönen der Glocke und der Speichelsekretion beim Hund, der freudig auf das bald dargebotene Futter wartet. Falls das Futter nun nicht gegeben wird, lässt sich beim Hund dennoch eine Speichelsekretion feststellen. Dies entspricht der Aktivierung des assoziierten Gedächtnisses: Glocke (= Futter) → Speichelsekretion. Falls in der Folge wiederholt die Glocke ertönt, ohne dass kurz danach ein Futter dargeboten wird, so wird die Speichelsekretion allmählich abnehmen, da sich die Vorhersage (Glockenton = Futter) nunmehr als falsch erweist. Der Glockenton wird dadurch wieder zu einem neutralen Reiz, der keinerlei Vorhersage zu einem appetitiven oder aversiven Ereignis zulässt. In diesem Falle ist also eine Extinktion der Assoziation Glockenton → Speichelsekretion festzustellen.

Diese Mechanismen erscheinen kompliziert und irgendwie altmodisch und fast banal – wurden sie doch vor gut 100 Jahren publiziert und werden schon Mittelstufenschülern beigebracht. Warum also sollten wir uns hier in diesem Buch damit befassen?

## Bei impliziten Lernvorgängen sind Kausalität und Logik vollkommen irrelevant

Die Grundkenntnis dieser neurophysiologischen Mechanismen ist sehr wichtig, wenn es darum geht, ein Verständnis der erworbenen psychischen Störungen zu entwickeln, die für unsere Gesellschaft die größten Herausforderungen darstellen: Suchtkrankheiten und Traumafolgestörungen. Diese Erkrankungen können als eine fortschreitende Entgleisung und Deregulierung der hier geschilderten Mechanismen des impliziten, assoziativen Lernens verstanden werden. Hierbei führt gerade die Abwesenheit von Kausalität bei dem Erlernen von konditionierten Assoziationen zu katastrophalen Verwirrungen bei vielen Suchtkranken und traumatisierten Menschen.

Bei Suchtkranken führen diese erlernten Assoziationen dazu, dass ihr Suchtgedächtnis in vielen Situationen durch verschiedene – im Grunde neutrale – Reize aktiviert bzw. getriggert wird und dass dies dann typischerweise zum Gebrauch von Suchtmitteln und im weiteren Verlauf häufig zum Rückfall in einen unkontrollierbaren Substanzkonsum führt.

Bei einer traumatisierten Person führen diese erworbenen Assoziationen dazu, dass bei ihr durch bestimmte – ebenfalls im Grunde neutrale – Reize (wie z.B. Gerüche, Körperempfindungen, bestimmte Orte, Geräusche, Gesprächsinhalte, etc.) – ihr traumatisches Gedächtnis aktiviert wird, wodurch Symptome wie Panikattacken oder *flashbacks* (= fragmentierte Erinnerung an das erlebte Trauma) ausgelöst werden.

Wie schon gesagt, beschränkt sich implizites konditioniertes Lernen lediglich auf das Erstellen von zeitlichen Zusammenhängen und das Erfassen von Häufungen des Auftretens von bestimmten relevanten Ereignissen. Eine Einschätzung oder gar eine Analyse von kausalen Zusammenhängen findet bei dieser Art rudimentärer Erfassung von Wahrscheinlichkeiten nicht statt. Eine solche Analyse von Kausalbeziehungen ist an die Aktivität von höheren mentalen Funktionen gebunden, wie sie vor allem im menschlichen Neokortex zu finden sind. Dennoch neigt gerade die kortikale Intelligenz des Menschen dazu, kausale Zusammenhänge zu suchen und abzuleiten, wenn besondere Ereignisse festgestellt werden.

Diese Befähigung, Zusammenhänge zwischen Ereignissen zu analysieren und auf Kausalitäten hin zu untersuchen, ist sicherlich einer der Gründe, die dazu führten, dass sich *Homo sapiens* so schnell überaus machtvoll in der Kontrolle und Beherrschung der Natur entwickeln konnte. In vielen Fällen nämlich werden die kausalen Zusammenhänge richtig erkannt und hierdurch kann der Mensch seine Überlebenschancen durch planerische Antizipation und Abstraktion sowie durch optimale Nutzung und

Erweiterung seiner körperlichen Ressourcen im Werkzeuggebrauch deutlich erhöhen. Ebenso kann das Suchen nach Kausalität den Menschen aber auf fatale Irrwege führen.

In der Statistik ist es ein altbekanntes Problem, dass Kausalitäten vermutet werden zwischen Fakten oder Ereignissen, bei denen lediglich eine zeitgleiche Häufung ihres Auftretens beobachtet wurde. Ein gemeinsames gehäuftes Auftreten ist allerdings kein Anzeichen dafür, dass die beobachteten Ereignisse tatsächlich miteinander kausal in Verbindung stehen. Ein bekanntes Beispiel hierfür ist die Erstellung eines Zusammenhangs zwischen der menschlichen Geburtenrate und der Zahl der Storchenpaare in verschiedenen europäischen Regionen (31). Obwohl es tatsächlich eine positive Korrelation zwischen der Zahl der Geburten und der Zahl der Storchenpaare gibt, bedeutet dies keinen kausalen Zusammenhang (der dem scherzhaften Ausdruck entspräche: «*Es sind die Störche, die die Babys bringen*»). Die Korrelation zwischen Geburten und Storchenpaaren ergibt sich vielmehr daraus, dass in ländlichen Regionen mehr Störche nisten und in Familien, die in diesen Regionen leben, tendenziell mehr Kinder geboren werden als in städtischen Regionen. Der menschliche Intellekt ist evolutionär und kulturell darauf getrimmt, Kausalitäten zu erfassen und sich entsprechend dieser Einschätzungen zu verhalten. Häufig stimmen diese Einschätzungen und verbessern die Überlebenschancen; in vielen Fällen allerdings ziehen wir vollkommen falsche Schlüsse aus unseren Beobachtungen bzw. konstruieren Kausalitäten, wo gar keine sind.

Gerade bei Traumapatienten ist dies regelmäßig zu beobachten: Sie werden rein zufällig Opfer eines Unfalls, eines Überfalls, einer Misshandlung oder einer Vergewaltigung. Und auch als Mensch in eine dysfunktionale Familie hineingeboren und in dieser als Kind schwer misshandelt zu werden, ist nichts anderes als ein unglücklicher Zufall. Dennoch neigen Traumapatienten dazu, eine Kausalität zwischen den traumatischen Ereignissen und ihrem Fühlen und Verhalten herzustellen. «*Diese Person behandelt mich schlecht, weil ich mich falsch verhalten habe*» oder «*Ich bin nicht liebens- oder achtenswert, deswegen werde ich von meinen Mitmenschen gemobbt*» – dies sind typische kognitive Erklärungsmodelle, die von traumatisierten Menschen entwickelt werden, um sich das Unfassbare einer Misshandlung erklärbar zu machen.

Eine Gewalterfahrung, die zu einer bleibenden Traumatisierung führen kann, ist dadurch gekennzeichnet, dass sie unfassbar ist und somit nicht in das Selbst- und Weltbild der betroffenen Person passt. Diese Erfahrung untergräbt das Selbstkonzept, d.h. die integrativen Kapazitäten der Psyche werden überfordert, weil eine solche Gewalterfahrung (und hierzu gehört auch psychische Gewalt) die bisher im Leben erworbene Vorstellbarkeit und das Verständnis von belastenden Ereignissen sprengt. In der weiteren Folge versucht dann die traumatisierte Person, sich das Geschehen erklärbar und verständlich zu machen. Im vorhergehenden Kapitel II war hiervon bereits die Rede. Ein Horror, den wir uns erklären können, ist sicherlich «schlimm»; aber ein «verstandener, Sinn ergebender» Horror ist immer noch wesentlich besser erträglich, als einer, der uns «rein zufällig» trifft. Einen solchen müssten wir ja «sinnlosen Horror» nennen. So gesehen ist eine Welt, in der wir zufällig, grundlos und unerwartet von furchtbaren Ereignissen getroffen werden, «schlimmer» als eine Welt, in der es furchtbare Ereignisse gibt, die aus diesem oder jenem Grund geschehen. Wir gewinnen durch diese Erklärungen über den Horror die Illusion, diese Vorkommnisse vorhersagen, antizipieren und vielleicht sogar kontrollieren oder verhindern zu können. Aber das ist nichts als eine Illusion. *«Shit happens»* und wird immer wieder passieren, wie sehr wir dem auch vorzubeugen versuchen.

Die Erklärungen und Geschichten, die wir uns über die Geschehnisse erzählen, sind – wie gesagt – teilweise hilfreich, aber sie entwickeln regelmäßig eine fatale Eigendynamik, auf die ich in späteren Kapiteln noch weiter eingehen werde.

## Das neuroevolutionäre Modell der primären Affekte

Die Rolle des Lernens besteht darin, die Motivation und Reaktionsfähigkeit des Individuums an seinen Lebensumständen zu orientieren; hierbei wird der Lernzuwachs ständig durch die Entstehung verschiedener affektiver Zustände geprägt und gelenkt. Einfach ausgedrückt sind Affekte nichts anderes als Verhaltensprogramme[18]. Affekte lenken und optimieren das Verhalten des Organismus, indem sie die Systeme SEEKING oder PANIC aktivieren. Aus dieser Perspektive besteht die primäre Rolle der Affekte darin, die Homöostase innerhalb des Organismus in einer sich ständig verändernden Umwelt aufrechtzuerhalten. Die fortlaufende Aktivierung und gegenseitige Regulierung des SEEKING- und des PANIC-Systems entspricht dem grundlegenden Algorithmus aller tierischen Lebensformen.

Im neuroevolutionären Modell der Affekte werden sieben grundlegende Affekte identifiziert. Die ältesten sind SEEKING und PANIC. Die neueren Affekte sind RAGE (WUT), FEAR (FURCHT), PLAY (SPIEL, freudige soziale Interaktion), CARE (FÜRSORGE, Pflege anderer) und sexuelle LUST (22). Darüber hinaus hat die psychologische Forschung viele bekannte, komplexe emotionale Zustände beim Menschen, wie Stolz, Scham, Eifersucht, Schuld oder Liebe, eingehend untersucht. Nach dem

[18] In diesem Modell werden Affekte, die in den alten, tiefen Strukturen des Gehirns erzeugt werden und affektiv gefärbte Verhaltensprogramme darstellen, unterschieden von Gefühlen (Emotionen), die eine Ausprägung dieser Affekte sind unter Einflussnahme von kognitiven Prozessen, die in den tertiären, jüngeren Arealen der Großhirnrinde stattfinden.

Panksepp'schen Modell sind diese emotionalen Zustände Manifestationen der affektiven Primärprozesse, die im Rahmen der kulturellen Prägung des Individuums, das sie erlebt, moduliert worden sind.

Entsprechend dieses Modells ist das Gehirn von Wirbeltieren und Säugetieren ein Organ, dessen Entwicklung sowohl in seiner Struktur als auch in seiner Funktion tief evolutionär verankert ist. Die älteren psychischen Funktionen – wie die der affektiven Primärprozesse – sind in den tiefen und zentral gelegenen Teilen des Gehirns angesiedelt, wie z.B. das VTA und das PAG. Die höheren – wie die kognitiven – Funktionen befinden sich in den frontal und seitlich gelegenen Teilen des Gehirns, die allgemein als Großhirnrinde (Neokortex) bezeichnet werden. Die intermediären Lernfunktionen, wie das implizite Lernen durch Konditionierung, sind zwischen den oben genannten Strukturen eingebettet, wobei die Signalverarbeitung in den sogenannten Basalganglien, wie dem Mandelkern und dem *Nucleus accumbens*, stattfindet. Entsprechend dieses Verständnisses kann festgehalten werden, dass das Gehirn mit seinen emotionalen und mentalen Funktionen das einzige Körperorgan ist, das die gesamte Bandbreite der evolutionären Entwicklung sowohl anatomisch als auch funktionell umfasst. In unserem Gehirn befindet sich und «arbeitet» bis heute das Gehirn der Fische und Reptilien, die unsere Vorfahren waren.

Während der gesamten Reifung des jugendlichen Gehirns und der Alterung des erwachsenen Gehirns wird diese Progression funktionell beibehalten. Dies bedeutet, dass die Entwicklung und Ausgestaltung höherer kognitiver Funktionen immer unter der Führung der affektiven Impulse bleiben, die aus den tieferen und phylogenetisch älteren Schichten des Gehirns gesteuert werden. Hierbei lässt sich auch eine Art Subsidiarität beobachten: Wenn die höheren Funktionen behindert sind oder defizitär werden (wie z.B. durch Drogenintoxikation oder durch Erkrankung), so übernehmen die tieferen Strukturen die Kontrolle und garantieren das Überleben auf einem mehr und mehr rudimentären Niveau. Zuletzt ist es der Hirnstamm, der die lebenswichtigen Funktionen wie die Atmung, die Regulierung des Herzschlags und lebenswichtige Reflexe wie den Schluck- und Würgereflex steuert. Wenn auch der Hirnstamm seine Funktion verliert, so bedeutet dies den Tod des Organismus. Dieses Prinzip der Subsidiarität von höheren zu tiefer gelegenen Hirnstrukturen lässt sich auch gut bei Menschen beobachten, die an Demenz (Rückgang der höheren kognitiven Funktionen aufgrund des degenerativen Neuronenverlusts in der Großhirnrinde) leiden: Nach und nach verschwinden die komplexen Gefühle, wie auch die kognitiven Feinheiten, die die Persönlichkeit des erkrankten Menschen bisher ausmachten; gleichzeitig treten undifferenzierte Affekte (unspezifische Angst oder Glück) sowie auch triebhaftes Verhalten in den Vordergrund.

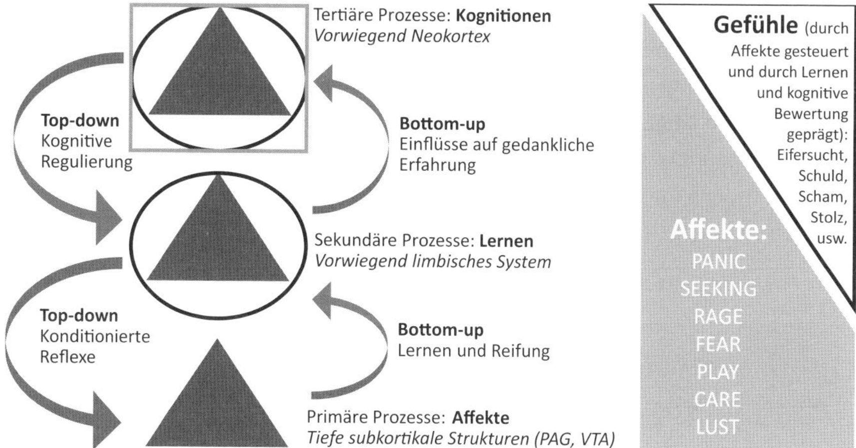


**Abbildung 5:** Das neuroevolutionäre Modell grundlegender Affekte und menschlicher Emotionen: Zwischen primären, sekundären und tertiären Gehirnstrukturen und den mit diesen Strukturen verbundenen mentalen Prozessen finden *Bottom-up-* und *Top-down*-Regulierungen statt. Die phylogenetisch sehr alten Teile des Gehirns entstanden zunächst bei Wirbeltieren (Dreieck) und entwickelten sich dann schrittweise im Zuge der Entwicklung neuerer Teile fort, die im Säugetier- (Kreis) und dann im menschlichen Gehirn (Rechteck) zu finden sind. Die gesamte evolutionäre Entwicklung dieser Systeme findet sich – anatomisch und funktionell – auch im reifen menschlichen Gehirn wieder. PAG: *periaquäduktales Grau*; VTA: *ventrales tegmentales Areal*.

Darstellung in Anlehnung an Panksepp, 2016 (9).

Nach Panksepps Ansicht kann der Neokortex eines Menschen bei der Geburt als eine leere Tafel oder *Tabula rasa* betrachtet werden, die im Laufe des Lebens dann mehr und mehr beschrieben wird[19]. Diese Ansicht basiert auf Erkenntnissen der Hirnreifungsforschung, die zeigen, dass der Neokortex ein äquipotenzielles Hirngewebe ist[20], das während des ganzen Lebens entsprechend der vielen Modalitäten von menschlicher Erfahrung (wie Sehen, Hören, Spracherwerb und schließlich auch abstraktes Denken) formatiert wird. Diese modulierende Formung des Neokortex ist in hohem Maße von der sozialen und kulturellen Umgebung abhängig, in der das Individuum aufwächst. In den höheren Hirnarealen entstehen durch entwicklungsbezogene und epigenetische[21]

[19] Allerdings ist der menschliche Körper mitnichten eine *Tabula rasa*, vielmehr fließen in die Gestaltung und Ausprägung des Körpers und des Gehirns zahllose Faktoren ein, die den Körper transpersonal und transgenerationell prägen. Epigenetik und morphisches Feld sind aktuell Kandidaten für diese tiefe Prägung und es ist davon auszugehen, dass in Zukunft noch viele andere Faktoren entdeckt werden.

[20] Äquipotenziell bedeutet, dass das Gehirngewebe unspezifisch form- und ausreifbar ist, je nachdem wie es durch die verschiedenen sensoriellen und informativen Inputs stimuliert wird. So können Hirnareale die Funktionen anderer Hirnareale (zumindest teilweise) übernehmen, falls Letztere geschädigt wurden.

[21] Epigenetik bezeichnet die spezifische und meist langfristige Auswahl bestimmter genetischer Informationen als Reaktion auf die Lebensumstände, an die sich der heranwachsende Organismus anpassen muss. Wenn ein junger Organismus z.B. einem hohen Niveau an Stress (Hunger, Gefangenschaft) ausgesetzt ist, so werden in erster Linie diejenigen Gene aus der Summe der verfügbaren Gene (Genom genannt) abgelesen, die zum Umgang mit diesem Stress hilfreich sind (Stressgene). Auch später im Leben wird diese Bevorzugung des Ablesens von Stressgenen beibehalten, und zwar auch dann, wenn die initiale Stresssituation nicht mehr vorliegt.

Reifung allmählich Fähigkeiten zur gedanklichen Reflexion. Zum Beispiel entwickeln sich Gefühle wie Schuld, Scham oder Stolz, wenn das Individuum als Reaktion auf die sozialen Belohnungen bzw. Bestrafungen durch seine Umgebung lernt und reift. Und schlussendlich erlangen die meisten Menschen im Rahmen dieser Reifungsprozesse auch die Fähigkeit, durch das abstrakte Denken und ihren «Willen» ihre mentalen und körperlichen Reaktionen und Impulse zu kontrollieren. Diese Fähigkeit wird «*executive control*» genannt und findet sich funktionell und anatomisch im Frontallappen des Gehirns.

## In unserem Menschenverständnis wird der *executive control* als die hochwertigste mentale Eigenschaft angesehen

Dieses Erlangen einer willentlichen Kontrolle unseres Geistes und unseres Körpers wird in unserer Kultur als hochstehendes und erstrebenswertes Ziel einer erfolgreichen Reifung und kulturellen Prägung angesehen. Die Feststellung, dass wir unser Bewusstsein in diese oder jene Richtung lenken und auch unseren Körper vielfach kontrollieren können, führte zur Doktrin des kartesischen Dualismus, der davon ausgeht, dass das Gehirn in der Lage ist, in einer relativen Loslösung vom Körper eine eigenständige, selbstbestimmte Bewusstseinsaktivität aufrechtzuerhalten.

Für René Descartes war der Körper in erster Linie eine Art Maschine, die dem Gehirn (in dem der Geist seinen Sitz hat) die physiologischen Voraussetzungen und sensoriellen Inputs liefert, um den Geist mit Energie und Informationen zu versorgen. Durch diese dienende, untergeordnete Funktion des Körpers (und Gehirns) ist der Geist befähigt, eine überaus starke mentale Identität zu entwickeln (das denkende Ich) und zudem auch schöpferisch ganze Welten zu ersinnen (wie z.B. in Musik, Mathematik, Philosophie, Literatur). Der kartesianische Dualismus ist in unserer zivilisatorischen Kultur sehr tief verwurzelt. Wir sind der Auffassung, dass es möglich ist, die materiellen Voraussetzungen für das reibungslose Funktionieren der Maschine unseres Körpers, unserer Gesellschaft und auch der Welt als Ganzes zu verstehen und zu gestalten. Zudem glauben wir, dass wir durch diese gestalterisch-manipulative Beherrschung der Materie unserer mental erfassten Erfahrung (dem denkenden Ich) eine Gültigkeit und Dauerhaftigkeit verleihen können, die jenseits unserer körperlichen (vergänglichen) Begrenzungen liegt.

Ein anschauliches Beispiel für diese materialistische Sichtweise auf das menschliche Erleben ist in der Kältekonservierung von menschlichen Körpern zu sehen. Bei diesem Verfahren werden Menschen kurz nach ihrem Tod eingefroren[22]. Die zugrunde liegende Vorstellung ist, dass es in der Zukunft möglich sein wird, die Körper dieser Verstorbenen aufzutauen und mithilfe der technischen Methoden der Zukunft wiederzubeleben (32). Auf diese Weise kann der Geist (das denkende Ich) seine mentale Aktivität nach Überwindung der durch den Tod vorübergehend eingetretenen Zwangspause wieder wie zuvor aufnehmen. Eine besonders krasse Form dieser materialistischen Sichtweise besteht in dem Verfahren, nur den Kopf oder das Gehirn des Verstorbenen zu konservieren. Auch wenn viele Menschen bei dieser Vorstellung irritiert den Kopf schütteln, ist die zugrunde liegende Idee doch tief in unserer Kultur verankert. Sie lässt sich in drei grundlegende Postulate fassen:

- das Denken und Verstehen ist das Hauptmerkmal des Menschen;
- das Denken und Verstehen, sowie der *executive control* über manche Regungen des Körpers führen beim Individuum zu der Bewusstseinserfahrung des denkenden Ichs;
- die Bewusstseinserfahrung des denkenden Ichs ist anatomisch und funktional an die Aktivität des Gehirns – und zwar vor allem an die Aktivität der tertiären Hirnareale (Neokortex) gekoppelt.

Diese kartesianische Doktrin steht in enger Verbindung zur christlich-anthropozentrischen Sichtweise der Überlegenheit des Menschen gegenüber anderen Lebensformen, die über keine tertiären Gehirnareale und somit über kein reflexives Selbstbewusstsein (das denkende Ich) verfügen. Dieses uns als Menschen aufwertende Narrativ über unsere angebliche Besonderheit durchdringt unsere Zivilisation und manifestiert sich konkret in der Gutheißung der schweren Misshandlung, die wir gegenüber den tierischen Lebensformen praktizieren.

Panksepp und auch andere Neurowissenschaftler (und natürlich auch viele Philosophen und spirituelle Lehrer wie z.B. Eckhart Tolle) widersprechen dieser Sichtweise vehement. Für sie ist das denkende Ich eine Illusion. Das denkende Ich erzeugt und nährt ein Narrativ, das die Unerklärlichkeit und Unkontrollierbarkeit der biologischen Existenz in eine Illusion von Verständnis und Vorhersagbarkeit zwingt. Panksepp und andere Wissenschaftler postulieren, dass das Denken und Fühlen im Grunde immer

[22] Es gibt in den USA sowie in Russland eine Handvoll Unternehmen, die eine solche langfristig ausgerichtete Kältekonservierung von Körpern, Köpfen oder Gehirnen Verstorbener kommerziell betreiben. Es liegen keine verlässlichen Angaben über die Anzahl derart konservierter Menschen vor, aber Schätzungen zufolge soll es sich um einige Hundert bis wenige Tausend Menschen handeln.

durch die Aktivierung tieferer zerebraler und nicht-zentralnervöser, körperlicher Strukturen angetrieben wird, die die primären Affekte steuern und zum Ausdruck bringen (33, 34). Auf diese Weise werden die Anpassungen an kontextuelle Zwänge von der Geburt bis zum Tod durch die primären Affekte sowie durch die Erfahrungs- und Ausdrucksformen des Körpers gesteuert (siehe Abbildung 5).

In logischer Schlussfolgerung im Blick auf diese hierarchische Sichtweise der Selbstwahrnehmung, die in der Tiefe der primären affektiven Prozesse ihre Basis hat und nicht in der ausführenden Kontrolle oder im Vernunftdenken, schlägt Panksepp vor, die klassische, von oben nach unten gerichtete, kartesianische Sichtweise *Cogito ergo sum* (*«Ich denke, also bin ich»*) aufzugeben und durch eine neurophänomenologische Sichtweise zu ersetzen: *«Ich fühle, also bin ich.»*

# KAPITEL IV

## SUCHT UND TRAUMA: KEHRSEITEN

# SUCHT UND TRAUMA: KEHRSEITEN

*... addiction is neither a choice nor primarily a disease. It originates in a human being desperate attempt to solve a problem: the problem of emotional pain, of overwhelming stress, of lost connection, of loss of control, of discomfort with the self. In short it is a forlorn attempt to solve the problem of human pain.*

Gabor Maté

Sucht und Trauma sind die beiden Seiten derselben Münze. Da wo ein Trauma noch nachwirkt, findet sich eine Sucht. Und wo eine Sucht ist, findet sich auch ein Trauma. Wenn wir also feststellen, dass viele Menschen in unserer Gesellschaft nach etwas süchtig sind, sind ebenso viele Menschen tief traumatisiert.

Eine der zentralen Aussagen dieses Buches ist es, dass Trauma und Sucht zum einen weit verbreitet in unserer Gesellschaft sind und zum anderen im Grunde die zwei Seiten derselben Medaille darstellen. Trauma und Sucht kommen immer zusammen vor: Sie bilden ein Paar, wobei das Trauma der Sucht in der zeitlichen Abfolge vorausgeht. Wo Sucht ist, da ist auch ein Trauma. Wo ein nicht integriertes Trauma ist, da ist auch eine Sucht. Und Sucht kann nur dann geheilt werden, wenn das zugrunde liegende Trauma aufgelöst wurde.

Die neurobiologischen Prozesse, die es mir erlauben, dieses Postulat aufzustellen, erläutere ich in den verschiedenen Kapiteln dieses Buches. Diese Prozesse beziehen sich auf die Wahrnehmung von körperlichem und psychischem Schmerz, auf die Erfahrung von zerbrochenen sozialen Bindungen, auf die Anpassung an chronische Misshandlung und Stress sowie auf die vielfältigen (epi-)genetischen Wechselwirkungen zwischen dem biologischen Gerüst und der gelebten Lebenserfahrung des Menschen. Und schließlich geht es mir auch darum aufzuzeigen, dass unserer Zivilisation bis ins Mark durchdrungen ist von einer traumatisch geprägten, illusionären Furcht vor Leere und Knappheit. Dieser imaginäre Mangelzustand manifestiert sich gesellschaftlich einerseits in einer tief verwurzelten Idealisierung von Leiden und Opfermut und andererseits in einer frenetischen Anhäufung von Macht und materiellen Gütern. All dieser Fanatismus trägt maßgeblich zur Zerstörung unserer Lebensgrundlagen bei.

Ein von mir sehr geschätzter Kollege und Autor ist Gabor Maté, der in den letzten 20 Jahren mehrere hervorragende Bücher zu der Thematik «Trauma und Sucht» veröffentlicht hat. Auch Maté sieht einen Zusammenhang zwischen dem gehäuften und gemeinsamen Auftreten von Suchterkrankungen und Traumafolgestörungen in unserer Gesellschaft und dem Bestehen einer tiefen spirituellen Leere (35). Die Suchtkranken Matés sind somit «hungrige Geister»; ich erlaube mir, die Beschreibung dieser Gestalten weiter zu vertiefen und unterteile sie im Folgenden in Werwölfe, Zombies und Vampire. In den nächsten Kapiteln versuche ich zudem zu erklären, warum das Vorliegen von Trauma in unserer Gesellschaft, in der Politik, im Bildungswesen und auch in der Wissenschaft als ein nur wenig bedeutsames, kaum relevantes Randphänomen betrachtet wird.

Der in diesem Kapitel in erster Linie dargestellte Pathomechanismus ist der des Kontextualisierungsdefizits. Liegt ein solches Defizit vor, so erklärt dies seinerseits sowohl das Vorhandensein einer Traumafolgestörung wie auch einer Suchtstörung.

Sucht bedeutet phänomenologisch, dass etwas fehlt. Wie kann es sein, dass unserem Organismus etwas von Natur aus fehlen könnte? Denn im Grunde ist er ja so gebaut, dass er alles, was er zum Leben braucht, in seiner Umgebung finden kann. Dennoch ist dieses Gefühl des *«es fehlt mir etwas»* so stark in so vielen Menschen unserer Gesellschaft ausgeprägt, dass dies neurobiologisch nicht mit einer «normalen» Konstitution zu erklären wäre. Wir leben in einer Kultur der empfundenen Knappheit. Das Verständnis der Veränderungen, die bei einem Menschen ablaufen, der eine Traumatisierung erleidet, kann eine Erklärung dafür bieten, warum dieses Mangelgefühl derart tiefsitzend ist und so viele andere mentale und affektive Prozesse maßgeblich verändert und stört.

## Kontextualisierungsdefizit

Die Professoren Roger Pitman und Mohammed Milad, Traumaspezialisten an der Harvard Universität, führten mehrere interessante Forschungsarbeiten durch, um herauszufinden, inwiefern sich Lernen und Gedächtnis von Menschen mit einer Posttraumatischen Belastungsstörung (PTBS) von gesunden Menschen unterscheiden. In ihrem Versuchsaufbau wurden Probanden durch elektrische, schmerzhafte Reizung ihrer Finger in Furcht versetzt. Diese Furchtreaktion wurde mit einem neutralen Stimulus in einen zeitlichen Zusammenhang gebracht: Wenige Sekunden vor dem Erleiden des elektrischen Schmerzreizes (unkonditionierter Stimulus) leuchtete eine Lampe auf (neutraler, konditionierter Stimulus). Die Probanden lernten also, das Aufleuchten der Lampe mit dem Erleiden eines Schmerzreizes zu assoziieren: Jedes Mal, wenn die Lampe aufleuchtete, war bei diesen Patienten eine Furchtreaktion messbar, und zwar in Form von spezifischer Hirnaktivität, wie auch in Form von Änderungen der Herzfrequenz und von Schweißbildung auf der Haut. Dieser Vorgang, das Pawlow'sche Erlernen einer Furchtreaktion, wird auch als *fear conditioning learning* bezeichnet. Diese erworbene Furcht kann auch wieder verlernt werden: Hierfür reicht es in der Regel aus, dass wiederholt die Lampe aufleuchtet, ohne dass diesem zuvor konditionierten Reiz der schmerzhafte (unkonditionierte) Elektrostimulus folgt. Die beobachtbare Furchtreaktion als Reaktion auf das Erscheinen des konditionierten Reizes (der Lampe) nimmt dann nach und nach ab. Diesen Vorgang nennt man *fear extinction learning*.

So weit, so gut. Pitman und Milad fügten diesem Versuchsaufbau noch eine zusätzliche wichtige Variable hinzu: den Kontext, die spezifische Umgebung, in der diese Vorgänge geschehen. Sie konnten zeigen, dass das Verlernen von Furcht vom jeweiligen Kontext abhängt, in dem der konditionierte Reiz dargeboten wird. Wurde die Furcht in einem spezifischen «gefährlichen» Kontext A erlernt (z.B. in einer Bibliothek) und in einem anderen spezifischen «sicheren» Kontext B (z.B. einem Büro) verlernt, so war die Abwesenheit der Furchtreaktion (*fear extinction recall*) nur dann beobachtbar, wenn sich der Proband wieder im «sicheren» Kontext B befand. Wurde der Proband erneut in den «gefährlichen» Kontext A gebracht, in dem er die Furcht erlernt hatte und in dem er diese Furcht nicht verlernt hatte, so war erneut eine Furchtreaktion feststellbar, sobald der konditionierte Reiz (das Aufleuchten einer Lampe) wiedererschien. Damit wurde klar, dass Konditionierung ein Lernvorgang ist, der kontextabhängig erworben und auch kontextabhängig wieder verlernt wird (36).

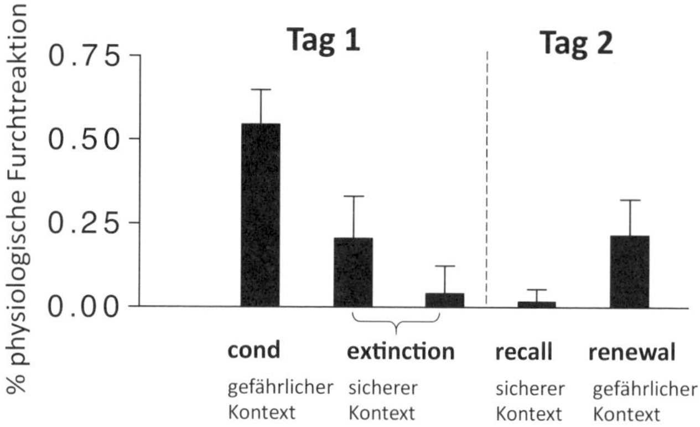


**Abbildung 6:** Kontext-Abhängigkeit des impliziten *extinction*-Gedächtnisses. Während der Konditionierung (*cond*) erlernt der Organismus eine spezifische Furchtreaktion und erstellt eine Assoziation zwischen einem konditionierten Stimulus und einer aversiven Furchtreaktion. Der vorliegende Kontext wird als relevant abgespeichert. Wenn der Organismus nun in einem sicheren Kontext lernt, keine Furcht mehr in Bezug auf den spezifischen Furchtstimulus zu haben (da nun auf dem konditionierten Stimulus keine aversive Reaktion erfolgt; *extinction learning*), so wird bei der erneuten Exposition in diesem sicheren Kontext das implizite *extinction*-Gedächtnis aktiviert (*extinction recall*). Wird hingegen der Organismus in den Kontext gebracht, in dem er die aversive Reaktion erworben hatte (gefährlicher Kontext), so wird das implizite *fear*-Gedächtnis aktiviert (diesen Vorgang nennt man *renewal*).

Darstellung gemäß Milad et al., 2005 (36).

Untersuchungen mit PTBS-Patienten brachten bei der Anwendung dieses Versuchsaufbaus eine große Überraschung: Diese Patienten waren in der Lage, ihre zuvor erworbene Furcht als Reaktion auf den dargebotenen konditionierten Reiz zu verlernen, genauso wie die gesunde Vergleichsgruppe. Doch wenn diese Menschen am nächsten Tag in den sicheren Kontext platziert wurden, um zu überprüfen, ob die Abwesenheit von Furcht weiterhin in dem sicheren Kontext feststellbar war, so stellten die Forscher fest, dass sie erneut Furcht empfanden, sobald wieder der konditionierte Stimulus erschien (die Lampe aufleuchtete), der im gefährlichen Kontext A mit dem aversiven Reiz assoziiert gewesen war. Ihr Gehirn, genauer gesagt ihr implizites Gedächtnis, war nicht in der Lage, die adäquate Information «*hier in dieser Umgebung bin ich in Sicherheit*» abzurufen. Stattdessen signalisierte ihr impliziertes Gedächtnis: «*auch in diesem Kontext bin ich in Gefahr*». Menschen, die an einer PTBS leiden, können also in der Gegenwart durchaus richtig erlernen, dass sie in bestimmten Situationen in Sicherheit sind und keine Furcht zu empfinden brauchen; ihr *fear extinction learning* ist intakt. Das große Problem der PTBS-Patienten ist allerdings, dass sie auf diese Information nicht zugreifen können, wenn es für sie adäquat und hilfreich wäre. Egal wie oft diese Menschen bereits erfahren und erlernt haben, dass sie in gegebenen (Alltags-)Kontexten in Sicherheit sind – das erneute Auftreten eines furchtassoziierten Stimulus in diesem Kontext reicht aus, um wieder zum Auftreten einer konditionierten Furchtreaktion zu führen (37).

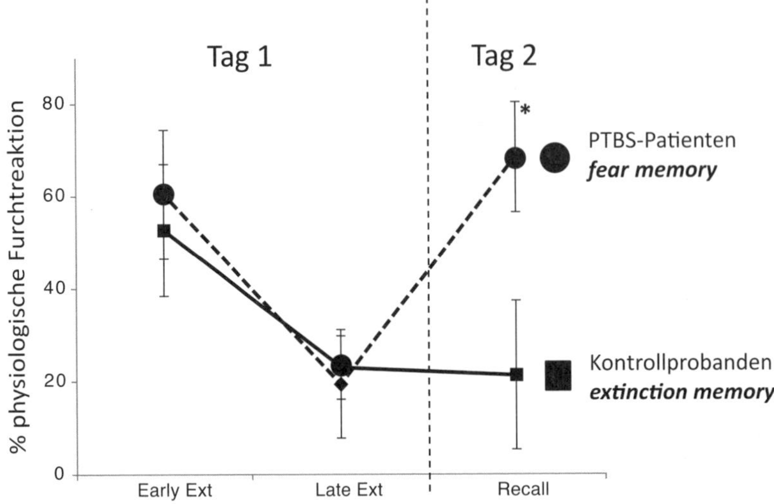


**Abbildung 7:** Bei PTBS-Patienten ist die implizite Erinnerung an eine erlernte Sicherheitserfahrung gestört. An Tag 1 lernen sowohl PTBS-Patienten als auch Kontrollprobanden ihre Furchtreaktion gegenüber einem zuvor konditionierten Furchtreiz zu verlernen (*early and late extinction learning*). Es gibt keinen Unterschied im Verlernen der Furcht zwischen den beiden Gruppen. Am Tag darauf werden alle Versuchsteilnehmer erneut mit dem initialen Furchtreiz konfrontiert (*extinction recall*), um zu prüfen, ob sie das implizite *fear*-Gedächtnis oder aber das *extinction*-Gedächtnis aktivieren. Die Kontrollprobanden aktivieren das implizite *extinction*-Gedächtnis: Sie zeigen keine Furchtreaktion. Die PTBS-Patienten dagegen zeigen eine starke (* = signifikant erhöhte) Furchtreaktion, sie aktivieren also das implizit weiterhin noch vorhandene *fear*-Gedächtnis, obwohl sie am Vortag gelernt hatten, keine Furcht mehr zu haben.

Darstellung gemäß Milad et al., 2009 (37).

Bei gesunden Menschen erfolgt eine automatische, differenzierte Analyse und Unterscheidung von spezifischen Kontexten, bevor der Organismus sich «entscheidet», Furcht oder auch keine Furcht zu haben. Diesen Vorgang nennt man *fear/extinction recall*, d.h. die korrekte Erinnerung von zuvor erlernter Furcht oder der Abwesenheit von Furcht in Abhängigkeit vom spezifischen Kontext. Diese Unterscheidung ist eine wichtige Funktion des impliziten Gedächtnisses, da sie dem Organismus dabei hilft, die jeweils adäquateste und effizienteste Reaktion in einer gegebenen Situation zu aktivieren. Ein lauter Schrei «Feuer» wird auf mich einen unterschiedlichen Effekt haben, je nachdem, ob ich ihn in einem Park höre, oder in einem Hotelgebäude, in dem ich mich im 20. Stockwerk eingemietet habe. Das gesunde Gehirn nimmt somit alle gegebene Information der Gegenwart wahr, bewertet sie im Sinne von «sicher» oder «gefährlich» und berücksichtigt diese Einschätzung über den Kontext bei allen weiteren Entscheidungen hinsichtlich der möglichen Reaktionen. Dieser fortlaufende Prozess wird «Kontextualisierung» genannt.

Das zentrale Problem bei Menschen, die unter Traumafolgestörungen oder auch Suchterkrankungen leiden, wird als «Kontextualisierungsdefizit» beschrieben (38). Das Gehirn dieser Menschen ist nicht in der Lage, gegenwärtige Informationen vollumfänglich und adäquat wahrzunehmen und in der Gestaltung des affektiven und kognitiven Erlebens einzubeziehen. Klinisch entspricht dies der Beobachtung, dass traumatisierte Menschen fast fortlaufend den Eindruck haben, auch weiterhin in Gefahr zu sein, selbst wenn sie sich objektiv in Sicherheit befinden. Dies erklärt, warum zum Beispiel Menschen, die von Uniformierten gefoltert wurden, immer wieder beim bloßen Anblick einer Uniform in Angstzustände kommen (dies entspricht der Aktivierung einer durch die Erfahrung der Folter erworbenen, konditionierten Panikreaktion), selbst dann, wenn sie in einem völlig neutralen, sicheren, gefahrlosen Kontext eine Uniform erblicken. In der neurobiologischen Lesart sind diese Menschen nicht in der Lage, die Tatsache der sicheren Umgebung in ihrer Gegenwart «richtig» in die Informationsverarbeitung des Gehirns zu integrieren und sich entsprechend dieser Einschätzung vom «sicheren Kontext» zu verhalten.

*Extinction learning*, d.h. das erfahrensbasierte Verlernen von Furcht, ist im Übrigen auch ein Vorgang, mit dem viele Prozesse, die in der Psychotherapie stattfinden, beschrieben und erklärt werden können (39). Durch Hinterfragen von Ängsten und Unsicherheiten, durch kognitive Restrukturierung, durch Fokussierung auf psychische Ressourcen und durch Exposition erfahren viele Patienten im Rahmen einer Psychotherapie, dass ihre Ängste und ihr Unsicherheitsgefühl unbegründet sind. Beruhigt und überzeugt verlassen sie die Therapiesitzung – nur um festzustellen, dass sie am folgenden Tag erneut durch dieselben Ängste und Unsicherheiten heimgesucht sind. Diese Beobachtung entspricht dem Vorliegen eines Kontextualisierungsdefizits. Das Gefühl von Sicherheit kann von diesen Patienten gut erlernt werden, doch gelingt es ihnen nicht, es aktiv zu halten, wenn sie sich in ihrer Alltagsumgebung befinden, in der sie in der Regel in Sicherheit sind. Vielmehr verharren diese Menschen in einem quälenden Gefühl von latenter Unsicherheit (40).

Wahrscheinlich liegt diese neurobiologische Auffälligkeit mit einem chronischen Gefühl der Unsicherheit bei vielen Menschen vor, und zwar nicht nur bei denen mit einer klinisch diagnostizierbaren PTBS. Denn bei genauer Befragung, in der therapeutischen Praxis oder im authentischen freundschaftlichen Austausch werden viele Menschen zugeben, dass sie sich latent unsicher, und sogar durch das Leben im Allgemeinen bedroht fühlen. Dieses Grundgefühl der Unsicherheit, *«safety never»*, gepaart mit dem Drang, das Unsicherheitsgefühl durch ein «immer mehr» an Substituten von Sicherheit zu kompensieren, ist phänomenologisch die Hauptkomponente der psychischen Erlebenswelt von traumatisierten und suchtkranken Menschen. Substanzkonsum kann dieses unangenehme Gefühl kurzfristig lindern. Substanzen sind also so gesehen chemische Substitute für Sicherheit. Aber sicherlich ist auch der Drang vieler Menschen – unserer Zivilisation schlechthin –, immer mehr Zeit und Energie in Symbole von «Sicherheit» zu investieren, Ausdruck für den Verlust unseres Sicherheits- und Geborgenheitsgefühls im tiefsten Inneren. Mit anderen Worten: Wir sind weit von der normalen Kontextualisierung entfernt, die besagen würde: *«Ich als Mensch lebe in einer Welt, in der ich mich insgesamt geborgen fühle, da ich spüre, dass die Welt mir im Grunde wohlgesonnen ist und ich die allermeisten Herausforderungen erfolgreich meistern kann.»*

Ich weiß nicht, was genau ein Tier in freier Wildbahn «denkt und fühlt», aber ich vermute, dass sich Tiere im Großen und Ganzen die allermeiste Zeit ihres Lebens geborgen und kompetent fühlen, d.h. dass sie sich in einer ausgeglichenen, gegenwartsbezogenen Kontextualisierung befinden. Dies trifft für den größten Teil der Menschen der Gegenwart wohl nicht zu.

## Frontallappen und Hippocampus werden durch starke Stressexposition geschädigt: Diese Schädigung vermindert wiederum im weiteren Leben die Stressresilienz der betroffenen Person

Dieses Gefühl der Unsicherheit nährt die vielfältigen Symptome von Angst und Depression, führt zum Konsum von Suchtmitteln oder vielfach auch zu zwanghaft-exzessiven Verhaltensweisen. Das neurobiologische Korrelat dieses Kontextualisierungsdefizits entspricht einer Überaktivität des dorsalen anterioren zingulären Kortex (daCC) gekoppelt mit einer Unteraktivität des ventromedialen präfrontalen Kortex (vmPFC) (41). Diese beiden Strukturen des Frontallappens regulieren die untergeordneten basalen Gehirnareale (wie z.B. den Mandelkern und den *Nucleus accumbens*), welche die Angstreaktionen bzw. das Verlangen nach Suchtstoffen und dem Erleben von angenehmen Situationen vermitteln (42). Eine weitere Gehirnstruktur, die maßgeblich an der adäquaten Beurteilung von stressbezogenen Reizen beteiligt ist, ist der Hippocampus (43). Der Hippocampus ist eine Struktur, die in der Tiefe des Temporallappens in unmittelbarer Nachbarschaft zum Mandelkern liegt. Der Hippocampus spielt eine Schlüsselrolle bei der Regulierung der körperlichen und insbesondere der endokrinen[23] Stressantwort (44). Eine Vielzahl von Studien konnte zeigen, dass die Größe und Funktion des Hippocampus negativ durch chronisch belastende Lebensereignisse beeinflusst wird (45). Je mehr ein Mensch durch chronische Belastungen während der Kindheit geprägt wurde, desto kleiner und unreaktiver ist sein oder ihr Hippocampus!

---

[23] Unter den endokrinen Reaktionen des Körpers versteht man die Ausschüttung von Hormonen. Gerade die Stresshormone wie Glucokortikoide, Adrenalin und Noradrenalin spielen eine große Rolle bei der Antwort und Anpassung des Organismus an eine große Belastung.

Zudem konnte gezeigt werden, dass es enge Verbindungen zwischen dem Hippocampus und dem präfrontalen Kortex sowie dem Mandelkern und *Nucleus accumbens* gibt und dass eine verminderte Aktivität des Hippocampus in der Regel mit einer abgeschwächten Stressreaktivität des Organismus korreliert (46). Je kleiner und unreaktiver der Hippocampus einer Person, desto anfälliger ist sie für die Entwicklung einer psychiatrischen Störung!

Somit ergibt sich in diesem Fall das Szenario einer sich selbst erfüllenden Prophezeiung: Die Selbstregulierung eines von durch chronischen Stress geprägten Menschen ist in einer Weise beeinträchtigt, die dazu führt, dass diese Menschen auch später in ihrem Leben insgesamt eine geringere Stressresilienz haben und somit anfälliger für offensichtliche psychiatrische Störungen werden. Somit erbringt die Neurowissenschaft einen klaren Beweis dafür, dass die Misshandlung von heute zu einer dauerhaften Verletzlichkeit des Organismus führt, die sich später im Leben in Form von psychischen Erkrankungen manifestieren kann.

Der Frontallappen, der Mandelkern, der *Nucleus accumbens* sowie der Hippocampus bilden also ein komplexes und fein aufeinander abgestimmtes Regelwerk, das es dem Organismus normalerweise erlaubt, auf die Herausforderungen der Umwelt möglichst schnell, adäquat und effizient zu reagieren. Dieses Regelwerk ist bei chronisch Traumatisierten grundlegend «verstellt» und das hier beschriebene Kontextualisierungsdefizit ist der wohl bedeutsamste Ausdruck dieser Fehlregulierung.

Der Mandelkern, auch *Amygdala* genannt, ist die zentralnervöse Hauptstruktur, die unangenehm-aversive Gefühlsaudrücke vermittelt. Diese Rolle des Mandelkerns als «Aversionsexekutiv», d.h. als Struktur, die den Ausdruck von Reaktionen wie Furcht, Wut, Flucht, etc. ausführt, wurde unter anderem durch die Forschungen von John LeDoux erschlossen und diese Kenntnisse sind mittlerweile vielen wissenschaftlich interessierten Menschen geläufig (47).

Eine ähnliche Exekutivfunktion, aber auf der Seite der angenehm-appetitiven Gefühlswahrnehmungen, wird durch den *Nucleus accumbens* wahrgenommen. Auch dieses Gehirnareal ist vielen Menschen bekannt: Es wird oft als Sucht- und Belohnungszentrum bezeichnet, da seine Beteiligung an angenehmen Erfahrungen, die sich in eine Sucht steigern und entgleisen können, wissenschaftlich gut belegt ist. Im Grunde ist der *Nucleus accumbens* ein «Appetitivexekutiv», ein neurocomputatorisches Schaltzentrum also, das die Wichtigkeit einer Erfahrung unterstreicht und einen Lernprozess im Gehirn initiiert, bei dem es darum geht, die Wahrscheinlichkeit zu erhöhen, diese angenehme Erfahrung erneut zu erleben.

Mandelkern und *Nucleus accumbens* sind also Exekutivschaltstellen für aversive oder appetitive Reaktionen des Organismus. Diese Exekutivschaltstellen unterliegen ihrerseits einer Kontrolle durch höher gelegene zerebrale Strukturen. Diese Strukturen liegen im Frontalhirnlappen; es handelt sich um den bereits erwähnten ventromedialen präfrontalen Kortex (vmPFC) sowie um den dorsalen anterioren zingulären Kortex (daCC). Normalerweise wirkt der vmPFC dämpfend auf die Aktivierung des Mandelkerns oder des *Nucleus accumbens*, während der daCC aktivierend auf diese beiden Gehirnareale wirkt. Bei Traumafolgestörungen und bei Suchterkrankungen ist diese kortikale Regulierung grundlegend aus dem natürlichen Gleichgewicht geraten. Bei erkrankten Menschen ist die Aktivität des vmPFC zu schwach, um dämpfend auf den Mandelkern und den *Nucleus accumbens* wirken zu können. Zugleich ist die Aktivität des daCC zu stark und führt zu einer Übererregung der nachgeordneten Areale. Diese doppelte Fehljustierung der kortikalen Regulation verursacht dann bei der betroffenen Person immer wieder eine deutlich übertriebene Aktivierung von Furchtreaktionen und von Suchtverhalten (48).

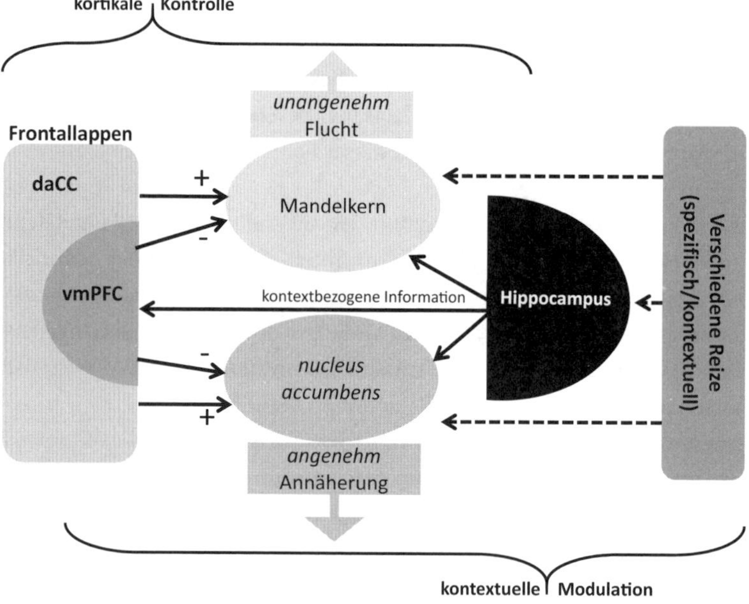


**Abbildung 8:** Kortikale Kontrolle und kontextuelle Modulation von aversiver Flucht (Mandelkern) und appetitiver Annäherung (*Nucleus accumbens*).

Es ist hierbei wichtig festzuhalten, dass diese Störungen, Sucht und Trauma, erworbene Störungen sind. Der Embryo und Fetus entwickelt sich normalerweise mit einem Gehirn, das sich in Richtung eines ausgeglichenen kortikalen Regulierungssystems ausreifen kann. Aber gerade in Kindheit und Jugend sind diese kortikalen Strukturen sehr anfällig für schädliche Umwelteinflüsse. Besonders traumatische Erlebnisse stören den Reifungsprozess dieser Strukturen und dadurch werden Menschen, die solchen traumatischen Erfahrungen in der ersten Lebensphase ausgesetzt waren, sehr anfällig dafür, später im Leben eine «defizitäre» kortikale Regulierung der untergeordneten affektiven Prozesse zu haben (49).

Im Panksepp'schen Modell der neuroevolutionär verankerten Affekte stellen Gehirnstrukturen wie der Mandelkern und der *Nucleus accumbens* die mittlere Etage des Gehirnes dar. Diese intermediären Strukturen vermitteln also strukturell und funktional zwischen dem Neokortex einerseits und den tiefen basalen Strukturen der Gehirnmittellinie (dem VTA und dem PAG) andererseits. Wissenschaftliche Untersuchungen von Traumafolgestörungen und Suchterkrankungen konnten eindrücklich zeigen, wie tiefgreifend die Störungen im Informationsfluss zwischen den kortikalen (tertiären) Zentren, den intermediären (sekundären) Strukturen (*Amygdala*, *Nucleus accumbens*) und den tiefen (primären) Strukturen (VTA, PAG) sind. Und auch die anatomischen, strukturellen Änderungen der Gehirnarchitektur, die aufgrund eines überlastenden Traumas im Laufe des Lebens erworben wurden, können heute gut durch bildgebende Verfahren sichtbar gemacht werden.

Dem menschlichen Bewusstsein ist primär nur ein sehr geringer Teil der neuronalen Aktivität, die fortlaufend durch die Wahrnehmung von innerhalb und von außerhalb des Gehirns entsteht, zugänglich. Zudem ist es bis heute nicht geklärt, in welcher Form die Aktivität von Neuronen in verschiedenen Arealen des Gehirns mit der Bewusstseinserfahrung zusammenhängt. Dieser Erklärungsnotstand wird auch *«explanatory gap»* genannt (50). Wir wissen also immer noch nicht, wie aus unserer Biologie und unserer Erfahrung ein verletzter und hungriger Geist entsteht. Aber wir wissen nun immerhin, dass das hier beschriebene Kontextualisierunsgdefizit, welches das Zusammenspiel zwischen Arealen des frontalen Kortex und den tiefer gelegenen Strukturen beschreibt, eindeutig mit einer unausgeglichenen Regulierung von Angstsymptomen und von Suchtverhalten zusammenhängt. Und wir wissen auch, dass therapeutische Maßnahmen, die die Aktivität des Frontallappens «normalisieren», d.h. den vmPFC «stärken» und den daCC «abschwächen» können, wesentlich dazu beitragen, die Regulierung der Aktivität der nachgeordneten Schaltzentren zu verbessern. Verfahren wie Psychotherapie, Achtsamkeitsübungen und Meditation haben eine solche Wirkung (51). Ebenso scheinen manche Substanzen wie Antidepressiva aber auch Ketamin und Psychedelika zu einem Zellwachstum vor allem im Hippocampus zu führen (52–54). Dieses Zellwachstum, Neurogenese genannt, wirkt sich positiv auf die gestörte Regulierungsfunktion zwischen diesen verschiedenen Gehirnarealen aus. Und natürlich schafft dieses Nervenwachstum auch eine günstige Voraussetzung dafür, dass ein Mensch neue, heilende Erfahrungen in der Gegenwart machen kann. Denn wenn es im Gehirn durch neu gebildete Nervenzellen eine erhöhte Kapazität für die Informationsverarbeitung gibt, dann können die diesen Informationen zugrunde liegenden Erfahrungen besser in die Sicht des Menschen auf sich selbst und auf die Welt eingegliedert werden. Diese Neuroplastizität ist also eine sehr wichtige Zutat dafür, dass wir in allen Lebensphasen den immerwährenden Lernprozess dazu nutzen können, neue – manchmal auch heilende – Erfahrung zu machen und mental zu integrieren, statt in die immer gleichen, tief eingefahrenen Spurrillen von Gewöhnung und sich selbst erfüllenden Prophezeiungen hineinzurutschen und uns in diesen stets gleichförmigen Bahnen wie in einem Gefängnis eingesperrt zu erleben.

Neurogenese und Neuroplastizität tragen also entscheidend dazu bei, die bestmöglichen neurobiologischen Voraussetzungen zu schaffen, um trotz vieler Schwierigkeiten der quasi-deterministischen Prägung, die unser Organismus durch das Erleben von traumatischen Ereignissen in Kindheit und Jugend erfuhr, langsam und schrittweise zu entgehen. Traumata hinterlassen tiefe Spuren und oft erscheint uns das Verharren in dieser Prägung als schicksalhaft unausweichlich. Aber solange wir einen Rest an Verantwortung für unser Leben in der Gegenwart anerkennen, beinhaltet dies, dass wir uns der Möglichkeit bewusst werden, individuell und spirituell an unserer Erfahrung zu wachsen. Neurogenese bedeutet somit, dass wir zu allen Zeiten im Leben an der uns gegebenen Erfahrung wachsen können, während die Neuroplastizität es uns ermöglicht, mit Offenheit und Flexibilität den Kontext unserer Gegenwart immer wieder neu zu erfahren und hierdurch zu neuen Einschätzungen über uns selbst und über die Welt zu gelangen.

# KAPITEL V

## TRAUMATISCHE DISSOZIATION

# TRAUMATISCHE DISSOZIATION

*Es irrt der Mensch, solang er strebt.*

Johann Wolfgang von Goethe

Eine strukturelle traumatische Dissoziation entsteht, wenn ein Mensch sich an eine chronisch misshandelnde Lebenssituation anpassen muss. Dissoziation bedeutet, dass die Person durch ein Trauma überfordert wurde und fortan in einer tiefen Spaltung der Persönlichkeit gefangen ist. Hierbei gibt es einen verletzten, ungestümen emotionalen Anteil, den *emotional part EP*. Der andere Anteil ist anscheinend normal (*apparently normal part – ANP*). Aber auch diese oberflächliche Normalität tut im Grunde nichts anderes, als die bestehende traumatische Spaltung weiter zu vertiefen.

Die Kernsymptome einer Traumafolgestörung sind:

- **Intrusionen** – Erinnerungsfragmente drängen sich in Form von Körperempfindungen, Täterintrojekten oder flashbacks (dies sind einschießende szenenhafte Erinnerungen) in das Bewusstsein; oft verbunden mit dem plötzlichen Auftreten von Panikattacken. Ein anderes intrusives Symptom sind immer wiederkehrende Albträume. Für die betroffene Person kann der Bezug der Intrusionen zu einem erlebten Trauma erkennbar sein; aber dieser Bezug ist vielfach auch nicht offensichtlich, gerade dann, wenn das zugrunde liegende Trauma in einer dissoziativen Amnesie verborgen ist. In diesem Falle wird die Person von traumatischen Intrusionen heimgesucht, ohne dass sie sich einen Reim darauf machen kann..

- **Vermeidung** – alles, was auch nur im Entferntesten an das Trauma erinnert, jedweder Stimulus, der eine Aktivierung von traumatischen Intrusionen auslösen könnte, wird gemieden;

- **Vielfältige körperliche Symptome** – das traumatische Erleben lebt im Körper fort; es finden sich Sensibilitätsstörungen, motorische Störungen bis hin zu Lähmungserscheinungen, schwer erklärbare hartnäckige Schmerzen und Störungen des Stoffwechsels und Immunsystems.

- **Erinnerungslücken** – typischerweise können sich Menschen mit Traumafolgestörungen nicht explizit an das erlittene Trauma erinnern; dies wird auch dissoziative Amnesie genannt.

- **Hypervigilanz** – die Personen befinden sich in einer ständigen erhöhten ängstlichen Wachsamkeit gegenüber der Innen- und Außenwelt; diese Hypervigilanz schlägt sich auf körperlicher Ebene in einer erhöhten Reizbarkeit, Nervosität und Unruhe nieder (*«ich fühle mich, als ob im nahe gelegenen Busch ein Raubtier auf der Lauer liegt»*). Dieser körperlich-mentale Zustand der Hypervigilanz entspricht der kognitiv-emotionalen Wahrnehmung einer latenten Unsicherheit.

- **Emotionale Abflachung** – wenn eine Traumafolgestörung über viele Jahre besteht, schränkt sich das psychische und vor allem das emotionale Erleben einer solchen traumatisierten Person zunehmend ein. Sie ist dann kaum noch in der Lage, intensive Gefühle wie ekstatische Freude oder tiefe Trauer zu erfahren.

Viele dieser Symptome, vor allem die Hypervigilanz, das latente Gefühl von Unsicherheit, aber auch die verschiedenen körperlichen Symptome, die der körperlichen Erfahrung im Zusammenhang mit dem Trauma entsprechen, lassen sich ansatzweise recht gut durch das im vorherigen Kapitel erläuterte Kontextualisierungsdefizit erklären: Der Körper und die Psyche sind noch verhaftet in der traumatischen Erfahrung; der Organismus ist noch nicht in der Gegenwart angekommen. Im vorliegenden Kapitel geht es um die Darstellung eines weiteren, fundamentalen Mechanismus, der einer Traumafolgestörung zugrunde liegt: Die traumatische Dissoziation.

Die Bezeichnung Dissoziation als Ausdruck einer durch ein Trauma verursachten psychischen Störung wurde erstmals 1889 vom französischen Psychiater Pierre Janet verwendet (55). Dissoziation bedeutet, dass etwas zweigeteilt oder abgespalten ist. Dissoziation ist das Gegenteil des integrativen Zustands, in dem alle Teile präsent sind, wahrnehmbar sind und zusammenwirken können.

## Die normale und die gestörte Integration: Der Zugang zu belastenden Erinnerungen ist möglich – oder eben nicht

Im Idealfall eines normalen, integrativen Bewusstseinszustandes ist das Wachbewusstsein (manchmal auch das «zentrale Exekutiv» oder auch das «denkende Ich» genannt) in der Lage, Informationen bezüglich der Vergangenheit abzurufen oder auch eine planerische Antizipation bezüglich der Zukunft vorzunehmen. So gesehen kann das Wachbewusstsein sich in allen Bereichen des mentalen Raumes mehr oder weniger frei bewegen und die verschiedenen Informationen aus der nahen und fernen Vergangenheit nutzen, um die Zukunft sinnvoll und effizient zu planen. Dies ermöglicht dem psychischen Apparat, die vorhandenen Ressourcen optimal zu verwerten: Das Bewusstsein ist fokussiert auf die gegebene Situation, und sämtliche relevanten Erfahrungen aus der Vergangenheit können genutzt werden, um eine möglichst adäquate Gegenwartsgestaltung und Zukunftsplanung zu bewirken.

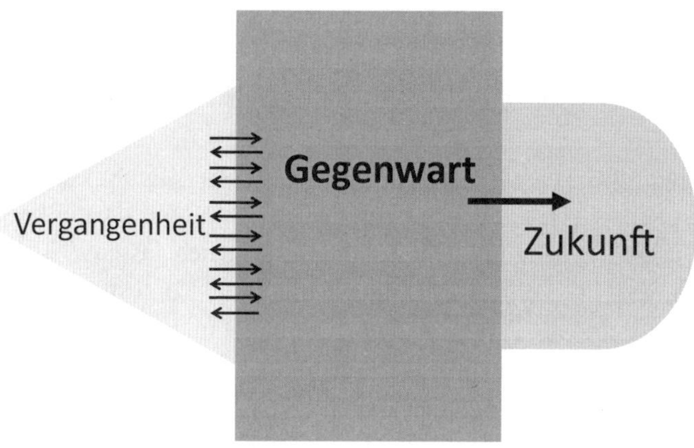


**Abbildung 9:** Normale Integration (Erläuterung im Text).

Im Zustand der traumatischen Dissoziation sind dieser freie Zugang zur Information der Vergangenheit und die Planung der Zukunft behindert. Ein Teil der Erinnerungen an die Vergangenheit ist abgespalten, d.h. eine undurchdringbare Mauer behindert den Zugang zu diesen Erinnerungsfragmenten. Traumatische Erfahrungen können in vielen Fällen nicht «direkt» erinnert werden; sie sind nicht direkt durch das Wachbewusstsein abrufbar (dies wird durch die abgebogenen Pfeile in der Abb. 10 symbolisiert). Gleichzeitig schießen immer wieder blitzartig Erinnerungsfragmente, Panikattacken, Albträume oder körperliche Symptome in das Erleben der Person ein. Insgesamt liegt die traumatische Erfahrung wie eine tonnenschwere Last auf dem

Gegenwartserleben der betroffenen Person. Hierdurch ist der Umgang mit den Anforderungen der Gegenwart stark gestört und in der Regel ist diese Person kaum in der Lage, die Zukunft planerisch-konstruktiv zu gestalten.

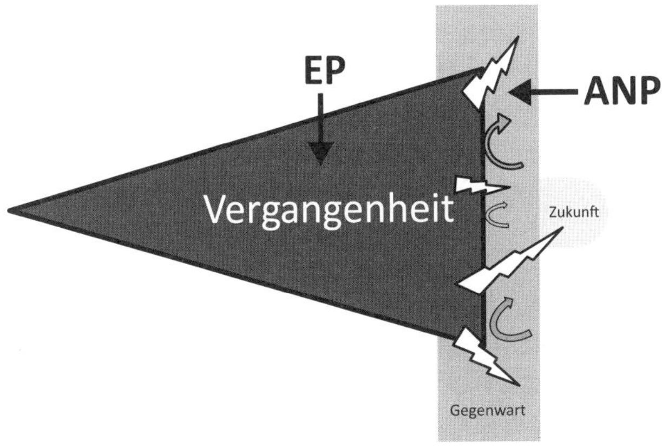


**Abbildung 10:** Strukturelle traumatische Dissoziation (Erläuterung im Text).

Eine eindrucksvolle Studie zum Thema der dissoziativen Amnesie untersuchte Opfer von Missbrauch und von Gewalt im Kindesalter. Die Forscherin, Linda Williams, sichtete alte Polizei- oder Justizberichte, in denen der sexuelle Missbrauch von jungen Mädchen dokumentiert worden war, und kontaktierte die mittlerweile erwachsenen Opfer der Misshandlung. Als die erwachsenen Frauen nun 17 Jahre später eingehend befragt wurden, ob sie in ihrer Kindheit schwere Misshandlungen erlitten hatten, konnten sich 38% der Frauen nicht daran erinnern, sexuell missbraucht worden zu sein. Ansonsten war die Gedächtnisfunktion dieser Frauen unauffällig, was andere relevante Ereignisse in ihrem Leben betraf (56). Dies ist ein eindrückliches Beispiel für die dissoziative Amnesie, die für Traumafolgestörungen typisch ist. Und auch bei den Personen, die sich an die Misshandlung erinnern konnten, ist diese Erinnerung oft nur in Form von Fragmenten zugänglich und wird selbst bei eingehender, empathischer Befragung durch Ärzte, Therapeuten oder Angehörige in aller Regel nicht geäußert (57). Dieses Sich-nicht-an-das-Trauma-erinnern-Können hat immer wieder Ärzte, Psychologen und natürlich auch die betroffenen Personen selbst hochgradig in Erstaunen versetzt. Wie ist es möglich, sich an derart einschneidende, belastende Ereignisse nicht zu erinnern?

Aber genau dies ist das Wesen von Dissoziation: Die Erinnerungen sind abgespalten, da sie nicht erfolgreich integriert und «verdaut» worden sind. Sigmund Freud, der 1896 das Phänomen der dissoziativen Amnesie in seiner Schrift «Zur Ätiologie der Hysterie» beschrieb (58), entwickelte in den Folgejahren die Theorie, dass Dissoziation der Ausdruck eines psychischen Widerstandes ist, der sich dagegen wehrt, nicht akzeptable, traumatische Vorkommnisse zu erinnern. Im Gegensatz dazu vertrat Janet, der ein Zeitgenosse von Freud war, die Ansicht, dass es nicht ein psychischer Widerstand (d.h. ein Nicht-Wollen), sondern vielmehr die Unfähigkeit des psychischen Apparates ist, mit einer solchen Information normal umzugehen. Normal umzugehen würde bedeuten, dass ein solches Vorkommnis in die allgemeine Lebenserfahrung eingeordnet wird. Das Trauma ist allerdings gerade dadurch charakterisiert, dass es nicht mit der allgemeinen Lebenserfahrung, den Werten, Glaubenssätzen und Erwartungen, die die Person im Laufe ihres Lebens entwickelt hat, in Einklang zu bringen ist. Es passt nicht in das Selbst- und Weltbild der Person und wird daher in einer besonderen Schublade im Gehirn abgelegt, wo es fortan ein Eigenleben führt. Dieser Vorgang, dieser Zustand entspricht dann einem Mangel an Integration, und dieser Mangel an Integration beschreibt die tiefe Natur der Dissoziation. Der Prozess des *«Ablegens in eine Schublade»*, die die Aufschrift *«Achtung, das hier drin ist echt heftig und ich weiß nicht, wohin damit – lass bloß die Finger davon!»* trägt, ist nicht Ausdruck von Widerstand einer Person, die sich nicht erinnern will, sondern vielmehr der Zustand des *«ich-kann-nicht-damit-umgehen»*, der latent aktiviert bleibt, selbst dann, wenn das Trauma 30 oder 40 Jahre zurückliegt.

Traumafolgestörungen – und auch Suchterkrankungen – sind erworbene Störungen, die neurobiologisch auf einem Lern- und Anpassungsprozess des Individuums in Reaktion auf einen extremen Stresszustand beruhen. Traumatischer Stress führt bei Menschen zu einer Überforderung der integrativen Fähigkeiten; das traumatische Erleben wird wie oben beschrieben abgespalten und führt in der Folge ein «Eigenleben», das sich klinisch immer wieder in Form von dissoziativen Symptomen wie *flashbacks*, Albträumen, Panikattacken oder körperlichen Beschwerden äußert. In vielen Fällen sind diese Symptome so stark belastend, dass Betroffene Suchtmittel gebrauchen, um sie abzudämpfen. Oder aber diese Symptome werden durch mentale Rigidität «überfahren», d.h. die betroffene Person vertieft sich immer mehr in rigide Denkweisen oder Glaubenssätze, um die belastenden Inhalte zu neutralisieren oder «argumentativ» gegen sie vorzugehen.

Ein Beispiel:

Eine Frau trägt folgende traumainduzierte Glaubenssätze mit sich: *«Ich bin unwichtig, unfähig und nicht liebenswert.»* Immer, wenn im Alltag dieser Frau etwas nicht genau nach Plan läuft, aktiviert sich in ihrem Denken dieser Glaubenssatz, verbunden mit einem Gefühl von Angst, Einsamkeit und Traurigkeit. Bei genauerer Beobachtung ihrer psychischen Befindlichkeit an Tagen, an denen sie nicht arbeitet und auch nichts Besonderes vorhat, bemerkt sie zudem, dass sie dann oft denkt: «*So viel freie Zeit, so viel Leerlauf! Was mache ich bloß am besten daraus?*» Falls sie an einem solchen Tag entscheiden sollte (oder durch die Umstände gezwungen sein sollte), etwas zu tun, was nicht unter sportliche oder intellektuelle Leistung fällt, kommt irgendwann der Gedanke in ihr auf: «*Ich hätte mich vielleicht anders entscheiden und meinen Tag besser nutzen können. Aber ich habe das mal wieder nicht richtig gemacht. Was für eine Idiotin ich doch bin. Ich fühle mich elend.*» Die Frau stellt zudem fest, dass sie sich abends oft müde, angespannt und wie «ausgehöhlt» fühlt und dass ein oder zwei Gläser Wein sie in einen Zustand von Zufriedenheit und Entspannung bringen, der sich ohne Alkoholgebrauch bei ihr nicht einstellen würde. Sie bemerkt weiterhin, dass für sie beruflicher Erfolg und soziale Beliebtheit sehr wichtig sind; sie investiert fast ihre gesamte Energie in dieses Erfolgsstreben. Wenn ihr etwas gelingt, wenn sie positives Feedback erhält, so ist sie überaus zufrieden. Dann scheint die Welt in Ordnung, und es ist weit und breit kein negativer Gedanke und kein unangenehmes Gefühl zu spüren. An solchen Tagen, die recht häufig sind, da sie sich auch sehr für diese Erfolge anstrengt, gönnt sie sich schon mal ein Glas Champagner, um sich selbst zu feiern. Sie vermeidet zudem, sich in Situationen oder Aktivitäten zu begeben, die für sie ungewohnt sind, die sie nicht gut kennt und in denen sie sich nicht besonders kompetent fühlt. In solchen Situationen befürchtet sie insgeheim, als Anfängerin oder als eine nur «mittelmäßige» Teilnehmerin wahrgenommen zu werden und nicht als die Erfolgsfrau, die sie sonst in allen anderen Bereichen ist.

Im Rahmen der Therapie versteht sie schließlich, dass sie sich und der Welt mit diesen Erfolgen immer wieder klar beweisen kann, dass sie liebenswert und wichtig ist und dass sie die Dinge richtig macht – denn die vielen Erfolge geben ihr ja recht. Aber irgendwie fühlt sie sich ständig müde, erschöpft und davon bedroht, in die Mittelmäßigkeit abzugleiten. Eine schier unerträgliche Vorstellung. Und ja, wenn die Erfolge und die soziale Beliebtheit nicht wären – auf die sie immer wieder sieht, um sich zu beruhigen –, dann würde sie nicht spüren, wichtig und liebenswert zu sein.

In diesem Beispiel sind der Glaubenssatz «*Ich bin unwichtig, unfähig und nicht liebenswert*» sowie das körperliche Gefühl von Bedrohung und Anspannung Ausdruck von *flashbacks*, die auf eine traumatische Erfahrung zurückzuführen sind. Sobald ein Anzeichen dafür feststellbar ist, dass ihr abwertender Glaubenssatz Bestätigung finden könnte – wie z.B. in Form eines Misserfolgs oder einer Zurückweisung –, aktiviert er sich mit voller Kraft. Dies entspricht dann der durch eine Misserfolgserfahrung getriggerten Aktivierung einer traumatischen Intrusion, genauer gesagt eines verinnerlichten Täterintrojekts. Aus dem «*Du bist nicht wichtig, schlecht und nicht liebenswert*», dem diese Frau als Kind begegnete, wurde mit der Zeit der Glaubenssatz «*Ich bin unwichtig, unfähig und nicht liebenswert*».

Das Erfolgsstreben dieser Frau, der abendliche Griff zum Weinglas, ihr Perfektionismus und das Vermeiden von Situationen, in denen sie sich als durchschnittlich und verletzlich erleben könnte, die beständige Aufmerksamkeit darauf, die Zeit möglichst produktiv zu nutzen (und in keinen unangenehmen Leerlauf zu fallen) – all dies sind Reaktionen auf das immer wieder erfahrene Aufflackern der traumatischen Intrusionen. Diese vielfältigen Reaktionen in Form von Gedanken («*Ich bin eine Powerfrau, da mir ja so vieles gelingt*»), Gefühlen («*Ich fühle mich stark – wenn mir etwas gelingt*») und Verhalten (Leistungsstreben und Perfektionismus) haben sich bei ihr im Laufe der Zeit entwickelt und verfestigt mit dem Zweck, die unangenehmen Gefühle und Glaubenssätze unter Kontrolle zu halten.

## Zwei Persönlichkeitsanteile, die sich gegenseitig bekriegen und in Schach halten: EP und ANP

Es sind also in diesem Beispiel zwei unterschiedliche Sets von Gedankeninhalten, Gefühlen und Verhaltensweisen festzustellen, die antagonistisch ausgerichtet sind und sich durch diesen Antagonismus gegenseitig kompensieren, stützen und letztlich chronisch aufrechterhalten.

| | **Mindset A (EP)** | **Mindset B (ANP)** |
|---|---|---|
| **Gedanken** | *Ich bin unwichtig, unfähig und nicht liebenswert.* | *Ich bin eine Powerfrau, da mir ja so vieles gelingt.* |
| **Gefühle** | *Ich fühle mich elend.* | *Ich fühle mich stark.* |
| **Verhalten** | Trinkt Alkohol und ist stets aktiv, um sich vom Mindset A abzulenken. | Strengt sich sehr an, um sich zu beweisen, dass Mindset B «wahr» ist. |

(EP und ANP werden im Folgenden erklärt)

Eine Gruppe von holländischen und amerikanischen Traumaexperten, hat – auf den Arbeiten von Janet aufbauend – dieses Zusammenspiel zweier unterschiedlicher Systeme unter dem Begriff der «strukturellen traumatischen Dissoziation der Persönlichkeit» konzeptualisiert (59).

Der traumatisch-intrusive Anteil wird in diesem Modell «EP» genannt, was für «*emotional part*» steht. Der traumatisch-reaktive Anteil wird «ANP» – «*apparently normal part*» – genannt (siehe auch Abbildung 10). Diese Bezeichnung eines «anscheinend normalen Anteils» ist fundamental für das Verständnis der Alltagsmanifestation traumatischer Dissoziation. Die meisten Menschen gehen nämlich davon aus, dass das, was als «normal» erscheint, auch gesund ist. Und die meisten Menschen vermuten intuitiv, dass nur der EP, welcher die unangenehmen, dramatischen, stark emotional gefärbten Manifestationen und Erinnerungsfragmente des Traumas birgt, ein krankhafter Anteil ist, der den Patienten quält und ihn zu einer Behandlung motiviert, in der Hoffnung, von diesem EP befreit zu werden. Kurz: EP scheint der kranke Anteil und ANP der gesunde Anteil zu sein. Diese beiden Annahmen sind jedoch grundlegend falsch.

## Der normal wirkende ANP ist genauso krank wie der störende EP

Beide Anteile sind gleichermaßen Ausdruck der nicht gelungenen Integration einer schweren traumatischen Erfahrung. Der ANP ist nur scheinbar normal. Obwohl der ANP, der im Alltag die meiste Zeit aktiv ist und die sozialen Rollenerwartungen in der Regel gut erfüllt bzw. übererfüllt, darauf schließen lassen könnte, dass die Person ein ausgeglichenes, angepasstes, erfolgreiches Mitglied der Gesellschaft ist, offenbart sich bei genauerer Betrachtung, dass auch der ANP genauso durch das Trauma geprägt und beherrscht ist, wie der traumatisch-intrusive EP-Anteil. Diese Erkenntnis ist für viele Menschen, die an Traumafolgestörungen leiden, eine schockierende Erfahrung. Denn es wird in dieser Betrachtung nun offensichtlich, dass die vielen Kompetenzen, Vorlieben, Glaubenssätze, durch die sich die betroffene Person ein «normales» bzw. «positives» Selbstverständnis aufgebaut hat, letztlich nur Makulatur eines abgrundtief beschädigten Selbstbildes sind.

Die Lebensgestaltung des ANP hat die Funktion, der Bedrohung des psychischen Gleichgewichts gegenzusteuern, welches traumatische Intrusionen fortwährend auslösen. Dieses Gegensteuern erfolgt durch Vermeidung, Kompensation, Gebrauch von Suchtmitteln oder durch suchtähnliches Verhalten und führt letztlich dazu, die traumatische Dissoziation aufrechtzuerhalten. Oft ist es gerade der ANP, der die Person dazu antreibt, sich im Leistungsstreben und Perfektionismus zu erschöpfen. Er stellt zudem vollkommen überzogene Erwartungen an zwischenmenschliche Beziehungen, die oft als Reparation für zuvor erlebte Enttäuschungen und Mangelerfahrungen in vorherigen Beziehungen herhalten müssen. An diesen traumatisch gestalteten Erwartungen scheitern dann diese Beziehungen. Und der ANP ist es auch, der streng über sich selbst und andere urteilt und hohe moralische Standards zu allgemeingültigen

Regeln erhebt. Durch diese hohen Erwartungen, die kaum mit der Realität in Einklang zu bringen sind, wird der Umgang mit sich selbst und der Außenwelt stark belastet. Kurz: Während es das Problem des EP ist, im Erleben in der traumatischen Vergangenheit gefangen zu sein, so ist es das Problem des ANP, in einer traumatischgestörten Beziehung zu sich selbst und zur Außenwelt zu stehen und diese Beziehung in der Gegenwart immer wieder neu auszugestalten und zu vertiefen.

ANP ist der Anteil des Überlebens im Alltag, der Anteil, der versucht, «Normalität» zu leben und zu inszenieren. EP ist der Anteil der tiefen Verletzung, der stets im Hintergrund lauert und die vom ANP angestrebte Harmonie zu stören droht. ANP lebt in der Regel in einem Zustand ausgeprägter Erschöpfung, da er immer auf der Hut sein und ständig intervenieren muss, damit das ganze Gefüge nicht aus dem Gleichgewicht gerät. EP und ANP befinden sich fortlaufend in einem Zustand der Koabhängigkeit: Der eine fürchtet, braucht und stützt den anderen. Und dieses EP-ANP-System ist zudem durchgehend in einem Überlebensmodus, was bedeutet, dass die gesamte Energie des Organismus gebraucht wird, um mit äußerster Anstrengung das Überleben dieses Systems aufrechtzuerhalten. Es bleiben somit kaum noch Kapazitäten, um die Zukunft aktiv zu planen und zu gestalten. Dieses Unvermögen, sich planerisch-konstruktiv in die Zukunft zu projizieren, wird bei Menschen mit Traumafolgestörungen immer wieder beobachtet. Das durch dieses «Sich-gegenseitig-in-Schach-Halten» geschwächte Wachbewusstsein, das zentrale Exekutiv, ist somit nicht wirklich in der Lage, sich der Wahrnehmung der Gegenwart zu widmen, d.h. den Kontext des «Hier und Jetzt» voll zu erfahren, da ja die bereits erwähnte Hypervigilanz, das «mentale Radar», stets darauf ausgerichtet ist, die ersten Anzeichen einer Bedrohung im Inneren und Äußeren zu bemerken. Solche Bedrohungen sind eine Vielzahl von körperlichen Wahrnehmungen, mentalen Phänomenen, aber auch Geschehnissen in der Außenwelt (wie Streit, Kritik, Misserfolg oder die vielen möglichen sensoriellen Trigger, die im Zusammenhang mit dem erlebten Trauma stehen), die zu einer Aktivierung des gefürchteten EP führen können.

## Lebenskrisen führen zu langandauender Aktivierung des EP

Es kann sein, dass die Person eine persönliche Krise durchlebt (einen Beziehungsabbruch, Jobverlust, etc.); in diesem Falle ist der EP im Alltag über viele Tage oder Wochen hinweg aktiviert und im psychischen Erleben stark präsent: Alle Wahrnehmungen geschehen nun aus dem EP-Blickwinkel. Dann erlebt die Person eine Retraumatisierung mit Aktivierung der tief angelegten, alten traumatischen Introjekte (wie z.B. dem Glaubenssatz: «*Ich bin unwichtig und nicht liebenswert*»), die sich in einer neu erlebten Situation neu zu bestätigen scheinen. Klinisch kann eine solche durch eine Lebenskrise ausgelöste, langandauernde EP-Aktivierung aussehen wie eine Depression oder eine Angststörung. Ein Psychiater würde dementsprechend wohl von einer «reaktiven Depression» sprechen, d.h. von einer Depression als Reaktion auf z.B. einen Arbeitsplatzverlust. Der erfahrene Psychotraumatologe dagegen würde einen solchen Zustand nicht allein nach dem Verständnis der Gegenwartserfahrung beurteilen, sondern eher als die durch einen akuten Anlass ausgelöste Reaktivierung eines tief verwurzelten Traumagedächtnisses.

Was macht der ANP in einer solchen krisenhaften Situation, bei der es zur Aktivierung des EP kommt?

In der Regel versucht der ANP, so schnell wie möglich wieder mit seinen bewährten Rezepten auf die Beine zu kommen (d.h. einen neuen Job zu finden oder eine neue Beziehung einzugehen). Auf diese Weise kann sich der ANP beweisen: «*Sieh nur, ich bin ja doch nicht unwichtig, unfähig und nicht liebenswert.*» Aber diese Lösung – von außen vorschnell beklatscht als Resilienz und als erfolgreiches *Coping*[24] – ist nur eine oberflächliche Reparatur und bestätigt das beschädigte Selbstbild der Person. Denn der Selbstwert dieser Person ist vom Erfolg in Beruf und Beziehung abhängig. Sie könnte sich eine nachhaltigere Lösung ihrer Problematik erschließen, wenn sie sich mit der EP-Botschaft «*Ich bin unwichtig und nicht liebenswert*» konfrontieren würde, ohne dabei zu versuchen, diese Glaubenssätze zu neutralisieren.

Typischerweise kommen Patienten als ANP zum Traumatherapeuten mit der Bitte, dieses gefährliche Monster, den EP, zu eliminieren. «*Ich spüre, dass da etwas in mir steckt, das mich immer wieder überfällt, meine Lebenskraft aussaugt, mich lähmt, mich beschimpft und erniedrigt. Ich weiß nicht mehr, wie ich damit umgehen soll. Bitte befreien Sie mich von diesem Etwas*» – so die typische Beschreibung eines Traumapatienten, wenn er dem Behandler sein Therapieanliegen schildert. Es ist im Grunde nichts anderes als die Bitte um einen Exorzismus.

## Wir praktizieren einen Exorzismus gegenüber dem EP

Ich spreche von Exorzismus. Erscheint Ihnen das übertrieben? Nein, es ist keinesfalls überzogen, einen maximal aggressiven Angriff auf die körperliche und psychische Integrität eines Menschen – wie z.B. eine Vergewaltigung – mit einem diabolischen Akt zu vergleichen, durch den ein Keim von Destruktivität in den Körper des Opfers gelegt wird. Dieser Keim wächst dann mit den Jahren heran, ernährt sich wie ein

---

24 *Coping*: erfolgreicher Umgang mit einer Herausforderung (von *to cope with* = mit einer Situation umgehen)

Tumor oder ein Parasit vom Gewebe des Betroffenen, verursacht immer wieder starke körperliche und seelische Schmerzen, vergiftet das Erleben jeder einzelnen gelebten Minute und treibt letztlich viele Opfer in die Verzweiflung des Suizids. Gerade wenn eine Vergewaltigung bei Kindern und Jugendlichen wiederholt vorgenommen wird, wird ein solcher destruktiver Keim in einen Menschen gelegt. Der Film «Rosemaries Baby» von Roman Polanski stellt diesen Archetypus der teuflischen Saat durch den sexuellen Akt sehr eindrücklich dar.

In der Regel ist es also der ANP, der in die Therapie kommt, da er sich ständig durch den EP bedroht fühlt und entsprechend erschöpft ist. Der ANP bittet den Therapeuten, den EP auszuschalten, das Trauma zu neutralisieren. Was der ANP hierbei aber nicht realisiert: Der Antragsteller selbst, der ANP, muss genauso hinterfragt und verändert werden, wie der «angeklagte» und zu eliminierende EP. Nun beginnt ein oft langer, schwieriger Prozess des wechselseitigen Ausforschens und Herantastens zwischen Therapeut und Patient. Ein erfahrener Therapeut wird nach einiger Zeit – dies kann viele Monate dauern – ein Verständnis dafür entwickeln, in welcher Form EP und ANP einander in ihrer Koabhängigkeit belauern und bestärken.

Die dissoziative Aufspaltung in EP und ANP wird in erster Linie durch zwei Mechanismen chronisch aufrechterhalten. Der eine ist das vorher besprochene Kontextualisierungsdefizit, der andere die «phobische Vermeidung des Zugangs zum Traumagedächtnis». So hat eine PTBS-Patientin typischerweise Schwierigkeiten, in Kontakt zu traumatischen Erinnerungen zu kommen, da dieser Erinnerungsvorgang als äußerst unangenehm und bedrohlich erfahren wird, sodass der Zugang zu diesen Erinnerungen in der Regel gemieden wird. Neurophysiologisch kann eine erhöhte neuronale Aktivität im Mandelkern und im Hippocampus beobachtet werden, wenn solche Patientinnen versuchen, sich an belastende Ereignisse zu erinnern (60). Diese erhöhte Aktivität wird von den Betroffenen als Zustand von Angst, Verzweiflung und letztlich als psychischer Schmerz wahrgenommen, der immer wieder dann auftritt, wenn sie versuchen, sich der traumatischen Erinnerung zu nähern. Diese Überaktivität in jenen für das Gedächtnis so wesentlichen Gehirnarealen ist es auch, die dann in vielen Fällen zur dissoziativen Amnesie führt. Und dies bedeutet: Es ist schlichtweg unmöglich, sich an irgendetwas zu erinnern, was in Bezug zu den belastenden Ereignissen steht.

## Der gebrochene Arm

Wenn durch einen Unfall oder durch eine Aggression eine massive Gewalt auf den Oberarmknochen ausgeübt wird, wenn diese Gewalt größer ist als die Stabilität des Knochens, dann bricht er. Dieser Knochenbruch ist verbunden mit einer Schmerz- und Entzündungsreaktion und mit der reflexhaften Ruhigstellung des Arms. Die Schmerzen sind in aller Regel so stark, dass jede Bewegung strikt vermieden wird, da sie unweigerlich zu noch stärkeren Schmerzen führen würde. Was für den Körper ein gebrochener Arm ist, ist für die Psyche ein Trauma, das die integrativen Kapazitäten der Psyche übersteigt. Die Psyche «bricht» an dieser Überlastung, und das führt zu Schmerz und zu einem schmerzbedingten «Nicht-mehr-bewegen-Können». Dieses äußert sich dadurch, dass die betroffene Person jedes «Sich-Annähern» oder jeden Umgang mit dieser Traumaerinnerung meidet, da eine solche annähernde Bewegung mit unerträglichem psychischem Schmerz verbunden ist. Die Person kann sich diesem Schmerz nicht annähern, sosehr sie es auch will und immer wieder versucht. Wenn sie es könnte, würde es auch gelingen. Aber Trauma ist *per se* definiert als eine Überforderung der Integration, und Integration ist gleichbedeutend mit dem Herangehen, Betrachten, Spüren, Einordnen und der Relativierung eines Erlebnisses. Solange die Überforderung da ist, ist eine erfolgreiche Annäherung und Integration nicht möglich.

So wie die meisten Knochenbrüche wieder verheilen und im Anschluss daran ein normales Leben wieder möglich ist, so verheilen auch viele hochgradige Belastungen, denen der psychische Apparat im Laufe des Lebens ausgesetzt wird. Viele Traumata können erfolgreich integriert, verarbeitet und in eine ausgewogene Sicht auf das eigene Leben und auf die Welt eingegliedert werden. Es ist eine Grundkompetenz aller Lebensformen, mit Belastungen, Stress und Trauma erfolgreich umgehen zu können. Diese Grundkompetenz wird als Resilienz bezeichnet und ist in erster Linie von 3 Faktoren abhängig:

1. Reaktion der Umgebung, wenn eine belastende Situation aufgetreten ist,
2. frühkindliche Erfahrungen und
3. Genetik.

In Bezug auf ein sogenanntes «einfaches» Trauma, das als ein einmaliges, hochgradig belastendes Ereignis definiert ist, ist es wichtig festzustellen, dass es ein klar erkennbares Ende gibt. Die Person weiß danach, dass die Situation vorüber ist und sie nunmehr in Sicherheit ist. Typische Beispiele hierfür sind Autounfälle, Naturkatastrophen, Freizeitunfälle, Raubüberfälle etc. Spätestens, wenn die «rettende Kavallerie», der helfende Freund, die schützende Polizei oder auch der Notarzt eingetroffen ist, kann die Person aufatmen und zu sich sagen: «*Jetzt ist die ersehnte Hilfe da, jetzt bin ich in Sicherheit.*» Wir wissen, dass ca. 85% der Menschen, die ein «einfaches» Trauma erleiden, dieses Ereignis ohne besondere therapeutische Hilfe erfolgreich integrieren können, d.h. sie entwickeln keine Langzeitsymptome (61). Die Selbstheilungskräfte des Organismus sind in der Regel gut aufgestellt, um ein potenziell traumatisches Ereignis erfolgreich «verdauen» zu können.

Jeder Organismus verfügt über diese ausgeprägten Selbstheilungskräfte. Der Knochen eines gebrochenen Armes wächst wieder zusammen, wenn der Arm ruhiggestellt und geschient wird. Ein psychisches Trauma wird erfolgreich integriert, wenn es der betroffenen Person gelingt, das Geschehen in ihr bis dahin etabliertes Selbst- und Weltbild einzuordnen.

Wenn eine hochgradig belastende, potenziell traumatische Situation erlebt wird, können folgende Maßnahmen helfen, dieses Ereignis erfolgreich zu verarbeiten: Die allererste Priorität gehört der Sicherheit: «*Safety first*» lautet die Grundregel jeder Intervention im Bereich der körperlichen oder psychischen Traumatologie: Es ist zu klären und der betroffenen Person zu vermitteln, dass sie nun, im «Hier und Jetzt», in Sicherheit ist, dass die Bedrohung nicht mehr besteht.

Ein anderer Faktor ist der des Verbundenheitsgefühls, des Gefühls, in seiner Not nicht alleine zu sein. Dieses Gefühl kann der traumatisierten Person durch Bekundungen der Anteilnahme und der Fürsorge mitgeteilt werden, aber von besonderer Wichtigkeit und Effizienz, um die geschwächte Person zu beruhigen, ist vor allem die körperliche Berührung (Umarmung). Diese Anteilnahme, Fürsorge und Berührung entspricht der Aktivierung des tief phylogenetisch angelegten CARE-Systems. Auch diese Erfahrung wird im Gehirn neurochemisch durch die Freigabe von Opioiden sowie durch Oxytocin vermittelt (24).

Eine weitere interessante Hilfsmaßnahme, um das Auftreten von v.a. visuellen Erinnerungsfragmenten in Bezug auf ein einmaliges Trauma zu verhindern, besteht darin, dass die betroffene Person visuell ansprechende Computerspiele (z.B. *Tetris*®) in den Stunden und Tagen nach dem Trauma spielt (62). Es wird vermutet, dass durch die visuelle Stimulation des Gehirns diejenigen Gehirnbahnen «gestört» werden, die im Anschluss an ein Trauma typischerweise immer wieder in der spontanen Erinnerung desselben durchlaufen werden. Normalerweise kann sich durch diese immer wieder neue Wiederholung ein visuelles Traumaerinnerungsfragment in die Gehirnbahnen «einbrennen». Wenn das Gehirn jedoch durch eine andere Tätigkeit, die ebenfalls den visuellen Kortex beansprucht, abgelenkt wird, wird dieses «Einbrennen» verhindert. Nach einem akuten Trauma Computerspiele zu spielen, scheint also eine sinnvolle Form von Sekundärprophylaxe zu sein, indem diese Aktivität das Gehirn daran hindert, seine verfügbare Kapazität der Traumaerinnerung zu widmen[25].

Leider machen «einfache» Traumata nur einen geringen Anteil der traumatischen Erfahrungen aus, die in der Allgemeinbevölkerung zu finden sind. Hiervon wird im Kapitel VII noch ausführlicher die Rede sein. Die meisten hochgradig belastenden, potenziell traumatischen Geschehnisse passieren in Konstellationen, bei denen ein Ende der Belastung nicht abzusehen ist, bzw. bei denen eine Wiederholung des Geschehens zu einem späteren Zeitpunkt wieder möglich oder wahrscheinlich ist. Diese Formen von Trauma werden «komplexe» Traumata genannt. Sie finden sich typischerweise in Konfigurationen, in der das Opfer solcher wiederholt ausgeübten Gewalt in einem Abhängigkeitsverhältnis gegenüber der misshandelnden Umgebung steht. Die Person kann sich nicht in Sicherheit wiegen; die nächste Belastung, Aggression, Misshandlung kommt bestimmt. Dies erfordert eine spezifische Anpassung an die Vorgaben der gewaltausübenden Person. In Kapitel II hatte ich diese Anpassung genauer beschrieben.

## EP-ANP-Dynamik beim sexuellen Missbrauch von Kindern

Die Anpassung an eine wiederkehrende Situation von traumatischer Gewalt führt also zu einer dissoziativen Aufspaltung der Persönlichkeit in EP und ANP. EP, oft auch das «verletzte innere Kind» genannt, fristet ein Schattendasein, während ANP sich bemüht, ein «normales» Leben zu führen.

Häufig findet sich im sexuellen Kindesmissbrauch folgende fatale Dynamik: Männliche Täter dringen zerstörend in das innerste Heiligtum des Kindes ein; sie brechen somit das Grundvertrauen des Opfers.

Weibliche Komplizen verweigern dem gebrochenen Kind Zuflucht und Schutz, teilweise liefern sie das Kind aktiv dem Täter aus. Daher kann der Bruch nicht besehen, geschweige denn behandelt und geheilt werden. Dem Kind wird somit signalisiert, dass weder Offenheit noch Interesse besteht, den Bruch zu betrachten. Die Evidenz des Traumas wird als *non-recevable*[26] zurückgewiesen, genauso wie in der Diplomatie eine Beschwerde als *nicht geschäftsfähig* zurückgewiesen wird:

[25] Und diese Kenntnis eröffnet natürlich auch eine (gar nicht so) neue Sichtweise auf Spiel- und Internetsucht: Ein süchtiger Spieler versucht, sich durch die intensive sensorielle und bedeutungsschwere Stimulation von traumatischen Intrusionen abzulenken.

[26] Dieser französische Begriff entspricht ungefähr dem Wort «unzulässig» im Deutschen.

Ein Staat missachtet und misshandelt einen anderen und die anderen Staaten tun so, als gäbe es da gar kein Problem (da es mühsam und auch bedrohlich wäre, diese Misshandlung offen anzusprechen).

Dem Kind bleibt somit nur noch die Option, einen ANP auszubilden und so zu tun, als gäbe es den Bruch gar nicht. Die Evidenz des Bruches (EP also) wird dann in der schon beschriebenen Schublade der traumatischen Dissoziation und Amnesie versteckt. Nur so ist ein Überleben möglich.

So gesehen kommt es vor allem durch zwei Faktoren zu einer bleibenden dissoziativen Aufspaltung in ANP und EP: Die männlich-penetrative Gewalt führt zunächst zum Bruch des Opfers: EP ist der Ausdruck dieser Verletzung. Die weibliche Mittäterschaft mit der Verweigerung von Hilfe und Schutz führt dazu, dass ein ANP ausgebildet wird, um eine Pseudo-Normalität vorzuspielen, da die Erwachsenen ja auch so tun, als wäre alles normal (obwohl sie sich tatsächlich an einer schweren Misshandlung beteiligen). Bezüglich der traumatischen Verstrickung bei männlichen Tätern, verweise ich auf die Beschreibung der dissoziativen Erlebenswelt des Kinderschänders in Kapitel II. Auch die Dynamik der weiblichen Mittäterschaft birgt eine tiefe Tragik: Ein Ausstieg aus dieser Mittäterschaft ist Frauen so gut wie unmöglich, sobald dieser Weg einmal beschritten wurde. Denn sollte eine Frau sich dieser Dynamik entziehen wollen, angefangen mit einer Bewusstwerdung über das, was da eigentlich vorgeht, so würde sich bei ihr das Gefühl von Schuld und Scham schnell ins Unerträgliche steigern. Und nicht nur das: Typischerweise haben solche Frauen, die zu Komplizen von Misshandlungen werden, selbst schwere Misshandlungen in ihrer Kindheit erlebt. Aus diesem Grund ist es ihnen (fast) unmöglich, den Missbrauch an einem Kind vor ihren Augen zu sehen, denn diese Wahrnehmung würde zu einer Konfrontation mit ihrem eigenen erlittenen und verdrängten Missbrauch führen. Aus diesen beiden Gründen findet der Missbrauch wiederholt statt und führt zu einer sehr tiefen Verfestigung der traumatischen Dissoziation, sowohl bei den Tätern (Mann und Frau) wie auch bei dem Opfer (Kind).

Sie haben es sicherlich schon bemerkt: Dieses Beispiel zeigt, dass in Fällen von wiederholt stattfindender Misshandlung alle Beteiligten in einer dissoziativ-traumatischen Dynamik wechselseitig (intra- und interpersonell) verstrickt sind. Wobei nur die erwachsenen Täter/Opfer einen gewissen Handlungsspielraum haben, sich aus dieser Verstrickung zu lösen. Kindliche Opfer haben diesen Handlungsspielraum nie.

## Ein häufiges Missverständnis hinsichtlich der Therapie der traumatischen Dissoziation

Erwachsene haben einen gewissen Spielraum, sich in Schutz zu begeben, ihr Leben zu gestalten und auch eine Psychotherapie zu beginnen. In der Therapie geht es zunächst darum, eine Arbeits- und Vertrauensbeziehung, eine sogenannte therapeutische Allianz mit dem ANP herzustellen. ANP ist ja schließlich der Anteil, der den Kontakt zur Außenwelt pflegt, d.h. der die Termine vereinbart, die Rechnungen bezahlt, sich um Job, Beziehungen und Kinder kümmert. Aber auch ANP ist tief im Trauma verstrickt. ANP lebt ständig in der phobischen Vermeidung gegenüber jedweder Äußerung von EP oder gar der direkten Erinnerung an das Trauma. Dies führt dann oft dazu, dass die Therapie nicht genutzt wird, eine Allianz zu gestalten, in der beide Anteile, ANP und EP, gemeinsam gehört werden, sondern vielmehr eine Allianz zu schmieden, in welcher der EP ausgeschlossen wird. Das ergibt dann typischerweise eine Therapie, in deren Verlauf der ANP über Monate oder Jahre hinweg dem Therapeuten seine umfassende und in sich schlüssige Sicht auf sich und die Welt erklärt.

Oft sind ANP sehr leistungsfähig, introvertiert (dies allerdings einseitig, ANP-lastig), belesen, sensibel und sympathisch. Das führt dazu, dass sich viele Therapeuten von diesem Anteil tatsächlich blenden lassen und sich auf einen einseitigen Dialog mit dem ANP einlassen, in dem kein Platz ist für den EP, das störende, lärmige, trotzige, verletzte innere Kind. Gerade in den Therapien von schweren, chronischen Suchterkrankungen habe ich es oft erlebt, dass Allianzen mit ANP über viele Jahre hinweg aufgebaut wurden und hierbei die Manifestationen von EP komplett durch die Therapeuten und die ANP an die Seite gedrängt wurden. Sobald sich EP stärker in Form von psychisch belastenden Symptomen wie Panikattacken, Wut, Verhaltensstörungen, Beziehungsabbrüchen oder Ähnlichem äußert, kommen ANP und Therapeut schnell zu dem Schluss, dass eine psychiatrische Medikation eingeführt bzw. bei einer bestehenden Substitutionstherapie mit Opiatwirkstoffen oder mit Benzodiazepinen die Tagesdosis erhöht werden muss. Wenn sich also EP zu Wort meldet, wird dies als «Dekompensation» bezeichnet und führt dazu, dass Psychopharmaka verschrieben oder eine vorbestehende Medikation erhöht wird. Auf diese Weise wird die bestehende traumatische Dissoziation durch den Therapeuten gestützt und letztlich chronifiziert. Die therapeutische Allianz dient dann ausschließlich dazu, den ANP zufriedenzustellen. Der ANP ist ja in dieser Sicht der «gesunde» Teil, mit dem die Gesellschaft noch etwas anfangen kann – wohingegen der EP ein Störfaktor ist, der ausgegrenzt und psychopharmakologisch ausgebremst wird, sollte er zu laut werden.

Diese einseitige Allianz mit dem ANP bei gleichzeitiger Ausgrenzung des EP gilt im vorherrschenden psychiatrischen Behandlungsparadigma als erfolgreiche Therapie. Der weitestgehend gesellschaftskonforme ANP wird gestützt und zeigt sich zufrieden, der Therapeut hat den Eindruck, den Patienten (in Wahrheit den ANP) zu verstehen und zu unterstützen. Die Krankenkassen bezahlen solche Therapien und die entsprechenden psychopharmakologischen EP-Ruhigstellungen viele Jahre lang.

Dennoch muss leider festgestellt werden, dass im vorherrschenden Behandlungsparadigma lediglich Symptome abgedämpft werden, anstatt darauf zu achten, ob diese Symptome Ausdruck einer behandlungswürdigen traumatischen Dissoziation sind, und dementsprechend zu versuchen, die zugrunde liegende traumatische Erfahrung therapeutisch zu integrieren.

Somit führt das aktuelle Behandlungsparadigma der Psychiatrie in aller Regel zu einer Betonierung der traumatischen Dissoziation bei der betroffenen Person. In einem psychotraumatologisch ausgerichteten Behandlungsparadigma, das sich seit einigen Jahren mehr und mehr entwickelt, steht hingegen die Auflösung der traumatischen Dissoziation (und nicht die Neutralisierung von psychischen Symptomen) im Vordergrund. In einer solchen Therapie besteht die größte Herausforderung darin, die bereits erwähnte phobische Vermeidung der traumatischen Erinnerung zu überwinden. Diese Schwierigkeit ist mit der folgenden, bereits vorgestellten Analogie erklärbar:

Wir gehen mit einem gebrochenen Arm zum Arzt: Dieser versucht nun, den Arm zu bewegen, um ihn untersuchen zu können. Reflexhaft vermeiden wir aber jedwede Berührung oder gar Bewegung, da dies extrem schmerzhaft ist. Es kann sogar passieren, dass wir den Arzt wütend anschreien, aus Angst, er könnte bei seinem Versuch, uns zu untersuchen, heftige Schmerzen verursachen. Die bereits erwähnte Erhöhung der neuronalen Aktivität im Mandelkern und Hippocampus ist das neuronale Korrelat dieser phobischen Vermeidung, mit schmerzhaft unangenehmen Erinnerungen in Kontakt zu kommen. Dieser psychische Schmerz-Abwehr-Reflex behindert die therapeutische Aufarbeitung ungemein. Im Alltagsverhalten und im Kontakt mit Angehörigen und Therapeuten übernimmt der ANP die Aufgabe, diese Vermeidung in der Regel hocheffizient auszugestalten, ungefähr laut dem folgenden Motto: *«An meinen Schmerz lasse ich niemanden ran!»*

Im folgenden Abschnitt stelle ich ein paar bewährte Therapiemethoden vor, mit deren Hilfe die phobische Vermeidung der traumatischen Erinnerung schrittweise und behutsam aufgelöst werden kann.

## Mit dem quengelnden Kind ins Gespräch kommen

Wenn es gelingt, das Vertrauen des ANP zu gewinnen, sich ein kleines bisschen vorzutasten in Richtung eines Kontaktes mit EP, so kann eine weitere Annäherung mit Therapieansätzen versucht werden, bei denen die Grenzen der Identität des normalen ANP-Wachbewusstseins etwas aufgelöst werden. Es gibt viele Ansätze, die eine solche Aufweichung der «normalen» ANP-Identität erreichen können. Zu nennen sind hierbei in erster Linie:

- Körperzentrierte Verfahren,
- Hypnose,
- EMDR (*eye movement desensitization and reprocessing*),
- Psychodynamische imaginative Psychotherapie; *Internal family systems*, Schematherapie und ähnliche Therapieformen,
- Substanz-assistierte Psychotherapie, holotropes Atmen.

Allen diesen Ansätzen ist gemein, dass die regulär eingeschlagenen, kognitiv-mentalen Wege des Denkens und Fühlens verlassen und andere, weniger ausgetretene Pfade der psychischen Erkundung eingeschlagen werden. Hierbei kann es durchaus zu einer Aktivierung des EP kommen, und wenn eine solche durch den Therapeuten unzureichend begleitet und abgefedert wird, kann die Therapie unter Umständen auch zu einer Retraumatisierung, d.h. zu einer erneuten Verstärkung des traumatischen Erlebens führen.

Diese Therapieformen müssen daher eine gemeinsame wichtige therapeutische Eigenschaft innehaben, die eine Annäherung von ANP und EP möglich macht, ohne dass diese Annäherung in einer Bombenexplosion endet. Um diese schwierige Mission zu erfüllen, gestalten diese Therapieformen in der Regel einen erträglichen Zustand der psychischen Aktivierung (in der Fachsprache «Toleranzfenster des psychischen Arousals» genannt). Wenn nämlich der EP «geweckt» wird, kann dies eine Aktivierung des zugehörigen Traumanetzwerkes in Gehirn und Körper in Form einer ausgeprägten Angst- und Panikreaktion antriggern. Dann ist es dem Patienten nicht mehr möglich, einen ruhigen, relativierenden, konstruktiven Blick auf das Geschehen zu werfen. In diesem Zustand sind die integrativen Kapazitäten überfordert: Dies entspricht einer Retraumatisierung innerhalb des therapeutischen Settings. Und auch für den Therapeuten kann eine solche Erfahrung traumatisierend sein.

Wenn nun aber die Aktivierung des EP etwas gebremst oder «gestört» wird, z.B. durch die Anwendung oder Beifügung von anderen, ungewohnten Einflüssen, dann bleibt die überfordernde Aktivierung des Traumanetzwerkes aus und es kommt «lediglich» zu einer erträglichen Aktivierung. Ich erkläre meinen Kollegen in der Supervision immer wieder, dass eine erfolgreiche Traumaintegration dann stattfinden kann, *«wenn das Unerträgliche erträglich wird»*. *«Erträglich»* bedeutet somit, dass die furchterregenden Inhalte, die der EP mit sich bringt, nun betrachtet und neu eingeordnet werden können. Konkret wird also ein Dialog zwischen dem EP und dem ANP möglich, wobei der ANP die vielen Informationen, die den aktuellen Zustand der Sicherheit, Distanzierung und Relativierung hinsichtlich der Bedrohung der Vergangenheit betreffen, dem EP verfügbar macht. Der EP, der bis dato noch nicht in der Gegenwart angekommen ist, kann nun endlich mit dieser Wahrnehmung der Gegenwart seine Sicht auf die Belastung der Vergangenheit korrigieren. Dieses Einordnen einer Erfahrung in eine Gesamtsicht auf die Gegenwart entspricht dem Prozess der heilenden psychischen Integration.

Bei den körperzentrierten Therapieverfahren wird das «Aufweichen des ANP» sowie das therapeutische Toleranzfenster (d.h. die erträglich gemachte Unerträglichkeit) dadurch erreicht, dass mit einer ungewohnten Sprache zwischen Therapeut und Patient kommuniziert wird: Es steht nicht mehr die kognitiv-verbale Sprache im Vordergrund, die oft von Täterintrojekten und traumatischer Anpassung geprägt ist. Nein, eine neue Offenheit und ein Verständnis für die Not des EP wird durch die körperzentrierte Wahrnehmung der verschiedenen Ausdrucksformen des EP-Traumanetzwerks erzeugt. Diese Form von körperzentrierter Lesart und Kommunikation wird *tracking* und *bodyreading*[27] genannt (63). Durch diese Weise des «In-Kontakt-Kommens» können sowohl ANP als auch EP zu neuen Wegen der verständnisvollen Kommunikation untereinander finden.

Auch in der hypnotischen Trance wird ein Zustand hergestellt, bei dem das Denken und Fühlen des Patienten jenseits der gewohnheitsmäßigen Abläufe und Eingrenzungen stattfinden kann. Der oder die Hypnotisierte kann sich mental *out of the box* bewegen, und gerade die typischen hypnotischen Phänomene der Altersregression sowie der stark ausgeprägten metaphorischen Bilder können eine Aufarbeitung und Integration von traumatischen Inhalten ermöglichen (64). Und zuletzt möchte ich auch eine andere wichtige Therapieform, die in den letzten 30 Jahren ihre Wirksamkeit in der Traumabehandlung unter Beweis stellen konnte, vorstellen. EMDR, *Eye movement desensitization and reprocessing*; zu Deutsch: Desensibilisierung und Neubewertung von Informationen durch Augenbewegungen.

---

[27] Auf Deutsch: Das gezielte Aufspüren und Lesen des im Körper verankerten traumatischen Ausdrucks

Beim EMDR wird vermutet, dass die bei dieser Therapie ausgeführten bilateralen, d.h. wechselseitigen Stimulationen des Gesichtsfeldes bzw. der akustischen oder taktilen Wahrnehmung das Wachbewusstsein – das zentrale Exekutiv – in seiner Arbeit stören. Dieses kann nämlich seine volle Aufmerksamkeit immer nur einer Aufgabe widmen. Entgegen einer verbreiteten Vorstellung – in Analogie zu Computern *multitasking* genannt – ist das Gehirn nicht in der Lage, gleichzeitig zwei Aufgaben, die eine besondere Aufmerksamkeit benötigen, mit voller Effizienz auszuführen. Es ist nicht möglich, gleichzeitig eine Rechenaufgabe zu lösen und eine E-Mail zu schreiben. Das zentrale Exekutiv wird bei der simultanen Ausführung mehrerer Aufgaben immer wieder von einer Aufgabe zur anderen und zurück «springen». Objektiv mag es zwar so erscheinen, dass die Person diese Aufgaben gleichzeitig erfüllt, aber bei genauer Beobachtung und Messung wird offensichtlich, dass alles in allem die Bearbeitungszeit verlängert und die Ausführung der Aufgabe weniger präzise ist. Dieses Phänomen wird *dual-task-interference* genannt, zu Deutsch: «Hemmung durch doppelte Aufgabenstellung» (65). Ein gängiges Erklärungsmodell zum Wirkungsmechanismus von EMDR in der Traumatherapie besagt, dass das zentrale Exekutiv gehindert wird, seine volle Aufmerksamkeit der traumatischen Erinnerung zu widmen, da gleichzeitig zur vorgenommenen Traumaexposition die Aufmerksamkeit durch eine parallel stattfindende, «störende» Stimulierung in Beschlag genommen wird (66). Durch diese Hemmung der traumatischen Aktivierung ist es möglich, eine realistische, gegenwartsbezogene Sicht in die Verarbeitung der Information einzufügen. Wenn der EP angetriggert wird, so führt dies im Erleben der Person oft zum Losbrechen eines ungebändigten Wirbelsturms an Gefühlen, körperlichen Wahrnehmungen und Kognitionen. Durch das gleichzeitige «Erzwingen» einer konkurrierenden mentalen Aufgabe (z.B. mit den Augen hin und her schauen) ist es so, als würde die Tür, die zum agitierten Raum der Traumaerinnerung führt, einen guten Spalt offen gehalten. Durch diesen Spalt kann dann der Luftzug mit der ausgleichenden Information der Gegenwart zu einem Luftaustausch mit der «dicken Luft» im Traumaraum führen und das Toben des Wirbelsturms mäßigen.

Allen hier aufgeführten Therapieformen ist gemein, dass es nicht darum geht, den EP einfach zu eliminieren, auch wenn dies typischerweise der explizite Wunsch des Patienten bzw. des zur Therapie kommenden ANP ist. EP ist das Traumanetzwerk, das sich tief im Körper und in der Psyche des Menschen eingewachsen hat. EP befindet sich immer noch in dem Lebensalter, in dem die Misshandlung und Beschädigung stattfand. EP wird dementsprechend in vielen Therapieansätzen, von denen die psychodynamische imaginative Psychotherapie oder auch die Therapie des internen Familiensystems zu den bekanntesten Ansätzen gehören, als das «verletzte innere Kind» bezeichnet (67). Dieses verletzte innere Kind «will», oder vielmehr «muss» gehört, gesehen, wahrgenommen werden. Erst wenn diese Wahrnehmung und Anerkennung stattgefunden hat, kann die Psyche Frieden finden. Ein Kind, dessen Not gesehen wurde, und das in Sicherheit gewiegt und getröstet wurde, empfindet dann in der Folge nicht mehr die Notwendigkeit, durch Quengeln, Schreien oder Verhaltensauffälligkeiten auf sich aufmerksam zu machen. Diese Kinderanalogie beschreibt im Grunde sehr gut, was in Hinsicht auf die Neurophysiologie der traumatischen Dissoziation mittlerweile bekannt ist:

> **Das innere Kind befindet sich immer noch in dem Lebensalter, in dem das Trauma stattfand:** Wir wissen, dass die traumatische Erinnerung nicht an den Kontext der Gegenwart angeglichen wird (Kontextualisierungsdefizit).
>
> **Das innere Kind «will/muss» gehört werden:** Wir wissen, dass die traumatische Erinnerung nicht anders kann, als sich durch intrusive Symptome immer wieder neu im Gegenwartserleben der Person zu manifestieren (*flashbacks*, Panikattacken, negative Glaubenssätze, körperliche Beschwerden, etc.). Denn traumatische Dissoziation ist definiert als ein Zustand der Überforderung der Integration von Erfahrung. Erst wenn EP und ANP in die Lage versetzt werden, sich gegenseitig ohne Panik und Wut anzuschauen, kann die heilende Integration gelingen.

Die anderen nicht-kindlichen Anteile der Person, die im weiteren Sinne zum ANP gehören, müssen die Tatsache akzeptieren, dass das innere Kind zum System der Persönlichkeit dazugehört. Das Kind kann erst dann zur Ruhe kommen, wenn es in seiner Existenz und Eigenart akzeptiert und angenommen wird. Solange die nicht-kindlichen Anteile das Kind vertreiben wollen, wird es erbitterten Widerstand leisten. Die nicht-kindlichen Anteile müssen also ebenfalls eine vertiefte Bewusstwerdung durchlaufen, um zu erkennen, dass sie sich zum einen durch die kraftvolle Abgrenzung und Bekämpfung des inneren Kindes in einer einseitig geschönten Weise identifizieren. Und dass sie sich gleichzeitig in dieser Dynamik zunehmend erschöpfen und zudem riskieren, die traumatisch gestörte Beziehung zu sich selbst und zur Welt immer wieder neu zu inszenieren. Beide Anteile müssen also sich selbst reflektieren und anerkennen, dass sie selbst ein Teil des Problems sind. Dies ist eine schwierige Erkenntnis, denn genau das, was wir normal, stark und schön an uns finden, ist zugleich auch verantwortlich dafür, dass wir die traumatische Verstrickung, mit der sich jeder Mensch auseinandersetzen muss, immer wieder weitertragen und neuinszenieren[28].

[28] Laut Stanislaw Grof, dem Begründer der transpersonalen Psychotherapie, muss jeder Mensch mindestens zwei große Traumata bewältigen: Geburt und Tod.

Auch Substanz-assistierte Psychotherapie, mit Ketamin, MDMA, LSD, Psilocybin und DMT scheint eine tiefe Auflockerung dieses festgefahrenen Gefüges zu bewirken. Offenbar hat MDMA genau im Kern dieses Problems eine Wirkung: Es reduziert die Überaktivität im Hippocampus und im Mandelkern, die das neurobiologische Korrelat der phobischen Vermeidung der traumatischen Erinnerung ist (68). In der Metapher des Patienten, der sich dagegen wehrt, dass der Arzt den gebrochenen Arm bewegt, um ihn untersuchen zu können, bedeutet dieser MDMA-Effekt: «*Keine Panik, wir schauen uns mal gelassen und ruhig an, was da los ist!*» Und siehe da, der Arm kann bewegt und untersucht werden … und es stellt sich heraus, dass der Bruch inzwischen von selbst geheilt ist.

## Der spirituelle Schmerzkörper

Schließlich möchte ich noch eine weitere Analogie vorstellen. Es handelt sich um den «Schmerzkörper», der in den Büchern von Eckhart Tolle und anderen spirituellen Ratgebern erläutert wird. Dieser Schmerzkörper ist Ausdruck der Identität, die wir uns alle im Laufe unseres Lebens aneignen. Sie gibt uns Selbstsicherheit und Orientierung. Diese Identität ist eng an das Narrativ gebunden, das wir uns selbst (und anderen) über uns erzählen und das auch von nahestehenden, einflussreichen Personen während Kindheit und Jugend durch verbale und nonverbale Kommunikation mitgestaltet wurde. Das Narrativ und die damit zusammenhängende Identität haben die Funktion, uns zu stützen. Die Identität ist normalerweise darauf ausgerichtet, eine positive Bewertung der eigenen Lebensgeschichte und des Handelns in der Gegenwart zu erreichen. Auch schwierige Erfahrungen werden durch die Identitätsbildung scheinbar begreifbar und das Erlebte erscheint stimmig und schlüssig, solange es in der Logik und aus der Sichtweise des vorherrschenden Narrativs betrachtet wird. Aber diese «normale» Ausrichtung auf ein positives Bild auf sich selbst birgt im Inneren bereits den Stachel von Schmerz und Trauma.

Jedwede Erfahrung, die wir erleben, wird in Bezug auf unsere Identität eingeordnet und bewertet. Ist die Erfahrung angenehm und stärkt sie das positive Selbstbild, oft auch «Ego» genannt, fühlen wir uns ausgeglichen, zufrieden und als Mensch bestätigt. Ist hingegen die Erfahrung unangenehm und stellt das positive Selbstbild infrage, so fühlen wir uns miserabel, in Panik und in unserem Existenzrecht bedroht. In unserer Kultur wird das Recht zu existieren an das Gefühl eines positiv bewerteten Selbstbildes gekoppelt. Diese Verbindung ist ein sozio-evolutionäres Artefakt. Tiere haben kein positiv konnotiertes Selbstbild und brauchen es auch schlichtweg nicht, um zu leben. Wir aber investieren all unser Streben, um dieses Selbstbild aufrechtzuerhalten.

Und je mehr wir dies versuchen, desto mehr irren wir uns. Denn sobald etwas schiefläuft – und Überraschungen wird es immer geben –, erwacht der Zweifel am Lebensrecht. Dieser Zweifel ist der Schmerzkörper. Der Schmerzkörper umfasst alle jene Gewissheiten über die eigene Verletzlichkeit und Schwäche, durch die wir uns in unserem Überleben bedroht fühlen. Leben bedeutet auch Schmerz. Das positive Selbstbild sieht aber diesen Schmerz als einen existenziellen Widerspruch und somit als Bedrohung an. Und daher bekämpft das positive Selbstbild, das Ego, alle diese Manifestationen von Schmerz und Verletzlichkeit. Und durch diesen Kampf wird der Schmerz umgewandelt in Leiden.

Der Schmerzkörper entspricht dem EP und das Ego, das den Schmerzkörper zu widerlegen sucht, ist der ANP. Eine gelungene spirituelle Auflösung dieses tiefen traumatischen Antagonismus erfolgt, wenn die Interaktionen zwischen EP und ANP aufhören, wenn in Kopf und Körper kein Schach mehr gespielt wird. Dies ist dann der sogenannte non-duale Zustand der spirituellen Erleuchtung, den manche Menschen gelegentlich erfahren dürfen: Ein Sein im holistischen Ganzen, in dem es keine Wertung, Abgrenzung und Spaltung mehr gibt.

Nur durch einen offenen, akzeptierenden Umgang mit der Evidenz von Schmerz und Verletzlichkeit kann der Kreislauf des Leidens überwunden und dadurch der Schmerz in spirituelles Gold umgewandelt werden: In die Erkenntnis nämlich, dass jedes Wesen im Universum ein Existenzrecht hat, bedingungslos ein Teil der Schöpfung und somit Ausdruck der göttlichen Liebe ist.

# KAPITEL VI

## VON DER DIALEKTIK TRAUMATISCHER GEWALT

# VON DER DIALEKTIK TRAUMATISCHER GEWALT

*The atrocities, however, refuse to be buried.*

Judith Lewis Herman

Der Horror einer Gewalttat übersteigt das, was der Mensch sich bis dahin im Leben vorstellen konnte. Der Schock hierüber ist so groß, dass dieses Ereignis für den psychischen Apparat unverdaulich ist. Die Verdrängung des Traumas aus dem Alltagserleben ist die typische Reaktion des Menschen. Doch ein solches nicht-integriertes Trauma bleibt im Verborgenen lebendig und drängt sich wiederholt in Form von traumatischen Erinnerungsfragmenten, Intrusionen genannt, auf. Diese Dialektik aus Vermeidung und Intrusion findet sich nicht nur im Individuum, sondern auch im Kollektiv: Auch unsere Gesellschaft versucht, kollektiv erlittene Traumata zu verdrängen. Dennoch werden wir immer wieder neu von der noch aktiven Gewalt heimgesucht.

Die amerikanische Traumaspezialistin Judith Lewis Herman beschreibt in ihrem wegweisenden Buch «Die Narben der Gewalt» die vielfältigen Prozesse, die zu einer Verankerung von traumatischen Erfahrungen im Individuum und in der Gesellschaft führen (12). Ein Trauma überfordert die integrativen Fähigkeiten des Organismus. Diesen Mangel an Integration habe ich in den vorhergehenden Kapiteln anhand der Phänomene des Kontextualisierungsdefizits sowie der traumatischen Dissoziation geschildert, die mittlerweile durch wissenschaftlich etablierte Erfassungsmethoden gut objektivierbar sind. Durch traumatische Überlastung kommt es zum Aufbau einer tiefliegenden Gegensätzlichkeit (auch ANP-EP-System genannt), welche die traumatische Prägung der Person aufrechterhält.

In ihrem Buch geht Herman aber auch der Frage nach, ob diese Gegensätzlichkeit von Intrusion und Vermeidung nicht auch im Organismus des menschlichen Kollektivs, in der Gesellschaft, zu finden ist: Gibt es Ähnlichkeiten oder Analogien in der Verarbeitung von Trauma zwischen den Phänomenen, die sich auf individueller Ebene abspielen und denjenigen, die gesamtgesellschaftlich beobachtbar sind? Eng verwandt mit dieser Frage ist auch die Überlegung, in welcher Form sich die individuelle Erfahrung und Verarbeitung von Trauma in den vielen Tausenden oder Millionen von Menschen aufsummiert, die einer schweren Belastung im gegebenen gesellschaftlichen Kontext ausgesetzt waren.

Herman verweist auf die vielfältigen Schilderungen in Märchen aller Kulturen, die die intrusiven und auch vermeidenden Aspekte von traumatischer Gewalt im kollektiven Narrativ beschreiben. Es geht in diesen Schilderungen typischerweise um etwas Schreckliches, das sich in der Vergangenheit ereignet hat. Dieser Schrecken wurde zunächst versteckt, verbannt oder eingesperrt, aber er erwacht eines Tages aus dieser Verbannung, tritt erneut in Erscheinung und fordert die Menschen aufs Neue heraus. Beispiele hierfür sind der eingesperrte Flaschengeist des Aladin, das zum hundertjährigen Schlaf verdammte Dornröschen, oder auch der in den sumpfigen Wald verbannte Eisenhans. Noch weit explizitere Schilderungen finden sich in den unzähligen Erzählungen über Gespenster, Geister oder auch Mumien, die in verspukten Gebäuden und an verwunschenen Plätzen immer wieder in Erscheinung treten und die Menschen in Furcht und Schrecken versetzen. Eine besondere Form von tief verwurzelten, archetypischen traumatischen Figuren, die im Erzählkollektiv der westlich geprägten Kulturen in den letzten Jahrzehnten einen zunehmenden Platz eingenommen haben, sind zudem die Figuren der Zombies, Werwölfe und Vampire. Auf diese werde ich im Kapitel IX noch genauer eingehen.

Volkserzählungen zeigen, dass die Volksweisheit, also das kollektive Bewusstsein, sehr wohl «im Bilde ist» bezüglich der Grunddynamik traumatischer Prägung, die aus Intrusion und Vermeidung besteht. Die Intrusion entspricht hierbei dem plötzlichen Aufbrechen einer schreckhaften Realität; Beispiele sind das plötzliche Erscheinen der hässlichen Kröte im Froschkönig oder die plötzliche Begegnung mit der Hexe Baba Jaga. Die in den Erzählungen geschilderte Vermeidung beschreibt die Versuche, dieses Einschießen zu unterbinden und die aufbegehrende intrusive Dynamik durch vielfältige Strategien der Überlistung in Form von Gefangennahme, Einsperren, Einschläferung, Einmauern, Vergraben, Versenken etc. mit einem möglichst dauerhaften Bann zu belegen. Die Dramatik dieser Erzählungen nährt sich allerdings aus der Feststellung, dass diese Strategie der Vermeidung, der Unterdrückung und des Exorzismus keineswegs zu einer vollständigen Kontrolle oder gar zu einer tiefgreifenden Auflösung der zugrunde liegenden traumatischen Dynamik führt.

Stattdessen ist es vielmehr ein offener, konfrontativer (Der Froschkönig) oder in manchen Fällen gar ein liebevoller Umgang (Die Schöne und das Biest) mit dem Schrecken, der zu einer endgültigen Auflösung und somit zur Erlösung führt. So gesehen findet sich in der Volksweisheit bereits der entscheidende Hinweis auf den therapeutischen Schlüssel, der es möglich macht, das Schloss der traumatischen Blockade zu öffnen, sich anschließend mit dem Schrecken zu konfrontieren und auseinanderzusetzen und schließlich die traumatische Erfahrung zu überwinden. Das kollektive Bewusstsein hat also eine recht präzise Ahnung von der tiefgreifenden Dynamik traumatischer Prozesse. Bedeutet dies aber auch, dass das Kollektiv dazu befähigt ist, traumatische Dissoziation mittels kurz- oder längerfristiger Anpassungen zu verarbeiten und aufzulösen? Und wie sieht in diesem Fall die heilungbringende integrative Auseinandersetzung im Kollektiv aus?

Die Antwort auf diese Fragen ist leider ernüchternd. Obwohl im Kollektiv das Bewusstsein durchaus vorhanden ist, dass Traumata nur aufgelöst werden können, wenn sie «bei Tageslicht besehen» und integriert werden – genauso, wie wir das von der therapeutischen Arbeit am Individuum kennen –, scheint es in aller Regel aber doch eher so zu sein, dass Traumata kollektiv in Verstecke gedrängt werden, sich dadurch festsetzen, schließlich chronifizieren und somit ganzen Generationen und Gesellschaften ihre Dynamik von Intrusion und Vermeidung aufdrängen. Das verwunschene, dissoziative Selbst (*the haunted self* [69]), von dem die Psychotraumatologen sprechen, findet sein gesellschaftliches Gegenstück in der dissoziativen Spaltung der Gesellschaft; wir müssen also vom heimgesuchten Kollektiv sprechen. Die Gesellschaft ist so gesehen ein Organismus, der sich aus den Erfahrungen seiner Individuen aufsummiert, wie auch das Individuum sich aus den Erfahrungen und Funktionen seiner Organe und Zellen zusammensetzt.

Aus dieser Sichtweise folgt, dass die Dialektik der dissoziativen Gegensätzlichkeit nicht nur im Individuum zu finden ist, sondern auch auf der Ebene des Kollektivs.

## Traumatische Dialektik in Wissenschaft und Psychiatrie

Das wohl eindrücklichste Beispiel für den dissoziativen Zustand als Folge einer nur unzureichenden Integration von traumatischem Erleben auf gesellschaftlicher Ebene ist der Umgang der Gesellschaft mit dem psychischen Leid seiner Mitglieder. Dieser dissoziativ-widersprüchliche und gespaltene Umgang mit psychischem Leid wird offenbar, wenn wir die Entwicklung der offiziellen psychiatrischen Diagnosekataloge über die letzten Jahrzehnte verfolgen. Denn nur jenes psychische Leid, das offiziell in diesen Katalogen beschrieben und aufgeführt ist, wird gesellschaftlich und versicherungsrechtlich anerkannt. Eine persönliche psychische Problematik hat nur dann Krankheitswert, wenn sie in den Formen und Definitionen eines der beiden relevanten diagnostischen Kataloge erfasst werden kann. Und nur dann hat die betroffene Person eine Chance, Hilfe, Schutz oder Therapie im Rahmen der medizinischen Versorgung zu erhalten. In der gegenwärtigen Psychiatrie werden die Krankheitsbilder im Katalog der amerikanischen Vereinigung von Psychiatern (*Diagnostic and Statistical Manual of Mental Disorders*; DSM) oder aber in der von der WHO gestalteten *International classification of diseases* (ICD) definiert und aufgelistet. Die Aufnahme in diese Kataloge erfolgt in erster Linie nach äußerlich-deskriptiven Kriterien: Hierbei stehen die von außen beobachtbaren und messbaren Verhaltensauffälligkeiten bei der Erfassung und Bewertung eines psychiatrischen Krankheitsbildes im Vordergrund, während die jeweilige subjektive Erfahrung des betroffenen Individuums kaum berücksichtigt wird.

Die medizinische Versorgung umfasst bekanntlich weltweit einen billionenschweren Wirtschaftsbereich mit entsprechenden Interessenkonflikten. Und somit verwundern auch die immer neuen Kritiken an der Festsetzung von psychiatrischen Diagnosen nicht, die dazu führen, dass bestimmte Medikamente verordnet werden können und erstattungsfähig sind, andere dagegen aber nicht; oder dass Menschen mit bestimmten Symptomkonfigurationen Therapien, Krankenhausaufenthalte oder Invalidenrenten finanziert bekommen, andere aber nicht. Gerade in der Psychiatrie, die keine exakte Wissenschaft darstellt, unterliegen diese diagnostischen Zuordnungen starken gesellschaftlichen Einflüssen. Dies führt dazu, dass die diagnostischen Kataloge über die letzten Jahrzehnte eher zum Spiegel gesellschaftlich akzeptierter Krankheitskonzepte und der damit verbundenen, wirtschaftlich realisierbaren «Viabilität» geworden sind. Keineswegs drücken die diagnostischen Kataloge ein realitätsnahes Bild von psychischen Leiden und Krankheit aus. Denn als seelische Erkrankung gelten offiziell nur jene Formen psychischen Leidens, die von der Gesellschaft als Problem anerkannt werden, und das auch nur dann, wenn diese Anerkennung an eine ökonomische Realität gekoppelt ist, die das Funktionieren des gegebenen Gesellschaftskonstrukts nicht gefährdet, sondern vielmehr stützt.

In Bezug auf Traumafolgestörungen ist es daher wichtig, in Erinnerung zu rufen, dass diese Formen von Leiden erst 1981 in den DSM-Katalog aufgenommen wurden. Dies ist insofern verwunderlich, als natürlich seit Menschengedenken offensichtlich ist, dass traumatische Erlebnisse zu tiefgreifenden Veränderungen beim Menschen führen, die in vielen Fällen dauerhafte Behinderungen und intensives Leid verursachen. Es gibt unzählige Beschreibungen in allen Kulturen, die diese Zusammenhänge schildern. Und auch die Wissenschaft hat sich bereits im 19. Jahrhundert eingehend dem Studium dieser Phänomene gewidmet. Ein eindrückliches Beispiel für den gesellschaftlichen Umgang mit Traumafolgestörungen lässt sich in Bezug auf die Erkrankung der «Hysterie» im ausgehenden 19. Jahrhundert betrachten. Die Hysterie war das vordringlichste gesellschaftliche Gesundheitsproblem in der zweiten Hälfte des 19. Jahrhunderts. Zehntausende von Frauen in allen europäischen Kulturen, gerade auch aus den wohlhabenden Schichten, zeigten Merkmale dieser Erkrankung. Die Hysterie äußerte sich in Symptomen, von denen wir heute wissen, dass sie typisch sind für Traumafolgestörungen: Motorische Lähmungen, Sensibilitätsausfälle, Ohnmachtsanfälle bzw. epilepsieähnliche Anfälle, Schmerzen und auch typischerweise Gedächtnisdefizite (Amnesien). Es war das Verdienst des Neurologen Jean-Martin Charcot, der an der Pariser Salpêtrière sein wissenschaftliches Interesse der Erforschung der Hysterie widmete, zu beweisen, dass bei diesen Frauen keine körperliche Problematik vorlag. Somit war manifest, dass es sich vielmehr um eine sogenannte funktionelle, d.h. im Psychischen begründbare Erkrankung handelte.

Mit dieser wichtigen Feststellung nahmen die Probleme aber erst ihren Anfang. Wie konnten die psychischen Schwierigkeiten dieser Frauen verstanden werden?

Viele ambitionierte Ärzte und Wissenschaftler zog es in jenen Jahren an die Salpêtrière, um unter Aufsicht von Charcot dieses große Geheimnis zu lüften. Sowohl Sigmund Freud als auch Pierre Janet gehörten zeitweise zu den Schülern Charcots. In langjährigen Studien, bei denen die genaue, empathische, an der Erlebenswelt der Patientinnen orientierte Befragung im Mittelpunkt stand, konnten sie feststellen, dass die zugrunde liegende Problematik der Hysterie in einer traumatischen Erfahrung zu sehen ist, die diese Frauen zumeist in Kindheit und Jugend erlitten hatten. Und in den meisten Fällen handelte es sich um Traumata sexueller Natur: Vergewaltigung und sexueller Missbrauch innerhalb des gegebenen sozialen Rahmens.

Freud, der viele klare Hinweise für diese sexuell-traumatische Genese der Hysterie gesammelt hatte, fasste seine Beobachtungen und wissenschaftlichen Überlegungen 1896 in seiner Schrift «*Zur Ätiologie der Hysterie*» zusammen (58). Er war sich bewusst bzw. konnte erwarten, dass sein Werk eine wissenschaftliche Sensation darstellen würde.

Doch es passierte: … Nichts!

Kollegen und Öffentlichkeit ignorierten dieses wichtige Werk weitestgehend: Es konnte nicht sein, was nicht sein durfte. Für die wilhelminisch-viktorianischen Gesellschaften Europas war es schlicht unvorstellbar anzuerkennen, dass sexueller Missbrauch an Frauen so tiefgreifend und häufig in allen sozialen Schichten und gerade auch in den wohlhabenden, kultivierten, «ehrenwerten» bürgerlichen Kreisen vorkommen sollte, wie es Freuds zentrale Schlussfolgerung war. Die anfangs formulierte, wissenschaftliche Theorie Freuds zum traumatischen Ursprung der Hysterie war, wie wir heute wissen, richtig. Dennoch war sie zu Beginn des 20. Jahrhunderts nicht vermittelbar und noch viel weniger konsolidierbar, da sie gesellschaftlich nicht akzeptabel war. Dieses Ignorieren einer wissenschaftlich gut fundierten Annahme, dieses Ablehnen und Zurückweisen einer wissenschaftlichen Evidenz – die, wenn sie ernst genommen würde, zu einem erheblichen In-Frage-Stellen der vorherrschenden gesellschaftlichen Gepflogenheiten führen müsste – ist ein eklatantes Beispiel dafür, wie sich die Wissenschaft den gesellschaftlichen Vorgaben unterordnen muss. Die Wissenschaft, wie auch die Medien und das Bildungswesen, sind alle Teilhaber, Akteure wie auch Objekte des vorherrschenden gesellschaftlichen Narrativs. Dieses Narrativ, wie schon in Kapitel II erläutert, umfasst eine Erklärung, Deutung, Sinngebung und Orientierung über die Realität, an die sich das Individuum und Kollektiv innerhalb des gegebenen Erfahrungsraumes immer wieder neu anpassen müssen. Durch diese wechselseitigen Anpassungen und Gestaltungen wird unsere Identität und die des Kollektivs immer wieder neu geformt und gefestigt.

Freud war ein sehr ambitionierter Mensch; als er realisierte, dass er mit den vorliegenden Ergebnissen und Schlussfolgerungen im vorherrschenden akademischen und gesellschaftlichen Kontext keine Beachtung finden würde, versuchte er, seine Arbeit zu retten. Ob wissentlich-absichtlich oder aber unbewusst dem Strom des gesellschaftlichen Narrativs folgend, formulierte er seine Rückschlüsse in wesentlichen Punkten um. Anstelle weiterhin zu postulieren, dass ein sexuelles Trauma der Entwicklung einer Hysterie zugrunde liegt, dass also tatsächlich eine Frau zuvor von Angehörigen sexuell missbraucht wurde, erklärte er nun, dass die sexuelle Handlung lediglich in der Vorstellung der Frau stattgefunden hat (12, S. 14; 70[29]). Es ist also der imaginierte Geschlechtsverkehr mit einem Angehörigen, der für die Frau belastend ist, da allein schon die Vorstellung dieses tabuisierten, verbotenen, zutiefst unmoralischen Vorgangs, des Inzests, hochgradig mit Scham belegt ist. Die klinischen Symptome, an der eine an Hysterie erkrankte Frau leidet, entsprechen – laut Freud – dem Bemühen, diese nicht-eingestehbare Vorstellung einer Triebhandlung, z.B. Sex mit dem Vater gehabt zu haben, aus dem Bewusstsein zu verdrängen. Die Symptome der Hysterie, vor allem aber die dissoziative Amnesie, sind also Ausdruck eines Widerstandes, der von der Patientin aufgebracht wird, um die schamhaft belegten sexuellen Inzestfantasien zu unterdrücken.

Nicht nur sexuelle Fantasien, sondern auch Gewaltfantasien sind schamhaft belegt und nicht-eingestehbar, gerade wenn es um Gewalt zwischen Eltern und Kindern geht. Hysterisch erkrankte Frauen, oder auch Männer, leiden – wieder laut Freud – häufig auch darunter, dass sie aggressive Impulse ihren Eltern gegenüber haben. In Analogie zu der Beurteilung der Wirklichkeit von sexuellen Handlungen von Eltern gegenüber ihren Kindern postulierte Freud, dass solche Gewaltanwendung in aller Regel

[29] Dieses Buch wurde auch ins Deutsche übersetzt und mit einem veränderten Titel veröffentlicht: «Was hat man dir, du armes Kind, getan». Masson, J. M. (1995). Freiburg i. B., Kore Verlag.

nicht gegeben ist, dass aber Kinder durchaus Gewalt- und Mordfantasien gegenüber ihren Eltern haben. Das schamhafte Verdrängen dieser Gewaltimpulse seitens des Kindes führt dann entsprechend der Freud'schen Neurosenlehre zu dem schon zuvor beschriebenen psychischen Widerstand gegenüber nicht-eingestehbaren aggressiven und sexuellen Impulsen (in denen die Eltern die Opfer – und keineswegs die Täter – sind). Dies ist die zentrale Grundannahme des Freud'schen Ödipuskomplexes: Die Vorstellung, Sex mit dem gegengeschlechtlichen Elternteil zu haben, gepaart mit Mordfantasien und Aggressionsimpulsen gegenüber dem gleichgeschlechtlichen Elternteil.

Die Verlagerung der Gewaltausübung von den Erwachsenen weg hin zu den Kindern und zugleich die Verneinung der Wirklichkeit der erfolgten sexuellen, physischen und psychischen Gewalt von Erwachsenen gegenüber Kindern, beschreibt die fundamentale Wendung, die Freud in der Interpretation seiner Forschungsergebnisse bei traumatisierten Frauen vornahm. Hierbei werden also die Opfer zu Tätern und die Täter zu Opfern. Die klassische Freud'sche Neurosenlehre, basierend auf dem viel zitierten Ödipuskomplex, ist ein Verrat an den kindlichen Opfern der vielfältigen Formen von Gewalt, denen Kinder in allen Stadien und Schichten der zivilisatorischen Entwicklung ausgesetzt waren und sind.

In den gesellschaftlichen Verhältnissen seiner Zeit hätte Freud mit seiner initialen Sicht bezüglich der Problematik von hysterischen, in einer traumatischen Dissoziation lebenden Frauen und Männern niemals die außerordentliche Karriere machen können, die ihm dadurch beschieden wurde, dass er seine ursprünglichen Thesen tiefgreifend umformulierte. Es steht den Nachgeborenen nicht zu, Urteile über Menschen zu fällen, die in anderen Zeiten ihr Auskommen zu finden suchten. Das bleibende Verdienst Freuds ist es sicherlich, die große Bedeutung des Unterbewussten sowie auch die starke Kraft von sexuellen und aggressiven Impulsen für das Verständnis der psychischen Regungen des Menschen der breiten Öffentlichkeit verständlich gemacht zu haben.

Dennoch gibt es einen Zeitgenossen Freuds, den schon erwähnten Janet, der in seinen Studien zur Hysterie zu ganz ähnlichen Schlüssen kam wie Freud selbst und diese Folgerungen auch weiterhin vertrat. Auch Janet erkannte, dass diese Frauen Opfer von tatsächlicher Gewalt geworden waren. Janet formulierte erstmals das Prinzip der Dissoziation als einen Zustand der Überforderung der Anpassungskapazitäten des Organismus. In seiner Neurosenlehre vertritt Freud den Standpunkt, dass sich die Patientin nicht erinnern «will», bzw. dass sie Symptome produzieren «will» (da diese Amnesie und diese Symptome psychisch «besser» erlebbar und nach außen vertretbar sind als eine nicht-eingestehbare sexuelle oder aggressive Fantasie). Für Janet hingegen ist die Dissoziation Ausdruck dafür, dass die Patientin nicht anders «kann». Körper und

Psyche dieser Menschen befinden sich in einem Zustand der Überforderung, bei dem die zunächst vorhandenen Integrationskompetenzen überspannt wurden. In der Folge führt dieser Bruch zu einem tiefen Vertrauensverlust in die eigene Fähigkeit, das Leben mit einem Grundgefühl von Autonomie und Sicherheit zu gestalten.

Janet blieb seiner ursprünglichen wissenschaftlich begründeten Theorie über das Wesen der traumatischen Dissoziation treu. Er vertrat weiterhin das Postulat, dass diese Frauen und Männer schwer misshandelt worden waren. Sein Werk und sein Name schlummerten über viele Jahrzehnte in fast vollkommener Bedeutungslosigkeit. Erst seit dem neuen Jahrtausend haben verschiedene Psychotraumatologen begonnen, die Arbeiten von Janet aus dem Sumpf der Vergessenheit zu bergen. Aus Sicht der gegenwärtigen Psychotraumatologie entspricht Janets Konzept der Dissoziation viel eher den mittlerweile erarbeiteten neurowissenschaftlichen Kenntnissen als die Neurosenlehre Freuds.

Aber dessen ungeachtet ist bei vielen Ärzten, Psychiatern und Therapeuten, aber auch in der Allgemeinbevölkerung die Kenntnis der Freud'schen Neurosenlehre inklusive des hiermit verbundenen Ödipuskomplexes weit mehr verbreitet als die Kenntnis über das Konzept der traumatischen Dissoziation nach Janet. Es ist für das Selbstverständnis der Gesellschaft bis zum heutigen Tage sicherlich weniger bedrohlich, wenn weiterhin davon ausgegangen wird, dass psychisch erkrankte Menschen ein Problem des «Nicht-Wollens» haben, bzw. an hochgradig schambesetzten, nicht-eingestehbaren Gewalt- und Sexualfantasien leiden, anstatt anzuerkennen, dass diese vielen Menschen in der Mitte der Gesellschaft tatsächlich Opfer von kaum vorstellbarer Misshandlung wurden.

Somit bedeutet das Festhalten an der Freud'schen Neurosenlehre nicht nur die Umkehrung einer wissenschaftlichen Evidenz, sondern vielmehr die Verunglimpfung von Missbrauchs- und Gewaltopfern, die auch heute noch durch vielfältige Formen des *blaming & shaming* in eine vollkommen falsche Verantwortung für entsetzliche Taten gedrängt werden, die sie gar nicht begangen haben. Diese Verneinung von Evidenz und Kausalität schwerer psychischer Traumatisierung zieht sich bis heute weiter durch die vielen wissenschaftlich-gesellschaftlichen Schnittstellen in Medizin, Psychiatrie und *Public Health.*

Ein anderes Beispiel ist der sehr lange Weg, der über zahllose Kriege hinweg beschritten werden musste, bis die erste Traumafolgestörung in den psychiatrischen Diagnosekatalog aufgenommen wurde. Natürlich ist uns seit Menschengedenken klar ersichtlich, dass schwere interpersonelle Gewalt wie Mord, Folter, Verrat, Vergewaltigung, Versklavung, Ausgrenzung etc., zu tiefgreifenden Beschädigungen der betroffenen Personen führt. Und zwar bei allen Personen, die solchen Ereignissen ausgesetzt werden. Dennoch wurde immer wieder in der «nüchternen» wissenschaftlichen Betrachtung dieser posttraumatischen Manifestationen die Verletzlichkeit und Schwäche der beschädigten Person in den Vordergrund gestellt. Wenn also ein Individuum nach Exposition mit einem Trauma im Rahmen einer kriegerischen Auseinandersetzung psychiatrische Symptome «produzierte», so galt dies primär als Ausdruck von persönlicher Schwäche. Die posttraumatische Störung war also primär verursacht durch die mangelnde Härte und Widerstandskraft der Betroffenen – Resilienz, wie dies heute oft genannt wird – und nicht durch die überfordernde Gewalt des traumatischen Ereignisses.

Die kriegstraumatische Beschädigung von Millionen junger Männer im Ersten Weltkrieg wurde durch Bezeichnungen wie «Granatenfieber», «Schüttelneurose», «*shell shock*» und schließlich auch «Kriegsneurose« gekennzeichnet. Da bei der Entstehung und Ausprägung dieser Krankheitsform eine gewisse Ähnlichkeit zu den hysterischen Störungen bei Frauen feststellbar war, wurde dieses Krankheitsbild auch männliche Hysterie genannt. Es ist bezeichnend, dass die Wissenschaftler zunächst davon ausgingen, diese Störungen seien primär durch eine mechanische Schädigung des Schädels und des Gehirns zu erklären, verursacht durch den Druck der Granatenexplosion und keineswegs durch den Horror und die Todesangst des Krieges *per se*. Es könnte sein, dass diese Sichtweise den Machthabern und Kriegstreibern der damaligen Zeit wesentlich genehmer war – und ihnen aus diesem Grunde von Wissenschaftlern als Erklärung angeboten wurde – als die doch unmittelbar einleuchtende Einsicht, dass die Gräuel von Krieg und Gewalt tiefe krank machende Spuren im Menschen hinterlassen.

Entsprechend dieser Sichtweise – kriegstraumatische psychische Schäden sind Ausdruck mechanischer Schädigung des Gehirns bzw. Ausdruck der Schwäche der erkrankten Person – wurden Tausende dieser beschädigten Menschen in Krankenhäusern mit Therapien behandelt, die sie wieder zurechtbiegen sollten. Ziel dieser Verfahren war in diesem Sinne die Wiederherstellung der «Normalität» bei diesen Männern, was konkret bedeutete: Die Tauglichkeit für den Kriegsdienst an der Front sollte schnellstmöglich wiederhergestellt werden. Mit anderen Worten: Sie sollten repariert werden wie eine kaputte Maschine, um dann erneut als Kanonenfutter den Stahl der feindlichen Kriegsmaschinerie mit ihren Körpern abzufangen.

Es gibt eindrucksvolle Videos, die diese erschütternden Symptome zeigen und auch einige der angewandten Therapieformen darstellen[30]. «Aktive Relaxierung», d.h. das Durchbrechen der dissoziativen Versteifung der Körperbeweglichkeit, gehörte zum therapeutischen Repertoire, aber auch Elektroschocks und nicht zuletzt die «therapeutische» Re-Inszenierung von militärischem Marschieren und Kriegsgefechten. Ein bereits geschildertes Prinzip war das *blaming & shaming* der betroffenen Personen: Diese wurden scharf dafür kritisiert und getadelt, dass sie krank waren und daher nicht weiter als Soldaten an der Front zur Verfügung standen. Es wurde also von diesen Männern erwartet, dass sie sich für diese Feigheit und ihr «Sich-vor-dem-Feind-Drücken» schämten. Das «therapeutische Auflösen» des zuvor erzeugten und verstärkten Schamgefühls entsprach somit der willentlich erzwungenen Reduktion der Krankheitssymptome, und dieser «Therapieerfolg» ermöglichte die Rückkehr der Patienten in den Krieg. So gesehen unterstützten die Ärzte und Therapeuten vielfach noch in den Kriegen des 20. Jahrhunderts die militärische Doktrin der Machthaber, die besagt, dass der Soldat eine größere Angst vor den Repressalien seiner vorgesetzten Offiziere zu haben hat als davor, im Kampf mit dem Gegner grausam getötet zu werden.

Als Psychiater kommt in mir manchmal das ungute Gefühl auf, dass in 50 oder 100 Jahren die Nachwelt mit ebenso starkem Missfallen und Unverständnis auf meine berufliche Tätigkeit blicken wird, wie wir selbst dies heute gegenüber unseren ärztlichen Vorgängern vor 100 Jahren tun. Im Kapitel XI, in dem ich über die psychiatrische Haltung gegenüber der «Burnout-Depression» spreche, werde ich mein ungutes Gefühl als Psychiater im heutigen Umgang mit stressbedingten Krankheiten weiter erläutern.

Die Feststellung, dass manipulative Interventionen, die auf das Schamgefuhl und auf die Identität des Individuums (als wollendes Wesen) ausgerichtet waren, in vielen Fällen zu einer Reduzierung der problematischen Symptome führten, wurde (und wird auch heute noch) immer wieder als Argument dafür gebracht, dass diese Störungen «Willensstörungen» entsprechend der Freud'schen Neurosenlehre wären. Dennoch bleibt festzustellen, dass die beobachteten Verbesserungen in aller Regel nicht von Dauer sind. Häufig zeigt sich auch, dass die Symptome – durch *blaming & shaming* bekämpft – lediglich umgelagert werden. Sprich, in der Folge treten Störungen in anderen Körperarealen und -funktionen auf, die ebenfalls als dissoziativ betrachtet werden müssen.

30 War Neuroses: Netley Hospital,1917; https://wellcomecollection.org/works/p5993re4

## Jeder kulturelle Kontext erzeugt spezifische Formen von dissoziativen Symptomen

Zudem ist es ein immer wieder neu zu beobachtendes Phänomen, dass sich dissoziative Symptome in verschiedenen kulturellen Kontexten ganz unterschiedlich manifestieren. Hierbei wird der Ausdruck dieser Symptome von einer Art «kulturellem Selektionsdruck» gestaltet. Eine Person, die sich in einer traumatisch bedingten Überforderungssituation befindet, «kann nicht anders», als genau solche Symptome zu entwickeln, die zwei Kriterien entsprechen, die durch den jeweiligen gesellschaftlichen Kontext vorgegeben sind:

1. Der Schutz vor weiterer Misshandlung;

2. Die (zumindest im Ansatz mögliche) gesellschaftliche Akzeptanz des Symptoms in Form einer medizinisch anerkannten Krankheit.

Dazu einige Beispiele:

a) Die hysterischen Frauen des 19. Jahrhunderts entwickelten massive Symptome; ihr Körper versteifte und verkrümmte sich in einer Überstreckung des Rückens (*arc de cercle* genannt), sie hatten zudem epilepsieähnliche Anfälle. Durch diese und andere Symptome – und nicht zuletzt durch die darauffolgende Krankenhauseinweisung – waren sie zum Teil davor geschützt, erneut Opfer sexueller oder physischer Gewalt im angestammten Familienumfeld zu werden. Zudem gab es auch einen gewissen Suggestiv- bzw. Nachahmeffekt, der dazu führte, dass sich diese deutlich sichtbaren Symptome immer wieder bei Frauen häuften, die Schutz vor Misshandlung suchten. Denn diese Frauen erhielten diesen Schutz dann auch tatsächlich, da die gezeigten Symptome einer damalig offiziell anerkannten Erkrankung entsprachen.

b) Auch die *shell-shock*-Soldaten des Ersten Weltkriegs hatten ausgeprägte Symptome. Sie zitterten derart an Armen und Beinen, dass sie kaum laufen, geschweige denn soldatisch in Reih und Glied marschieren konnten. Wenn wir diese alten Filmaufnahmen betrachten, ist sofort offensichtlich, dass diese Männer – solange sie krank waren – keine Gewehre oder Granaten mehr in die Hände nehmen konnten, sie wären sonst eine große Gefahr für ihre eigenen Verbände geworden. Auf diese Weise kampfuntauglich, waren sie durch diese Krankheitssymptome vor einer erneuten Kriegsexposition geschützt. Auch bei diesen Männern können Nachahmungseffekte bezüglich der Entwicklung und Ausgestaltung der Zittersymptomatik vermutet werden. Auch sie erhielten einen gewissen Schutz dadurch, dass sie Krankheitssymptome «produzierten», die einer in gewissem Maße anerkannten Krankheit entsprachen.

c) In meiner klinischen Tätigkeit begegne ich sehr häufig Menschen, die unter massiven Schmerzen leiden, die nur unzureichend medizinisch begründbar sind. Diese Menschen leiden also unter einem sogenannten somatoformen-dissoziativen Schmerzsyndrom. In vielen Fällen besteht – auch schmerzbedingt – eine ausgeprägte depressive Verstimmung. In vielen Fällen ist es möglich, Ereignisse traumatischer Natur in den Lebensgeschichten dieser Menschen in Erfahrung zu bringen. Schmerz ist Ausdruck dafür, dass ein Knochen, ein Organ oder gar der gesamte Organismus überlastet wurde. In manchen Fällen sprechen diese Menschen auch aus, dass sie sich so fühlen, als ob in ihnen etwas gebrochen wäre. In vielen Fällen führen diese ausgeprägten Schmerzen dazu, dass diese Menschen nur sehr eingeschränkt am sozialen, beruflichen und familiären Leben teilnehmen können. Wenn versucht wird, diese Informationen und Eindrücke in ein weitgefasstes Verständnis für die Lebensdynamik dieser Menschen in Zusammenhang zu bringen, so kann das Schmerzsymptom wie folgt umschrieben werden: Irgendetwas ist bei dieser Person im Verlauf des Lebens gebrochen; diesen Bruch spüren sie in sich als fast stetigen heftigen Schmerz. Dieser Bruch/Schmerz hindert diese Person in den meisten sozialen Kontexten des Lebens, mit anderen Menschen in eine wechselseitige Interaktion zu gehen. Durch dieses Hindernis ist die Lebensqualität dieser Person deutlich gemindert, sie ist hierdurch aber auch vor erneuter Beschädigung in diesen sozialen Kontexten geschützt.

d) Des Weiteren begegne ich in meiner Sprechstunde häufig deutlich übergewichtigen Personen; Frauen wie Männern. Auch diese Menschen haben typischerweise Traumatisierungen erfahren, oft körperlich und/oder sexuell. Auf die suchtähnlichen Aspekte von Essstörungen soll an dieser Stelle nicht eingegangen werden. Was hier interessiert, ist die mögliche dissoziativ-funktionale Sichtweise, mit der bei vielen dieser Menschen die Fettleibigkeit als eine Art Schutzschild angesehen werden kann. Sie haben viele «gute Gründe», zu viele Kalorien zu sich zu nehmen und hierdurch ihr emotionales Gleichgewicht zu stützen. Einer dieser Gründe ist aber auch die Schutzschildfunktion: Ihre Fettleibigkeit schützt sie davor, dass ihnen andere Menschen gefährlich nahe kommen. So gesehen führt auch hier ein tiefliegendes Trauma zu einer fehlgeleiteten Anpassung – in diesem Falle einer exzessiven Aufnahme von Kalorien –, die diesen Menschen einen gewissen Schutz gegenüber weiteren körperlichen Annäherungen und Übergriffen bieten kann. Und nur wenn das zugrunde liegende Trauma erfolgreich integriert wurde, ist es möglich, auch die Essstörung zu behandeln, deren Beibehaltung nun nicht mehr so dringend zum Selbstschutz benötigt wird.

Diese Beispiele zeigen anschaulich, dass der Körper eines Menschen, der sich mit einer latenten Bedrohung «arrangieren» muss, Wege findet, dieser immer neu zu erwartenden Gewaltexposition zumindest ansatzweise zu entfliehen. Diese Anpassung gelingt dadurch, dass er körperliche Symptome ausbildet. Diese dissoziativ-körperlichen Symptome bringen also einen klaren Vorteil mit sich: Schutz vor erneuter Misshandlung. Aber sie haben natürlich auch einen hohen Preis: Die betroffene Person ist tatsächlich schwer erkrankt und dadurch in ihrer Lebensqualität deutlich behindert.

## Kritik am Konzept der traumatischen Dissoziation

Natürlich werden diese Hauptmerkmale der dissoziativ-körperlichen Störungen auch von den Kritikern des Konzepts der Dissoziation in einer gegenläufigen Interpretation aufgeführt, um diesen Patienten wie schon zu Zeiten Freuds eine absichtsvolle Verstellung, Simulation von Symptomen und eine willentliche Flucht in den Krankheitsstatus zu unterstellen. Nach Ansicht dieser Kritiker sind dissoziative Symptome Ausdruck eines psychischen Widerstandes, durch die sich der oder die Erkrankte dagegen wehrt, sich eine nicht-eingestehbare Triebregung oder auch eine nicht-lösbare Lebensproblematik bewusst zu machen und dieses Problem offen anzugehen. In der Tat wirkt es verdächtig, dass diese Patienten genau die Symptome zeigen, …

- durch die die Weiterführung ihrer Alltagsfunktion unmöglich gemacht wird;
- die einem gesellschaftlich anerkannten Krankheitsbild entsprechen;
- die auch von anderen Menschen in ähnlichen Lebensproblematiken bereits ausgebildet wurden. Zudem kann immer wieder beobachtet werden, dass manche Symptome im Kontakt mit anderen Patienten an Ausprägung zunehmen, oder auch, dass ganz neue typische Symptome entstehen, die bisher nicht beobachtbar gewesen waren.

Natürlich kann es nicht überraschen, dass diesen Menschen dann unterstellt wird, sie hätten diese Krankheitssymptome absichtlich und planvoll inszeniert, um von den Vorteilen des Krankseins profitieren zu können.

Tatsächlich gibt es diese Anpassungsleistung eines Patienten, den sogenannten «sekundären Krankheitsgewinn», durchaus, und es ist wichtig, diese Dynamik zu verstehen und sie in einem verständnisvollen, nicht-bewertenden Umgang mit der betroffenen Person anzusprechen und zu entschärfen.

Dennoch wäre es viel zu kurz gegriffen, aufgrund dieser Phänomene, die für eine «opportunistische» Anpassungsleistung des Patienten sprechen, davon auszugehen, dass die gesamte Problematik des Patienten lediglich ein Theaterstück ist, um von ungelösten Problemen abzulenken und zusätzlich Schutz und Zuwendung zu erhalten.

Es gibt tatsächlich auch vorgetäuschte medizinische Störungen, die mit dissoziativen Krankheitsbildern verwechselt werden können: *Facticious disorders* oder auch Münchhausen-Syndrom. Bei Kindern kann es zudem vorkommen, dass Krankheitssymptome durch ihre Eltern provoziert werden, indem z.B. normale, unauffällige Urinproben eines Kindes durch Blutbeimischung verfälscht werden und dadurch weitere Untersuchungen und auch Operationen am Kind notwendig erscheinen. Dieses nicht seltene Geschehen wird Stellvertreter-Münchhausen-Syndrom genannt. Es handelt sich um eine Form von schwerer Kindesmisshandlung. Wenn Erwachsene in ihrem eigenen vordergründigen Interesse ähnlich handeln, so stellt sich in vielen Fällen dennoch die Frage, ob nicht auch diese Erwachsenen von ihren Angehörigen in subtilen oder offen übergriffigen Formen manipuliert und dazu gedrängt werden, als krank zu erscheinen und eine entsprechend deutlich eingeschränkte Lebensentfaltung auf sich zu nehmen.

Eine Studie holländischer Forscher hat genau diese Fragestellung hinsichtlich der Bewertung von *facticious* (vorgetäuschten) und dissoziativen Störungen untersucht: Gibt es neurobiologische Unterschiede zwischen Menschen, die an einer dissoziativen Störung erkrankt sind, und Menschen, die diese Symptome vortäuschen? Das Ergebnis: In der Tat unterscheiden sich diese Personengruppen deutlich in Hinblick auf die messbaren neurophysiologischen Korrelate, die den gezeigten Symptomen zugrunde liegen. Somit kann gefolgert werden, dass Dissoziation kein willentlich gesteuertes «Theaterspielen» ist (71).

Dennoch sind die Übergänge zwischen dissoziativen und vorgetäuschten dissoziativ-ähnlichen Symptomen und Erkrankungen in Kliniken wohl fließend, und es gibt Überlappungen zwischen diesen Manifestationen von Krankheit, psychischem Leid und von dem wechselseitig manipulativen Umgang hiermit. Und in der Tat kann nicht abgestritten werden, dass von manchen Mitgliedern der Gesellschaft immer wieder versucht wird, das Gesundheitswesen wie auch die auf dem Solidarprinzip beruhenden Sozialversicherungen betrügerisch auszuhebeln. Die Schäden, die der Gemeinschaft dadurch entstehen, sind immens; wirtschaftlich wie moralisch. Im Kapitel XIV unterbreite ich Vorschläge, wie wir gesamtgesellschaftlich mit dieser Problematik konstruktiv umgehen könnten.

Natürlich gab es zu allen Zeiten eine große Zahl von einfühlsamen und respektvollen Krankenschwestern, Pflegern und Ärzten, denen es vollkommen klar war, dass die «hysterischen» Frauen des 19. Jahrhunderts, die traumatisierten Soldaten mit Zitterlähmung des 20. Jahrhunderts und die vielen Kranken mit somatoform-dissoziativen Schmerzsyndromen des 21. Jahrhunderts Opfer tatsächlicher Gewaltexzesse waren, die die Anpassungs- und Integrationskapazitäten eines jeden Menschen überfordert hätten.

Dennoch wurden die Stimmen dieser empathischen Therapeuten in der Regel zunächst über lange Zeit nicht gehört. Denn je nach vorherrschender kultureller Prägung der Gesellschaft, die Frauen unterdrückt, Männer in Kriege schickt, bzw. keine Rücksicht nehmen will auf die Schwachen in ihrer Mitte, muss die Anerkennung eines differenzierten und Verantwortung einfordernden Erklärungsmodells bezüglich der Natur von Traumafolgestörungen mit hoher Wahrscheinlichkeit zu weitreichenden Konsequenzen führen.

Zu dieser Einsicht ist eine Gesellschaft (wie auch das Individuum) in der Regel nicht aus freien Stücken bereit. Wenn nämlich die Argumente und Stimmen der Experten, die sich tagtäglich mit den Nöten und Belangen der verletzten Menschen beschäftigen, wirklich Gehör finden würden, so – und dies ist mein zentrales Postulat – müsste in unserer Gesellschaft, die als Kollektiv einer traumatisch-dissoziativen Spaltung unterliegt, ein schmerzhaft-unangenehmer Prozess der Selbstwahrnehmung und Neuorientierung stattfinden.

Letztlich ist es der Frauen- und der Friedensbewegung, die im Verlauf des 20. Jahrhunderts in den meisten westlichen Ländern zunehmende Bedeutung und Rückhalt in der Bevölkerung erhielten, zu verdanken, dass das Vorliegen von sexueller und physischer Gewalt als Bestandteil der zeitgenössischen zivilisatorischen Kultur anerkannt wurde. Und es wurde auch festgestellt (ansatzweise zumindest), dass diese Gewalt zu einer tiefgreifenden Beschädigung der körperlichen und seelischen Gesundheit von vielen Millionen Mitgliedern der Gesellschaft führt.

Eine erste offizielle Anerkennung erfolgte wie gesagt erst 1981 in der damaligen 3. Ausgabe des DSM-Katalogs mit der Einführung einer bis dato unbekannten Diagnose: Die Posttraumatische Belastungsstörung, PTBS (englisch PTSD, *post-traumatic stress disorder*). Es dauerte also fast 100 Jahre, bis sich – basierend auf den wissenschaftlichen Evidenzen von Charcot und Janet – die Experten der psychiatrischen Diagnosekommissionen dazu entschließen konnten, eine erste traumaspezifische Diagnose in den offiziellen Diagnosekatalog aufzunehmen!

Und es dauerte dann noch einmal fast 30 Jahre, bis diese Konzepte und der damit zusammenhängende Wissensstand in der Ausbildung von Ärzten, Therapeuten und Pflegern auch nur ansatzweise berücksichtigt wurden. In den meisten Universitäten erhalten Medizinstudenten heutzutage eine hochdifferenzierte, anspruchsvolle Instruktion bezüglich komplexer Rezeptor- und Zellstrukturen im Zusammenhang mit Randgebieten der Medizin oder mit seltenen Erkrankungen. Gleichzeitig aber wird ein nur rudimentäres Wissen vermittelt über die fundamental gesundheitsfördernde Bedeutung von Bindung, Berührung, empathischer Anteilnahme, erfüllter Partnerschaft und Sexualität bzw. über die verheerenden Auswirkungen auf die Gesundheit, die auf Verrat, Ausgrenzung sowie auf physische und sexuelle Gewalt zurückzuführen sind.

Und bis heute finden erbitterte Auseinandersetzungen darüber statt, wie Traumafolgestörungen weiterhin diagnostisch einzuordnen sind. Seit dem ersten Erscheinen einer Traumafolgestörung im DSM, der PTBS im Jahre 1981, wurden einige neue traumabezogene psychiatrische Diagnosen den Diagnosekatalogen hinzugefügt, und die Debatte um mögliche und notwendige Erweiterungen dauert auch heute noch an. Von vielen Traumatherapeuten wurde kritisiert, dass die PTBS nur eine Form von Traumafolgestörung beschreibt, die es zwar mit Sicherheit gibt, die aber nur einen geringen Bruchteil der psychiatrisch relevanten Traumafolgestörungen abdeckt. Die PTBS betrifft nämlich, wie schon erwähnt, nur ein sogenanntes «einfaches» Trauma. Der überwiegende Anteil der psychiatrisch belasteten Menschen, bei denen eine Traumafolgestörung festgestellt wurde, leidet allerdings an den Langzeitfolgen der Anpassung, an einer wiederholt stattfindenden Traumatisierung. Für diese Form der traumatischen Prägung, die in ihren destruktiven Effekten weit über das hinausgeht, was mit der Diagnose einer PTBS bei Menschen beschrieben werden kann, gab es über mehrere Jahrzehnte keine adäquate psychiatrische Diagnose. Wenn ein Traumaspezialist einen derart Traumatisierten diagnostisch angemessen einordnen wollte, so war er oder sie gezwungen, Ausweichdiagnosen zu bemühen, um der Problematik des Patienten noch am ehesten gerecht zu werden[31].

Eine PTBS ist häufig gut behandelbar; eine Traumafolgestörung aufgrund eines über viele Jahre wiederholten sexuellen Missbrauchs eines Kindes ist im Vergleich hierzu extrem schwierig zu behandeln: Die Therapie ist aufwendig, teuer, dauert viele Jahre, Krankenhausaufenthalte und krankheitsbedingte Invalidität sind häufig. Es ist also fundamental wichtig, über Diagnosen zu verfügen, die den tatsächlichen Problemen, den therapeutischen Herausforderungen und den prognostischen Begrenzungen hinsichtlich der Berufsfähigkeit gerecht werden.

---

[31] Solche möglichen Behelfsdiagnosen lauteten z.B.: «*DESNOS – disorder of extreme stress, not otherwise specfied*» oder auch «anhaltende Persönlichkeitsveränderung nach einer Extrembelastung».

Eine Diagnose in Hinblick auf die Tatsache, dass es in unserer Gesellschaft nicht wenige Menschen gibt, denen während ihrer Kindheit immer wieder Schreckliches widerfahren ist und die aufgrund dessen auch als Erwachsene an schweren psychiatrischen Symptomen leiden, gibt es erst seit 2013. Und das, obwohl sowohl wissenschaftliche Erkenntnisse als auch klinische Beobachtungen bezüglich dieser Patienten mit Traumafolgestörungen über viele Jahrzehnte bereits umfassend erhoben und bekannt gemacht wurden. Diese neu definierte Diagnose, auf die die Traumaspezialisten seit mehr als 30 Jahren gewartet hatten, wird nun «komplexe PTBS» genannt. Und es dauerte weitere 9 Jahre, bis diese Diagnose endlich, 2022, im medizinischen Versorgungswesen verwendet werden konnte.

Die Art und Weise, wie eine Traumafolgestörung diagnostisch erfasst wird, hat enorme gesellschaftspolitische und ökonomische Konsequenzen. Gesundheitspolitisch ergibt sich ein großer Unterschied, je nachdem, ob eine siebenprozentige Häufigkeit von einfacher PTBS in der Allgemeinbevölkerung festgestellt wird (61, 72), oder aber eine siebenprozentige Häufigkeit einer «komplexen PTBS». Über viele Jahrzehnte war die psychische Gesundheit der Allgemeinbevölkerung «nur» mit der einfachen PTBS belastet – soweit die offiziellen Statistiken. Die komplexen, schweren Traumafolgestörungen, die es sicher zu dieser Zeit auch gegeben hatte, wurden einfach nicht statistisch erfasst. Exakte und belastbare Daten hierzu können aber erst dann erhoben werden, wenn diese Diagnosen offiziell für Forschung und medizinische Versorgung verbindlich anerkannt sind. Solange es keine offizielle Diagnose gibt, die bestätigt oder verworfen werden kann, solange wird davon ausgegangen, dass es diese Erkrankung im Zweifelsfall gar nicht gibt. Im nächsten Kapitel werde ich die Frage nach der tatsächlichen Häufigkeit von Traumafolgestörungen näher beleuchten. Wie schon gesagt, ist die Psychiatrie keine exakte Wissenschaft und unterliegt einem stetigen Wandel. Es ist also mit Sicherheit davon auszugehen, dass sich die diagnostischen Kriterien und Klassifikationen hinsichtlich der Traumafolgestörungen auch in den kommenden Jahrzehnten noch deutlich verändern werden.

Ich habe hier verschiedene Fälle von dissoziativ-körperlichen Störungen in unterschiedlichen gesellschaftlichen und historischen Kontexten dargestellt und auch darauf hingewiesen, dass es mitunter sehr schwierig sein kann, diese Krankheitserscheinungen von vorgetäuschten Krankheitsformen zu unterscheiden. Die Darstellung dieser Zusammenhänge und Schwierigkeiten ist unabdingbar, um die Wichtigkeit der wechselseitigen Beeinflussung zu erklären, in der sich das Individuum und die Gesellschaft begegnen. Diese Interaktion muss gerade dann berücksichtigt werden, wenn es darum geht, Erkrankungen zu erfassen, zu erklären oder auch zu heilen, die als Reaktion auf gesellschaftlich verankerte Misshandlungen entstanden sind.

Die gesellschaftliche Realität erzeugt eine traumatische Überlastung bei seinen besonders exponierten Mitgliedern. Und sie gestaltet durch die ihr eigenen Formen des Reagierens oder Nicht-Reagierens die Ausprägung der Symptome bei diesen traumatisch überlasteten Menschen. Die gesellschaftliche Realität erteilt manchen Symptomen einen offiziellen Krankheitswert – typischerweise denjenigen, die mit der erwarteten Alltagsfunktion der betroffenen Person nicht zu vereinbaren sind. Auch die erkrankten Personen passen sich in der Ausprägung ihrer Krankheitssymptome daran an, was sie als gesellschaftlich vorgegeben erfahren. Diese Menschen besetzen dann eine Art «Nische», in der sie einen gewissen Schutz und eine teilweise Anerkennung finden und in seltenen Fällen auch Anrecht auf Entschädigung oder Therapie. Diese gegenseitige Beeinflussung und Anpassung erfolgt größtenteils unbewusst – sowohl im Erleben der erkrankten Person, als auch in der Wahrnehmung der Gesellschaft.

## ANP und EP im kollektiven Narrativ

Ein anderes traumabezogenes gesellschaftliches Phänomen ist das des kollektiven Narrativs. Welche Geschichte(n) erzählen wir uns, um zu erklären, dass die Welt so ist, wie sie zu sein scheint? Wie erklären wir, warum es dieses Ereignis oder jene geschichtliche Entwicklung in der Vergangenheit gegeben hat? Die Geschichtsbücher sind gespickt mit Berichten über Kriege, Katastrophen, Konflikte. Dieser Fokus auf Gewalt hat tiefgreifende Auswirkungen auf unser Bild des Menschen. Manche Kriege werden als nobel und notwendig dargestellt, oder vielleicht zumindest als bedeutsam oder relevant. Andere Ereignisse von unvorstellbarer Gewalt und Zerstörung sind in der Berichterstattung – bezüglich der Vergangenheit und Gegenwart – kaum einmal eine Randnotiz wert[32]. Ebenso werden Zeiten des Friedens und der gesellschaftlichen Blüte in der Regel nur dann gewürdigt, wenn es eindrückliche «Zeugnisse» dieser Blütezeiten gibt. Diese Belege sind mitunter aber schwierig zu finden – vielleicht aus dem einfachen Grunde, dass die Menschen, die zu diesen Zeiten lebten, keinen wirklichen Anlass dazu hatten, ihre Zeit zu verewigen. Es ist nun mal ein Merkmal von gewaltbereiten Gesellschaften, architekturale und sonstige kulturelle Œuvres zu schaffen – oder aber diese mit Nachdruck zu zerstören –, um auf diese Weise ihrer traumatisch-narzisstischen Prägung Ausdruck zu verleihen.

So, wie sich die Bewertung von wissenschaftlichen Evidenzen mit der Zeit und dem gesellschaftlichen Kontext ändert, so wandelt sich ebenfalls die Bewertung und

[32] So ist das unbeschreibliche Ausmaß von Gewalt, von der der Kongo (die heutige Demokratische Republik Kongo), das zweitgrößte Land Afrikas, seit mindestens der belgischen Kolonialzeit bis heute heimgesucht wird, in der öffentlichen Wahrnehmung kaum präsent.

Zuordnung geschichtlicher Fakten und Prozesse. Die Funktion des Narrativs ist es, die Identität zu stützen. Dabei ist sowohl die Identität des Individuums als auch die des Kollektivs in vielen Fällen in einer traumatischen Dissoziation verhaftet und blockiert. Beim Individuum sind die traumatischen Anteile als ANP und EP feststellbar. Mein Postulat ist, dass auch im kollektiven Erleben ANP und EP auftreten. Die Gesellschaft gestaltet sich das passende Narrativ genauso wie das Individuum, um trotz der eigenen traumatischen Zerrissenheit überleben zu können. Gleichzeitig führt dieses Narrativ aber auch dazu, dass die traumatische Zerrissenheit bestehen bleibt und sich vertieft.

Der ANP ist, wie wir beim Individuum gesehen haben, damit beschäftigt, sich und der Umwelt immer neu zu beweisen, dass alles «gut», normal, schön, stark und unter Kontrolle ist. Doch wie wir wissen, ist der ANP nicht alleine an Bord. Irgendwo im Schiff hat sich lauernd der EP versteckt. Dieser befindet sich in seinem Erleben nach wie vor in der traumatischen Vergangenheit. In diesem Erleben, das sich im Jetzt manifestiert, empfindet der EP heftige, manchmal in die Wahrnehmungssphäre des ANP einbrechende, chaotische Gefühlszustände wie Wut, Verzweiflung, Panik und Angst.

Ich bin der Meinung, dass die traumatische Aufspaltung in ANP und EP in klarer Weise in einer nationalistischen Grundhaltung zu finden ist. Dort inszeniert sich ANP als immer neue Bekräftigung, dass bei ihm alles «okay», stark und schön ist. Die eigene Größe und Kraft in Gegenwart und Vergangenheit wird immer wieder neu betont und zelebriert. Alles, was dieser Sichtweise widersprechen könnte, wird vermieden, d.h., es wird verschwiegen oder gar aktiv unterdrückt. Diese Unterdrückung gilt jedem Widerspruch, der das «unbefleckte Bild» des strahlenden Helden (oder der keuschen Jungfrau) beschmutzt. Beim Individuum treten diese Widersprüche in Form von Minderwertigkeitsgefühlen, Albträumen, *Flashback*-Erinnerungen, Panikattacken und beunruhigenden, schmerzhaften körperlichen Symptomen auf. Im Kollektiv äußern sie sich in Form von Enthüllungen durch Whistleblower, kritischen Berichten von investigativen Journalisten, Demonstrationen, Amokläufen, Suiziden – und Drogentoten. Durch diese offen sichtbaren, anklagenden Störfälle wird das Bestreben des ANP, das Bild eines heilen, guten Selbst aufrechtzuerhalten, sabotiert. Whistleblower und Journalisten sind das Sprachrohr der vielen, in der leidvollen Realität des EP gefangenen Mitglieder der Gesellschaft. Psychisch Kranke und Süchtige versinnbildlichen die Existenz einer immer noch präsenten, traumatischen Spaltung der Gemeinschaft. Denn die meisten psychischen Erkrankungen und in besonderer Weise Suchterkrankungen sind Folge und Ausdruck einer Beschädigung des Individuums durch die gesellschaftlichen Verhältnisse.

Im Grunde handeln Suchtkranke in genau der Art und Weise, wie das ANP auf kollektiver Ebene: Sie versuchen, einen schmerzhaften Teil ihrer Realität auszublenden, in dem sie sich artifiziell in einen Zustand des *«ich fühle mich gut»* hineinnavigieren.

Suchtkranke halten der Gesellschaft, aus der sie stammen und in der ihre Suchterkrankung geprägt wurde, somit den Spiegel vor. Denn dieser zunächst individuelle Prozess des Ausblendens des EP kumuliert schließlich durch die schiere Masse an schwerwiegenden Suchtproblemen in den meisten modernen Gesellschaften zu einem Widerspruch und einer Anklage, die für den Kollektiv-ANP schlichtweg unerträglich ist. In den meisten Kulturen werden Suchterkrankte daher massiv ausgegrenzt und zum Teil auch mit exzessiver Gewaltanwendung verfolgt.

Die Unterdrückung, die der ANP gegenüber dem EP ausübt, entspricht dem Nicht-Wahrnehmen-Wollen, dass im Kollektiv ein schmerzhafter Zustand weiterlebt. EP – beim Individuum wie auch beim Kollektiv – ist im immer neuen Erleben des Traumas erstarrt; das Wissen darum, dass das Trauma vorbei ist, ist zu diesem Anteil noch nicht vorgedrungen. Der EP im Kollektiv entspricht dem Vorliegen einer latenten Spannung, die sich gelegentlich in Krisen entlädt. In der kollektiven phänomenologischen Erfahrung fühlt sich das ungefähr wie folgt an: «*Die Existenz unseres Kollektivs ist gefährdet, zerstörerische Kräfte sind immer noch am Werk. Unser gemeinschaftlicher Organismus wird auch jetzt durch Versklavung, Gefangenschaft und Entfremdung bedroht.*»

In vielen nationalistisch geprägten Ländern und Kulturen lebt ein Großteil der Bevölkerung in einem permanenten Zustand existenzieller Not und Bedrohung[33]. Dies ist der EP: Die Bedrohung gab es nicht nur in der Vergangenheit, sie ist auch real im Hier und Jetzt. Diese Bedrohung ist allerdings nicht das Resultat eines tatsächlichen Angriffs einer feindlichen äußeren Macht (wie es einen solchen Angriff vielleicht tatsächlich in der Vergangenheit gegeben hatte), sondern sie ist das Resultat der strukturellen traumatischen Dissoziation, in die sich diese Gesellschaft nach und nach selbst navigiert hat. Durch die Verneinung und Vermeidung dieser schmerzhaften Realität wird die dissoziative Spaltung aufrechterhalten und verschärft. Konkret wird diese Spaltung erzeugt durch die Vertiefung von wirtschaftlichen und sozialen Spannungen, die dadurch begründet sind, dass der ANP nicht bereit ist, auch nur eine Handbreit von seinem Postulat der Überlegenheit und seinem Selbstbild als glorreichem Sieger abzurücken. Denn ein auch nur geringes Aufweichen der Siegeshaltung könnte dazu führen, dass das gesamte Identitätskonstrukt des siegreich-strahlenden ANP zusammenbricht.

Eine nationalistisch-narzisstisch geprägte Kultur investiert eher Unsummen in militärische Symbole der Stärke (und füttert hierdurch ihren ANP), als anzuerkennen, dass es weiten Teilen der Bevölkerung an der grundlegendsten medizinischen Versorgung fehlt (EP), und die logisch-kohärenten Schlüsse aus einer solchen Feststellung zu ziehen und umzusetzen. Die Weltmächte der Gegenwart zeigen anschaulich diese tiefdissoziativen Züge.

---

33 Türkei, Russland, USA, um nur einige zu nennen.

Eine patriarchalisch-narzisstisch geprägte Kultur, wie sie in vielen arabischen Staaten zu finden ist, zementiert eher mit abstrusen Rechtfertigungen die Idee der Überlegenheit des Mannes (ANP) gegenüber der schwachen, minderwertigen Frau (EP), als anzuerkennen, dass alle Mitglieder der Gesellschaft, Männer wie Frauen, hierdurch um die Erfahrung von authentischer Verbindung und erfüllender Sexualität gebracht werden und dass durch diese verhärtete Haltung erhebliches psychisches Leid tief in die Gesellschaft gesät wird.

Obwohl im Alltagserleben die Präsenz des ANP und dessen wachsame Kontrolle über das Narrativ übermächtig sind, so ist dennoch der EP latent bereit, aus seinem Versteck zu springen und seine Wunden und seinen Schmerz zu zeigen. Für den ANP ist dies ein kaum zu ertragender Widerspruch zu dem Selbstbild, das er fortlaufend aufrechtzuerhalten strebt; für den ANP ist das Erscheinen des EP schlichtweg eine existenzielle Bedrohung. Daher kommt es regelmäßig zu Unruhe und Aufruhr, sobald sich EP in seiner Not und Verzweiflung zeigt. Sobald nämlich die Selbstsicht des ANP bedroht ist, sobald Widersprüche zutage treten oder schmerzhafte Erkenntnisse sichtbar werden (wie z.B. ein defizitäres Gesundheitssystem, desolate Infrastrukturen, soziale Verelendung breiter Schichten der Bevölkerung, etc.), erwacht die exorzistische Dynamik, die für den bedrohten ANP typisch ist: Es kann nicht sein, was nicht sein darf. Der ANP wird also all seine Kräfte mobilisieren, um die störenden Manifestationen des EP zu verdrängen. Diese Verdrängungsdynamik hat allerdings nur einen wirklichen Effekt: Sie verstärkt das Panikgefühl im EP. EP fühlt sich also tatsächlich – einmal mehr – wie in einem Zustand lebensbedrohlicher Gefährdung, ähnlich einer Panikattacke beim Individuum. Was aber macht ein Organismus, wenn er sich lebensbedrohlich in Gefahr wähnt? Er aktiviert den Flucht-und-Kampf-Modus – und somit fühlt der ANP sich nun real bedroht.

Somit befinden wir uns in der fatalen Dynamik der sich selbst erfüllenden Prophezeiung. Die dissoziative Spaltung erzeugt genau die Situation, die sie fürchtet und zu verhindern sucht bzw. durch die sie traumatisiert wurde. Damit setzt sich der Fluch des nicht-integrierten Traumas immer tiefer in Menschen, Familien und Gesellschaften fest.

Genau das passiert in nationalistisch geprägten Staaten und Gesellschaften: Wenn dort das Panikgefühl (EP) erwacht und dieser Aufruhr vom ANP als existenzielle Bedrohung wahrgenommen wird, so kommt es in der Folge typischerweise zu einem gefährlichen Aufschaukeln aggressiver Gesten und Dynamiken. Diese Reibung zwischen ANP und EP hat ein extrem zerstörerisches Potenzial – sowohl was den Zusammenhalt des eigenen Organismus angeht, als auch die Beziehungen zu den umgebenden gesellschaftlichen Entitäten.

Wenn ein Mensch, der unter einer schweren Traumafolgestörung leidet, psychisch zusammenbricht, sind bei ihm typischerweise autoaggressive sowie in geringerem Maße heteroaggressive (= nach außen gerichtete) Impulse sichtbar. Wenn sich z.B. Borderline-Patienten in einer schweren psychischen Krise befinden, neigen sie dazu, sich selbst zu verletzen, oder gar einen Suizidversuch zu unternehmen. Aber bei diesen Personen ist im Zustand der Dekompensation auch häufig zu beobachten, dass sie vorwurfsvoll-aggressiv nach außen auftreten und dadurch Beziehungen nachhaltig beschädigen, selbst diejenigen, die für sie sehr wichtig sind. Die häufig auftretende schmerzhafte Selbstverletzung (z.B. das «Ritzen» der Unterarme bei Borderline-Patienten) wird in einer psychodynamischen Sichtweise als ein Versuch angesehen, die unerträgliche existenzielle Verzweiflung, in der sich diese Person wähnt, zu ersetzen durch einen klar umrissenen, physischen Schmerz. Dieser definierbare, lokalisierbare Schmerz ist viel besser zu ertragen als der tiefe Zweifel und die Hoffnungslosigkeit, in der sich eine traumatisch-dissoziierte Person befindet, wenn sie eine emotionale Krise durchläuft. Eine solche Krise ist ja im Grunde nichts anderes als eine Neuinszenierung des initialen Traumas – das in diesem Fall aber innerhalb der eigenen Person ausgefochten wird: Der verletzte EP wird tyrannisch unterdrückt und erneut misshandelt durch einen ebenfalls in Angst und Panik sich verzehrenden ANP.

Ein solch autoaggressiver Schlagabtausch zwischen ANP und EP führt leider nicht zu einer erfolgreichen Integration des zugrunde liegenden Traumas und zu einer heilsamen Auflösung der traumatischen Dissoziation. Der durch dieses Reiben und Ritzen erzeugte Schmerz hat vielmehr die Eigenschaft und Funktion, von der noch viel tiefer sitzenden existenziellen Verzweiflung abzulenken. Eine traumatisch-dissoziierte Person befindet sich nämlich – wenn sie krisenhaft dekompensiert – in einem Zustand des existenziellen Zweifelns: *«Da ist so viel Chaos und Destruktivität in mir; da ist so viel Zerrissenheit – bin ich überhaupt ein Mensch, bin ich überhaupt noch lebendig?»*

Dieser Zustand des angsterfüllten Zweifelns an der eigenen Selbstwahrnehmung und Zugehörigkeit wird *annihilation panic*[34] genannt (73). In diesem qualvollen Zustand ist alles bedrohlich, auf nichts ist Verlass, es gibt nichts und niemanden – selbst nicht die eigene Person –, auf das man sich stützen könnte. Der in der Selbstverletzung zugeführte Schmerz bringt daher in diesem Zustand eine willkommene Erleichterung: Anstelle der abgrundtiefen, existenziellen Angst und Panik, in Chaos und Destruktivität verdammt und verloren zu sein, ist es durch den Schmerz vielmehr möglich, sich auf den lokal umschriebenen Schmerz zu besinnen und dadurch – zumindest rudimentär – das vertraute Gefühl eines ansatzweise operationalen Selbstbewusstseins zu erlangen.

---

34 «Annihilation» = totale Auflösung oder Zerstörung ins Nichts

Diese Art des Umgangs mit höchst belastenden affektiven Zuständen führt in vielen Fällen auch zu suchtähnlichen Verhaltensweisen in Form von Substanzkonsum, der die Methode *par excellence* ist, um in eine andere, besser erträgliche emotionale Sphäre zu gelangen. Andere Ausdrucksformen sind übertriebene und rigide Verhaltensweisen, wie sie z.B. in Essattacken, exzessiver Sexualität oder Aggressivität zu finden sind. Alle diese Manifestationen des maladaptiven Umgangs mit der eigenen traumatischen Zerrissenheit sind nicht nur beim Individuum, sondern auch im Kollektiv zu beobachten. Es ist somit davon auszugehen, dass sich viele Gesellschaften der heutigen Weltgemeinschaft – allen voran die amerikanische – auf einem Weg der schmerzvollen, zwanghaften Selbstverletzung befinden, bis hin zu den Gewaltexzessen eines Bürgerkriegs.

Und natürlich besteht auch die Möglichkeit, dass das traumatisierte Kollektiv die Bewusstwerdung seiner schmerzbeladenen Spaltung dadurch vermeidet, dass es Lärm, Aufruhr, Agitation und Reibereien an der Schnittstelle zu anderen Entitäten schürt. Krieg nach außen war und ist ein bewährtes Mittel, um sich nicht mit den dunklen, verzweifelten Anteilen seiner selbst befassen zu müssen.

Ein tief traumatisiertes Land ist auch Deutschland. In der Mitte Europas gelegen war es über Jahrtausende Schauplatz, Spielball und Akteur von unzähligen Kriegen und Konflikten und wurde zudem noch, wie jeder andere bewohnte Landstrich, von ungezählten zivilisatorischen und geografischen Katastrophen wie Hungersnöten und Epidemien getroffen. Den Versuch, eine Übersicht über die vielfältigen traumatischen Verstrickungen innerhalb der deutschen und europäischen Geschichte in Hinblick auf die Ausprägung traumatischer kollektiver Dissoziation bei den im heutigen Deutschland lebenden Menschen zu geben, kann ich an dieser Stelle nicht unternehmen. Die Sicht auf das deutsche Trauma ist derzeit entscheidend geprägt durch die enorme Zerstörung, die in und um dieses Land herum im Rahmen der beiden Weltkriege des 20. Jahrhunderts erfolgte. Die Tatsache, dass diese Kriege von Deutschland aus begonnen wurden – und schließlich nur durch die fast völlige Zerstörung dieses Landes beendet werden konnten –, gepaart mit der unvorstellbaren Entfesselung entmenschlichter Gewalt, die zum Genozid an den europäischen Juden führte, nährt bis heute bei vielen deutschen Nachkommen ein Gefühl von Schuld und Scham. Diese Menschen waren nicht an der Zerstörung und an den Gräueltaten ihrer Vorfahren beteiligt. Sie tragen aber durchaus in ihren eigenen Biografien die transgenerationalen Auswirkungen von Gewalt – die ihnen jeweils durch ihre Eltern übertragen wurde –, ungeachtet der Frage, ob die (Groß-)Eltern eher Täter waren oder Opfer. Die Bücher von Sabine Bode und weiteren Autoren beschreiben diese subtilen Verästelungen zwischen Schuld und Scham einerseits und der Abgrenzung und Vermeidung andererseits, die bis heute bei vielen Deutschen wirksam sind (74, 75).

Die meisten heutigen Deutschen, fast allesamt nach dem Krieg geboren, fühlen häufig noch ein tiefes Gefühl von Schuld und Scham, als ob sie sich selbst eines Vergehens schuldig gemacht hätten. Hier ist es also wieder der kollektive EP, der in dem Gefühl lebt, das Trauma wäre nicht abgeschlossen. Doch auch das enorme Leiden der Deutschen während des Krieges, sei es als Verfolgte des Nazi-Regimes, als zwangsrekrutierte und moralisch gebrochene Soldaten, als Tote in den Bombenzerstörungen der meisten deutschen Städte, als Heimatvertriebene, als Kriegswitwen, als vergewaltigte Frauen, als Kriegswaisen, etc. schießt auch heute noch, bald 80 Jahre nach dem Ende des Zweiten Weltkriegs, gelegentlich als traumatische Intrusion in das Öffentlichkeitsbewusstsein. Diese Intrusionen treten hauptsächlich dann auf, wenn sich die Frage stellt, ob und wie sich dieser dramatischen historischen Ereignisse erinnert werden soll. Leider sind es in allererster Linie die Neonazis, die sich dieser Intrusionen bedienen und dadurch sowohl den traumatischen EP als auch den traumatisch gegensteuernden ANP bestärken.

Auf diese Weise machen die Neonazis dem deutschen Kollektiv die Arbeit schwer, sich auf integrativ offene Weise einerseits dem Schmerz zu stellen, den viele Deutsche in diesen Jahren erlitten und der bis heute nachhallt, und andererseits die Schuld und Scham, die ebenfalls bis heute spürbar ist, mit ruhiger, nicht sogleich in Agitation entgleisender Aufmerksamkeit zu beleuchten. Erst wenn es uns Deutschen gelingt, sowohl den Schmerz als auch die Schuld und die Scham als grundlegende Bestandteile unserer kollektiven Identität mit selbstfürsorglicher Achtsamkeit zu würdigen, wird es möglich sein, diese traumatische Dissoziation weiter aufzulösen.

Insgesamt sind Deutschland, trotz zahlreicher Schwierigkeiten, die gerade durch das Erstarken von rechtsextremen politischen Gruppierungen in den letzten 20 Jahren aufgetreten sind, viele bedeutsame Schritte in Richtung einer erfolgreichen Integration des kollektiven Traumas gelungen. Die problematischen Entwicklungen, die die Nazizeit ermöglichten, sowie das enorme Ausmaß der Zerstörungen, die dieses Regime zu verantworten hatte, werden im Schulunterricht seit vielen Jahrzehnten eingehend vermittelt und besprochen; Deutschland hat im Zentrum von Berlin eine imposante Holocaust-Gedenkstätte errichtet – dies ist ein seltenes, sichtbares Symbol dafür, dass sich ein Land den dunklen Seiten seiner Geschichte zu stellen sucht. Und nicht zuletzt ist der Satz Angela Merkels «*Wir schaffen das*» im Sommer 2015, als sie entschied, Hunderttausenden in extremer Not befindlichen Kriegsflüchtlingen die Tore zu öffnen, Ausdruck eines nicht-narzisstischen Patriotismus, wie es ihn nur selten gibt.

Eine Gemeinschaft, die sich in der Lage sieht, eine solche große Herausforderung anzunehmen, in der sich zudem das eigene Trauma spiegelt, befindet sich tatsächlich in einer Haltung der Selbstliebe, Selbstachtung und Integration. Denn sie hält sich für ausreichend im Vertrauen auf die eigenen Kompetenzen, eine solche Herausforderung zu meistern.

Der narzisstische Nationalismus mit seinem Diktum: «*Flüchtlinge/Ausländer raus*» spricht im Grunde aus, dass er sich nicht für fähig hält, eine solch große Herausforderung zu meistern, dass er vielmehr Angst hat vor dem, was da kommt, sich für schwach und bedroht hält (und keineswegs für stark und kompetent) und dadurch nicht mit Öffnung, sondern mit Schließung und dem Errichten von immer höheren Barrieren reagiert. So gesehen ist der Aufruf «*Flüchtlinge/Ausländer raus*» der Aufschrei eines beschädigten ANP, der befürchtet, durch die Belastungen einer therapeutisch-integrativen Arbeit schnell überfordert zu werden. Denn Integration findet immer in der Gegenwart statt, und dies würde für das deutsche Kollektiv bedeuten, sich um Flüchtlinge zu kümmern, die ein ähnliches Schicksal tragen wie die vielen Menschen, die vor deutscher Gewalt geflohen sind bzw. wie die vielen Deutschen, die von der Gewalt der Alliierten tief beschädigt wurden.

Ein besonders tragischer und folgenschwerer Fall eines Kontextualisierungsdefizits liegt bei dem russischen Präsidenten Wladimir Putin vor. Dieser begründete den von ihm angeordneten militärischen Überfall auf die Ukraine damit, dass dieses Land von einer Clique von drogensüchtigen Nazis regiert werde und dass von diesem Land eine konkrete Bedrohung für Russland ausginge. Es ist davon auszugehen, dass Putin tatsächlich an diese von ihm erzählte absurde Geschichte «glaubt». Putin ist somit in einem traumatischen EP-ANP-System verhaftet, welches sich bei ihm entwickelte als nicht-integrierter Folgezustand des Überfalls Nazideutschlands auf Russland im 2. Weltkrieg. Dieser Angriff wurde tatsächlich durch im *Pervitin*®-Rausch befindliche Nazis verübt und führte zu einem tief traumatisch verankerten individuellen und kollektiven EP. Um psychisch zu überleben, d.h. um sein ANP (des glorreichen, starken Siegers) zu stützen, «muss» Putin genau das Trauma erneut inszenieren, welches ihn selbst – und viele andere Menschen, deren Existenz durch die Folgen der Gewaltexzesse des 2. Weltkrieges tief geprägt wurde – überfordert hat. Putin ist noch nicht im Kontext der Gegenwart angekommen, in dem er feststellen würde, dass Russland ein schönes, starkes Land ist, das von außen nicht im besonderen Maße bedroht ist. Die wahre Bedrohung der Lebensfähigkeit einer Entität liegt immer in der nicht erfolgten Integrierung einer erlebten, überlastenden Erfahrung.

# KAPITEL VII

## DIE VERSTECKTE EPIDEMIE I: HUMANE EPIDEMIOLOGIE

# DIE VERSTECKTE EPIDEMIE I: HUMANE EPIDEMIOLOGIE

*Traumatic events of the earliest years of infancy and childhood are not lost but, like a child's footprint in wet cement, are often preserved life-long. Time does not heal the wounds that occur in these early years; time conceals them. They are not lost; they are embodied.*

Vincent J. Felitti

Schwere traumatische Ereignisse sind – anders als landläufig angenommen – häufig: Fast jeder von uns wird im Laufe seines Lebens mit mindestens einem schwer belastenden Ereignis konfrontiert. Und dies gerade auch in Kindheit und Jugend. Kinder aber haben keine Möglichkeit, sich einer dauerhaft misshandelnden Lebenssituation zu entziehen. Die Wissenschaft konnte mittlerweile die vielfältigen direkten und indirekten Traumafolgestörungen, die sich später im Leben manifestieren, durch detaillierte Untersuchungen offenbaren. Daraus folgt: Wir leben in Gesellschaften, die durchtränkt sind von Trauma und Traumafolgestörungen. Dennoch ist diese Sicht auf die gesellschaftliche Realität nicht ansatzweise im politischen Diskurs vertreten.

In seinem Buch «In the Realm of Hungry Ghosts» weist Gabor Maté darauf hin, dass der Genetik ein viel zu hoher Stellenwert eingeräumt wird, wenn es um die Erklärungsfindung für das Entstehen von Suchterkrankungen und anderen schweren psychischen Störungen geht (35). Die vollständige semantische Entschlüsselung des menschlichen genetischen Codes um die Jahrtausendwende war ein wissenschaftshistorischer Meilenstein. Die Kenntnis dieser in der Biologie unseres Planeten universalen Sprache ist fundamental wichtig für das Verständnis der Mechanismen, durch die die Zellen aus Aminosäuren die konkreten Strukturen ihrer Zellproteine aufbauen. Dennoch bleiben viele fundamentale Fragen unbeantwortet.

Eine dieser Fragen betrifft das Verständnis der Mechanismen, die dazu beitragen, dass die Aminosäureketten, die durch den genetischen Code vorgegeben sind, sich in einer ganz bestimmten Art und Weise zusammenlegen und verknäulen, sodass ein Protein mit spezifischen Eigenschaften entsteht. Es gibt Abermillionen verschiedener Möglichkeiten für diese Faltung von Proteinen – aber nur eine bestimmte Konfiguration entspricht der biologisch relevanten Struktur und Funktion des Proteins. Bis heute ist nicht bekannt, durch welche Mechanismen dieses präzise und hochspezifische Verknäulen zustande kommt.

## Das morphische Feld: Ein Erklärungsmodell hinsichtlich der Ausgestaltung von Formen

Der britische Wissenschaftler Rupert Sheldrake schlägt hierfür das Konzept des morphischen Feldes vor, das bei der Proteinzusammensetzung eine maßgebliche Rolle spielen könnte (76). Es handelt sich um ein energetisches Feld, das mit den bisherigen wissenschaftlichen Methoden allerdings (noch) nicht nachgewiesen werden kann. Dieses Feld sorgt dafür, dass Proteine, aber auch das Wachstum ganzer Zellstrukturen, Organe, Organismen und Organismusverbände bevorzugt in bestimmte Bahnen gelenkt werden, sobald eine Form ein erstes Mal den Weg dieser Bahnung «erfolgreich» (d.h. in einer gut funktionierenden Weise) eingeschlagen hat. Sheldrake wird für diese Theorien von vielen Wissenschaftlern belächelt – aber bisher gibt es keine schlüssige Theorie zum Phänomen der Formfindung in der Natur, die ja nicht mehr und nicht weniger ist als eines der wichtigsten schöpferischen Prinzipien des Universums. Sheldrake ist der Meinung, dass das Konzept des morphischen Feldes auch auf Bewusstseinszustände, Befindlichkeiten und Ideen anwendbar ist. Eine Idee ist eine bestimmte Ausdrucksform des Bewusstseins. Wenn eine Idee erst einmal in die Welt gekommen und in der Welt erfolgreich und beständig ist, so findet sie in den Bewusstseinsräumen anderer (wesensverwandter) Menschen fruchtbaren Boden und kann auch dort «schneller» auftreten. Aus Sicht des Individuums mag es so erscheinen, als ob diese Idee spontan oder als Folge eines Denkprozesses entstanden wäre. Aus kollektiver, morphischer Sicht gesehen «sprang» diese Idee allerdings aus dem morphischen Feld über in den Bewusstseinsraum der betreffenden Person. Aber auch Gefühle und Wesenszustände beim Individuum wie traumatischer Schmerz, psychische Trauer, Hass, Zerstörungswut und auch Ekstase können sich mithilfe des morphischen Feldes im kollektiven Bewusstseinsraum ausbreiten.

## Resonanz und epigenetische Fixierung

Eine andere entscheidende Frage ist, warum von den vielen genetischen Optionen, die dem Organismus zur Verfügung stehen, gerade diese oder jene Information realisiert wird – oder auch nicht. Diese Frage konnte durch das Verständnis der zellulären Mechanismen, die unter dem Begriff «Epigenetik» zusammengefasst werden, in den letzten 20 Jahren im Ansatz beantwortet werden. Die Epigenetik erklärt, auf welche Art und Weise von den vielen möglichen, in der Erbinformation jeder Zelle des Organismus vorhandenen Erbinformationen genau jene Informationen abgerufen und «realisiert» werden, die den jeweiligen Bedürfnissen des Organismus zu einem gegebenen Zeitpunkt am ehesten entsprechen. Denn in Analogie zur Festplatte eines Computers, auf der sich über die Jahre ungeheure Mengen an Datensätzen angehäuft haben, von denen manche gut brauchbar, andere aber beschädigt und unlesbar, wieder andere nur für besondere Situationen relevant sind, finden sich auch im menschlichen Genom Abschnitte die – je nach Situation – nützlich, unbrauchbar oder eher schädigend sind.

So gibt es z.B. die Möglichkeit, dass eine bestimmte Konfiguration von «Stressgenen» aktiviert wird, wenn der Organismus einer erhöhten und verlängert bestehenden Stressbelastung ausgesetzt ist. Die Aktivierung dieser Gene führt zu einer verstärkten Ausschüttung von Stresshormonen wie Kortison und der Katecholamine Adrenalin und Noradrenalin. Dadurch erlangt der Organismus vorübergehend eine erhöhte körperliche Widerstandskraft und kann sich besser gegen Bedrohungen und Belastungen schützen. Diese Aktivierung von Stressgenen ist zunächst also eine sinnvolle Anpassung an die Umwelteinflüsse, es handelt sich um eine physiologisch angemessene Adaptation mit dem Ziel, die Homöostase des Organismus zu bewahren. Das Problem hierbei ist allerdings, dass die Anwesenheit dieser Stresshormone – wenn sie längerfristig bestehen bleibt – zu tiefgreifenden Veränderungen des physiologischen Gleichgewichts des gesamten Organismus führt. So wissen wir heute recht gut, dass eine langandauernde Erhöhung der Stressaktivität zu Störungen des Gehirnwachstums (insbesondere des Hippocampus) führen kann und auch zu einer Störung der allgemeinen Stoffwechselfunktionen, da Kortison tief in den Glucose-Stoffwechsel eingreift.

Wenn also bei einem Organismus in der frühen Lebensphase aufgrund von chronischem Stress das Stresssystem in hohem Masse aktiviert war, führt dies zu einem nachhaltigen Umbau des gesamten Organismus mit der Folge, dass die Kompetenz, noch zusätzlich auf neu auftretende Stressfaktoren reagieren zu können, abnimmt. Und dieser stressinduzierte Umbau des Körpers findet sich gerade auch auf genetischer Ebene: Bestimmte Gensequenzen werden mit Methyl- oder Acetylmolekülgruppen «markiert». Entsprechend dieser Markierungen werden diese Gene dann verstärkt abgelesen – oder aber übergangen. Man kann sich das vorstellen wie ein Buch mit vielen Kochrezepten. Aufgrund der Notwendigkeit, primär dieses oder jenes Kochrezept zu benutzen, werden bestimmte Seiten im Kochbuch (= dem gesamten genetischen Code, Genom) immer wieder aufgeschlagen, schließlich markiert und mit einem Lesezeichen versehen. Andere Seiten des Kochbuches mit anderen Rezepten werden hingegen kaum oder gar nicht geöffnet und die entsprechenden Rezepte kommen kaum oder nie zur Anwendung.

Diese Auswahl von bestimmten genetisch vorgegebenen Informationen ist in hohem Maße von den Umgebungseinflüssen abhängig, denen das Individuum ausgesetzt ist. Und gerade was die Gehirnentwicklung, die intellektuelle und emotionale Reifung in den ersten 20 Lebensjahren betrifft, so ist die Bedeutung der Lebensumstände von extremer Wichtigkeit. Das Problem hierbei ist, dass diese epigenetische Auswahl von bestimmten Genen in der Regel für den Rest des Lebens aufrechterhalten bleibt, selbst dann, wenn für die Anpassung an geänderte Lebensumstände das Ablesen anderer genetischer Informationen besser geeignet wäre. Durch die epigenetische Fixierung – geprägt und erworben in Reaktion auf die Lebensumstände in der kritischen ersten Lebensphase – verfestigen und chronifizieren sich viele Anpassungen des Organismus. Bei Menschen oder auch bei Tieren ist beobachtbar, dass das Stressregulationssystem dauerhaft überaktiv, aber dadurch in gewisser Weise auch erschöpft und kaum noch reaktiv und in der Lage ist, mit neu auftretenden Belastungen umzugehen. Wir finden hier also wieder das Prinzip der sich selbst erfüllenden Prophezeiung: Erhöhte Stressbelastung in der Frühphase des Lebens führt dazu, dass die betroffene Person insgesamt weniger effizient auf Stress reagiert und somit tatsächlich höher stressbelastet ist.

Wenn einem Neugeborenen die Möglichkeit verwehrt wird, sein Augenlicht zu nutzen, weil es zum Beispiel in einem stets dunkeln Raum untergebracht ist, so wird es nicht die Gehirnfunktionen und -Strukturen ausbilden bzw. differenziert ausgestalten können, die das Sehen mithilfe eines ausgereiften Gehirns ermöglichen. Ein solches Kind wird blind sein, auch wenn Augen und Gehirn genetisch normal veranlagt und bei der Geburt anatomisch «gesund» waren[35]. Dieser Sachverhalt beschreibt die fundamentale Bedeutung für jeden heranwachsenden Menschen, auf fruchtbare und fördernde Lebensumstände zu treffen – nur dann ist ein gesundes Ausreifen der angelegten Kapazitäten gewährleistet. Ist diese Stimulierung und Förderung defizitär, so wird auch ein Menschenkind mit den «besten» Genen sich nicht zu einem gesunden Erwachsenen entwickeln können.

---

35 Dieses Phänomen der Blindheit bei strukturell normalen anatomischen Strukturen wird kortikale Blindheit genannt.

Die Größe des Gehirns eines Neugeborenen beträgt etwa ein Viertel der Größe des Gehirns eines Erwachsenen. Bereits innerhalb des ersten Lebensjahres verdoppelt sich seine Größe. Bis zum Alter von 3 Jahren wächst es auf etwa 80% der Erwachsenengröße und bis zum Alter von 5 Jahren auf 90%. Erst mit Anfang zwanzig erreicht es dann seine volle anatomische und funktionelle Reife. Bei Geburt sind alle Nervenzellen des Gehirns bereits angelegt; das Wachstum und die Ausreifung des Gehirns beruht also in erster Linie auf der billionenfachen Bildung von Verknüpfungen, Synapsen genannt, die die Nervenzellen miteinander aufbauen, um Informationen auszutauschen. Die Bildung von Synapsen ist das zentrale neurobiologische Korrelat all jener Prozesse, die als Lernen und Erinnern bezeichnet werden. Das wachsende Gehirn des Kindes ist also ein Organ, das sich im Austausch mit der Umwelt selbst aufbaut und organisiert. Es «betritt» im Rahmen dieser Entwicklung Bereiche von Bewusstsein und Erkenntnis, die weit jenseits dessen liegen, was der genetische Code vermitteln kann[36]. Die entscheidende Zutat hierbei ist: Information. Und diese Information prasselt unaufhörlich auf dieses im Selbstaufbau begriffene Organ ein. Genauso wie eine Pflanze nur dann wächst, gedeiht und viele Früchte produziert, wenn sich an ihrem Standort ein guter Boden, Licht und Wasser befinden, kann auch das Gehirn nur wachsen und gedeihen, solange es nicht nur mit Energie und Sauerstoff, sondern auch mit einer ausgewogenen «Informationsernährung» gefüttert wird.

Die Rolle der sozialen Umgebung, in der ein Mensch seine ersten Lebensjahre verbringt, ist also absolut entscheidend und erklärend für den «Erfolg» oder «Misserfolg» der Person im späteren Leben. Maté weist darauf hin, dass die Gesellschaft bis heute diese Erkenntnisse der Epigenetik und Entwicklungsbiologie mit der daraus folgenden Betonung der sozialen Verhältnisse für ein gelingendes oder scheiterndes Leben nicht angemessen würdigt. Denn bei einer angemessenen Würdigung müsste sich die Gesellschaft angesichts der überwältigenden Last von schweren psychischen Erkrankungen in der Allgemeinbevölkerung, die auf ungünstige Lebensumstände in der Kindheit zurückzuführen sind, in der Verantwortung sehen. Anstatt dieser wissenschaftlich begründeten Verantwortung gerecht zu werden, berufen sich Medien, Politiker und auch Wissenschaftler jedoch immer wieder auf die vermeintliche genetische Determination, die für Gesundheit, Erfolg oder Krankheit herzuhalten hat. Diese Sichtweise, die die Gesellschaft weitestgehend entlastet, ist heute aber wissenschaftlich nicht mehr vertretbar. Die Überbetonung der Genetik gekoppelt mit der Unterbewertung von Umweltfaktoren auf die menschliche Entwicklung, ist ein weiterer Ausdruck für die dissoziative Dialektik von Wissenschaft, Medien und Politik, durch die wir uns aus unserer Verantwortung für die dauerhafte Beschädigung heranwachsender Menschen in unsrer Mitte stehlen.

36 Ich möchte in diesem Zusammenhang an den bereits im Kapitel III verwendeten Begriff der «Tabula rasa», d.h. des unbeschriebenen Blattes, erinnern.

Auch der namhafte Traumaexperte Peter Levine weist in seinem Buch «Trauma und Gedächtnis» auf die hier geschilderten Mechanismen des morphischen Feldes wie auch der epigenetischen Fixierung hin, um einen Erklärungsansatz zu bieten für die immer wieder feststellbaren und dennoch rätselhaften Phänomene, die sich im Individuum sowie in der Gesellschaft als Ausdruck von erlittenen tiefen, traumatischen Wunden feststellen lassen (77, S. 218–219). Auch nach vielen Jahren, manchmal gar über mehrere Generationen oder über große geografische Distanzen hinweg, sind diese Wunden noch als Narben sichtbar.

Wie ist es zu erklären, dass manche Menschen Träume oder besondere Wahrnehmungen haben – bisweilen auch *«déjà vu»* oder parapsychologische Sinneseindrücke genannt –, die in Bezug zu dramatischem Geschehen stehen, das sich viele Jahre zuvor ereignete oder auch viele Hunderte oder gar Tausende Kilometer entfernt?

Ein anderes häufiges psychotraumatologisches Phänomen ist das der «Resonanz». Aus unerklärlichen Gründen finden sich manche Menschen zu anderen hingezogen, empfinden ein tiefes Mitgefühl für eine andere Person (oder mitunter auch eine unerklärt starke Abneigung). Manchmal finden sich Parallelen in der Lebensgeschichte oder auch in der familiären Vorgeschichte, die nahelegen, dass bestimmte menschliche Erfahrungen «geteilt» wurden, wenn auch auf völlig verschiedenen Lebenswegen. Dieses Phänomen kann derzeit nur ansatzweise erklärt werden, wobei angenommen wird, dass eine tiefe – auch vorgeburtliche – Lebenserfahrung die Wahrnehmung und affektive Schwingungsfähigkeit vieler Menschen tiefgreifend beeinflussen kann.

Levine vermutet, und ich schließe mich dieser Einschätzung an, dass die Mechanismen der Prägung, der Resonanz und vielleicht auch von parapsychologischer Synchronizität in nicht allzu ferner Zukunft erklärt werden können, und dass hierbei die Hypothesen zum morphischen Feld bestätigt, oder auch widerlegt und durch andere wissenschaftliche Erkenntnisse abgelöst werden.

## Die Epidemiologie der traumatischen Belastungen in der Bevölkerung ist erschütternd

Kehren wir zurück zur gut etablierten *hard-science* der Gegenwart: Tatsächlich gibt es mittlerweile viele sehr gute wissenschaftliche Studien, die das Vorhandensein extremer Stressbelastungen in Kindheit und Jugend sowie deren langfristigen katastrophalen Auswirkungen auf die spätere psychische und körperliche Gesundheit dieser Menschen aufzeigen.

Da ist zum einen der National Comorbidity Survey (replication) (78, 79). Bei dieser Studie handelt es sich um eine repräsentative, stichprobenartige Erfassung aller englischsprachigen Haushalte in den USA. Die 10‘000 ausgewählten Studienteilnehmer wurden anhand eines detaillierten standardisierten Interviews zu den wichtigsten belastenden Ereignissen und psychischen Störungen in ihrem Leben befragt. Ein Teil dieser Fragen bezog sich auf das Vorliegen von hochgradig belastenden Lebensereignissen in Kindheit und Jugend. Als zeitlicher Beobachtungshorizont wurde das Erreichen des 13. Lebensjahres angesetzt, da ungefähr in diesem Alter der Übergang von der Kindheit zur Jugend stattfindet. Die Ergebnisse sind erschütternd. 38.5% der befragten Personen gaben an, bis zum 13. Lebensjahr mit mindestens einem schweren, potenziell traumatischen Ereignis konfrontiert gewesen zu sein. Bei den erfassten Ereignissen handelt es sich keineswegs um rein psychologische Stressoren oder Ereignisse mit in erster Linie schwammig-subjektiver Beeinträchtigung. Nein, es handelt sich um Formen von direkter physischer Gewalt wie sexuelle Übergriffe, Vergewaltigung, schwere körperliche Gewalt, etc. Die Teilnehmer wurden aber auch bezüglich anderweitiger Formen schwer belastender Ereignisse befragt, wie Naturkatastrophen, schwere körperliche Erkrankungen, der unerwartete Tod einer nahestehenden Person oder das Miterleben von schwerer Gewaltausübung anderen Personen gegenüber.

Es ist demnach festzustellen, dass schwere Formen von belastenden, potenziell traumatischen Ereignissen häufig sind. Es handelt sich also keineswegs um *«seltene, extreme Ereignisse, die jenseits des gewöhnlichen Erfahrungsraumes des Menschen liegen»*, wie dies das Hauptkriterium der offiziellen PTBS-Diagnose nahelegt und postuliert. Die wissenschaftlichen Daten zeigen eindeutig, dass Ereignisse, die das Potenzial haben, eine Traumafolgestörung zu verursachen, häufig sind. Sie treten bei einem Großteil der Menschen auf, gerade auch in der Frühphase des Lebens, während der wir besonders schutzbedürftig und empfindlich sind und die Weichenstellung unserer Gehirnreifung erfolgt.

Und noch einen anderen wichtigen Rückschluss erlauben diese Daten: Diese Traumaexposition erfolgt in allen Schichten der Bevölkerung, unabhängig vom Bildungsniveau. Eine Aufschlüsselung der Häufigkeit traumatischer Erfahrungen je nach Bildungsniveau der Bezugspersonen, in deren Obhut die befragten Studienteilnehmer aufwuchsen, zeigte nämlich keine signifikanten Unterschiede zwischen den Bevölkerungsgruppen. Die landläufige Auffassung, nach welcher Misshandlungen oder hochgradig belastende Erfahrungen im Kindesalter eher in bildungsfernen Bevölkerungsschichten auftreten würden, konnte für die amerikanische Allgemeinbevölkerung nicht bestätigt werden. Und zu ganz ähnlichen Ergebnissen gelangt man, wenn die traumatischen Belastungen nach ethnischen Gruppierungen aufgeschlüsselt werden:

Es gibt zwar Unterschiede bei manchen spezifischen Formen von schwer belastenden Erfahrungen zwischen den verschiedenen Bevölkerungsschichten (nach Bildungsstand und Ethnie eingeordnet), auf die Gesamtbelastung gesehen unterscheiden sich diese Gruppen jedoch kaum.

## Armut ist ein Hochrisikofaktor dafür, dass Kinder schwer misshandelt werden

Wiederum ähnliche Ergebnisse erbrachte eine andere weitgefasste Erhebung, bei der das Erleben von Gewalt und Misshandlung bei Kindern und Jugendlichen auch hinsichtlich des finanziellen Niveaus der Familien, in denen sie aufwuchsen, aufgeschlüsselt wurde (80): Auch hier war das Auftreten von schwerer Gewalt während Kindheit und Jugend erschreckend hoch: In allen befragten Altersklassen (von 2 bis 17 Jahren) kam es bei rund 50% der Befragten zu einem Angriff auf die physische oder psychische Integrität während der vorausgegangenen 12 Monate[37]. Der Forscher, David Finkelhor kommentiert seine Ergebnisse mit dem eindrücklichen Satz: *«Diese Studie bestätigt die allgegenwärtige Belastung von jungen Menschen gegenüber Gewalt, Verbrechen, Misshandlung … als routinemäßiger Teil der normalen Kindheit in den Vereinigten Staaten.»*

Aber auch in dieser Studie erwies sich kein signifikanter Zusammenhang zwischen dem Auftreten von traumatischen Belastungen im Allgemeinen und der Zugehörigkeit zu einer bestimmten Bevölkerungsschicht. Dennoch konnte bei der Analyse von Einzelkategorien von Gewaltformen festgestellt werden, dass bei Personen, die in Familien im Armutsbereich aufwuchsen (bis 20'000 Dollar Jahreseinkommen pro Haushalt), eine deutliche Häufung von schweren Angriffen auf die persönliche Integrität (Angriff mit Waffe, Angriff durch mehrere Personen, Vergewaltigung) vorlag. Zudem werden Kinder, die der armen Bevölkerungsgruppe angehören, signifikant häufiger Zeugen von Szenen häuslicher Gewalt. Ebenso konnte gezeigt werden, dass Kinder, die in armen Familien aufwachsen, signifikant häufiger schwerwiegende gesundheitliche Probleme haben und zudem auch mit einem höheren Risiko leben, in Unfälle verwickelt zu werden (81, 82).

Gleichzeitig konnte gezeigt werden, dass die soziale Unterstützung von Familien und Nachbarschaftsgemeinschaften, die im Armutsbereich leben, eine deutliche Reduzierung von Gewaltausübung von Eltern gegenüber ihren Kindern zur Folge hatte (83).

---

[37] Für diese Erfassung wurden Familien/Haushalte telefonisch befragt; bei Kindern unter 10 Jahren wurde der Erziehungsberechtigte befragt; bei Kindern über 10 Jahren wurde der/die Erziehungsberechtigte und zusätzlich das Kind selbst befragt. Natürlich ist davon auszugehen, dass viele Formen von Gewalt bei dieser Befragung nicht angegeben wurden.

Dies ist eine wichtige Schlussfolgerung von Studien über den Zusammenhang zwischen Armut und Traumatisierung von Kindern: Armut der Eltern ist ein bedeutsamer Risikofaktor, dass Kinder in diesen hochgradig gestressten Familien zu Opfern von Gewalt und Misshandlung werden. Und es konnte statistisch ermittelt werden, dass Maßnahmen, die die Armut und die damit zusammenhängende soziale Ausgrenzung von Familien und Nachbarschaftsgemeinschaften vermindern, die Traumatisierungsrate von Kindern in diesen Gemeinschaften effizient reduzieren (83, 84).

Von daher sind die immer wieder geäußerten Forderungen, die Stabilität und Sicherheit in der Gesellschaft dadurch zu fördern, dass mehr Mittel in polizeiliche Kontrolle und Oppression investiert werden, als pure ideologische Demagogie anzusehen. Die Wissenschaft hat wiederholt Beweise dafür erbracht, dass nur die Verbesserung der sozialen Verhältnisse gerade in den durch Armut und Gewalt gestressten Bevölkerungsschichten zu einer nachhaltigen Beruhigung der Bevölkerung insgesamt beitragen kann. Es gibt keinen Frieden ohne soziale Gerechtigkeit.

## Die ACE-Studie

Eine andere wichtige Studie ist die *adverse childhood experiences study* (*ACE-study*; zu Deutsch: Studie hinsichtlich widriger Kindheitserfahrungen). Diese Studie kombiniert einen retrospektiven Ansatz mit einem prospektiven. In der retrospektiven Erfassung wurden gut 17'000 Studienteilnehmer dazu befragt, mit welchen schwierigen, widrigen Erfahrungen sie während ihrer Kindheit und Jugend (bis zum vollendeten 18. Lebensjahr) konfrontiert gewesen waren. Es wurden 10 Unterkategorien von widrigen Erfahrungen definiert, die den 3 Hauptkategorien: Missbrauch, problematische Haushaltsfunktion und Vernachlässigung, zugeordnet wurden. Die in der ACE-Studie erfassten Erfahrungen beschränken sich auf Erfahrungen im familiären Rahmen, während im National Cormorbidity Survey belastende Erfahrungen abgefragt wurden, die sowohl im familiären als auch im außerfamiliären Zusammenhang stattgefunden haben. Zudem erfasste der NCS viele Extrembelastungen, wie z.B. Tod einer nahestehenden Person, eine lebensbedrohliche körperliche Erkrankung oder die Verletzung der eigenen oder einer nahestehenden Person, die durch die Befragung der ACE-Studie nicht abgedeckt wurden. Diese Erhebungen ergänzen sich daher und beleuchten die Frage nach der Häufigkeit von Extrembelastungen in den ersten Lebensjahren aus verschiedenen Blickwinkeln. Wir sollten daher davon ausgehen, dass die gesamte kumulative Häufigkeit von derartigen Belastungen deutlich höher liegt als die Häufigkeiten, die von den einzelnen Studien ermittelt wurden.

Hier nun die Häufigkeiten der zehn typischen und langandauernden Extrembelastungen (85):

I) **Missbrauch**

- emotionaler Missbrauch: d.h. wiederholte Drohungen, Beschimpfungen, Demütigungen (10.6%)
- körperlicher Missbrauch: wiederholte körperliche Züchtigung (28.3%)
- sexueller Missbrauch: sexuelle Handlung mit direktem körperlichen Kontakt (24.7% Frauen, 16% Männer; insgesamt 20.7%)

II) **problematische Haushaltsfunktion**

- Die Mutter wurde gewaltsam behandelt (12.7%).
- Ein Mitglied des Haushalts benutzte missbräuchlich Alkohol oder Drogen (26.9%).
- Ein Mitglied des Haushalts war (zeitweilig) im Gefängnis (4.7%).
- Ein Mitglied des Haushalts war chronisch depressiv, suizidal, anderweitig psychiatrisch erkrankt oder zeitweilig in einem psychiatrischen Krankenhaus untergebracht (19.4%).
- Die Person wuchs bei Fürsorgeberechtigten auf, die nicht die biologischen Eltern waren (23.3%).

III) **Vernachlässigung**[38]

- Körperliche Vernachlässigung (9.9%)
- Emotionale Vernachlässigung (14.8%)

[38] Vernachlässigung ist definiert als das Vorenthalten von Sorge um die körperlichen und/oder psychischen Bedürfnisse einer fürsorgebedürftigen, abhängigen Person, wenn es den Betreuungspersonen möglich gewesen wäre, diese Fürsorge zu leisten.

Anhand der Antworten auf die Frage, ob eine oder mehrere der hier genannten Belastungen bis zum 18. Lebensjahr vorgelegen hatte, haben die Forscher für jeden der Teilnehmer einen ACE-Punktwert (*Score*) ermittelt und diesen dann in verschiedenen statistischen Modellen als Einflussvariable verwendet. Ein ACE-Score von 1 entspricht einer positiven Antwort bezüglich des Vorliegens von einer der zehn hier aufgeführten Unterkategorien. Zur Ermittlung des ACE-Scores ist ferner wichtig zu erwähnen, dass es pro Unterkategorie jeweils nur den Wert «1» oder «0» gab; d.h. dieser Stressfaktor lag vor oder nicht. Wenn also die befragten Studienteilnehmer von mehreren Personen körperlich misshandelt wurden, ergab dies nur eine einfache und nicht etwa eine mehrfache Wertung in der entsprechenden Kategorie (in diesem Falle körperliche Misshandlung). Somit wurde eine strenge Gewichtung der erhobenen Vorkommnisse angewandt und die Festlegung des ACE-Scores erfolgte auf eine Weise, bei der es nur um das Vorliegen der Kategorie ging, nicht aber die Intensität oder auch die Dauer der Belastung erfasst und gewichtet wurde.

Ich bitte Sie, einen Moment innezuhalten, an Ihre Kindheit und Jugend zu denken und Ihren persönlichen ACE-Score zu ermitteln. Bitte gehen Sie schrittweise die zehn im Text aufgeführten wiederholt stattfindenden/langandauernden Belastungen durch und geben Sie für das Vorliegen einen Wert von 1 bzw. 0 (bei Nichtvorhandensein); somit ergibt sich in der Auswertung ein Wert zwischen 0 und 10. Beziehen Sie sich hierbei auf Ihre Lebensphase bis zum 18. Geburtstag.

Es ist außerdem wichtig festzuhalten, dass die ACE-Studie bei einer Auswahl von in den USA lebenden Menschen durchgeführt wurde, die nicht repräsentativ für die Allgemeinbevölkerung ist. Vielmehr kennzeichnet die ACE-Studienpopulation, dass es sich um Menschen handelt, die alle über viele Jahre hinweg im amerikanischen Gesundheitsversicherungssystem regulär versichert waren; ein glücklicher Umstand also, der vielen Amerikanern seit Jahrzehnten nicht zuteilwird. Es handelt sich somit um eine Studienpopulation, die in eher gut situierten, sozial abgesicherten Schichten zu finden ist. Und auch in dieser Bevölkerungsauswahl ist die Häufigkeit von hochgradig belastenden Ereignissen in der ersten Lebensphase erschreckend.

Nur 32.7% dieser Teilnehmer gaben an, bis zum 18. Lebensjahr keines der genannten widrigen Lebensereignisse erlebt zu haben (86). Sie hatten also einen ACE-Score von 0. Der Rest (66.3%) der Befragten hatte einen ACE-Score von mindestens 1. Dies bedeutet, dass zwei Drittel aller Menschen, die in den eher wohlhabenden amerikanischen Gesellschaftsschichten aufgewachsen sind, bis zum Erreichen des 18. Lebensjahres mit mindestens einem schweren und dauerhaft widrigen Lebensereignis konfrontiert worden waren. Es ist davon auszugehen, dass in den meisten anderen hoch entwickelten Ländern ähnliche Werte vorliegen.

Die weitere Aufschlüsselung der Häufigkeit von ACE-Scores bei allen Befragten zeigt folgende Werte: Nur 25.6% hatten einen ACE-Score von 1. Bei 15.5% lag ein Wert von 2 vor. 9.9% hatten einen Wert von 3. Bei 5.9% wurde ein Wert von 4 erhoben, und die verbleibenden 10.5% hatten einen ACE-Score von 5 oder mehr. Alle diese Belastungen traten im Leben dieser Befragten vor Vollendung des 18. Lebensjahres auf und sind dadurch charakterisiert, dass es sich um langandauernde belastende Situationen handelt, mit denen sich die Kinder «arrangieren» mussten, da es in der Regel einem Kind nicht möglich ist, sich einer solchen Widrigkeit zu entziehen.

Es ist wichtig, daran zu erinnern, dass alle diese hochgradigen chronischen Stressbelastungen über viele Jahrzehnte nicht durch die diagnostischen Diagnosekataloge erfasst wurden. Und auch die im Jahre 2013 eingeführte Diagnose «komplexe PTBS» (die erst seit 2022 in medizinischen Institutionen angewendet wird) kann das Vorliegen solcher Widrigkeiten nur dann berücksichtigen, wenn ein Mensch Symptome entwickelt hat, die «direkt» auf diese erhöhte Stressbelastung zurückzuführen sind. Vielen Ärzten sind aber die Zusammenhänge zwischen frühkindlicher Stressbelastung und dem später im Leben gehäuften Auftreten von vielfältigen Problemen im sozialen, psychischen und auch körperlichen Bereich der Gesundheit nur unzureichend bekannt.

## Das Trauma in der Kindheit führt zu schwerwiegenden Erkrankungen später im Erwachsenenalter

Bei der wissenschaftlichen Erfassung dieser Zusammenhänge kommt nun der prospektive Studienarm der ACE-Studie ins Spiel. Die Teilnehmer wurden nicht nur zu den Ereignissen in ihrer Kindheit und Jugend befragt (dies ist der retrospektive Studienarm), sondern sie wurden auch weiterhin in ihrem Leben durch die Forscher begleitet und hinsichtlich ihrer Lebenssituation und ihrer vielfältigen gesundheitlichen Probleme immer wieder neu befragt. Dieses Weiterverfolgen der Entwicklung im Leben wird auch *follow-up* genannt.

Die Kombination von retrospektiven und prospektiv erhobenen Daten ergab folgendes zugleich einleuchtendes wie auch schockierendes Ergebnis: Es gibt eine proportionale Dosis-Wirkungs-Beziehung zwischen dem Vorliegen von ACEs einerseits und negativen Auswirkungen auf Gesundheit und Wohlbefinden andererseits. Je höher die Anzahl der ACEs in Kindheit und Jugend war, desto höher ist später im Leben das Risiko, dass die Person mit schwierigen Belastungen in sozialen, psychischen und körperlichen Bereichen des Lebens umzugehen hat.

Diese ACE-abhängige, signifikante Häufung von Belastungen wurde für die folgenden Bereiche festgestellt (85, 87):

- Psychiatrische Erkrankungen (Depression, Angst, Suizidalität)
- Suchterkrankungen (Alkoholmissbrauch, intravenöser Drogenkonsum, u.a.)
- Langzeitfolgen durch traumatische Gehirnschädigungen (durch direkte Gewalteinwirkung während der Kindheit)
- Ungewollte Schwangerschaften und Schwangerschaftskomplikationen (bei Müttern, die selbst einen erhöhten ACE-Score haben)
- Sexuell übertragbare Krankheiten
- Riskantes, potenziell selbstschädigendes Verhalten (in der Sexualität, in der Freizeit, im Sport)
- Lebererkrankungen
- Chronisch-obstruktive Lungenerkrankungen
- Autoimmunerkrankungen
- Kreislauferkrankungen (Bluthochdruck, Herzinfarkt)
- Übergewicht
- Diabetes
- Krebs
- Probleme in der Arbeitswelt, Arbeitsplatzverlust, niedriges Bildungsniveau, finanzielle Schwierigkeiten, Verschuldung.

Alle hier genannten Probleme des Erwachsenenlebens treten signifikant gehäuft bei Personen auf, die frühkindlichen Widrigkeiten ausgesetzt waren. Je mehr davon vorlag, desto häufiger findet sich das Auftreten dieser Belastungen; dieser Zusammenhang beschreibt das, was von vielen Autoren als «Dosis-Wirkung-Zusammenhang» bezeichnet wird.

Die wissenschaftliche Literatur zur Häufigkeit von Traumaexposition und zu den vielfältigen Zusammenhängen zwischen dem Erleben von Stressfaktoren einerseits und der späteren Entwicklung von psychiatrischen Störungen, Suchtstörungen, körperlichen Erkrankungen sowie auch von Schwierigkeiten im sozialen und ökonomischen Bereich ist sehr umfassend. Je nach gewählter Methodologie der Studien oder auch Fragestellung und Blickwinkel der Forscher kommen diese Untersuchungen zu teilweise widersprüchlichen Ergebnissen. Man kann förmlich in der Fülle von Daten, statistischen Modellen und Ergebnissen versinken und es ist möglich, zu jeder Schlussfolgerung auch entgegengesetzte Resultate und Interpretationen aus dem Fundus der wissenschaftlichen Literatur zu ziehen.

An dieser Stelle sei noch einmal an die im Kapitel V bereits erwähnte Studie von Linda Williams erinnert, die zeigte, dass rund 40% der Opfer von offiziell dokumentierter sexueller Gewalt während ihrer Kindheit sich später als Erwachsene nicht mehr an diese Vorkommnisse erinnern konnten (56). Erwachsene zu traumatischen Erfahrungen in ihrer Kindheit und Jugend zu befragen, ist eine Sache – auf diese Fragen akkurate Antworten zu bekommen, eine ganz andere (88).

Neurobiologische Mechanismen wie die geschilderte traumatische Dissoziation, im engen Verbund mit psychologischen Dynamiken wie Schuld- und Schamgefühlen, erklären diese Schwierigkeiten der Erfassung recht gut (89). Als Erwachsene haben wir alle das Bestreben, ein positives Selbstbild und Narrativ aufrechtzuerhalten, das uns hilft, die Herausforderungen des Alltags zu bewältigen. Wir neigen also gerade nicht dazu, einem dahergelaufenen Forscher, und oft nicht einmal einem Arzt oder Therapeuten, auf eine entsprechende Anfrage (die uns oftmals überrascht) einen tiefen Einblick in die Abgründe unserer Biografie zu erlauben.

Dennoch sind sich die meisten Berufsvertreter, die sich mit Fragen der psychischen Gesundheit befassen, über Folgendes einig: Je öfter, respektvoller und feinfühliger diese Fragen nach Lebensbelastungen gestellt werden, desto mehr hochgradige Lebensbelastungen treten zutage. Es gibt Hinweise darauf, dass bis zu 90% aller Menschen in unseren Gesellschaften, d.h. im Grunde fast jeder von uns, im Laufe seines Lebens mit mindestens einem traumatischen Lebensereignis konfrontiert wird (90). Dies entspricht natürlich der Lebensweisheit bzw. dem Allgemeinplatz, dass das Leben hochgradig stressig ist, oder wie es die Buddhisten ausdrücken, «*Alles Leben bedeutet auch Leiden*».

Was uns aber vordringlich nachdenklich machen und uns zum Handeln motivieren sollte, ist die Häufigkeit von Widrigkeiten und Extrembelastungen während unserer kindlichen Entwicklungsphase.

Nach heutigem Stand der Wissenschaft ist somit folgende Erkenntnis klar etabliert:

- Langandauernde widrige Lebensumstände, in denen sich Kinder und Jugendliche nur anpassen können, indem sie in «pathologische», oder besser gesagt maladaptive[39] Anpassungen flüchten, sind häufig;

- Einmalige bzw. zeitlich eher kurzfristige Extremereignisse, die jeden Menschen, ob jung oder alt, an die Belastungsgrenze (oder darüber) bringen würden, sind auch in der frühen Lebensphase häufig;

- Diese Belastungen hinterlassen tiefe Spuren in der Physiologie, der (Epi-)Genetik und in der Ausprägung der Persönlichkeit der betroffenen Person;

- Im späteren Leben manifestieren sich diese Spuren durch das signifikant gehäufte Auftreten von psychiatrischen Erkrankungen, Suchterkrankungen, körperlichen Erkrankungen, Beziehungsproblemen und Problemen in den beruflich-sozialen und ökonomischen Verhältnissen.

Es ist bezeichnend, dass die Autoren eines der wichtigsten wissenschaftlichen Bücher zu diesem Thema den Untertitel «*The hidden epidemic*» wählten, um diesen Sachverhalt auf höchst einprägsame und aufrüttelnde Weise zum Ausdruck zu bringen (91): Tatsache ist, dass es in unserer Gesellschaft eine Epidemie des psychischen Traumas gibt und dass dieser Sachverhalt im öffentlichen Diskurs in keiner Weise adäquat vertreten ist. Diese unschöne Evidenz wird versteckt in der Dynamik der zuvor beschriebenen dissoziativen Dialektik.

## Langandauernde psychische Gesundheit ist in unserer Gesellschaft die Ausnahme

Im Folgenden möchte ich eine weitere wichtige Studie vorstellen, die einen Blick auf das Vorhandensein von psychiatrischen Erkrankungen in der Allgemeinbevölkerung wirft. Es handelt sich um eine Metaanalyse, bei der viele einzelne und unabhängig voneinander publizierte Studien von einem Expertenteam ausgewertet

---

[39] Ich verwende den wenig geläufigen Begriff «maladaptiv», da er ausdrückt, dass die Anpassung (Adaptation) zunächst naheliegend und erfolgreich war, dass diese Anpassung aber im weiteren Verlauf zu einem großen Problem (zu einer Pathologie) geworden ist.

wurden (92). Es wurde hierbei untersucht, wie hoch der Anteil von psychiatrischen (und neuropsychiatrischen Störungen) in der erwachsenen Bevölkerung Europas während eines 12-monatigen Beobachtungsfensters anzusetzen ist. Ein 12-monatiges Beobachtungsfenster, auch 12-Monatsprävalenz genannt, gibt Auskunft darüber, bei wie viel Prozent der befragten oder untersuchten Personen das zu untersuchende Merkmal, d.h. in der Regel eine Krankheit, während der letzten 12 Monate aufgetreten ist. Eine typische Frage lautet also: *«Lag bei Ihnen in den letzten 12 Monaten diese(s) Problem/Symptomatik/Krankheit vor?»* Die wissenschaftlichen Studien verfolgen bei diesen Erhebungen verschiedene methodologische Ansätze, d.h. sie vertiefen die Befragung auf unterschiedliche Aspekte, die Rückschlüsse auf das tatsächliche Vorliegen einer Erkrankung geben. Durch komplexe, wissenschaftlich validierte Abwägungen (*best estimate procedure*) gelangen die Forscher schließlich zu realistischen Annahmen bezüglich des Vorliegens der untersuchten Erkrankungen während des Beobachtungszeitraums.

Unter Berücksichtigung aller verfügbaren Studien in Bezug auf die psychische Gesundheit der Bevölkerung in 27 europäischen Ländern, kamen die Experten zum dem Schluss, dass bei 38.2% aller Erwachsenen in den vergangenen 12 Monaten mindestens eine psychiatrische Diagnose vorlag. Rund 4 von 10 Erwachsenen in Europa leiden also aktuell oder litten innerhalb des vergangenen Jahres an einer nach den derzeitigen diagnostischen Kriterien feststellbaren psychiatrischen Erkrankung, wobei Angststörungen, ausgeprägte Schlafstörungen und Depressionen die am häufigsten festgestellten Erkrankungen waren. Es ist offensichtlich, dass nur wenige dieser betroffenen Personen selbst von sich sagen würden, sie hätten tatsächlich ein psychisches Leiden. Dennoch würde bei ihnen eine psychiatrische Diagnose gestellt werden, falls sie einem Forscher, Arzt oder Therapeuten über ihre Befindlichkeit und Lebensumstände berichten würden. Und nur ein kleiner Teil dieser tatsächlich Erkrankten begibt sich überhaupt in eine adäquate medizinisch-psychiatrische bzw. psychotherapeutische Behandlung: Die Daten zeigen, dass nur 26% der betroffenen Erkrankten während des Beobachtungszeitraums eine medizinische Fachperson aufsuchten, und es ist davon auszugehen, dass nur ein Bruchteil dieser Betroffenen eine gezielte Behandlung ihres Leidens initiierte.

In absoluten Zahlen bedeutet dies bezogen auf eine Bevölkerungszahl von 431 Millionen Menschen in den untersuchten 27 europäischen Ländern, dass 164.7 Millionen innerhalb der letzten 12 Monate an einer psychischen Erkrankung litten. Die Kosten, die diese Erkrankungen alljährlich in Form von Behandlungskosten, Arbeitsausfällen, Rentenbezügen etc. verursachen, werden auf 277 Milliarden Euro pro Jahr geschätzt.

Was Traumafolgestörungen angeht, so ist es wichtig festzuhalten, dass in dieser Studie eine 12-Monatsprävalenz von nur 2% festgestellt wurde. Als einzige Traumafolgestörung wurde aber lediglich die «einfache PTBS» erhoben, die bei Weitem nicht das gesamte Spektrum der relevanten Traumafolgestörungen (wie z.B. die seit 2013 eingeführte, zuvor erwähnte Diagnose der komplexen PTBS) abdeckt. Es ist anzunehmen, dass die Prävalenzzahlen für psychische Störungen umso weiter in die Höhe gehen, je genauer der diagnostische Blick auch subtile Formen von tiefem, psychischem Leid einer aufmerksamen Beobachtung unterzieht. Dies betrifft gerade auch besondere Ausprägungen von Persönlichkeitsmerkmalen und Verhaltenspräferenzen, wie ich sie im EP/ANP-Modell der strukturellen Dissoziation beschrieben habe. Vieles, was als «normal» und «gesund» erscheint, ist bei genauer Betrachtung nichts wesentlich anderes als der Versuch, ein tiefes inneres, schmerzvolles Gefühl der Leere und Verzweiflung durch eine zwanghaft forcierte Konformität zu widerlegen und zu kompensieren. Dieser Versuch, sich selbst und der Welt zu beweisen, dass «alles gut und unter Kontrolle» ist, wird von vielen Menschen ein Leben lang aufrechterhalten, dies aber zum Preis von hochgradiger, kräftezehrender und schließlich krank machender Anstrengung.

## Der Zusammenbruch der Normalität und ein Blick auf die Fakten ermöglichen eine heilsame Erneuerung

Die Psychiatrie, als gesellschaftlich-normative Instanz innerhalb der Medizin, wird hierbei in vielen Fällen zum Komplizen dieser Anpassung an äußere Normen und Präferenzen, durch die dieses Aufrechterhalten einer falsch-normalen Konformität gestützt und bestärkt wird. Denn die «Normalität» der Gesellschaft, in der sich das Individuum bewegt, ist bei allen psychiatrischen Diagnosen das entscheidende Kriterium, auf das zurückgegriffen wird, wenn festgelegt werden soll, ob dieses oder jenes Verhalten, diese oder jene Befindlichkeit als «gesund» oder als «krank» anzusehen ist. Der deutsche Psychiater Hans-Joachim Maaz prägte für diesen Sachverhalt den Begriff «Normopathie» (93).

In krisenhaften Entwicklungen, oder auch in Form von körperlichen Erkrankungen, bricht diese Kompensation in sich zusammen. Eine solche Krise kann dann der Beginn einer Neuorientierung sein, die den wirklichen Bedürfnissen und Fähigkeiten der Person besser entspricht.

Dies wurde von dem Psychoanalytiker Carl Gustav Jung mit drastischen Worten beschrieben: «*Ohne Schmerz gibt es keine Bewusstwerdung. Die Menschen werden alles tun, egal wie absurd, um ihrer eigenen Seele nicht ins Angesicht sehen zu müssen. Man findet keine Erleuchtung, indem man sich Lichtfiguren vorstellt, sondern indem man sich der Dunkelheit bewusst wird und stellt*»[40]. Ähnliche Zitate gibt es von Philosophen und spirituellen Denkern aller Kulturen.

Dieses Reifen an einer Lebenskrise wird *post-traumatic growth* genannt (94). Eine Person, die eine solche Lebenskrise durchlebt hat und daran persönlich gereift ist, befindet sich in der Regel in einem Zustand vertiefter emotionaler Ausgeglichenheit. Diese kennzeichnet sich dadurch, dass es nur noch wenig Angst vor und Vermeidung von schmerzhafter Erfahrung gibt, da ja eine solche Erfahrung bereits erlebt und erfolgreich überwunden und integriert wurde. Ein solcher Mensch wird sich vielleicht als «zufrieden und glücklich» bezeichnen, wie auch ein Mensch mit einem ACE-Score von 0 sich wahrscheinlich als «zufrieden und glücklich» bezeichnen würde. Dennoch gibt es einen grundlegenden Unterschied zwischen Menschen, die weitestgehend unbelastet ihr bisheriges Leben erfahren haben, und Menschen, die schwere Belastung erfolgreich meistern konnten. Die erstgenannten werden spätestens dann, wenn sie mit dem natürlichen Prozess des Alterns konfrontiert werden, zu einer neuen Einschätzung des «zufrieden und glücklich»-Seins genötigt werden, was viele Menschen schlichtweg überfordert. Letztere sind bereits psychisch «geimpft», da sie sich ja schon erfolgreich mit unangenehmen Erfahrungen auseinandergesetzt haben, und daher verfügen sie tendenziell über mehr Ressourcen, die immer neu auftretenden Belastungen des Lebens zu meistern.

Ich vermute allerdings – aufgrund der bisher bekannten wissenschaftlichen Daten, aber auch aufgrund der Erfahrungen, die ich in meiner klinischen Tätigkeit mit Patienten und ihren Angehörigen machen konnte –, dass es im Grunde kaum Menschen gibt, die nicht bis zur Lebensmitte mit schwerwiegenden, schmerzvollen Erfahrungen konfrontiert waren. Was uns letztlich voneinander unterscheidet, ist das Ausmaß an Offenheit, Akzeptanz und Verantwortungsbewusstsein, mit unserer persönlichen Lebensproblematik umzugehen. In den meisten Fällen ist ein freundschaftlich-authentischer Austausch mit nahestehenden Personen eine wichtige Zutat, um den Schmerz und die Schwierigkeiten in das Licht einer gemeinschaftlich-geteilten Beobachtung zu stellen. Manche Menschen, denen ein solcher wohlwollend-authentischer, menschlicher Austausch fehlt, finden den Weg zu professionellen Helfern, mit denen sie diese Selbstbetrachtung vornehmen können. Leider ist aber zu vermuten, dass es sehr vielen von uns nicht möglich ist, eine angemessene Begleitung in schwierigen Lebensphasen zu finden

---

40 Bezüglich der Zusammensetzung dieses sehr häufig zitierten Statements, sei auf folgende Information verwiesen: www.goodreads.com/quotes/6166083-carl-jung-never-said-there-is-no-coming-to-consciousness

und dass – in Ermangelung einer konstruktiven Aufarbeitung der gelebten Lebenskrise – wir dann prinzipiell dazu neigen, mit altbewährten *Coping*strategien die Belastung zu meistern. Dies führt dann dazu, dass wir in vielen Fällen maladaptive Stressbewältigungsstrategien wie z.B. Substanzmissbrauch, psychische Dissoziation oder mentale Rigidität erneut aktivieren und in noch stärkerem Ausmaß einsetzen als bisher.

Ernest Hemingway, selbst Alkoholiker, brachte diesen schwierigen Weg der Resilienzentwicklung, der nicht jedem Menschen vergönnt ist, gut auf den Punkt: *«The world breaks everyone, and afterwards, some are strong at the broken places.»*

Es entbehrt nicht einer gewissen Tragik festzustellen, dass gerade die Vereinigten Staaten, wo viele dieser wichtigen Studien durchgeführt wurden und wo es brillante Wissenschaftler gibt, die diese Ergebnisse und Schlussfolgerungen auf plausible und überzeugende Weise einer größeren Öffentlichkeit zur Kenntnis gebracht haben, das Land sind – die führende Weltmacht der letzten 70 Jahre –, das kaum Anstalten unternommen hat, die Gesellschaft im Sinne dieser Erkenntnisse umzuformen und zu gestalten. Jegliche Bestrebungen, die Lebensbedingungen und Chancen weiter Teile der Bevölkerung zu verbessern und hierdurch für etwas mehr soziale Gerechtigkeit und Frieden zu sorgen, werden systematisch in einen ideologischen Rahmen gestellt und als Sozialismus diffamiert. Maßnahmen also, die auf wissenschaftlichen Erkenntnissen beruhen und zum Ziel haben, die Lebensqualität aller (!) Bürger zu verbessern, werden mit ideologischen Programmen gleichgesetzt, dadurch verunglimpft und letztlich in den meisten Fällen verhindert. Es muss in diesem Zusammenhang immer wieder daran erinnert und betont werden, dass Fakten etwas anderes sind als Meinungen.

Geradezu absurd ist der Vorwurf des «Antifa»-Aufruhrs, der von der Trump-Regierung immer wieder stilisiert wurde, wenn verzweifelte Menschen, die in ihrer nackten Existenz bedroht sind, sich lautstark und manchmal auch mit Anwendung von Gewalt äußern[41]. Gewaltausübung ist eine massive Störung. Man kann sie als undifferenzierte Provokation verstehen. Oder als eine Einladung, sich die Verhältnisse, in denen es zu Gewalt kommt, genauer anzuschauen. Es macht mich immer wieder sehr betroffen zu beobachten, wie es der Großmacht USA nicht gelingt, ihrem zunehmenden und deutlich sichtbaren Zerfall durch konkrete Maßnahmen entgegenzuwirken.

Als sich die USA vor 80 Jahren mit faschistischer Gewalt (im fernen Europa) konfrontiert sahen, antwortete das Land nach einigem Zögern mit einer sehr zielgerichteten, alle Bereiche der Gesellschaft umfassenden Reaktion. 1940 entsprach das militärische Kontingent der USA dem des damaligen Portugal – es war absolut unbedeutend im Vergleich zur militärischen Stärke Nazideutschlands. Innerhalb weniger Monate

[41] https://www.srf.ch/news/international/demonstrationen-in-den-usa-antifa-neuer-suendenbock-der-rechten

wurde die militärische Industrieproduktion auf zuvor unvorstellbare Ausmaße gesteigert[42]. 1939 machte die Rüstungsproduktion 2% der Gesamtproduktion des Landes aus; sie steigerte sich auf 10% 1941 und auf 40% 1943. Während 1941 nur 900 Panzer und 544 Kriegsschiffe gebaut wurden, stiegen diese Zahlen auf unglaubliche 38'500 Panzer und 2'654 Schiffe im Jahr 1943 (95). Millionen von Männern und Frauen wurden im Eilverfahren rekrutiert und militärisch ausgebildet. Auf diese Weise begegneten die USA der damals wahrgenommenen Bedrohung durch den europäischen Faschismus. Diese massive Anpassung und die entschlossene Durchsetzung von Maßnahmen, die auf die Änderung von Fakten abzielten (zur Bekämpfung von Panzern werden Panzer benötigt, ideologische Parolen reichen da nicht aus), begründeten den Erfolg der USA im Krieg mit Nazideutschland und ihre spätere globale Vormachtstellung.

Angesichts der substanziellen Bedrohung der amerikanischen Gesellschaft durch die sich mehr und mehr vertiefende Krise von gesellschaftlich verankerter Gewalt wird nur ein ähnlich entschlossenes Vorgehen gegen soziale Ungerechtigkeit die USA vor dem weiteren Zerfall bewahren können. Dies ist der tatsächliche «Antifa»-Kampf, der der amerikanischen Bevölkerung zu wünschen ist.

---

42 Eine beeindruckende Darstellung findet sich unter: https://bit.ly/3CO5eoZ

# KAPITEL VIII

## DIE VERSTECKTE EPIDEMIE II: ÖKOLOGISCHE PHÄNOMENOLOGIE

# DIE VERSTECKTE EPIDEMIE II: ÖKOLOGISCHE PHÄNOMENOLOGIE

*We decided to reach a consensus and make a statement directed to the public that is not scientific. It's obvious to everyone in this room that animals have consciousness, ... It is not obvious to the rest of the Western world or the Far East. It is not obvious to the society.*

Cambridge Declaration on Consciousness, 7. Juli 2012[43]

Wie steht der Mensch zum Tier? Warum ist die Antwort auf diese Frage heute so wichtig? Die Phänomenologie, das heißt die Wissenschaft der Erscheinungsformen, ist in der Lage, wichtige Erklärungsansätze zu geben, wenn es darum geht, die menschliche Erfahrung in ihrem ökologischen Kontext zu verstehen. Gerade in Hinblick auf die vielen Formen von Gewalt, die gegenüber einer immer größeren Anzahl von Lebewesen auf unserem Planeten ausgeübt wird, stellt sich die Frage, wo der Mensch auf einem Kontinuum von Bewusstseinsformen einzuordnen ist: Welchen Platz werden wir innerhalb der zukünftigen Entwicklungen dieser Bewusstseinsräume einnehmen? Es ist davon auszugehen, dass der gemeine Mensch, *Homo sapiens*, in Zukunft nur einen mittleren Platz auf der Bewusstseinsskala einnehmen wird, wo er durch den höherstehenden *Homo deus* systematisch ausgebeutet wird. Diese Aufspaltung findet bereits jetzt statt.

Ich habe in den vorherigen Kapiteln wiederholt Erkenntnisse und statistische Ableitungen aus der empirischen Wissenschaft benutzt, um meine These zu untermauern: Traumatisch dissoziative Spaltung ist weit verbreitet und tief verwurzelt in den Gesellschaften der Moderne. Gleichzeitig treten aber bei der Betrachtung dieser Evidenzen auch Widersprüche und Ungereimtheiten auf:

- Es gibt auch falsch erinnerte traumatische «Erinnerungen» (z.B. sind 1.4% der US-Amerikaner davon überzeugt, schon einmal von Außerirdischen entführt worden zu sein[44]). Wie sind diese Phänomene einzuordnen[45]?

[43] https://www.youtube.com/watch?v=RSbom5MsfNM – ab der 30. Sekunde

[44] Zu diesem Ergebnis kam die Umfrage des ROPER Institutes bei rund 1'000 US-Amerikanern im Jahr 2002: https://web.archive.org/web/20090325031356/http://www.scifi.com/ufo/roper/02.html

[45] Dieses Phänomen der *false traumatic memories* ist eine große Herausforderung für Therapeuten, Wissenschaftler und Juristen. Aber auch zu diesem Themengebiet gibt es hervorragende, seriöse Studien, z.B. (96).

- Wie gehen wir damit um, dass umso mehr Traumata zutage treten, je feinfühliger Menschen danach befragt werden? Führt das nicht zu einer «Inflation» von Traumata, wenn sie stets und ständig vorzufinden sind, sobald wir die Beobachtungsbrille eines Traumatologen aufsetzen?

- Nicht alle schwer traumatisierten Menschen entwickeln später im Leben die typischen Traumafolgestörungen wie die genannten Suchtstörungen, Angsterkrankungen oder Depressionen. Steht das nicht im Widerspruch zu den Erläuterungen der vorhergehenden Kapitel?

- Es gibt seriös verfasste wissenschaftliche Analysen, die ähnlichen Fragestellungen nachzugehen suchen und hierbei mit ähnlichen wissenschaftlichen Methoden eine identische Datenbank auswerten. Trotz ähnlicher Fragestellung und Methodik kommt man bei diesen wissenschaftlichen Arbeiten zum Teil zu äußerst widersprüchlichen Ergebnissen (97). Wie sollen wir uns in diesem Wirrwarr von Zahlen, Wahrscheinlichkeiten und Widersprüchen noch zurechtfinden?

- Und nicht zuletzt: Es scheint so viele psychisch gesunde, ausgeglichene, glückliche Menschen zu geben. Die Innenstädte, Parks und Freizeitanlagen, See- und Meeresufer scheinen voll von ihnen zu sein. Steht diese Beobachtung nicht in klarem Widerspruch zu meiner Aussage, dass traumatische Dissoziation weit verbreitet ist und dass seelische Gesundheit eher einem Ausnahmezustand als der Regel entspricht?

In diesem Kapitel versuche ich aufzuzeigen, wie mit der enormen Menge von Informationen, Wissen und Gewissheiten umgegangen werden kann, die durch die Forschungsindustrie angehäuft und dem interessierten Individuum, aber auch dem menschlichen Kollektiv durch das Internet größtenteils zugänglich gemacht sind. Dazu werde ich skizzieren, wie wir unser aktuelles Wissenschaftsverständnis weiterentwickeln könnten.

Je mehr wir wissen, desto größer scheinen auch die Widersprüchlichkeiten innerhalb dieses Wissens zu sein, und letztlich nimmt auch das Ausmaß des Nichtwissens stetig zu. Man kann diesen Sachverhalt mit einer Kreisfläche vergleichen: Je größer die Kreisfläche des Wissens, desto größer auch der Kreisumfang, der die Grenze zwischen Wissen und Nichtwissen bezeichnet.

Was die Widersprüche angeht, die sich innerhalb der empirischen Wissenschaft anhäufen, werde ich kurz aufzeigen, dass diese vielfach von der jeweils gewählten Methodologie der wissenschaftlichen Untersuchung abhängen. Die empirischen Wissenschaften kennzeichnet, dass sie eine spezifische Fragestellung anhand eines Versuchsaufbaus bzw. mittels einer Beobachtungsmethode zu beantworten suchen.

Ich bin im Rahmen meiner Tätigkeit als Forscher und als praktizierender Arzt zu der Auffassung gelangt (und diese Ansicht wird von einer zunehmenden Anzahl von Kollegen der Human- und Neurowissenschaften geteilt), dass das empirische Wissenschaftsparadigma nicht ausreicht, um die Tiefe und Komplexität natürlicher Prozesse und Phänomene umfassend und «treffend» zu beschreiben oder gar zu erklären. Aus diesem Grunde befürworte ich die Erweiterung des empirischen Forschungsparadigmas um einen phänomenologischen Ansatz.

## Phänomenologie als Erweiterung des Wissenschaftsparadigmas

Phänomenologie bedeutet – vereinfacht gesagt: Wesensschau. Es geht hierbei darum, die tiefe, zentrale Gestalt oder Essenz des beobachteten Gegenstandes intuitiv «richtig» zu erfassen. Meiner Meinung nach könnte die Bezugnahme auf phänomenologisch erfasste Evidenzen dazu beitragen, die Neurowissenschaften entscheidend weiterzuentwickeln. Da diese Evidenzen in Forschungsarbeiten zusammengetragen wurden, die von menschlichen und tierischen Studienobjekten stammen, führt diese phänomenologische Betrachtungsweise zwangsläufig dazu, sich der Frage zu stellen, wie Grenzen und Gemeinsamkeiten zwischen Wahrnehmung und Gefühlsleben bei Tieren und Menschen einzuschätzen sind. Wir gelangen schließlich zu der Annahme, dass Mensch und Tier auf einem Kontinuum des Bewusstseinsraumes verortet werden können. Das eine Ende dieses Kontinuums befindet sich in den Urformen neuronaler Steuerung motorischer Bewegung. Das andere Ende ist offen, der Mensch nimmt dort einen derzeit noch exponierten Platz ein, aber es ist offensichtlich, dass dieser Bewusstseinsraum jenseits des menschlichen Organismus weiterentwickelt werden wird. Yuval Noah Harari hat in seinem Buch «Homo Deus» diese weiteren Entwicklungen, die bereits jetzt schon in großer Deutlichkeit anlaufen, skizziert (98). Diese Sichtweise auf den Menschen als Inhaber einer nur für kurze Zeit exponierten und privilegierten Stellung auf dem offenen Kontinuum hat tiefgreifende Auswirkungen auf unser Verhältnis zu Tieren: Wir sollten Tiere «besser» behandeln und eine Haltung des respektvollen Umgangs mit den Bewusstseinsräumen der uns umgebenden Lebewesen entwickeln, denn wir werden schon bald als *human animals* die Stellung der Tiere auf dem Bewusstseinskontinuum einnehmen, die wir derzeit schwer misshandeln.

Diese Haltung des Respekts vor anderen Lebewesen wird ökologisches Bewusstsein genannt. Diese Idee ist nicht neu und wurde immer wieder von Menschen als utopieähnliche Lebenshaltung und -gestaltung gedacht oder gelebt, so z.B. durch die Dichter und Denker der Romantik, die spirituellen Führer buddhistischer Religionen, oder aber auch die gesellschaftlichen Bewegungen der sogenannten *deep ecology*. Ich werde versuchen, diese Ideen im letzten Kapitel dieses Buches neu zu formulieren und Empfehlungen für die Entwicklung einer Bewusstseinskultur zu geben, die für eine langfristige «artgerechte» Gestaltung des Lebensraumes auf dem Planeten Erde einen wichtigen Beitrag leisten könnte.

Doch zunächst zurück zu der Frage, wie ein erneuertes, «besseres», d.h. am umfassendsten erfassendes und erklärendes Wissenschaftsparadigma entwickelt werden könnte.

Für die empirische Wissenschaft im Allgemeinen gilt: Je mehr eine Fragestellung mit verschiedenen Messmethoden untersucht und beleuchtet wird, desto vielschichtiger und potenziell widersprüchlicher sind die Erkenntnisse, die mittels dieser verschiedenen Forschungsansätze zusammengetragen werden. Gerade aber die Psychiatrie und die Psychotraumatologie sind aufgrund der erwähnten Schwierigkeit, «verlässliche» Informationen zu erhalten, keine exakten Wissenschaften. Je nach Ausgangslage des Betrachters, je nach der Auswahl und Gewichtung der Fakten und Beobachtungen, die aus den verschiedenen Betrachtungsformen zusammengeführt werden, und je nach den bewussten oder unbewussten Absichten oder Erwartungen des Betrachters (sprich: Wissenschaftlers), können sich völlig unterschiedliche Bilder des betrachteten Objekts ergeben. Und auch das Objekt der Untersuchung selbst, der Mensch, verfolgt unbewusst seine eigene «Agenda»; in dieser geht es oft darum, ein positiv bewertetes Bild seiner selbst aufrechtzuerhalten. Fremd- und Selbstwahrnehmung ergeben daher häufig verschiedene, teils widersprüchliche Bilder, und diese Widersprüchlichkeit kann zu einer tiefen Verwirrung und Verunsicherung beim Betrachter führen. Welche Sichtweise ist nun die «richtige»?

Das immer neue Betrachten mit immer neuen Methoden und verfeinerten Untersuchungsformen führt zu einer Anhäufung von Evidenzen, die so oder so interpretiert werden können.

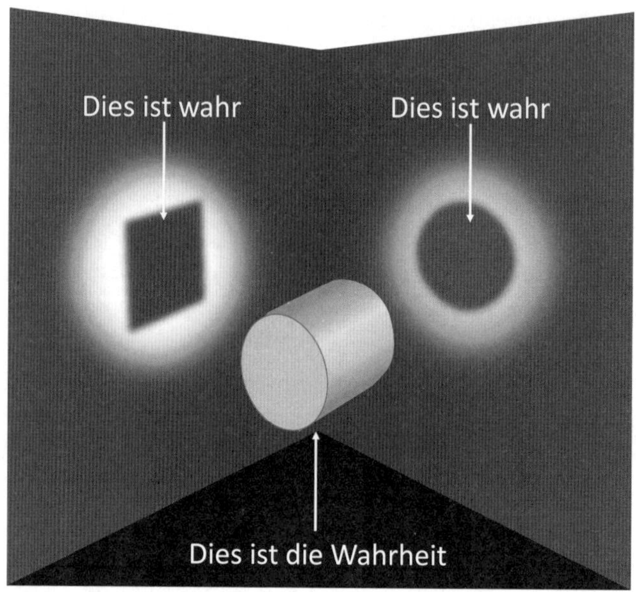


**Abbildung 11:** Phänomenologie: Die Gestalt erschließt sich erst durch die Gesamtschau der vielen verschiedenen Evidenzen.

Bei dieser notwendigen Interpretation und Gewichtung von Evidenzen wird häufig der Fehler begangen, Meinungen mit Fakten gleichzusetzen – oder gar zu verwechseln. Eine zu einer zuvor vielfach erhobenen Evidenz vorliegende widersprüchliche Evidenz rechtfertigt es durchaus, aus dieser neuen Evidenz eine neue alternative Interpretation, d.h. eine Meinung, herzuleiten. Dennoch ist es ein Fehler, dieser Meinung dieselbe Gewichtigkeit zuzuschreiben wie der «vorherrschenden» Interpretation, die auf sehr vielen Evidenzen beruht. Vielmehr müssen alle Beobachtungen zueinander in Relation gesetzt werden und in einer synthetischen Gemeinschau gelesen und letztlich auch in der Wahrnehmung des Betrachters gedeutet werden. Dies ist die Domäne der Phänomenologie.

Ein Beispiel:

> Wenn ich die Form eines steilen Berghangs betrachten und untersuchen soll, so werde ich vielleicht Fotos oder Profile des Berghangs erstellen. Ich werde hierbei darauf achten, dass das Kamerastativ immer strikt vertikal zu 90° ausgerichtet ist. Dies ist der von mir verfolgte methodische Ansatz. Ich werde in der Folge viele Hunderte oder Tausende oder auch Milliarden von Profilfotos erstellen. Auf den meisten Fotos werde ich objektiv feststellen können, dass

das Profil ansteigt. Ich erlaube mir daher die Aussage, dass ein Berghang – aus der Sicht eines Beobachters, der sich vertikal zu diesem Hang positioniert, durch eine Vielzahl von Profilen, die von links unten nach rechts oben ansteigen, gekennzeichnet wird. Der Berghang ist so gesehen die Summe dieser Profile. Ich werde allerdings ebenso feststellen – und je näher ich mich an den Berghang heranbewege, desto häufiger werde ich solche Beobachtungen machen –, dass es zudem Profile mit langen waagerechten Abschnitten gibt, oder auch Zonen, in denen das Profil entgegengesetzt von rechts nach links ansteigt, oder, was noch «außergewöhnlicher» ist, dass es auch Areale gibt, in denen das Profil einen Überhang zeigt. Je weiter ich mich der Feinbeobachtung des Berghangs nähere – bis hin zur Beobachtung eines jeden Steins oder des Reliefs eines jeden Felsbrockens –, desto mehr Beobachtungen werde ich machen, die der Grundannahme «ein Berghang zeigt ein Profil, das von links unten nach rechts oben ansteigt» widersprechen. Somit können also innerhalb einer gewählten Methode eklatante Widersprüche bei der Beobachtung zutage treten.

Wenn ich nun eine andere Methode wähle, z.B. ein Foto des Hanges aus der Vogelperspektive erstelle und zugleich die Entfernung zwischen der Fotokamera und dem Relief mit Lasermessungen ermittle, kann es auch hier zu Ungenauigkeiten und Widersprüchen kommen. Ich werde also mit dieser Methode das Vorliegen von Überhängen oder Höhlen im Profil des Hanges nicht akkurat feststellen können.

In der Phänomenologie ist diese Grundannahme das, was die «Gestalt» genannt wird. Diese Gestalt verbirgt sich in den vielen Wahrnehmungen und Konzepten, mit denen wahrnehmbare Phänomene (wie z.B. ein Berghang) beschrieben und begriffen werden können. Wenn sich der Betrachter, der ein Objekt untersucht, zu sehr in die immer neu feststellbaren Details vertieft, so läuft er Gefahr, sich in der Detailfülle zu verlieren und nicht die zugrunde liegende Gestalt zu erfassen.

Die empirischen Wissenschaften, auch Erfahrungswissenschaften genannt, haben die wissenschaftliche Kultur der letzten 500 Jahre entscheidend geprägt. Es kennzeichnet sie, dass sie in Hinsicht auf das zu untersuchende Objekt Hypothesen aufstellen, danach mittels eines methodischen Verfahrens Daten erheben und schließlich anhand dieser Daten zu ermitteln versuchen, ob die Hypothese zutrifft oder als falsch verworfen werden muss. Das Wesen und zugleich das Problem des empirischen Erkenntnisgewinns besteht darin, dass wir immer neue ausgeklügelte wissenschaftliche Methoden entwickeln, mit denen wir immer wieder neue Beobachtungen tätigen und dadurch neue Fragestellungen und Hypothesen validieren bzw. verwerfen. Hierdurch laufen wir Gefahr, in einem Ozean von Wissen zu ertrinken, ohne aber wirklich in der Erkenntnis der zugrunde liegenden Gestalt unseres Beobachtungsobjektes weiterzukommen.

Nach meiner Auffassung brauchen wir in der Wissenschaft des 21. Jahrhunderts einen Ansatz, bei dem sich der Erkenntnisgewinn sowohl auf die Methodik der Empirie als auch auf die Wesensschau der Phänomenologie stützt.

Die Phänomenologie widmet sich der Beschreibung von Erscheinungsformen. Im Bereich der psychologischen Phänomenologie bedeutet dies, dass Erkenntnisgewinn durch die geistig-intuitive Betrachtung des Objekts erzielt wird. Dieser Vorgang wird auch phänomenologische Wesensschau genannt.

Grundprinzip der Phänomenologie ist es also, Dinge und Prozesse direkt zu betrachten, ohne hierbei einen theoretisch-konzeptuellen Rahmen oder ein moralisches Urteil zu benutzen. Phänomene sind die wahrnehmbaren Aspekte der Welt. Dabei gibt es aber eine Gefahr: Wenn der Betrachter sich einseitig und mit zu geringem Abstand der Wahrnehmung von Phänomenen widmet, kann das Wesen der zugrunde liegenden Gestalt möglicherweise nicht wahrgenommen werden. Als Beispiel sei das Phänomen der Trauer beim Verlust eines nahestehenden Menschen genannt. Wenn ich als Trauernder gänzlich in den Schmerz des Verlustes eintauche, werde ich nur schwer gewahr werden können, dass der Tod genau wie die Geburt zum Leben gehört und eine Grundvoraussetzung für den immer wieder erneuerten Kreislauf des Lebens ist, dem alle Lebewesen unterworfen sind. Bereits die Einsicht dieser Tatsache ermöglicht eine Relativierung einer solchen schwierigen Erfahrung und das Erkennen, dass das Wesen des Todes zwar einen sehr schmerzhaften Verlust darstellt, zugleich aber auch Raum schafft für Wachstum und Neubeginn.

Der gegenwärtige phänomenologische Ansatz hat seine Wurzeln in der Bewegung der deskriptiven Psychologie des 19. Jahrhunderts. Bei diesem Ansatz ist die Intentionalität (d.h. die Absicht, mit der etwas geschieht) innerhalb jeder psychischen Erfahrung ein entscheidendes Konzept. Franz Brentano, einer der wichtigsten Denker dieser philosophischen Strömung, beschrieb dies wie folgt:

*«Jedes psychische Phänomen ist durch … die Beziehung auf einen Inhalt, die Richtung auf ein Objekt ... oder die immanente Gegenständlichkeit charakterisiert. Jedes (psychische Phänomen) enthält etwas als Objekt in sich … In der Vorstellung ist etwas vorgestellt, in dem Urteil ist etwas anerkannt oder verworfen, in der Liebe geliebt, in dem Hasse gehasst, in dem Begehren begehrt usw. Diese intentionale Inexistenz* (= Existenz von etwas innerhalb der Beobachtung, Anmerkung des Autors) *ist den psychischen Phänomenen ausschließlich eigentümlich. Kein physisches Phänomen zeigt etwas Ähnliches.»* (99, S. 124)

Laut Brentano enthalten also alle psychischen Phänomene eine Intentionalität, d.h. eine Zielgerichtetheit oder Absicht, die man bei physikalischen Phänomenen, die zu physikalischen Objekten gehören, nicht findet. Somit gehören physische und psychische Phänomene zu verschiedenen, klar abgegrenzten Bereichen. Zu Ende gedacht bedeutet dieser Ansatz nicht mehr und nicht weniger, als dass das gesamte Universum, d.h. alles in unserem Bewusstsein Erfassbare, in zwei verschiedene Reiche aufgeteilt ist: Das Reich des Subjekts, das seine Wahrnehmung mit Absicht tätigt, und das Reich des Objekts, welches erfasst wird und das Subjekt umgibt.

Oder auch: Es gibt eine Entität, die versteht und begreift, und eine andere, die von der ersteren abgespalten ist, die verstanden und begriffen wird.

## Die Trennung zwischen Objekt und Subjekt der Betrachtung führt zu einer Entkopplung der Gegenwartserfahrung

Je mehr der Mensch weiß und versteht, desto tiefer wird diese Subjekt-Objekt-Spaltung vorangetrieben. Dieser Sachverhalt wird im biblischen Schöpfungsepos als der Sündenfall des Menschen dargestellt: Adam und Eva essen vom Baum der Erkenntnis; sie erkennen, dass sie bewusste Wesen sind, d.h. sie sind sich bewusst, dass sie ein Bewusstsein ihrer selbst haben. Sie bemerken, dass sie mit diesem Bewusstsein auf ihr eigenes Leben und auch auf das ganze, sie umgebende Universum schauen.

Im Gegensatz zum tierischen Bewusstsein, das ebenso wie der Mensch Schmerz und Freude, angenehme wie auch unangenehme Erfahrungen in der Gegenwart erleben kann, müssen die Menschen fortan mit der nun offenbar gewordenen Tatsache umgehen, dass Schmerz und Freude in zum Teil exzessivem Ausmaß in ihrer Wahrnehmung zu Besuch sein werden: Denn diese Besuche treten im menschlichen Gegenwartserleben auch dann auf, wenn die Gegenwart frei von Schmerz oder Freude ist. Letztlich handelt es sich also in den meisten Fällen um Illusionen von Schmerz und Freude (dann nämlich, wenn unsere Wahrnehmung auf die Zukunft oder die Vergangenheit gerichtet ist).

Unser selbstreflexives Bewusstsein ist mit einem Tunnel vergleichbar, in dem die Wahrnehmung in der Gegenwart zu einem hohen Maß aus Erinnerungen der Vergangenheit und aus der Antizipation der Zukunft genährt wird (100). Vergangenheit und Zukunft, dies sind die beiden Öffnungen des menschlichen Bewusstseinstunnels, und aus diesen beiden Richtungen wird das Bewusstsein mit affektiv gefärbten Illusionen überfüttert und an der Nase herumgeführt. Diese Eigenart, im Verbund mit dem abstrakten Denken, verschafft dem Menschen eine enorme schöpferische Kraft – gleichzeitig aber wird er hierdurch mehr und mehr entkoppelt von der direkten, wertfreien und so gesehen «phänomenologischen Wahrnehmung» der Gegenwart. Und diese Entkoppelung bzw. Spaltung führt dazu, dass es in unserer zivilisatorischen Kultur zu einer immer größeren Anhäufung von Komplexität und traumatischem Ballast kommt, die nicht wirklich hilfreich dabei sind, dass wir unser Leben als von der Gegenwart «erfüllt» erleben können.

Im Gegensatz zum Menschen beinhaltet die tierische Wahrnehmung – soweit wir das bisher beurteilen können – in der Regel keine reflexive Betrachtung des Selbst, und auch keine an die Erfahrung des Selbst gekoppelte Bezugnahme auf Vergangenheit und Zukunft[46]. Aus phänomenologischer Sicht gibt es dennoch einen für Tiere und Menschen gemeinsamen Erfahrungsraum in der Gegenwart. Diese Einsicht birgt fundamentale ethische Konsequenzen. Hans Reiner Sepp, ein im deutschen Sprachraum führender Phänomenologe, brachte diese Zusammenhänge zwischen Phänomenologie, Ökologie und Ethik auf folgende Weise zum Ausdruck: «*... sowohl die Ökologie als auch die Phänomenologie teilen die Gemeinsamkeit, dass der Fokus auf dem Bezugsverhältnis von Organismus (Mensch) und Wirklichkeit ... sich mit dem Gesichtspunkt einer zu erneuernden Lebenspraxis verbindet ...*» (101, S. 17). Entsprechend dieser Sichtweise bezeichne ich den in diesem Kapitel beschriebenen Ansatz als «ökologische Phänomenologie».

## Epoché und eidetische Reduktion

Edmund Husserl war einer der Schüler von Brentano in Wien. Er formulierte in der Folge einen erkenntnistheoretischen Ansatz, in dem er die Grundprinzipien definierte, mit denen die Grundlagen der phänomenologischen Wissenschaftstheorie entwickelt wurden (102). Die Grundfragen der Erkenntnistheorie (Epistemologie) sind die folgenden: Wie können wir wissen, dass die Welt wirklich existiert? Wie ist es möglich, die Existenz der Welt als unbezweifelbar anzunehmen, ohne hierbei in die Evidenz eines banalen Gemeinplatzes (*«es gibt sie halt, die Welt»*) abzuschweifen?

Bei dem Versuch, diese Frage zu beantworten, entwickelten die Phänomenologen die Methoden der «Epoché» und der «eidetischen Reduktion»[47].

Epoché bedeutet zwei Dinge: Zum einen werden während des Beobachtungsprozesses alle dogmatischen Haltungen gegenüber dem, was als Realität wahrgenommen wird, aktiv außer Kraft gesetzt. Zum anderen wird die Gültigkeit der Realität zweifelsfrei anerkannt.

---

46 Von dieser Regel gibt es Ausnahmen v.a. bei höher entwickelten Säugetieren (z.B. Schweinen, Menschenaffen, Elefanten, Delfinen), wie auch bei vielen Vögeln (Raben, Papageien) ... und nicht zuletzt bei Tintenfischen.

47 (aus dem Griechischen: *epoché* = Zurückhaltung seines Urteils; *eidos* = Gestalt)

Zunächst geht es darum, den Fokus der Betrachtung direkt auf die Realität zu richten, so wie sie sich darstellt, ohne sich von Skepsis und Zweifel ablenken zu lassen, die gerade dann entstehen, wenn auf die vielen verschiedenen Möglichkeiten eingegangen wird, um die Erscheinungen der Realität zu untersuchen, zu kommentieren oder zu hinterfragen. Epoché ist jedoch keine selbstgefällige Selbstbestätigung gegenüber der Wirklichkeit («*die Wirklichkeit ist nur so, wie ich sie wahrnehme*»), sondern sie nährt sich immer wieder aus den Vorstellungen, die aus der Außenwelt stammen und in kontinuierlicher Beziehung zu den Phänomenen stehen, die die Wahrnehmung des Betrachters hervorbringt (28, S. 25).

Das andere Hauptprinzip der phänomenologischen Erforschung ist die Entdeckung von ***eidos***, d.h. des Wesens oder der Gestalt. Hiermit ist die tiefgründige Gestalt oder auch die Essenz einer Sache gemeint, oder die «*immanente Gegenständlichkeit*», wie es Brentano ausdrückte. Die Gestalt wird durch einen Prozess wahrnehmbar, der eidetische Reduktion genannt wird. Während dieses Prozesses werden die oberflächlichen, mehr äußerlich bezogenen Facetten einer Sache als voreingenommen oder irrelevant identifiziert und folglich entfernt und neutralisiert (was bedeutet, dass sie nicht als wesentlich zur Gestalt beitragend angesehen werden). Die endgültige Gestalt erscheint ganz am Ende des Reduktionsprozesses: Die Evidenz dieser Gestalt ist – ohne jeden Zweifel – durch intuitives Erkennen dessen, was Wesentlich für das Verständnis der Gestalt ist, gegeben. Das bedeutet, dass es jenseits dieses Punktes nicht noch etwas anderes geben kann, was noch nicht erfasst oder wahrgenommen wurde, sonst würde die Gestalt selbst verschwinden.

Die Phänomenologie kritisiert die empirische Wissenschaft, weil sie Gefahr läuft, den Bezug zu dem zu verlieren, was der Suche nach Erkenntnis zugrunde liegt – die Erfahrung des Subjekts. Wissenschaftler und Philosophen können sich in den vielen hoch intellektuellen und abstrakten Würdigungen und Diskussionen über ihre Untersuchungsmethoden und die durch ihre Beobachtungen aufgedeckten Merkmale verlieren. Husserl setzte dem einen Reduktionismus entgegen, indem er forderte, «*zurück zu den Dingen selbst*» zu gehen (103, S. 7). Bei der Anwendung dieses Reduktionismus wird den qualitativen oder phänomenologischen Merkmalen der Erfahrung große Aufmerksamkeit geschenkt. Phänomenologen beschreiben diesen Ansatz üblicherweise mit dem Satz: «*Wie ist es, dies zu erfahren?*» (104). Wie genau unterscheidet sich dieses «*Wie ist es?*» zwischen einer Erfahrung innerhalb einer bestimmten Intentionalität und eines bestimmten Kontextes und einer Erfahrung innerhalb einer anderen Intentionalität und eines anderen Kontextes?

Kinder sind Meister in der phänomenologischen Betrachtung der Welt; sie erfahren die Welt in einem Zustand der Selbstbezogenheit, Neugier und Unbefangenheit. Wenn man Kinder fragt, was das wesentliche Merkmal eines psychisch erfassbaren Phänomens ist, so geben sie in der Regel eine sehr treffende, «richtige» Antwort.

## Ein phänomenologisches Verständnis der tierischen Lebensformen

Wenn man das Prinzip der eidetischen Reduktion auf das von Jaak Panksepp entwickelte Modell anwendet, so stellt sich heraus, dass die Gestalt dieses Modells die Fortbewegung ist. Die Intention dieser Gestalt ist Annäherung oder Distanzierung. Dieses Bewegungsprinzip ist das Hauptmerkmal der tierischen Lebensformen, die aus dem evolutionären Prozess vor ca. 540 Millionen Jahren entstanden sind. Wenn man ein Kind bittet, zu erklären, was ein Tier ist, so wird es wahrscheinlich antworten: *«Ein Tier ist ein Lebewesen, das sich bewegen kann.»* Dieses Prinzip der Bewegung wurde während der gesamten Entwicklung aller tierischen Lebensformen, die jemals auf dem Planeten Erde existiert haben, als treibende Kraft beibehalten. Da der menschliche Körper, und insbesondere das menschliche Gehirn, die anatomisch und funktionell aktiven Überreste dieses evolutionären Prozesses von seinen Anfängen bis heute in sich trägt, ist jeder mentale Prozess mit dieser grundlegenden Gestalt und Intention verbunden. Die grundlegendste Regung innerhalb der menschlichen psychischen und körperlichen Erfahrung ist die Dynamik der Annäherung oder der Distanzierung. Auf psychischer Ebene übersetzt sich diese Dynamik in dem Gefühl von «Mögen» oder «Nicht-Mögen». Auf der körperlichen Ebene übersetzt sich diese Dynamik ultimativ in Form von Schmerz oder Lust.

Panksepp verortete diesen Grundantrieb in den zerebralen Strukturen, in denen die Aktivität der primären Affekte der Säugetiere entstehen: SEEKING und PANIC. Diese zerebralen Strukturen – die VTA für SEEKING und das PAG für PANIC – befinden sich in den tiefen subkortikalen Mittellinienbereichen des Gehirns. Aus einer neuroevolutionären Perspektive gehören sie zu den ältesten Strukturen des Gehirns. Daher finden sich diese oder analoge Strukturen nicht nur beim Menschen, sondern auch bei allen Säugetieren und Wirbeltieren. Panksepp postulierte, dass die neuronale Aktivität in diesen Strukturen die Grundwahrnehmung des Bewusstseins erzeugt, die einem tief verwurzelten Gefühl der Gewissheit über die Gültigkeit der eigenen Bewusstseinserfahrung entspricht: *«Ich bin, hierüber gibt es keinen Zweifel.»* Diese tiefe Wahrnehmung des eigenen Bewusstseins jenseits vom «Lärm der Gedanken» nannte er das Kern-SELBST. Als Menschen können wir dieses Kern-SELBST erfahren und beobachten, wenn wir uns in Zuständen tiefen Schmerzes oder auch von existenzieller

Angst und Panik befinden (PANIC), oder aber in Zuständen von Begeisterung oder orgasmischer Entrückung (SEEKING). In diesen Zuständen befinden wir uns typischerweise jenseits dessen, was mit Worten ausdrückbar wäre: Abgrundtief verzweifelt oder in himmelhoch jauchzender Ekstase. Es gibt in diesen Zuständen nur noch eine Gewissheit: *«Ich bin und will weg von hier»* oder *«Ich bin und will immer hier bleiben»*.

Als Panksepp das neuroevolutionäre Modell in Hinblick auf diese grundlegenden Affekte entwickelte, konnte er wahrscheinlich nicht die philosophischen Implikationen voraussehen, die sich durch diese Sicht ergeben würden. Denn viele der diesem Modell zugrunde liegenden wissenschaftlichen Evidenzen wurden in Forschungsarbeiten mit Tieren erhoben. Bei dem Versuch, eine kohärente Sicht der im 20. Jahrhundert gesammelten Erkenntnisse der kognitiven und behavioralen Neurowissenschaften zu entwickeln, kam Panksepp schließlich zu einer Position, die eher einer phänomenologischen als einer empirischen Sichtweise auf die gesammelten wissenschaftlichen Erkenntnisse entspricht. Im Gegensatz zu den meisten seiner Kollegen, die die Hauptqualitäten des Bewusstseins im Bereich der sekundären (Basalganglien) und vor allem tertiären (kortikalen) Strukturen und Prozesse des menschlichen Gehirns verorteten, plädierte er für das Vorhandensein eines Kern-SELBST, das er innerhalb der Erfahrungen von SEEKING und PANIC ansiedelte. Diese grundlegenden affektiven Prozesse entstehen durch neuronale Aktivität der tief im Gehirn gelegenen, «primären» Mittellinienstrukturen des Mittelhirns (VTA und PAG) und nicht in den sekundären oder tertiären Prozessen, die an höhergelegene Strukturen des Gehirns gebunden sind (siehe auch Abbildung 4). In seinem wichtigsten Werk, «The Archaeology of Mind», erläutert Panksepp die Idee dieses grundlegenden Kern-SELBST, das an diese tiefgelegenen neuronalen Prozesse gekoppelt ist (105). Da aber ein Großteil der Erkenntnisse, die zur Begründung des Konzepts des Kern-SELBST verwendet wurden, aus Laborstudien mit Tieren stammten, sah sich Panksepp herausgefordert, diese Evidenzen auf Kenntnisse zu übertragen, die mithilfe von Studien an Menschen gewonnen wurden.

## Gemeinsamkeiten zwischen Mensch und Tier: Translationale Forschung

Der Panksepp'sche Ansatz versucht eine Kohärenz zwischen den Ergebnissen aus Tier- und Humanstudien zu entwickeln. Die Gegenüberstellung gelang Panksepp in seiner 2003 erschienenen *Science* Publikation auf brillante Weise (106). In seinem kurzen Beitrag erklärte er, dass die für den PANIC-Modus typische neuronale Aktivität, die bei Tieren im *separation distress* aktiviert ist, genau der neuronalen Aktivität bei einem Menschen entspricht, der sich in einer schweren Depression befindet. Tiefe Traurigkeit beim Menschen entspricht also dem PANIC-Modus des Tieres, welches der lebenswichtigen Bindung zur Mutter beraubt ist. Der Mensch als soziales Wesen erlebt demnach den subjektiv wahrgenommenen Verlust der Bindung zu seinen Mitmenschen als eine vitale Bedrohung, die sich phänomenologisch als ein Gefühl von Panik, existenzieller Angst und tiefem psychischen Schmerz manifestiert. So gesehen befindet sich auch der schwer depressive Mensch im PANIC-Modus, wie er für den *separation distress* kennzeichnend ist. Somit können Depressionen wie auch Suchterkrankungen phänomenologisch als Ausdruck eines tiefen psychischen Schmerzes verstanden werden, wobei der Schmerz letztlich auf die Erfahrung eines Verlustes lebenswichtiger Bindungen zurückzuführen ist (107).

Aus der Zusammenschau aller verfügbaren Erkenntnisse und Argumente aus dem Bereich der translationalen Neurowissenschaften ergibt sich somit Pankseps Grundthese: Das menschliche Kern-SELBST ist das Analogon des tierischen Kern-SELBST (105). Natürlich gerät dieses Postulat mit der vorherrschenden Ansicht in Konflikt, nach der das menschliche Bewusstsein in erster Linie durch Aktivitäten zustande kommt, die an die kognitiven und exekutiven Funktionen und Wahrnehmungen höherer Ordnung gebunden sind, welche es nur in der menschlichen Großhirnrinde gibt, nicht aber (oder nur ansatzweise) bei den Tieren.

Diese bislang dominierende Ansicht über die Natur des menschlichen Bewusstseins entspricht der Doktrin des kartesianischen Materialismus: Bewusstsein entsteht in den Strukturen und Prozessen höherer Ordnung des Gehirns, in denen die vielen neuronalen Signale, die den internen oder externen Repräsentationen der Wirklichkeit entsprechen, aufgezeigt und daraufhin gewichtet und bewertet werden (*cogito ergo sum*). René Descartes glaubte, dass die Zirbeldrüse das zentrale Organ sei, in dem all diese Inputs zusammenfließen und von der menschlichen Seele (dem «beobachtenden *Homunkulus*») wie ein «Theaterstück» erlebt werden. Der Zirbeldrüse wird heute keine Bedeutung mehr für die Bewusstseinsbildung beigemessen, aber die Vorstellung, dass das menschliche Bewusstsein mit den übergeordneten («tertiären») Strukturen und Prozessen des Gehirns zusammenhängt, ist in den kognitiven Neurowissenschaften nach wie vor tief verankert. Diese Vorstellung, der zufolge das menschliche Bewusstsein in den Prozessen höherer Ordnung verortet wird, führt laut Panksepp immer wieder zu grundlegenden Missverständnissen bei der translationalen Interpretation der Erkenntnisse aus den Neurowissenschaften. Die fehlende Anerkennung dessen, dass das menschliche Bewusstsein primär in den tiefen Arealen der Gehirnmittlellinie entsteht, hat zur Folge, dass die zugrunde liegende, tiefe *Gestalt (eidos)* des Bewusstseins als affektive Grunderfahrung, die zugleich auch bei allen Säugetieren zu finden ist, geleugnet wird. Vereinfacht ausgedrückt postuliert Panksepp: Das menschliche Bewusstsein entspricht dem tierischen Bewusstsein plus der Beifügung von Prozessen höherer Ordnung.

Immer wieder führte Panksepp lebhafte Diskussionen über die philosophischen Implikationen seines Standpunkts mit Kollegen aus der neurowissenschaftlichen Forschung (108). Die Argumentation in diesen Debatten entspricht der Anwendung der phänomenologischen Methodik. Die Argumente bauen wie folgt aufeinander auf:

- Es gibt keinen Zweifel an der Realität der affektiven Erfahrung beim Menschen (*Epoché*: die Gültigkeit der Realität wird ohne jeden Zweifel anerkannt).
- Die affektive Erfahrung beim Menschen ist eine entscheidende Komponente der menschlichen Selbst- und Bewusstseinserfahrung.
- Beim Menschen wird die Bewusstseinserfahrung durch eine Mischung aus primären, sekundären und tertiären Prozessen gestaltet, wobei Letztere in hohem Maße von der Aktivität des Neokortex abhängen, der nur beim Menschen zu finden ist.
- Descartes' Sichtweise des Bewusstseins konzentrierte sich auf die tertiären Prozesse und leitete daraus die Überlegenheit des Menschen gegenüber den Tieren ab, die bloße «Maschinen» wären. Dementsprechend definierte er das menschliche Bewusstsein durch die beobachtbare Aktivität der tertiären Prozesse (*cogito ergo sum*).
- Nach Panksepps Verständnis wird das menschliche Bewusstsein im Wesentlichen durch die Primärprozesse angetrieben, die durch tiefe subkortikale Mittelinienstrukturen (VTA und PNG) erzeugt werden.
- Diese Primärprozesse drücken hauptsächlich affektive Befindlichkeiten aus, die als SEEKING (VTA) und PANIC (PNG) beschrieben wurden.
- Aufgrund dieser Feststellung ist es erlaubt zu postulieren, dass die affektive Erfahrung die Kern-Erfahrung des menschlichen Bewusstseins ist (*Ich fühle, also bin ich*).
- Diese beiden Systeme, SEEKING und PANIC, bilden die neuronale Grundlage für die gezielte Fortbewegung (intendierte Fortbewegung, dies ist die Gestalt aller tierischen Lebensformen).
- Die Fortbewegung manifestiert sich in zwei Formen: Annäherung oder Distanzierung (dies ist die Intention der Gestalt).
- Es gibt zwei Ausprägungen der Intention (Annäherung und Entfernung); auf der Bewusstseinsebene wird die eine als «Mögen», die andere als «Nicht-Mögen» erlebt, auf der körperlichen Ebene werden sie letztlich als Schmerz und Lust übersetzt.

- Anatomisch finden sich bei allen Säugetieren die gleichen tiefen subkortikalen Mittellinienstrukturen (oder analoge Strukturen).

- Funktionell gesehen finden sich bei allen Säugetieren die gleichen affektiven Reaktionen bezüglich des Ausdrucks der Fortbewegung (wenn ich etwas mag, bedeutet dies, dass ich mich tendenziell darauf zubewege; wenn ich etwas nicht mag, bewege ich mich davon weg).

- Da es keinen Zweifel an der Gültigkeit der affektiven Erfahrung und des Bewusstseins gibt und da diese Erfahrung in den Strukturen der tiefen subkortikalen Mittellinie entsteht, ist die Annahme gerechtfertigt, dass Tiere ein Selbstgefühl haben, das der menschlichen Bewusstseinserfahrung ähnlich ist.

- Deshalb postuliert Panksepp schließlich: Das menschliche Kern-SELBST ist identisch mit dem Kern-SELBST, das bei den Säugetieren (und im Grunde bei allen Tieren) zu finden ist.

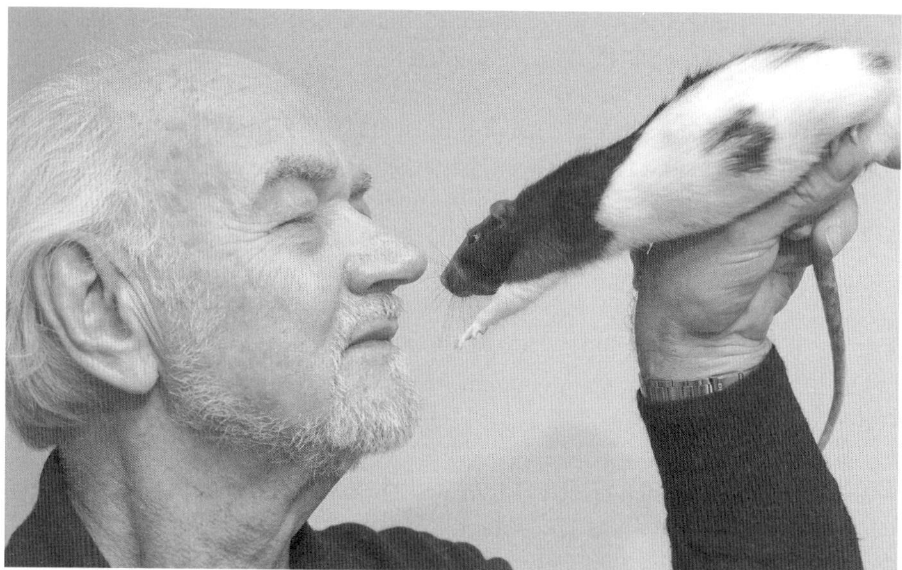

**Abbildung 12:** Jaak Panksepp (1943–2017) – Rattenkitzler und Bewusstseinsarchäologe.

Panksepp ist nicht der einzige renommierte Neurowissenschaftler, der ein solches Postulat bezüglich der entscheidenden Rolle der tiefen subkortikalen Mittellinienstrukturen für die Erzeugung der Bewusstseinserfahrung aufgestellt hat. Ein anderer renommierter Neurologe und Philosoph, Antonio Damasio, argumentiert ebenfalls hinsichtlich des Konzepts von «Urgefühlen» bzw. eines «Proto-Selbst», wie er es nennt (109). Das anatomische Korrelat dieses Proto-Selbst befindet sich sogar noch tiefer im Hirnstamm als das Panksepp'sche Kern-SELBST, das seinen Sitz im PAG hat. Damasio postuliert, dass die Wahrnehmung des Proto-Selbst an die neuronale Aktivität des *Nucleus tractus solitarius* gebunden ist. Somit sind sowohl Damasio als auch Panksepp der Auffassung, dass ein fundamentales Selbst in den tiefen subkortikalen Strukturen des Säugetiergehirns zu lokalisieren ist, die an der Echtzeitverarbeitung lebenserhaltender (oder -bedrohlicher) Reize und Funktionen beteiligt sind. Während Panksepp argumentiert, die primäre Rolle (oder Intention) für diese Prozesse sei die Fortbewegung (Annäherung versus Distanzierung), geht Damasio davon aus, dass diese Funktionen in erster Linie an die Wahrnehmung des Körpers ohne jeden äußeren Objektbezug gekoppelt sind (109, Kapitel 1, Fußnote 17). Beide Wissenschaftler hielten immer wieder teils heftiger Kritik von Vertretern der vorherrschenden Sichtweise der kognitiven Neurowissenschaften stand, die behaupteten, dass Bewusstsein hauptsächlich durch höhere kortikale Prozesse entsteht, wie sie nur beim Menschen vorkommen.

## Intersubjektivität: Der Schlüssel zum Verständnis, dass wir nicht alleine sind

Aus phänomenologischer Sicht steht Panksepps Fokus auf die Motorik als Kerndynamik des Säugetierbewusstseins im Einklang mit aktuellen Konzepten der Intersubjektivität und Empathie. Die Entdeckung von Spiegelneuronen war hierfür entscheidend, da sie erlaubte, die herausragende Bedeutung der neuronalen Motorik bei der Wahrnehmung des Selbst neu zu bewerten. Spiegelneuronen befinden sich im prämotorischen Kortex[48] und werden im Gehirn des Beobachters aktiviert, wenn die beobachtete Person eine bestimmte Handlung ausführt. Somit findet sich in den Spiegelneuronen des Beobachters eine ähnliche neuronale Aktivität wie bei der beobachteten Person, die tatsächlich eine motorische Handlung ausführt. Man kann also sagen, dass *«die Beobachtung einer Handlung die Simulation eben dieser Handlung impliziert»* (110). Folglich ist die Beobachtung und Interpretation körperlicher, motorischer Äußerungen bei anderen der einzige Schlüssel zur Entwicklung eines direkten Verständnisses

[48] Der prämotorische Kortex ist ein Areal der Großhirnrinde, das in unmittelbarer Nähe zum motorischen Kortex liegt. Der motorische Kortex befehligt das Ausführen von Muskelbewegungen, während der prämotorische Kortex die Vorbereitung und Koordinierung von komplexen Bewegungsabläufen gestaltet.

der psychischen Erfahrung, die bei anderen Menschen stattfindet[49]. Auf diese Weise ist die im Bewusstsein des Betrachters beobachtete und simulierte, gewichtete und interpretierte Aktivität von Spiegelneuronen das Schlüsselargument für die Annahme, dass psychische Phänomene auch bei anderen Menschen auftreten (111). Somit wird sowohl die Wahrnehmung des eigenen Bewusstseins als auch von psychischen Phänomenen bei anderen Menschen durch die Verkörperung vermittelt. Diese Anerkennung des Körpers als zentrales Vehikel des erkenntnistheoretischen, phänomenologischen Verständnisses des eigenen Selbst und des Selbst der anderen, fasste der französische Phänomenologe Maurice Merleau-Ponty in der rhetorischen Frage zusammen: «*Wenn mein Bewusstsein einen Körper hat, warum sollten dann andere Körper kein Bewusstsein haben?*» (112, S. 403).

Die Evidenz, die sich aus dieser Fragestellung ergibt, ist bahnbrechend und sollte uns dazu motivieren, unseren Umgang mit der Fauna und Flora unseres Planeten von Grund auf zu überdenken.

Natürlich gibt es einen wesentlichen Unterschied zwischen Erfahrungen, die wir selbst erleben, und Phänomenen, die wir bei anderen beobachten: Die Gültigkeit und Intensität eines psychischen Phänomens, das wir bei anderen beobachten und verstehen, wird niemals dieselbe Beweiskraft für das psychische Phänomen haben wie das, was wir aus der Ich-Perspektive erleben. Wenn auch das Bewusstsein primär jeweils in jedem Subjekt auf einzigartige Weise entsteht, so sind dennoch einige Teilkomponenten der Bewusstseinserfahrung auf andere «übertragbar». Das Bewusstsein des Selbst wird also fortlaufend durch Beobachtungen aufrechterhalten und genährt, in welche intern und extern wahrgenommene Realitäten einfließen und sich vermischen. (28, S. 204)

Die Unterscheidung zwischen innerer und äußerer Realität, die beide notwendig sind, um Bewusstsein zu bilden, ermöglicht somit im Umkehrschluss die Behauptung, dass innere Realitäten auch in anderen Menschen vorhanden sind (Merleau-Ponty: «*... wenn ich kein Äußeres habe, dann haben die anderen auch kein Inneres*» [112, S. 428]). Aus diesem Grund ist die Verkörperung die gemeinsame Grundlage, die es ermöglicht, die Existenz von Bewusstseinserfahrungen zwischen verschiedenen Entitäten zumindest im Ansatz zu vermitteln.

49 Mimik, Sprache, Schrift – alle diese Ausdrucksformen benötigen muskuläre, körperliche Bewegungen.

## Das Bewusstsein als virtuelles Organ, das variabel und vielseitig einsetzbar ist

Panksepp warf seinen Kollegen in den Neurowissenschaften wiederholt vor, sich zu sehr auf methodologische Details und auf Beobachtungen im Zusammenhang mit sekundären und tertiären Prozessen des menschlichen Gehirns zu konzentrieren. Er argumentierte, die Verhaltensneurobiologie folge blind dem Postulat Nikolaas Tinbergens: «*Da subjektive Phänomene bei Tieren nicht objektiv beobachtet werden können, (ist) es müßig ..., ihre Existenz zu postulieren oder zu leugnen*» (113, S. 5). Viele Wissenschaftler, die auf dem Gebiet der Bewusstseinsforschung arbeiten, räumen inzwischen jedoch die Existenz tierischer Bewusstseinsformen ein (114). Der deutsche Philosoph Thomas Metzinger erklärt, dass das tierische Bewusstsein vor etwa 200 Millionen Jahren entstand, als die tierischen Lebensformen ihre Evolution in immer komplexeren Formen fortsetzten. Nach Metzinger entspricht das Bewusstsein, das in allen höher entwickelten tierischen Lebensformen, insbesondere in den warmblütigen, zu finden ist, einem sogenannten «virtuellen Organ» (100, S. 92). Dieses Organ wird primär dann eingesetzt, wenn eine Anpassung an kontextuelle Herausforderungen notwendig ist. Die Nutzung dieses «Bewusstseinsorgans» hängt von den spezifischen Herausforderungen ab, die eine bestimmte Situation mit sich bringt. Insbesondere neue und kritische Situationen erfordern ein hohes Maß an Bewusstseinsaktivierung. Folglich besteht das Ziel der Bewusstseinsaktivierung darin, den Organismus in die Lage zu versetzen, so flexibel und so effizient wie möglich auf eine gegebene Situation zu reagieren. Die evolutionäre Notwendigkeit und der Vorteil des Bewusstseins liegt also in der Optimierung der energetischen und datenverarbeitenden Ressourcen, da somit die verfügbaren Aufmerksamkeitsressourcen (das virtuelle Organ) nur auf die Bereiche der Informationsverarbeitung gerichtet werden, die gerade für die momentane Problemlösung benötigt werden. Dieser Sichtweise folgend, entwickelt sich Bewusstsein auf einem Kontinuum – sowohl innerhalb des Individuums als auch innerhalb der Spezies – und befähigt beide, das Individuum wie auch die Spezies, auf eine sich ständig verändernde Umwelt effizient zu reagieren. Metzinger sagt auch voraus, dass sich mit der ständig zunehmenden Komplexität der menschenbezogenen Umwelt neue, noch nicht vorstellbare Formen von Bewusstsein im Menschen und schließlich in der künstlichen Intelligenz entwickeln werden, die denkbar in Kohlenstoff-basierten wie auch in nicht-Kohlenstoff-basierten Lebensformen sind.

Metzinger vergleicht das menschliche Bewusstsein mit einer Art Tunnel, in dem die Inhalte der Selbsterfahrung durch das Licht des «neuronalen Feuers» auf die Tunnelwände projiziert werden (dies in Analogie zu Platons Höhlengleichnis). Der Tunnel erstreckt sich in zwei Richtungen: in die Vergangenheit und in die Zukunft. Dieses

Bewusstsein von Vergangenheit und Zukunft (die beiden Öffnungen des bereits erwähnten Bewusstseinstunnels) ist das spezifischste Merkmal des menschlichen Bewusstseins im Vergleich zum tierischen Bewusstsein, in dem sich kaum eine Darstellung von Vergangenheit und Zukunft findet. So ist das Bewusstsein der Tiere eher eine kugelförmige «Blase», die vollständig in der gegenwärtigen Erfahrung verankert ist, aber keine oder lediglich eine geringe Ausdehnung in Richtung Vergangenheit oder Zukunft hat (100, S. 102; siehe auch Abbildung 13).

Indem sie sich auf die Beobachtung sekundärer und tertiärer Prozesse konzentrieren, vernachlässigen die kognitiven Neurowissenschaften die Bedeutung der subjektiven Erfahrung des Tieres und auch des Menschen. Diese Vernachlässigung der subjektiven Erfahrung findet sich tragischerweise gerade auch in der klinischen Praxis der Psychiatrie und Psychologie, wo die verbreiteten biologisch-empirischen Ansätze immer wieder neu versuchen, die beobachtbaren Symptome in vielen Details zu quantifizieren, ohne hierbei ein kohärentes Verständnis der Erfahrung des Patienten zu entwickeln. Diese Problematik wurde in einem Übersichtsartikel zur medizinischen Ethik wie folgt ausgedrückt: *«Immer mehr Psychiater äußern sich besorgt über den geringen Stellenwert, der den Fragen bezüglich der Subjektivität und der persönlichen Sinnfindung im gegenwärtigen psychiatrischen Klima beigemessen wird»* (115).

Entsprechend dieses Mangels an «Sinnfindung» wird die Wirksamkeit von Psychotherapie und Pharmakotherapie hauptsächlich an quantifizierbaren, externen Ergebnissen, sogenannten *outcomes*, gemessen. So werden beispielsweise Therapeuten, die Patienten mit Burnout-Depression behandeln, aufgefordert, Antidepressiva zu verschreiben und die Patienten auf die Rückkehr an ihren Arbeitsplatz vorzubereiten. Das wichtigste therapeutische Ergebnis wird anhand der Frage gemessen, wie hoch der Prozentsatz der Arbeitsfähigkeit ist, den dieser Patient am Arbeitsplatz leisten kann. Einer phänomenologisch orientierten Betrachtungsweise dieser Problematik entspräche es, ihn zu fragen: *«Wie ist Ihr Vertrauen in Ihre eigenen Fähigkeiten und wie fühlt sich für Sie die Vorstellung an, wieder zum Arbeitsplatz zurückzukehren?»*

Die Anwendung von solchen eher erfahrungsorientierten (und weniger Symptom- und *outcome*-orientierten) Konzeptualisierungen für die gängigen psychiatrischen Probleme wie Depression, Angststörungen, Sucht und Burnout würde den Weg für kohärentere, hilfreiche Strategien zur Reduzierung der enormen Belastung der Gesellschaft durch psychisches Leiden ebnen. Seit in den 1990er-Jahren in den USA das «Jahrzehnt des Gehirns» ausgerufen wurde, sind Billionen von Dollar und Euro ausgegeben worden. Obwohl diese Investitionen das Verständnis der Gehirnfunktion erheblich vertieften, wurden keine wesentlich neuen Behandlungsmethoden entwickelt. Die wichtigsten therapeutischen Instrumente, die heute in der Psychotherapie und Pharmakotherapie eingesetzt werden, sind Derivate der Entdeckungen aus der Mitte des 20. Jahrhunderts[50].

Panksepp plädierte wiederholt dafür, sich auf die primären Prozesse des Gehirns zu konzentrieren, um geeignetere und wirksamere therapeutische Optionen in der klinischen Psychiatrie zu finden. Während dieser Fokus in der Psychotherapie immer mehr an Bedeutung gewinnt, fehlen solche Entwicklungen in der allgemeinen psychiatrischen Praxis und in der Psychopharmakologie noch weitgehend. Eine Möglichkeit wäre, den Einsatz von Medikamenten in Betracht zu ziehen, die auf die tiefen Mittellinienstrukturen des Gehirns einwirken, in denen die affektiven Antriebe des SEEKING- und PANIC-Systems entstehen.

## Ein Kontinuum der Bewusstseinsräume

Es geht in diesem Kapitel allerdings weniger um den Menschen als um die Gesamtheit der Bewusstseinsräume, die insgesamt auf der Erde zu finden sind. Unser zentrales Nervensystem hat sich im Laufe von Millionen Jahren über unzählbar viele Organismen und vielfältige Arten von Lebewesen bis zu der Form entwickelt, die diesen Text schreibt bzw. liest und versteht. Auch wenn die zahllosen Individuen, die in unserer entfernten und nahen Ahnenreihe stehen, tot und «verschwunden» sind, so lässt sich in unserer körperlichen Gegenwart immer noch die evolutionäre Vielschichtigkeit dieser seit Langem versunkenen Lebensformen auf genetischer, zellulärer, anatomischer und funktioneller Ebene vorfinden.

In Hinblick auf die Tierwelt ergibt diese Vielschichtigkeit ein Kontinuum von Bewusstseinsräumen: Angefangen bei der Zellfunktion von Amöben, die begannen sich lokomotorisch zu betätigen, über tierische «blasenartige» Bewusstseinsräume bis hin zum menschlichen «tunnelförmigen» Bewusstsein, das durch das Zusammenspiel der geschilderten primären, sekundären und tertiären Prozesse gekennzeichnet und zur Selbstreflexion befähigt ist.

Es ist daher an der Zeit, dieser evolutionären Vielschichtigkeit, die sich in der Gegenwart aller lebenden (höher entwickelten) Tiere auch in den verschiedenen Formen von Bewusstseinsausprägungen zeigt, Rechnung zu tragen. Ein solcher Versuch, diese

[50] Die wichtigste, neue und effiziente Therapie zur Behandlung von Traumafolgestörungen in den letzten 50 Jahren, EMDR (*eye movement densitization and reprocessing*), wurde von einer Psychologin (Francine Shapiro) entwickelt, die fernab von millionenschwer geförderten Institutionen dieses Verfahren in akribischer Selbstbeobachtung und in engagierter Betreuung ihrer Patienten entdeckte.

Erkenntnisse einer breiten Öffentlichkeit zugänglich zu machen, wurde durch eine Gruppe von Wissenschaftlern in Form der «*Cambridge Declaration on Consciousness*» unternommen (116). Diese gipfelt in der folgenden Feststellung: «*Das Fehlen eines Neokortex schließt nicht aus, dass ein Organismus affektive Zustände erleben kann. Zahllose konvergente Beweise zeigen, dass nicht-menschliche Tiere die neuroanatomischen, neurochemischen und neurophysiologischen Substrate von Bewusstseinszuständen haben und zudem auch die Fähigkeit, intentionale Verhaltensweisen zu zeigen. Folglich zeigen die vorliegenden Erkenntnisse, dass der Mensch nicht einzigartig darin ist, die neurologischen Substrate zu besitzen, die das Bewusstsein erzeugen.*»

Es entspricht somit einem anthropozentrischen Dünkel, den fatalen Irrtum des kartesianischen Materialismus auch heute noch zu vertreten und zu behaupten, dass es einen grundlegenden Unterschied zwischen Mensch und Tier gäbe. Nein, es gibt nur einen graduellen Unterschied, und dieser betrifft die Ausprägung des Bewusstseinsraumes. Die genetisch-anatomischen Unterschiede zwischen Mensch und Tier sind bekanntlich minimal. Aber ja, der Mensch ist zu abstraktem und selbstreflexivem Denken befähigt. Ja, die Gestaltungskraft des Menschen ist hochgradig beeindruckend. Ja, wir konnten uns aufgrund dieser Gestaltungskraft die Erde «untertan» machen, so wie wir es uns in der biblischen Genesis zum Auftrag gemacht haben.

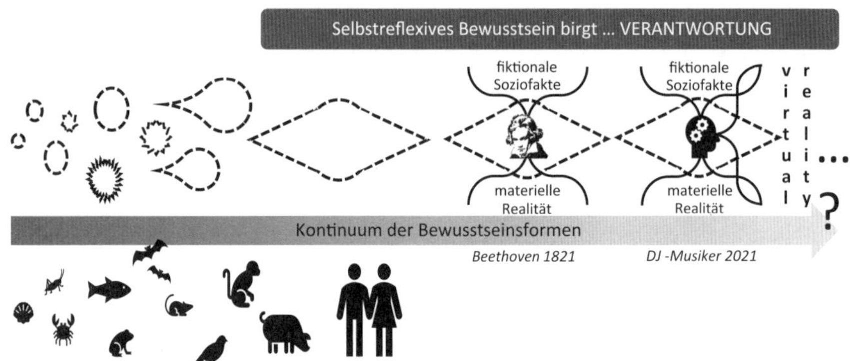


**Abbildung 13:** Kontinuum der Bewusstseinsformen. «Niedere Tiere» haben ein blasenförmiges oder tropfenförmiges Bewusstsein, das primär im Gegenwartserleben verankert ist. Der Mensch hat einen Bewusstseinsraum, der Ausstülpungen in Vergangenheit und Zukunft besitzt. Zudem ist das Bewusstsein des Menschen in hohem Maße durch Geschichten, Wissen, Glaubensinhalte (fiktionale Soziofakte) geprägt und unterliegt sowohl in der Erfahrung wie auch im Ausdruck der materiellen Realität, in der sich ein Mensch entwickelt. Beethoven benötigte zahlreiche Musiker, die seine Werke lesen und umsetzen konnten, wo immer und wann immer seine Musik zur Aufführung kam. Ein DJ-Musiker im 21. Jahrhundert benötigt nur einen Computer, um die Musik, die er in seinem Bewusstsein ersinnt, zu verwirklichen. Zudem sind Erfahrung und Ausdruck des Bewusstseins durch die Möglichkeiten der virtuellen Realität erweitert. Neue Dimensionen der Gestaltung und Erfahrung des Bewusstseinsraumes werden dazu führen, dass sich das Bewusstsein des «einfachen» *Homo sapiens* in Zukunft nicht mehr am äußeren Ende des Bewusstseinskontinuums befinden wird. Andere Bewusstseinsformen werden diesen Platz einnehmen.

Doch steigt in uns eine dumpfe, unbequeme Ahnung auf, dass die Einzigartigkeit unseres mentalen Apparats vielleicht doch nicht so einzigartig ist. Wir wissen auch, dass uns Maschinen in vielen Rechenleistungen haushoch überlegen sind. Und wir wissen, dass es schon jetzt künstliche Intelligenz gibt, die uns in vielen spezifischen Bereichen ebenbürtig und sogar überlegen ist. Obwohl wir unsere Gegenwart machtvoll gestalten, können wir uns kaum vorstellen, wie wir in nur 10 oder 20 Jahren leben werden. Und wir können uns noch weniger vorstellen, wie unser Zusammenleben mit Robotern bzw. Mensch-Maschinen-Hybridwesen, Cyborgs, aussehen wird.

## Der *Homo deus* ist bereits da (und es sieht nicht so aus, als ob ihm der *Homo sapiens* wichtig wäre)

Harari beschreibt diesen neuen Menschen und diese neue Gesellschaft als die des *Homo deus*. Er weist eindrücklich darauf hin, dass eine höherstehende, leistungsfähigere, umfassendere Form von Bewusstsein und Intellekt sich selbstverständlich als das Maß aller Dinge ansehen wird – so wie dies auch der *Homo sapiens* bisher tat. Es ist davon auszugehen, dass für diesen *Homo deus* der «ordinäre» *Homo sapiens* nur noch ein x-beliebiges Lebewesen sein wird, dem gegenüber keine besondere Achtung oder Rücksicht aufzubringen ist. Genauso wie der *Homo sapiens* feinfühlige, bewusstseintragende Schweine lediglich als x-beliebige Lebewesen behandelt. Tiere werden seit der neolithischen Revolution vom Menschen systematisch ausgebeutet und gequält. Das Schiff der Menschheit navigiert auf einem Ozean von tierischen Tränen.

Und ja, der *Homo deus* ist bereits jetzt schon da und weilt unter uns. Und entsprechend der Prognose von Harari missachtet der *Homo deus* unserer Zeit den Bewusstseinsraum des koexistierenden *Homo sapiens* und dessen Anspruch auf Respekt und Würde. Die Menschen in den wohlhabenden Ländern leben heute bereits in einem phänomenologischen Erfahrungsraum, der kaum noch Gemeinsamkeiten hat mit dem der Menschen aus den armen Ländern der Welt. Diese haben in den allermeisten Fällen nur eine rudimentäre Schulbildung, sprechen keine Fremdsprachen, haben keinen Zugang zum Internet, benutzen kaum motorisierte Fortbewegungsmittel und fliegen nie mit Flugzeugen. Und natürlich spielen diese Menschen im globalen Wirtschaftskreislauf nur eine unbedeutende Rolle, da sie jederzeit austauschbar sind durch andere *Homo sapiens*-Fleischkörper mit einem banalen, nur mangelhaft ausgestatteten *Homo sapiens*-Gehirn. Wie zuvor schon gesagt: Diese Menschen werden im Grunde heute schon als Fleisch mit Menschenhirn angesehen, genauso wie wir Schweine als Fleisch mit Schweinehirn ansehen.

Und wir haben aus dem «Schwein» ein Schimpfwort gemacht, damit es uns noch leichter fällt, dieses feinfühlige Tier zu misshandeln. Genauso haben die Nazis aus den «Juden» ein Schimpfwort gemacht, damit es ihnen leichter fiel, ... Sie wissen schon. Und auch heute werden Menschen in existenzieller Not, die keine andere Wahl haben, als aus ihrer verbrannten Heimat zu fliehen, mit vielfältigen Schimpfwörtern belegt, damit ... nun ja, Sie wissen schon.

Daher kümmert uns, den *Homines dei* der reichen Länder, all das Elend nicht, das sich deutlich sichtbar vor unseren Augen abspielt: Wenn diese lästigen humanen Relikte aus grauer präindustralisierter Vorzeit in irgendeiner Wüste qualvoll verdursten, im Mittelmeer ertrinken, oder einfach durch von uns bezahlten Folterschergen in Lagern festgehalten und systematisch misshandelt werden.

Ökologische Phänomenologie bedeutet, dass jedes Lebewesen auf einem Kontinuum steht und dass es Verbindungen zwischen den phänomenologischen Erfahrungsräumen der verschiedenen Lebewesen gibt. Dieses Kapitel beschränkt sich auf die Darstellung der Verbindungen und Gemeinsamkeiten zwischen Mensch und Tier. Andere Verbindungen bestehen ebenfalls zwischen den Lebewesen des Pflanzenreiches und der Tierwelt. Wir wissen, dass sich Fauna und Flora gegenseitig brauchen und dass diese beiden Welten aufs Innigste verwoben sind. Aufgrund dieser vielfältigen, tiefen und unabdingbaren Verbindungen ist es offensichtlich, dass immer, wenn es einen einseitigen Vorteil zugunsten einer Art gibt, dieser Sachverhalt über kurz oder lang zu einer tiefgreifenden Störung des Wohlergehens der anderen an diesem unfairen «Deal» beteiligten Arten führen wird. Längerfristig wird sich diese Störung in allen beteiligten Arten in Formen von Krankheit und Schmerz manifestieren und sich schließlich von selbst korrigieren. Die Spezies, die derzeit einen enormen Ballast an Krankheit und Schmerz trägt, ist nicht etwa das Schwein, Rind oder Huhn ... nein, es ist der Mensch selbst.

## Es ist wichtig, Leiden auf ein Mindestmaß zu reduzieren, wenn immer dies möglich ist

Ökologische Phänomenologie bedeutet in der Schlussfolgerung, dass es darum gehen muss, das Leiden von Lebewesen immer dann zu verringern, wenn dies möglich ist. Leiden, im phänomenologischen, speziesüberschreitenden Sinne, wird definiert als ein Zustand, den ein Lebewesen nicht erleben wollte, wenn es die Möglichkeit hätte, das Erleben eines bestimmten Zustands zu wählen.

Thomas Metzinger bezeichnet dieses Prinzip der Reduzierung von Leid mit dem Begriff *negativer phänomenologischer Fußabdruck*, den es für alle Lebewesen möglichst gering zu halten gilt. Es handelt sich also um eine Aktualisierung und erweiterte Formulierung des Kant'schen kategorischen Imperativs, bzw. des biblischen «*behandle andere so, wie du selbst behandelt werden willst*».

Warum sollten wir als Menschen tatsächlich versuchen, den *negativen phänomenologischen Fußabdruck* zu reduzieren?

> «*Warum können wir nicht weitermachen wie bisher?*»
>
> «*Was geht mich das an, wie sich das Schwein in der Zuchtbox fühlt?*»
>
> «*Was gehen mich die Flüchtlinge an, die in der Wüste verdursten?*», oder
> «*Ist mir doch egal, wenn mein Mitarbeiter seine Arbeitsstelle verliert*», oder
> «*Was kümmert mich der Nachbar!*»

Die Antwort lautet: Wenn wir nicht wollen, dass wir schon bald selbst wie Schweine behandelt werden, dann sollten wir schleunigst alles daransetzen, die strukturelle traumatische Dissoziation, in der wir uns befinden, aufzulösen und weltweit eine Bewusstseinskultur der phänomenologischen Ökologie zu entwickeln. Unser Ziel muss sein, den *negativen phänomenologischen Fußabdruck* aller Lebewesen möglichst gering zu halten.

Wenn wir es versäumen, den Weg der Heilung einzuschlagen, wird der bestehende Exzess an Krankheit und Schmerz innerhalb unserer Spezies dazu führen, dass sich die hierdurch bedingte Störung von selbst korrigieren wird. *Homo sapiens* wird am Ende dieser Korrektur nicht mehr Teil des ökologischen Verbundes sein.

Über viele Jahrtausende hinweg war es uns als *Homo sapiens* nicht möglich, diese Zusammenhänge so klar zu erfassen. Und wir verfügten auch nicht über die technischen Mittel, um einen möglichst *minimalen negativen phänomenologischen Fußabdruck* (MNPF) umzusetzen, ohne unser schlichtes körperliches Überleben zu gefährden. Nun aber sind wir, zum ersten Mal im Laufe der Menschheitsgeschichte, technisch in der Lage, eine phänomenologisch-ökologische Neugestaltung der zivilisatorischen Prozesse vorzunehmen: Erstmals seit Menschengedenken leben wir in einer Welt, in der es global gesehen eine Versorgungssicherheit mit den lebenswichtigen Gütern gibt.

Nutzen wir diese Situation. Jetzt!

# KAPITEL IX

## KOLLEKTIVE ARCHETYPEN TRAUMATISCHER GEWALT

# KOLLEKTIVE ARCHETYPEN TRAUMATISCHER GEWALT

*Blut ist ein ganz besonderer Saft.*

Johann Wolfgang von Goethe

Im Gegensatz zum klassischen traumatischen Archetypus, dem Kruzifix, kennzeichnen sich die traumatischen Archetypen der Gegenwart dadurch, dass es nach dem Tod keinen Neubeginn, keine Auferstehung gibt. Kein Phönix steigt aus der schwelenden Glut der Zerstörung empor. Der Werwolf lechzt nach Rache und Vergeltung und wünscht, in einer Orgie von Zerstörung unterzugehen. Der Zombie ist entseelt und versucht, die anderen Menschen in seinen Sumpf der Entmenschlichung hineinzuziehen. Der Vampir schließlich lebt in einer tiefen Abhängigkeit von den Menschen, die er dominieren und ausbeuten will. Nur solange ihm dies gelingt, fühlt er sich wohl. Durch die trickhafte Benachteiligung der ihn umgebenden Wesen versucht er, seine Gier zu befriedigen und die Unsterblichkeit zu erlangen. Hierdurch erreicht er allerdings nichts anderes als die ultimative Vermeidung seiner Selbsterkenntnis.

Wie schon im Kapitel VI erwähnt, finden sich in allen Kulturen Erzählungen, in denen es um die Darstellung der langfristigen Wirkungen und Spuren traumatischer Gewalt geht. Wie Judith Lewis Herman dies eindrücklich beschrieb, sind es typischerweise Erzählungen von verwunschenen, verfluchten Stätten, Gespenstern oder bösen Geistern, durch welche die Menschen auch viele Jahre nach einer Gewalttat immer wieder heimgesucht werden.

Diese Schilderungen beschreiben sehr treffend die tiefe Natur der strukturellen traumatischen Dissoziation, die immer dann entsteht, wenn das Trauma so heftig ist, dass es die Vorstellung dessen sprengt, was gemeinhin «versteh- oder erklärbar» ist. Die Dissoziation, die sich nach einem solchen Akt der Gewalt einstellt, kennzeichnet sich – wie zuvor erläutert – einerseits durch den Versuch, alles zu vermeiden und zu unterdrücken, was in Bezug zum Trauma steht, und andererseits dadurch, dass früher oder später Traumaanteile unkontrollierbar in das Gegenwartserleben einbrechen.

Die Vermeidung entspricht den Maßnahmen, die die Menschen ergreifen, um die Gespenster auf Distanz zu halten. Oft geschieht dies durch den Versuch, physische Barrieren zu errichten (wie z.B. tiefe Keller, Verliese oder die Flasche, in der der

Aladingeist gefangen gehalten wird), oder durch einen exorzistischen Gegenzauber, der den Geist in Schach halten soll. In aller Regel sind diese Maßnahmen langfristig nicht erfolgreich: Der böse Geist – die traumatische Intrusion –, bricht sich Bahn, der Spuk kommt erneut und unerwartet über uns.

In vielen dieser Erzählungen geht es auch darum zu schildern, wie der Fluch der traumatischen Heimsuchung aufgelöst werden kann. Meist gelingt die Auflösung nicht dauerhaft. Lediglich eine erneute temporäre Beruhigung wird erreicht, ein vorübergehender Pakt mit den bösen Mächten geschlossen oder ihnen abgerungen mithilfe einer List. So können die Menschen dann für ein oder vielleicht sogar zwei Generationen in Frieden leben. Doch irgendwann läuft der Pakt ab, der listige Bann fällt und das Inferno bricht erneut herein.

In manchen Fällen wird die dauerhafte Auflösung der traumatischen Dynamik aber doch erreicht: Dies ist dann typischerweise das Ergebnis eines Akts der Liebe, d.h. der bedingungslosen Akzeptanz und Rehabilitation gegenüber der Schmähung, die das Opfer erlitten hat. Das Opfer wird somit aus seinem Gefängnis von Schuld und Scham befreit. Schuld und Scham sind Ausdruck der im Rahmen der Traumatisierung erworbenen traumatischen Bindung bzw. Identifikation gegenüber dem Aggressor. Im Idealfall bedeutet die Auflösung eines Traumas, dass der Aggressor ebenfalls durch einen Prozess der Läuterung geht, in dem er das zugefügte Unrecht in Körper und Seele selbst erfährt.

Ein gutes Beispiel gibt das Märchen «Der Salzprinz»: Hier wird ein Volk durch die Machenschaften eines habgierigen Königs kollektiv mit einem Fluch belegt (das gesamte Salz des Landes verwandelt sich in Gold). Gleichzeitig wird ein Prinz, der Verlobte der Tochter des Königs, durch seinen dünkelhaften Vater (welcher König der Gesteinswelt ist), verstoßen, verflucht und in eine Salzsäule verwandelt. In der Folge haben alle Beteiligten sehr an diesen Flüchen zu leiden. Mangelernährung zehrt das Volk des Königs auf; die Familie des Gesteinskönigs verbleibt in tiefem Schmerz aufgrund des Verlusts des geliebten Menschen. Dieses erfahrene Leid ist der Schlüssel, der es der Prinzessin erlaubt, durch ihre Liebe zum verfluchten Prinzen die Herzen sowohl ihres Vaters als auch ihres zukünftigen Schwiegervaters (des Gesteinskönigs) zu öffnen und zu besänftigen. Schließlich kann durch diesen Beweis der Liebe der Fluch aufgelöst werden, mit dem zugleich das Kollektiv (das mangelernährte Volk) wie auch ein Individuum (der Prinz) belegt worden war.

Eine andere Form von Auflösung traumatischer Prägung geschieht durch die Zeit. So ist nach 100 Jahren der Bann verjährt, mit dem Dornröschen, ihr gesamter Hofstaat und ihre Familie belegt worden waren. Die Dornenhecke bildet sich zurück und der Prinz kann ohne besondere Anstrengung das Schloss der Prinzessin betreten. Wenn man sich an diesen Erzählungen orientiert, so kann vermutet werden, dass sich die Prägungen und Spuren eines tiefen Traumas im Verlauf von drei aufeinanderfolgenden Generationen verwischen. Es wäre eine interessante Fragestellung für die genetische, epigenetische und neurowissenschaftliche Forschung, diese Hypothese eines transgenerationalen Zeiteffekts über mehrere Generationen hinweg als Absorptions- und Auflösungsfaktor in Hinsicht auf ein tiefes Trauma zu überprüfen.

Die Wissenschaft ist derzeit – noch – nicht in der Lage, eine solche Untersuchung durchzuführen.

Und leider gibt es kaum eine Gesellschaft und auch so gut wie keine Familie, der durch den heilenden Zahn der Zeit über drei Generationen hinweg die Möglichkeit gegeben ist, ein tiefes Trauma aufzulösen, ohne dass innerhalb dieser Zeit ein neues schweres Trauma auftritt.

Wenn wir die Volkserzählungen über traumatische Transformation und Heimsuchungen betrachten, fällt auf, dass es viele Geschichten darüber gibt, wie ein gesundes menschliches Wesen durch ein Trauma beschädigt wird und dauerhaft in eine Spukgestalt verwandelt wird. Umgekehrt gibt es relativ wenige Erzählungen über die Rückverwandlung einer Spukgestalt in einen geheilten Menschen. Eines der bekanntesten Märchen, das diesen Vorgang beschreibt, ist «Der Froschkönig». Vielleicht ist diese Knappheit an positiv transformativen Erzählungen Ausdruck dafür, dass es den Menschen bis heute an «guten Rezepten» fehlt, um traumatische Prägung effizient zu heilen. Wahrscheinlich befinden wir uns noch in einer Dynamik der kumulativen Zunahme von Traumata: Es besteht zwar die Möglichkeit, dass sich die traumatische Prägung im Laufe relativ langer Zeiträume verwischt und verliert, und es gibt auch vereinzelt Fälle, in denen Traumata durch herausragende (d.h. untypische) Haltungen von einzelnen Individuen (oder auch Gesellschaften) in relativ kurzer Zeit überwunden und geheilt werden können. Aber im Großen und Ganzen scheint es so, als ob sich eine vielschichtige traumatische Prägung in der Menschheitsgeschichte bis heute fortsetzt und anhäuft.

Ich werde diese These anhand der Betrachtung von finalen, d.h. dauerhaft unerlösten, traumatischen Archetypen, die im gesellschaftlichen Narrativ der Allgemeinkultur innerhalb der letzten 30 Jahre vermehrt beobachtbar sind, untermauern: Es sind dies die Archetypen des Vampirs, des Zombies und des Werwolfs.

## Archetypen

Der Begriff des Archetypus im Bereich der Psychologie und Psychotherapie wurde maßgeblich durch den Schweizer Psychoanalytiker Carl Gustav Jung geprägt (117). Das Wort Archetypus setzt sich aus dem griechischen *archos* = Ursprung, und *typos* = Abdruck, zusammen. Sinngemäß beschreibt dieser Begriff demnach eine «Urform», die sich in der kollektiven Erfahrung der Menschen kulturübergreifend erfassen und erfahren lässt. Traumatische Archetypen dienen also dazu, die Urformen traumatischer Prägung zu versinnbildlichen, die intuitiv von allen Menschen, auch über den eigenen Kulturkreis hinaus, verstanden werden können. Wenn ein Archetypus wahrgenommen wird, so verbinden wir uns intuitiv mit einer universellen menschlichen Erfahrung, die jenseits unseres persönlichen Erlebnishorizonts stehen kann. Somit kann ein Mensch, der in seinem Leben (noch) keine schwer traumatisierende Erfahrung gemacht hat, durch die Betrachtung eines traumatischen Archetypus doch eine recht genaue Ahnung von der phänomenologischen Essenz einer traumatischen Erfahrung entwickeln. Dieses psychische Phänomen ist durchaus bemerkenswert: Wie kann man es erklären, dass bei Menschen verschiedenster Herkunft bestimmte gemeinsame Wahrnehmungen und spezifische Erlebenszustände entstehen, die zudem eine genau umschreibbare Bedeutung und emotionale Grundfärbung haben?

Die Antwort: Wir können dieses Phänomen bisher nicht wirklich erklären. Es fällt aber auf, dass die «spontane» Entstehung einer spezifischen Bedeutung und von affektiver Valenz – in Reaktion auf die Wahrnehmung eines Archetypus – bei Menschen, die zu verschiedenen Zeiten oder an verschiedenen Orten und in verschiedenen Kulturen gelebt haben, viel Ähnlichkeit mit dem morphischen Feld hat, das Rupert Sheldrake postuliert (siehe Kapitel VII): Eine bestimmte Vorstellung formt sich auf erleichterte Weise in der Psyche anderer Menschen (d.h. sie tritt schneller und «spontaner» auf), sobald diese Vorstellung von Menschen schon zuvor ersonnen oder erfahren wurde. Archetypen wären somit der Ausdruck eines im kollektiven Erfahrungsraum aller Menschen erfassbaren morphischen Feldes, das besonders tief verankert ist, da die zugrunde liegenden Erfahrungen von Trauer, Schmerz, Freude und Ekstase von allen Menschen im Laufe ihres Lebens durchlebt werden.

Sowohl Jung als auch Sheldrake benutzen zur Versinnbildlichung dieses Prozesses das Beispiel der Kristallbildung: Die Kristallmutterlösung (eine in Wasser gelöste Mischung von ionischen Molekülen) beginnt unter bestimmten Umständen, sich in spezifischen Kristallformen zu verfestigen. Dabei bildet sich eine bestimmte, spezifische Kristallform «bevorzugt» heraus, und dies geschieht in allen Kristallmutterlösungen, selbst wenn sie sich an verschiedenen Orten des Globus befinden. Andere Kristallformen, die theoretisch ebenso möglich wären, werden nicht oder nur kaum herausgebildet.

Bei diesem Kristallisationsprozess wird Energie (in Form von Wärme) frei. In Analogie zur menschlichen Psyche bedeutet dies, dass die Kristallmutterlösung dem menschlichen Bewusstsein entspricht, das unter bestimmten Umständen (dem Erleben einer bestimmten Erfahrung) eine spezifische Form von Wahrnehmung oder Gestalt produziert. Die Ausbildung dieser Gestalt geht einher mit einer intensiven affektiven Gewichtung (Valenz); dies entspricht der frei werdenden Energie im Kristallisationsprozess.

Ein Beispiel für eine solche Gestalt ist die sowohl symbolische als auch konkret-körperhafte Wahrnehmung des «gebrochenen Herzens», das wohl für alle Menschen, die jemals gelebt haben, zumindest ansatzweise als ein universeller Ausdruck für den tiefen Schmerz über den Verlust einer Beziehung verstehbar ist.

Natürlich wimmelt es in Märchen, Mythologien und auch in religiösen Schriften von archetypischen Gestalten und Symbolen im Zusammenhang mit typischen menschlichen Erfahrungen. Eine universale archetypische Symbolform ist das Kreuz. Kreuzdarstellungen gibt es in fast allen Kulturen. Sie symbolisieren die Verbindung zwischen antagonistisch aufgestellten und dennoch zueinander in Bezug stehenden Einheiten oder Dynamiken: Das göttliche und das irdische Prinzip; Geist und Körper; weiblich und männlich; Licht und Schatten; Aktion und Reaktion; Geburt und Tod; etc.

Die Summe der Kreuzvektoren ist null; das Kreuz expandiert in alle Richtungen, doch die Summe aller Expansion ist null. Das Kreuz bildet somit ein perfektes Gleichgewicht.

In der westlichen Kultur wurde das Kreuz beladen mit einem weiteren Archetypus: Ein geschundener, geschmähter Mensch wurde an das Kreuz genagelt. Diese Vermengung von zwei ausdrucksstarken Archetypen bildet die Grundlage der neueren europäischen und globalen Menschheitsgeschichte. Dieser doppelte Archetypus birgt eine ungeheure Kraft: Es handelt sich um nicht weniger als die traumatische Verklärung aller menschlichen Erfahrung!

Ähnlich wie Yuval Noah Harari bin auch ich der Meinung, dass Memes[51] eine fundamental prägende Auswirkung auf das kollektive Unterbewusstsein der Menschheit haben. Das Unterbewusstsein «produziert» nicht nur Symbole und Archetypen, sondern es wird im Umkehrschluss auch selbst gestaltet durch die Bedeutung und affektive Valenz von Archetypen, die den phänomenologischen Erfahrungsraum des kollektiven Unterbewusstseins ausfüllen.

---

51 Ein Meme ist eine Art mentales Gen, also eine Informations- und Replikationseinheit, die sich zwischen Entitäten weiterleitet bzw. ausbreitet. Der Begriff wurde von Richard Dawkins eingeführt. (118, S. 192).

Unser individuelles und kollektives Unterbewusstsein «schwimmt» sozusagen in einem Meer aus Memes, Symbolen und Archetypen, die sich in der Menschheitsgeschichte kumuliert und konsolidiert und unser Denken und Fühlen tief geprägt haben. Gleichzeitig sind wir uns dieser tiefen Prägung kaum bewusst, genauso wie das Wasser dem Fisch eine «Selbstverständlichkeit» ist oder wir als Landtiere kaum eine Vorstellung haben von dem Luftozean, auf dessen Boden wir wandeln.

Diese tiefe Prägung durch Memes, Symbole, Archetypen und die damit verbundenen Narrative kann aber auch überwunden und aufgelöst werden. Dies erfordert aber – in Analogie zum Schmelzvorgang, mit dem kristalline Stoffe in Lösungen umgewandelt werden – einen bedeutenden Aufwand an Energie. Für den Menschen und die Menschheit entspricht diese Energie dem Vorgang der Bewusstwerdung: Mentale Energie in Form von Aufmerksamkeit muss dem Zustand der archetypischen Verfestigung zugefügt werden, um diesen auflösen zu können. In den letzten Kapiteln dieses Buches werde ich dies genauer erläutern.

Denn von seiner Anlage her, ist unsere Bewusstseinserfahrung in jedem Moment des Lebens allumfassend. In jeder gegebenen Erfahrung finden sich immer Anteile von Licht und Schatten. Vom Prinzip her ist das menschliche Bewusstsein jederzeit in der Lage, sich im Mittelpunkt der verbundenen Gegensätze, also im Zustand des Gleichgewichts der Kreuzform zu verorten: Unser Leben im Jetzt ist geprägt durch die Lebenserfahrung unserer selbst wie auch unserer Vorfahren. Zugleich hat unser Leben Einfluss auf die Leben der Generationen nach uns. Dies ist die vertikale Achse des Seins. Wiederum stehen wir im Jetzt in Verbindung zu den Wesen, die unseren Lebensraum zeitgleich mit uns füllen. Dies stellt die horizontale Achse dar[52]. Der kollektive phänomenologische Raum, in dem sich die Menschheit seit ca. 12'000 Jahren entwickelt, ist in eine zunehmend bedrohliche Schieflage geraten, indem das holistische Symbol des Kreuzes durch den traumatischen Archetypus einer geopferten und gefolterten Menschengestalt beladen wurde.

Durch die kulturelle Verinnerlichung des Kruzifixarchetypus wird von einer ungeheuer großen Zahl von Menschen jegliche menschliche Erfahrung primär aus der Sicht des Leidens und der Selbstaufopferung wahrgenommen. Es ist, als ob alle Erfahrung im Leben letztlich und primär auf einen qualvollen Tod hinausläuft. Dabei wäre es ebenso möglich, alle Erfahrung im Leben auf Ektase, Staunen, Zeugung und Geburt auszurichten … oder aber auf Geburt und Sterben innerhalb des Kreislaufs des Lebens.

---

52 Dieser Sachverhalt wird sehr anschaulich in dem Roman «Der Wolkenatlas» von David Mitchell dargestellt (2004).

Das mit dem sterbenden Christus beladene Kreuz ist der zentrale traumatische Archetypus der menschlichen Kulturen, die derzeit auf dem Globus die Vorherrschaft innehaben. Andere Kulturen und Religionen haben sich an diesem Narrativ der Verklärung des Leidens und der Selbstaufopferung bedient, bzw. diese Memes haben sich unabhängig voneinander in auseinanderliegenden Kulturen entwickelt und konnten sich konsolidieren, da sie in der menschlichen Psyche augenscheinlich ein hohes Überlebens- und Reproduktionspotenzial haben. Dieses Buch versucht, die psychischen Prozesse zu erklären, durch die sich diese Memes des Leidens und der Selbstaufopferung so tief verankern, festigen und wie ein Virus verbreiten konnten.

Dennoch scheint der Archetypus des Kruzifixes in den letzten 50 Jahren an Strahlkraft verloren zu haben. Oder aber, und das erscheint mir als die wahrscheinlichere Erklärung: Das Kruzifix reicht nicht mehr aus, um den phänomenologischen Raum einer Menschheit, die mehr und mehr in traumatischer Dissoziation versinkt, zu umfassen. Der gekreuzigte Christ stirbt, ist drei Tage lang tot und ersteht aus dem Reich der Toten als strahlender Sieger.

Diese Sicht auf den Prozess des Neubeginns jenseits von Leiden und Tod scheint nicht mehr dem Erfahrungsraum sehr vieler Menschen unserer Zeit zu entsprechen. Die Evidenz von Sterben und Geburt als Essenz der *conditio humana* gerät ins Wanken, und die Folgen sind nicht absehbar.

Neue Archetypen haben sich in den letzten 20 Jahren verstärkt im kollektiven Bewusstsein ausgebreitet, die zum einen an uralte Ängste der Menschheit anknüpfen, zum anderen aber auch einen endgültigen Abschied vom Menschenbild, wie wir es bisher kannten, einläuten. Es sind Gestalten traumatischen Ursprungs, die für die Entfesselung blinder Gewalt, für den Verlust jeglicher Form von Menschlichkeit und für die Überwindung von Tod und Geburt stehen:

Es sind die Figuren des Werwolfs, des Zombies und des Vampirs.

Werfen wir zunächst einen Blick auf das Ngram, um die Häufigkeit der Benutzung dieser Wörter in den Schriftmedien zu betrachten. Ngram ist eine Datenanalysemethode des Google-Labors, um sämtliche in Druckform vorliegende Medien nach bestimmten Wörtern zu durchsuchen und die Häufigkeit der gesuchten Wörter in den Medien über Jahre hinweg zu verfolgen. Es fällt auf, dass die Häufigkeit der Wörter Vampir, Zombie und Werwolf in der deutschsprachigen Literatur seit dem Jahr 2005 sprunghaft angestiegen ist. Für das Wort Vampir ist der Zuwachs am größten. Ein ähnlicher, noch stärker ausgeprägter Zuwachs findet sich auch im englischsprachigen Kulturraum; hierbei beginnt der Anstieg bereits ein paar Jahre früher.

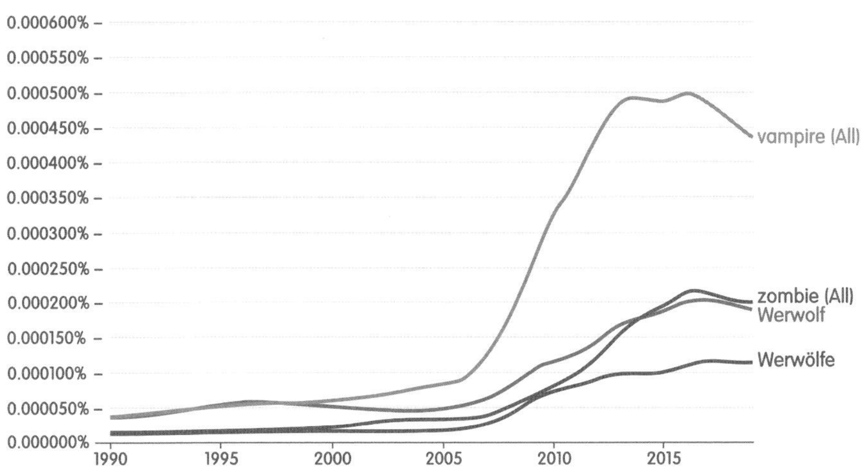


**Abbildung 14:** Ngram der in den Printmedien verwendeten Begriffe, Werwolf, Werwölfe, Zombie und Vampir im Verlauf der letzten 30 Jahre.

Es scheint ein verstärktes Interesse und auch Angebot in Hinblick auf diese Figuren – allen voran am Vampir – zu geben, denn es werden deutlich mehr Bücher und Medienartikel zu diesen Themen publiziert.

Die Figur des Werwolfs wird seit der Antike beschrieben; in der europäischen Kultur tritt er gehäuft seit dem 15. Jahrhundert auf, in Zusammenhang mit der damals auch aufflammenden Hexenverfolgung. Der Vampir erscheint erstmals in größerem Umfang in Werken des 18. Jahrhunderts. Der Zombie, wie er heute in den Medien auftritt, ist hingegen eine recht «junge» Erscheinung, die unter dem Einfluss der Haitianischen Einwanderer in den USA seinen Eingang in die Mainstreamkultur fand. Allen diesen Figuren ist gemein, dass es um eine Verkörperung einer jahrtausendalten Angst des Menschen vor der Heimsuchung durch nicht-normale, d.h. nicht regulär sterbliche Menschen geht.

In den folgenden Abschnitten gebe ich eine Darstellung und Interpretation dieser drei Figuren aus psychotraumatologischer Sicht. Für eine kulturhistorische Übersicht sei auf die reichlich vorhandene, einschlägige Literatur verwiesen (119–123).

## Der Werwolf

Der Werwolf kennzeichnet sich durch folgende Merkmale:

- Er hat die Fähigkeit, seine Form zu verändern. Mal ist er halb Mensch, halb Tier, mal ganz Tier und ganz Mensch, mit episodischem Wechsel zwischen diesen Gestalten. Es gibt auch die Vorstellung, dass ein Werwolfmensch als Tierwerwolf durch die Gegend streift, während er als Mensch schläft.

- In vielen Fällen ist der Werwolf zunächst in der Gestalt eines Menschen präsent; dieser erscheint normal, er ist Teil einer Gemeinschaft oder Familie.

- Befindet sich der Werwolf in der Gestalt eines Wolfes, ist die Wildnis sein Habitat; von dort aus sucht er für seine Attacken die menschliche Zivilisation auf.

- Der Werwolf verfügt über starke, «übermenschliche» zerstörerische Kräfte.

- Der Werwolf jagt nach menschlichem Fleisch: Er verfolgt und überfällt Menschen und tötet sie, manchmal vergeht er sich auch sexuell an ihnen. Ein Werwolf ist mit tierischem Fleisch nicht zufriedenzustellen.

- In manchen Schilderungen übt der Werwolf seine Zerstörung im Sinne eines gerechtfertigt erscheinenden Aktes der Rache, Vergeltung oder Rettung aus.

- Ein Werwolf kann in erster Linie durch exorzistische Praktiken gebannt oder besiegt werden. In manchen Fällen lässt er sich auch durch körperliche Erschöpfung niederringen, wie z.B. im Verlauf einer Hetzjagd.

Die gängigen Deutungen über Werwölfe gehen davon aus, dass in dieser Figur zum einen das Auftreten von psychischen Erregungszuständen zum Ausdruck kommt: Zu allen Zeiten hat es Menschen gegeben, die durchdrehten, Nervenzusammenbrüche erfahren, Wahnvorstellungen entwickelt und extreme Verhaltens auffälligkeiten gezeigt haben. Ein anderer Deutungsaspekt leitet sich daraus ab, dass zu allen Zeiten, in denen die Menschen in der Nähe zur unberührten Natur ansässig waren, Menschen von Raubtieren angefallen und gefressen wurden (in anderen Kulturkreisen gibt es dementsprechend Werhyänen, Werleoparden oder Wertiger). Der Werwolf ist somit eine Verbindung von zwei Beobachtungen bzw. Erfahrungen des Menschen: Erstens die immer wieder auftretenden episodischen Krisen von Wahnsinn bei einigen Menschen. Zweitens, dass immer wieder Menschen einer tierischen Aggression zum Opfer fallen. Der Werwolf ist somit das synthetische Erklärungsmodell, das beide Erfahrungen in einer mystischen Figur vereint.

Wie ist nun aber zu erklären, dass der Werwolf in den letzten Jahrzehnten so sehr an Popularität gewonnen hat, wo doch Wildtierattacken in den hoch entwickelten Ländern im Grunde überhaupt nicht mehr vorkommen und psychische Extremzustände heute durch die Maßnahmen der Psychiatrie relativ gut beherrschbar sind?

Ich vermute, dass dem Werwolf in der Gegenwart eine neue Bedeutung und Funktion auferlegt wurde: Es ist die Rolle der Wut des ohnmächtigen Menschen. Es ist der Ruf nach Vergeltung des sexuell ausgehungerten, gedemütigten Menschen.

Der Werwolf steht für den Wutmenschen, der zuvor gedemütigt, geängstigt, gepeinigt wurde. Einen Menschen, dessen Grundbedürfnisse nach Geborgenheit, Sicherheit, Anerkennung, Körperlichkeit und Sexualität systematisch missachtet wurden. Einen Menschen, der versucht hat, sich immer neu an eine Welt der Kälte und Abweisung anzupassen, ohne je das Gefühl zu erlangen, in dieser Welt wirklich seinen Platz zu haben. Aus diesem Mangel an Wärme und Geborgenheit entwickelt der Werwolf eine Identität der Härte, Wut und auch der Rache und Vergeltung. Es gilt, sich an denjenigen zu rächen, die er für die erlittene Demütigung und für die lange Zeit des Leidens verantwortlich macht. Diese Identifikation mit Wut und Hass und das damit einhergehende Sich-Berauschen an Gewaltfantasien lenkt vom eigenen Schmerz ab, es verleiht ein Gefühl von Stärke (das die tiefe Gewissheit der eigenen Unbedeutsamkeit «perfekt» ausgleichen kann). Und diese kompensatorische Identifikation mit Wut, Rache und «gerechter» Zerstörung wird noch um ein Vielfaches potenziert und befeuert durch die vielfachen Verbindungen und Anstachelungen, durch welche Werwölfe in Internetforen zueinanderfinden und dann wahre Rudel bilden.

Und nicht zuletzt gibt es noch einen weiteren wichtigen Grund, warum der Werwolf in unserer Zeit eine so überaus populäre Figur ist: Die Verwandlung vom normalen Menschen in einen Werwolf versinnbildlicht auf sehr direkte und anschauliche Weise das Zusammenbrechen der strukturellen traumatischen Dissoziation, die ich im Kapitel VI eingehend beschrieben habe: Der normale Alltagsmensch entspricht dem ANP (anscheinend normaler Anteil). Doch dieser Mensch ist nur scheinbar normal, zu bestimmten Momenten bricht der EP (emotionaler Anteil) in Form einer traumatischen Intrusion durch. Diese mit brachialer Gewalt in die Normalität des ANP einbrechende furchterregende Fratze des EP entspricht genau dem Horror und dem Entsetzen, dem sich der ANP (und die Gesellschaft insgesamt) nicht auszuliefern wünscht. Die stattfindende Werwolfverwandlung ist der größte anzunehmende Unfall, der dem ANP-EP-System passieren kann: EP entzieht sich nun der Kontrolle durch den ANP und der unaussprechliche Horror der traumatischen Intrusion bricht sich in aller Öffentlichkeit Bahn.

Ich bitte Sie, sich eine typische Werwolfverwandlung in einem Spielfilm anzusehen oder sich in Erinnerung zu rufen und vor Augen zu halten, dass dieser Vorgang im Grunde genau das zeigt, was passiert, wenn das labile System der strukturellen traumatischen Dissoziation (ANP und EP halten sich gegenseitig in Schach) zusammenbricht: Das Grauen und die Gewalt eines entfesselten EP durchdringt und zerfetzt alle Gewissheit und Kontrolle, die der ANP aufrechtzuerhalten sucht.

Genau dies ist der archetypische Schrecken des modernen Werwolfs: Das Zusammenbrechen der mühsam gepflegten Fassade von Normalität und die Entfesselung einer unkontrollierbaren Welle aus blinder Zerstörung, Rache und Vergeltung. Im Kern ist diese Werwolfdynamik gezeugt in einem tiefen Trauma; sie wird über viele Jahre genährt durch den Mangel an authentischen, zwischenmenschlichen Bindungen, die der traumatisierten Seele wieder den Frieden bringen könnten. Und natürlich befeuert die stattfindende Werwolfdynamik den immer neuen Reigen von transgenerationaler Traumatisierung, die sich in unserer Zeit in nie zuvor gekanntem Ausmaß anhäuft und verdichtet.

Ein typisches Beispiel für das Werwolfphänomen sehe ich in der weltweit vorzufindenden «Incel»-community.

## Von den Incels bis zu den religiösen Attentätern: Die Werwölfe der Moderne

«Incel» bedeuted *«involontary celibate»*, unfreiwilliger Single also.

Es handelt sich in aller Regel um Männer der jüngeren Altersgruppen, die über lange Zeit hinweg keinerlei (körperlichen) Kontakt zu Frauen hatten. Es ist schwierig, verlässliche Zahlen in Bezug auf sexuelle Aktivität zu erheben, da in vielen Fällen Menschen hierüber keine Auskunft geben wollen oder aber Antworten geben, die im Sinne des erwünschten Selbstbilds ausfallen. Das heißt, es wird tendenziell mehr sexuelle Aktivität in Umfragen angegeben, als es der Realität entspricht. Dennoch gibt es relativ verlässliche Schätzungen, dass z.B. der Anteil der 20- bis 30-Jährigen, die innerhalb eines Jahres keinerlei zwischenmenschliche sexuelle Aktivität hatten, weltweit deutlich gestiegen ist. Diese Verminderung von zwischenmenschlicher sexueller Aktivität geht hauptsächlich zulasten der Männer: Amerikanische Studien zeigen, dass sich zwischen 2008 und 2018 der Anteil der Männer, die jünger als 30 Jahre sind und angeben, im vergangenen Jahr keinen Sex gehabt zu haben, fast verdreifacht hat und nun bei 28% liegt. Das ist ein wesentlich stärkerer Anstieg als die 8 Prozentpunkte, die bei ihren weiblichen Altersgenossen zu verzeichnen sind (124). Auch die Zahlen, die in Deutschland erhoben wurden, zeigen einen deutlichen Trend in Richtung Verringerung von sexueller Aktivität. Eine von der Universität Leipzig beauftragte Befragung zeigte, dass in den letzten Jahren deutlich mehr Menschen außerhalb von Partnerschaften leben und dass gerade bei diesen Personen die sexuelle Aktivität stark zurückgegangen ist. So hat sich zwischen 2005 und 2016 die sexuelle Aktivität in der Altersgruppe der 31- bis 40-Jährigen, die nicht in Partnerschaft leben, bei den Männern von 79.6 auf 67.9% und bei den Frauen von 90.8 auf 65.3% deutlich vermindert. Zudem gibt es vermehrt auch junge Menschen, Frauen wie Männer, die angeben, nie ein sexuelles Verlangen zu empfinden (2.7% der Männer und 12.6% der Frauen in der Altersgruppe von 18–30 Jahren) (125, 126).

Eine Forschungsarbeit konnte zudem zeigen, dass bei amerikanischen Männern die Verringerung von sexueller Aktivität mit einem geringeren sozialen und ökonomischen Status (geringes Einkommen, Teilzeitarbeit, Arbeitslosigkeit) korreliert (127). Eine Korrelation ist zwar noch kein Beweis für einen kausalen Zusammenhang zwischen finanzieller Schwäche und sexueller Inaktivität bei Männern, aber diese Ergebnisse passen recht gut zu dem Bild, das auch die Incels selbst von ihren vergeblichen Versuchen, mit dem anderen Geschlecht anzubandeln, zeichnen: Ohne Geld, ohne Status ist an eine moderne Frau nicht ranzukommen; daher suchen die Incels nach alternativen – gewaltsamen – Wegen, um jener Ressource teilhaft zu werden, auf die sie vorgeblich ein naturgegebenes Anrecht haben.

Insgesamt scheint die zwischenmenschlich gelebte Sexualität also in der amerikanischen und europäischen Gesellschaft in den letzten Jahren abzunehmen. Internetbasierte Freizeitgestaltungsmöglichkeiten (Gaming, Streaming, und natürlich auch Pornokonsum) scheinen vermehrt in Konkurrenz zu Zwischenmenschlichkeit und direkt erlebter Sexualität zu treten. In Japan ist dieses Phänomen noch stärker ausgeprägt. Es wird dort *Yaramiso* genannt: 25% der über 30-jährigen nicht-verheirateten Männer in Japan haben noch nie Sex mit einer Frau gehabt (128). In China und anderen Ländern Asiens dürften die entsprechenden Zahlen ähnlich hoch – oder noch höher – sein, da in vielen dieser Länder aufgrund teils systematischer Ermordung weiblicher Feten ein eklatanter Frauenmangel herrscht und viele Männer nie die Gelegenheit erhalten, sich einer Frau anzunähern, Intimität auszutauschen, geschweige denn eine langjährige Partnerschaft oder auch Ehe einzugehen.

Hier tickt eine gesellschaftliche Zeitbombe.

Die sexuelle Vereinigung ist der Ausdruck einer universellen Überwindung jener Spaltung, welche die Evolution den allermeisten bekannten Lebensformen auferlegt hat.

Sowohl im Pflanzen- als auch im Tierreich nahm die Evolution den Weg dieser Spaltung in männlich und weiblich, da die damit verbundene effiziente Durchmischung des Genpools einen deutlichen Selektionsvorteil in einer stets komplexeren Welt mit sich brachte. Diese geschlechtliche Spaltung führt zu zwei phänomenologisch klar abgegrenzten Räumen: Dem Erlebensraum einer Frau und dem eines Mannes[53]: In diesen Räumen gibt es stets – das erlaube ich mir zu postulieren – ein Bedürfnis nach Vereinigung mit einem anderen menschlichen (meist gegengeschlechtlichen) Wesen. In dieser Vereinigung kann die Auflösung der Milliarden Jahre alten evolutionären Spaltung zumindest für kurze Momente aufgehoben und aufgelöst werden. Yin und Yang erscheinen als unabhängig voneinander und getrennt, doch tatsächlich berühren sie sich, sind miteinander verwoben und formen erst zusammen die Einheit des Kreises.

Der Mensch ist von allen Säugetieren der Vertreter – mit Ausnahme vielleicht des Bonobos –, dessen Sexualität am aktivsten, vielfältigsten und differenziertesten ist. Sexualität war in der Evolution der Menschheit sowohl der soziale Schmierstoff, mit dem intra- und interindividuelle Spannungen ausgeglichen wurden, als auch der Mörtel, mit dem das gesellschaftliche Gefüge zusammengehalten wurde (129). Die Biologie hat den menschlichen Körper als den eines hochgradig sexualisierten Wesens gestaltet: Der Penis des Mannes ist überproportional groß, im Vergleich zu den Penissen der Menschenaffen; die Frau ist in der Lage, multiple Orgasmen zu erleben, wobei sie in Folge von mehreren Menschen befriedigt werden kann. In der erotischen Annäherung, wie auch im Geschlechtsakt und im Orgasmus findet in unserem Körper ein neurochemisches Feuerwerk statt, wie es sonst nur unter Verabreichung von stark wirksamen psychoaktiven Stoffen (wie Kokain, Opiaten und Amphetaminen) erreicht werden kann.

Die Biologie hat den Menschen also darauf ausgerichtet, sexuell aktiv zu sein und im Erleben dieser Aktivität ein tiefes Gefühl von Ekstase, Erfüllung und Harmonie zu finden. «*Omne animal post coitum triste – Nach dem Geschlechtsverkehr sind alle Tiere traurig*» – so lautet ein römisches Sprichwort. Bei genauerer phänomenologischer Betrachtung der post-orgasmischen Befindlichkeit erscheint es aber weit passender, dieses Befinden als Zustand des tiefen Friedens zu charakterisieren. Sexuelle Befriedigung leistet einen erheblichen Beitrag zur gesellschaftlichen Ausgewogenheit und Harmonie. Mangel an sexueller Aktivität und Befriedigung verschärft soziale Spannungen und kann Dynamiken befeuern, die bis hin zu extremer Zerstörung führen können.

«*Make love – not war!*» – dieser Spruch der Hippiebewegung hat Gültigkeit weit jenseits der politisiert-provokativen Botschaft der Friedensbewegung im letzten Drittel des 20. Jahrhunderts. Neurowissenschaftlich ist klar erwiesen, dass eine einvernehmlich

53 Zusätzlich gibt es vielfältige Varianten dieser geschlechtlichen Grundformen; diese sind derzeit als LGBTQIA* (Lesben, Gay, Bisexuelle, Transgender, Queer, Intersexuelle, Asexuelle) Identitäten aufgeführt, wobei anzunehmen ist, dass sich dieses Spektrum noch erweitern wird (was durch das «*» als Platzhalter symbolisiert wird).

und respektvoll gelebte, intensive Sexualität eine wesentliche Zutat ist, um den einzelnen Menschen wie auch das gesellschaftliche Kollektiv in einen Zustand von Frieden und Selbstakzeptanz zu bringen.

Die seit ein paar Jahren feststellbare tendenzielle Abnahme von Zwischenmenschlichkeit und Sexualität lässt also nichts Gutes ahnen, was die Entwicklung von sozialem Frieden und Zusammenhalt in unserer Gesellschaft angeht.

Dieser Mangel an Zärtlichkeit, Bindungserfahrung, Sexualität hinterlässt tiefe Spuren in der Seele eines Menschen. Die Incel-Bewegung zeigt, was sexuelle Frustration und der Mangel an partnerschaftlicher Begegnung mit Frauen aus Männern macht: Diese Menschen schließen sich in einschlägigen Internetforen zusammen und stacheln sich dort gegenseitig an bei der Formulierung und beim Austausch von Hassbotschaften und Gewaltfantasien. Auch werden Artikel und Videos über Gewaltausübung gegenüber dem «Feind» erstellt und mit begeistertem Applaus geteilt, und es wird zur Durchführung von weiteren Gewalttaten aufgerufen.

Die «Feinde» der Incels sind in erster Linie zwei Gruppen: Die eine ist das Objekt der Begierde, das den Begierdeträger aus dessen Sicht bisher so schmählich abgewiesen hat. Es sind also Frauen, typischerweise gut aussehende Frauen, denen sexuelle Attraktivität bescheinigt und promiskuitive Aktivität angedichtet wird. Die andere Feindgruppe sind heterosexuell aktive, als attraktiv angesehene Männer, die – dadurch dass sie viel Sex mit attraktiven Frauen haben – den Incels die Frauen, die diesen eigentlich «zustehen» würden, wegnehmen. Bei den Incels gibt es einen proklamierten Anspruch auf Sex mit Frauen, der in Form von Vergewaltigungsfantasien zum Ausdruck kommt. Die Incels sehen sich also in ihrem Anrecht auf Sex mit Frauen hintergangen. Zum einen durch die unwilligen Frauen selbst und zum anderen durch heterosexuelle Männer, die die verfügbaren Frauen monopolisieren. Schlimmer noch, die Frauen und heterosexuellen Männer schaffen gleichzeitig auch noch Gesetze, die die Incels daran hindern, ihren Anspruch auf Sex auch gegen den Willen der Frauen durchzusetzen. In der Vorstellung eines Incels ist eine Vergewaltigung ein legitimes Mittel, um an die beanspruchte Ressource zu gelangen, also an heterosexuellen Sex auch ohne Einverständnis der Frau. Soweit das Phänomen der Incels bisher wissenschaftlich untersucht wurde, kommen Incel-Männer aus allen Gesellschaftsschichten und würden bei erster, oberflächlicher Betrachtung als «normal» durchgehen. Sie haben «normale» Jobs, «normale» soziale Kontakte und Hobbys als Singles, oft sogar auch einige nicht-intime Beziehungen zu Frauen. Und dennoch verwandeln sie sich regelmäßig im Dunkel der Nacht im Angesicht schimmernder Computerbildschirme in frauenverachtende, gewaltverherrlichende Monster.

Wir finden hier also sehr deutlich die Grundmerkmale des Werwolfs: Eine tagsüber (d.h. bei Betrachtung der gängigen Kriterien von gesellschaftlicher Integration) zu beobachtende Normalität, gepaart mit einer des Nachts (d.h. im Schutze der Dunkelheit, welche das anonyme Surfen im Internet und im Darknet vermittelt) erwachenden schmerzvoll aufgeladenen Identifikation mit blinder Gewalt. Diese richtet sich gegen:

- die Frauen, deren bloße Existenz als unerreichbares Objekt der Begierde sie strafwürdig macht;
- die Gesellschaft, die errichtet wird aus sexuell erfüllten Frauen und Männern, die sich zu einer Verschwörung gegen die Incels zusammengeschlossen haben, um ihnen das Leben möglichst schwer zu machen;
- die Incels selbst: Selbstbemitleidung und auch Selbsthass sind unterschwellig in diesen Foren stark verbreitet. Es ist offensichtlich, dass Incels sehr an einem stark geminderten Selbstwertgefühl leiden und dass daher bei ihnen klinisch relevante Ausprägungen von Depression und Suizidalität häufig zu finden sind.

Und tatsächlich kam es in den letzten Jahren immer wieder zu Gewaltausbrüchen mit tödlichem Ausgang, die von Incels ausgeübt wurden. Der wohl erste Massenmord, der klar der destruktiven Dynamik eines Incel-Werwolfs zuzuordnen ist, war der Amoklauf von Isla Vista, einer kleinen Stadt ca. 150 Kilometer nordwestlich von Los Angeles. Dort leben hauptsächlich Universitätsangestellte und Studenten des dort ansässigen lokalen Campus der University of California, Santa Barbara. Am 23. Mai 2014 tötete der 22-jährige Elliot Rodger dort sechs Menschen und verletzte dreizehn andere Personen zum Teil schwer, bevor er sich mit einem Schuss in den Kopf selbst tötete. Zum Ablauf: Zunächst erstach er seine 2 Mitbewohner und einen ihrer Freunde in seiner Studentenwohnung. Daraufhin fuhr er zu einem Studentinnenwohnheim mit der klaren Absicht, dort möglichst viele Studentinnen zu ermorden. Da ihm der Zutritt zu diesem Wohnheim verweigert wurde, erschoss er daraufhin 2 Studentinnen, die gerade vorbeigingen, und verletzte eine weitere schwer. Schließlich zog er noch weiter durch die Stadt und erschoss einen Studenten und verletzte noch mehrere Personen, bevor er in ein Feuergefecht mit der Polizei verwickelt wurde und sich schließlich selbst erschoss.

Rodger verfasste in den Monaten vor diesem Amoklauf ein 141-seitiges «Manifest», in dem er seine verdrehte Welt darstellte, wie auch seine Rachefantasien, um das ihm widerfahrene «Unrecht» zu sühnen. Er stellte zudem mehrere Videos auf *youtube* online, darunter eines, in dem er am Vortag seines Amoklaufes seine Befindlichkeit und Bewegründe wie folgt beschreibt:

*«Morgen ist der Tag der Vergeltung, der Tag, an dem ich mich an der Menschheit rächen werde, an euch allen. In den letzten acht Jahren meines Lebens, seitdem ich in die Pubertät kam, musste ich eine Existenz der Einsamkeit, Zurückweisung und unerfüllten Wünsche ertragen, weil sich Mädchen nie emotional zu mir hingezogen fühlten. Mädchen gaben ihre Zuneigung, Liebe und Sex anderen Männern, aber nie mir. Ich bin 22 Jahre alt und ich bin immer noch Jungfrau. Ich habe noch nicht einmal ein Mädchen geküsst. Ich habe zweieinhalb Jahre College hinter mir, mehr als das, und ich bin noch Jungfrau. Es ist sehr qualvoll gewesen. Das College ist die Zeit, in der jeder diese Dinge wie Sex und Vergnügen erlebt. Diese Jahre musste ich in Einsamkeit fristen. Das ist nicht fair. Ihr Mädchen habt euch nie emotional zu mir hingezogen gefühlt. Ich weiß nicht, warum ihr Mädchen euch nicht zu mir hingezogen fühlt, aber ich werde euch alle dafür bestrafen.»*[54]

Es gilt hier also festzustellen, dass dieser junge Mann höchst subjektiv eine wiederholt traumatische, qualvolle Erfahrung von wiederholter Zurückweisung, von langandauernder Einsamkeit und von tiefer sexueller Frustration erlebt und verinnerlicht hat – ohne dabei auch nur einen Funkten an Verantwortung dafür zu übernehmen. Zu dieser Erfahrung des Mangels an Zuwendung addiert sich die Tatsache, dass er im Grunde täglich Zeuge wird, wie «Zuneigung, Liebe und Sex» bei anderen Menschen seiner Altersgruppe als Bestandteil eines «normalen» Studentenlebens vorgelebt werden.

## Die Qualen des Tantalos

Wir finden in dieser Konstellation also die typischen Zutaten des griechischen Tantalos-Mythos. Tantalos war ein mächtiger König. Weil er gefrevelt hat, wird er zur Strafe von den Göttern auf furchtbare Weise gefoltert: Sie stellen ihn in einen Teich voll frischem Quellwasser. Das Wasser reicht Tantalos bis zum Kinn. Um den Teich herum wachsen Feigenbäume, die süß duftende Früchte tragen. Tantalos ist dem Tod durch Verdursten und Verhungern nahe, sein gesamter Körper befindet sich in Panik aufgrund des eklatanten Mangels an lebenswichtigen Nährressourcen. Aber das ist noch nicht alles: Jedes Mal, wenn er seinen Kopf senkt, um vom Wasser zu trinken, senkt sich der Wasserspiegel ab; nicht einen Tropfen des so sehr benötigten Nasses kann er sich zuführen. Und jedes Mal, wenn er versucht, nach einer Frucht von den umgebenden Feigenbäumen zu greifen, ziehen sich die Äste zurück. Die so sehr benötigte Stärkung durch Wasser und Nahrung, die sich deutlich wahrnehmbar direkt vor seinem Mund befinden, wird ihm jedes Mal verweigert.

[54] https://www.nytimes.com/video/us/100000002900707/youtube-video-retribution.html

Diese sprichwörtlichen Qualen des Tantalos entsprechen wohl einer Folter, die in ihrer Intensität kaum zu übertreffen ist. Rodger verbrachte in der verabsolutierten, subjektiven Phänomenologie seiner Wahrnehmung sein gesamtes Leben seit Eintritt in die Pubertät in diesem qualvollen Zustand. Sexueller Heißhunger bei gleichzeitiger täglicher Beobachtung von wunderschönen Frauen zerrütteten nach und nach sein Selbstbild. Das Gefühl, ausgeschlossen zu sein aus einem so wichtigen sozialen Gefüge wie die hedonistischen, ihre Sexualität explorierenden und forcierenden Collegestudenten, die in der amerikanischen Filmserie «American Pie» stereotypisch überzeichnet werden, generiert einen intensiven psychischen Schmerz. Ich erinnere an die bereits erwähnten Studien von Noemie Eisenberger in Hinsicht auf die Intensität des psychischen Schmerzes, der in Situationen von sozialer Zurückweisung wahrgenommen wird. Was noch hinzukommt, ist der bohrende Zweifel an seiner Normalität als Mensch. *«Ich bin doch im Grunde ein normaler junger Mann, wie die vielen anderen Männer um mich herum. Diese daten schöne Frauen. Mir gelingt das nicht, keine Frau interessiert sich für mich. Was ist bloß falsch an mir?»*

Die wirklich zentrale Frage der pubertären Krise lautet: *«Wer bin ich eigentlich? Bin ich normal? Bin ich liebenswert, so wie ich bin, gibt es in der Welt einen Platz für mich?»* Auf all diese drängenden Fragen konnte Rodger über viele Jahre keine Antwort finden.

Es ist davon auszugehen, dass diese Elemente chronischen Schmerzes, emotionaler Erschöpfung und bohrenden Zweifels, ob er nicht ein grundlegend «falscher» Mann und Mensch ist, der am «falschen» Ort festsitzt, sich in einer tiefen psychischen Krise aufbauten, die von manchen Psychoanalytikern als *annihilation panic* bezeichnet wird: Das panische Gefühl, das eine Person befällt, wenn sie den Eindruck hat, unsichtbar zu sein, auf ein Nichts reduziert, weil sie nicht wahrgenommen oder berücksichtigt wird. Sich so zu fühlen, als ob man zwar «irgendwie» lebendig ist, aber dennoch nicht wirklich existiert. Der innere Dialog eines solchen in einer *annihilation panic* befindlichen Menschen könnte ungefähr lauten: *«Irgendetwas ist grundlegend ‹falsch› in der Verbindung zwischen mir und der Welt; irgendetwas passt hier überhaupt nicht zusammen. Bin ich überhaupt ein Mensch – oder nicht vielmehr ein Monster, das sich fälschlicherweise für einen Menschen hält? Die anderen haben diese Fälschung aber schon längst durchschaut und weisen mich daher in aller Entschiedenheit zurück.»*

Irgendwann wird diese Verzweiflung und der Zweifel an der eigenen Existenz so groß, dass selbstbeschädigende Handlungen vorgenommen werden, mit dem Ziel, seinen Körper, sein Selbst wieder halbwegs «normal» zu spüren. Diese Rückkehr in eine vertrautere Selbstwahrnehmung kann dadurch erzwungen werden, dass sich die Person selbst physische Schmerzen zufügt. Eine andere Möglichkeit besteht darin, ein grenzüberschreitendes Verhalten an den Tag zu legen, z.B. durch Risikosportarten (oder auch illegale Graffiti-Aktionen wie im Fall des Anders Breivik) oder auch exzessive Sexualpraktiken: Durch diese Handlungen rückt die Wahrnehmung des Körpers (Schmerz, Angst, Anstrengung, sexuelle Erregung) so sehr in den Vordergrund, dass die tiefe existenzielle Angst durch die situativ-vorgegebene Aktivierung überschrieben wird (130).

Dennoch nimmt in vielen Fällen der Schmerz überhand. Die Person ist zunehmend erschöpft und kann ihre psychische Selbstaufgabe, ihren Verfall immer weniger gut durch Grenzüberschreitungen oder durch hasserfüllte Projektionen auf die vermeintlich Schuldigen kompensieren. In dieser Dynamik kommt es dann zu suizidalen Handlungen, die in manchen Fällen verbunden sind mit Amokläufen, bei denen möglichst viele «Schuldige» oder «Feinde» getötet werden sollen. Diese Amokläufe tragen in sich das Fanal des christlichen Martyriums: Der mit universalen Schmerzen beladene Held stemmt sich in einem letzten Kraftakt gegen eine Übermacht von Peinigern und Unterdrückern einer gerechten Welt. Er tötet ein Maximum dieser Söldner der Finsternis, wohl wissend, dass er diesen Kampf selbst nicht überleben wird. Erlösung seiner Lebensqual kann der Märtyrer nur im Tod finden, sei es im Kampf mit den dunklen Mächten, sei es durch eigene Hand, da er in der Gewissheit lebt, dass in diesem Leben keinerlei Erlösung seines Leidens zu erwarten ist. Der Suizid ist so gesehen das einzige verbleibende Mittel, der chronischen Qual zu entkommen. Zudem ist der Suizid, mit oder ohne maximaler Tötung der anderen, auch ein sich selbst gegenüber formulierter Auftrag, das am eigenen Leib erfahrene Unrecht in einem nach außen gerichteten, kathartisch-reinigenden und auch anklagenden Gewaltakt zu berichtigen: Denn der Suizid allein hinterlässt in der Regel mehrere nahestehende Personen, die durch diese plötzliche und gewaltsame Art, aus dem Leben zu treten, tief traumatisiert werden[55]. Somit finden sich bei Menschen, die aus Wut und Verzweiflung Suizidgedanken haben, regelmäßig «Bestattungsfantasien», bei denen sie sich mit Befriedigung ausmalen, wie sehr die Hinterbliebenen durch den plötzlichen Tod schockiert sind und somit eine «gerechte Bestrafung» erfahren.

Es gibt viele Amokläufe, *mass shootings*[56], die dieser Logik und Dynamik aus Wut und Verzweiflung folgen. Zudem gibt es einen deutlichen Nachahmereffekt (131). In vielen Internetforen werden die Amokläufer von Gleichgesinnten als «Heilige» glorifiziert; die Kommentatoren stacheln sich in der Folge gegenseitig zu Wiederholungstaten auf. Ein gängiger Slogan ist *«Go ER!»* (was bedeutet: *«Mach es so wie Elliot Rodgers»*).

---

55 Es wird geschätzt, dass pro Suizid 15–30 Personen schwer traumatisiert werden. https://www.suicideinfo.ca/how-many-people-are-affected-by-one-suicide

56 Ein *mass shooting* ist definiert als Vorfall, bei dem vier oder mehr Personen erschossen werden (ohne den Schützen dazuzuzählen).

Bedauerlicherweise haben sich die USA in den letzten 20 Jahren zum Schauplatz unzähliger *mass shootings* entwickelt: In den vergangenen Jahren gab es an 9 von 10 Tagen ein *mass shooting* (132). Viele dieser Shootings werden von jungen, frustrierten Männern verübt, so z.B. das Columbine High School Massaker, bei dem am 20. April 1999 zwei Schüler 12 Mitschüler, einen Lehrer und sich selbst erschossen und weitere 24 Personen zum Teil schwer verletzten. Das Columbine Massaker markiert einen Wendepunkt: Seit diesem Ereignis, über das aufgrund der Schwere und Tragik des Geschehens ausgiebig in den internationalen Medien berichtet wurde, ist ein deutlicher Anstieg von Amokläufen in den USA, aber auch weltweit zu beobachten. Ich gehe davon aus, dass es auf der ganzen Welt eine stetig wachsende Armee von tief beschädigten, jungen, zumeist männlichen Seelen gibt, die sich in ähnliche Abgründe verirren, wie die der hier skizzierten amoklaufenden Werwölfe. Auch die Terrorakte von jungen Männern, die radikalisierten religiösen Gruppierungen, oft dem Islam zugehörig sind, gehören zu der sich weltweit ausbreitenden Werwolfbewegung. Manche Religionen locken sprichwörtlich mit ausschweifender sexueller Befriedigung im Jenseits, durch die ein massenmörderischer Märtyrertod belohnt wird. Von ihrem Wesen her ist die Incel-Bewegung also tief verwoben mit anderen extremistischen und von männlichen Akteuren dominierten Terrorbewegungen; hierbei besonders mit dem Rechtsextremismus und dem religiösen (islamistischen) Fanatismus (133).

## Eine antihedonistische Grundhaltung

Weltweit finden sich somit bei vielen gewaltbereiten Männern, egal welcher Hautfarbe, Weltanschauung oder Religion, die typischen Charakteristika der Incels: Sexuelle Frustration, affektive Karenz[57] und das latente Gefühl, ausgestoßen und als Mann und Mensch nicht wahrgenommen zu sein. In vielen Fällen vermischt sich der Hass auf die normale, sexuell und wirtschaftlich erfolgreiche Mainstreamgesellschaft mit rassistischen Ressentiments: *People of colour* nehmen den weißen Männern «ihre» Frauen weg – das darf nicht sein! Der gedemütigte weiße Mann seinerseits versucht sich in *white supremacy*-Fantasien zu retten, in denen er Privilegien zur sexuellen Erfüllung und zur ökonomischen Überlegenheit zu verankern sucht. Aber auch die «Ungläubigen», die in der westlichen Welt das Leben zu genießen scheinen, sind vielen Menschen, die in materieller und emotionaler Karenz in den ärmeren Ländern des mittleren Ostens leben, ein Dorn im Auge: Auch hier projizieren junge Männer ihren Frust und ihre Verzweiflung in Form von hasserfüllten Massenmordfantasien auf einen imaginären Feind, dem das hedonistische Festmahl vermiest werden soll.

[57] Karenz = Zustand des Mangels

In den verschiedenen werwölfischen Ansätzen unterschiedlicher religiöser oder weltanschaulicher Prägung findet sich also regelmäßig eine ausgesprochen antihedonistische Einstellung. Aus der erlittenen sexuellen und emotionalen Karenz macht der Werwolf eine Tugend, die er möglichst vielen Menschen auferlegen will. Askese, Härte und Schmerz werden als erotisiertes Leiden überhöht und zur allumfassenden, zwingend einzuhaltenden Norm proklamiert. Wer es dennoch wagt, seine Bedürfnisse und Kompetenzen in Hinsicht auf Liebe, Zärtlichkeit und Sexualität jenseits der rigiden und antihedonistischen Vorgaben auszuleben, wird gesteinigt, verbrannt oder gekreuzigt.

Auch das größte europäische *mass shooting* der Nachkriegszeit, die Attentate in Norwegen, die am 22. Juli 2011 von Anders Behring Breivik verübt wurden und nicht weniger als 77 Tote forderten, entspricht der typischen Tat eines Werwolfs: Breivik war ein an seiner eigenen Existenz verzweifelnder Mann, und dies bereits seit früher Kindheit[58].

Wie viele Menschen, so flüchtete auch Breivik zur Rettung seines Selbstbildes in Illusionen und Projektionen. Je mehr er sich in der narzisstischen Illusion seiner außerordentlichen Besonderheit sonnte und zugleich einen tiefen Hass auf Frauen und auf politisch Andersdenkende kultivierte, desto mehr stahl er sich aus der Verantwortung, sich offen und direkt mit seinem persönlichen Trauma auseinanderzusetzen. Je größer die Verneinung der eigenen Schwäche, desto größer wird die Notwendigkeit, eine beschönigende, narzisstische Selbstlüge aufzubauen. Doch diese Lüge hält natürlich einer Konfrontation mit der Realität nicht stand. Solange ein Mensch wie Breivik in der Dynamik von Illusion und Projektion, oder auch von Vermeidung und Ablenkung, bleibt, wird er von der Wirklichkeit immer wieder heimgesucht: Denn die ersehnte Anerkennung und Bestätigung tritt trotz aller maladaptiv unternommenen, großen Anstrengungen nicht ein.

Schließlich wird der Widerspruch zur Realität unüberbrückbar; das mühsam aufgebaute Gedankenkonstrukt (im Falle von Breivik ein 1‘500 Seiten zählendes «Manifest») droht in sich zusammenzufallen: Nur der mörderische Befreiungsschlag kann diese Selbstlüge noch retten. Bis heute nährt Breivik, der mittlerweile Fjotolf Hansen heißt, sein traumatisch-zerrissenes Selbstbild: Er inszeniert sich weiterhin als heldenhafter Retter der bedrohten europäischen Kultur. Und natürlich ist es offensichtlich, dass ein offener, therapeutisch-integrativer Umgang mit seinem eigenen Trauma jetzt, wo sein Leben mit dem Tod bzw. der Verletzung von so vielen Hundert Menschen aufs

58 Anders Breivik wuchs in zerrütteten Verhältnissen auf und war schon als kleiner Junge verhaltensauffällig. Als er 4 Jahre alt war, schrieb ein behandelnder Kinderpsychiater an das Jugendamt: «… *Anders wird so vernachlässigt, dass die Gefahr besteht, dass sich eine schwere psychische Störung entwickelt*» (134).

Schwerste belastet ist, um viele Dimensionen schwerer ist im Vergleich zu einem Menschen, der sein Trauma bisher nicht auf so offen destruktive Weise ausagiert hat.

Auf der ganzen Welt sind zahllose Werwolfsrudel unterwegs. Wann immer sich dumpfe Verzweiflung an der eigenen Existenz, tiefer (meist sexueller) Frust und das quälende Gefühl, die Bindung zu sich selbst und zur Gesellschaft verloren zu haben bei Menschen über Jahre hinweg vertieft, ist damit zu rechnen, dass es früher oder später zu einer Werwolfattacke kommt.

Doch diese offensichtlichen Orgien an Gewalt stellen nur die Spitze des werwölfischen Eisbergs dar. Tiefe Verzweiflung, bohrender Hass und blinde Wut breiten sich auch im gesellschaftlichen Mainstream aus. Nicht nur einschlägige Internetforen sind gefüllt von werwölfischer Dynamik. Auch auf alltäglichen Nachrichten- und Meinungsforen der bürgerlichen Mitte fanden sich über viele Jahre Beiträge meist anonymer Nutzer, in denen die schäumende Empörung und Wut der Verfasser wahrzunehmen war – als handele es sich um toll gewordene Bestien. Dieses Phänomen hatte zur Folge, dass in den meisten seriösen Internetmedien in den letzten Jahren die öffentlichen (und anonymen) Diskussionsforen im Anschluss an «brisante» Nachrichten abgeschaltet bzw. mit strikten Regeln der «Netikette» moderiert wurden. Auf diese Weise sind dergleichen Wutbotschaften und Pamphlete nun nicht mehr so präsent in der öffentlichen Wahrnehmung; aber in vielen Nachrichtengruppen und Foren brodelt weiterhin der explosive Cocktail von Sexismus, Rassismus, Empörung und Wut.

Auch die sogenannten Wutbürger in Deutschland und die «Gelbjacken» in Frankreich nähren ihre Dynamik aus einem Mix, der den Incels ähnlich ist. Auch hier geht es um Menschen, die eine tiefe Frustration in sich tragen: Obwohl sie zur gesellschaftlichen Mitte gehören und ihr Leben im Wesentlichen so ausgerichtet haben, «wie es sich gehört», fühlen sie sich nicht wahrgenommen und gehört. Sie haben den Eindruck, dass die gesellschaftlichen Entscheidungsträger den Umbau der Gesellschaft in eine Richtung vorantreiben, die nur wenig mit ihren Interessen, ihren Werten und ihrer immer wieder bekräftigten Stimmabgabe bei demokratischen Wahlen in Einklang zu bringen ist – und das, wo sie doch ihrerseits die «Spielregeln» des gesellschaftlichen Lebens eingehalten haben: Sie arbeiten hart, zahlen Steuern und auch Bußgelder, wenn sie mal falsch geparkt haben; sie sind vielfach gesellschaftlich engagiert; und sie haben wiederholt ihre Meinung auf gesellschaftlich erwünschte Weise kundgetan. Dennoch erscheint es ihnen so, als geschähe nichts in der Politik, um dem Wählerwillen zu entsprechen. In der Wahrnehmung des Wutbürgers gibt es folglich «die da oben», die korrupt und nur ihren Eigeninteressen folgend die berechtigten Wünsche, Ängste und Bedürfnisse «derer da unten» missachten. Es handelt sich also um die Dynamik einer Vernachlässigung (Neglect): Obwohl «die da oben» durch den Gesellschaftsvertrag mit der Macht ausgestattet sind, die Gesellschaft nach demokratischen Prinzipien zu gestalten, führen sie dieses Mandat nicht aus, sondern verfolgen lediglich Eigeninteressen bei der Ausübung ihrer Macht. Was aber tut ein vernachlässigtes Kind, das sich nichtbeachtet und abgeschoben fühlt? Es wird verhaltensauffällig; es schreit und zerstört Objekte, in der Hoffnung, irgendwann doch noch die Aufmerksamkeit und Liebe zu bekommen, nach der es sich sehnt.

Ich bin tatsächlich der Meinung, dass unsere zivilisatorische Kultur vom Neglect durchzogen ist. Neglect ist eine Form von schwerer Misshandlung: Das für den Neglect typische Nichtbeachten und Nichthandeln – obwohl Beachtung und Handeln möglich wäre – führt zu einer nachhaltigen Beschädigung des gesellschaftlichen Zusammenhaltes. Im Kapitel XIII werde ich diese Sichtweise vertiefen.

Die wesentliche Frage, die sich dem Betrachter dieser Phänomene und Dynamiken stellt, ist die nach dem Durchbruch des Werwolfs im Kollektiv. Wie weit sind wir noch davon entfernt, dass der normale, friedlich-angepasste Bürger von nebenan sich in ein Wutwesen verwandelt, das sich mit seinem übermotorisierten SUV und waffenstarrend seine Bahn durch eine in Panik aufgelöste Vorstadtsiedlung fräst – mit durchgedrücktem Gaspedal auf 23-Zoll-Rädern und mit halbautomatischen Waffen aus den Fenstern schießend? Dieses Szenario wird in vielen Katastrophen(zombie)filmen detailreich bedient. Jedenfalls verheißt es nichts Gutes, dass sich sehr viele Amerikaner beim Ausbruch der COVID-Krise früh und reichlich mit Schusswaffen eingedeckt haben.

Wir sollten uns fragen, wie es um uns steht: Wie kann ich all diese Gewalt verarbeiten, mit der ich im Leben schon gefüttert wurde und die ich bisher irgendwie heruntergewürgt habe? Wie gut – oder schlecht – habe ich diese höllische Kost verdaut? Wann ist die Schmerzgrenze erreicht? Oder ist sie vielleicht schon überschritten und ich befinde mich bereits in einem Panikmodus? Kann ich mir wirklich so sicher sein, dass sich nicht auch in mir Frust, Verzweiflung und Hoffnungslosigkeit Bahn bricht und mich in ein Wesen verwandelt, das nichts mehr mit dem gemein hat, was ich bisher für «mein Selbst» hielt? Genau dies ist die berechtigte Angst vor dem werwölfischen Durchbruch, den viele von uns irgendwo tief in ihrem Inneren tragen.

In seiner antihedonistischen, selbst- und fremdzerstörerischen Haltung, die implizit oder explizit als Ausdruck der Rache und Vergeltung für empfundenes Unrecht inszeniert wird, befindet sich der Werwolf wie kein anderer der hier beschriebenen Archetypen in der spirituellen Wiederholungsschleife traumatischer Erfahrung: In dieser Sichtweise sind Gewalt, Unrecht und Trauma sowohl Ursache als auch Ziel jeglicher menschlichen Erfahrung. Es findet keine Evolution jenseits der Opfer- und Täterrolle statt, die die zentrale Identifikation des Werwolfs darstellt. Der Werwolf bestätigt immer wieder, Leben für Leben, die selbsterfüllende Prophezeiung, dass er zum Täter werden muss, da er als Opfer ein «Recht» auf Täterschaft hat. Der Werwolf übernimmt keine Verantwortung für seine Erfahrung und bleibt somit tatsächlich im Fluch der immer neu stattfindenden Retraumatisierung gefangen. Nur eine Aufgabe der Opferrolle gepaart mit der Akzeptanz der eigenen Verletzlichkeit und der Hingabe in die Einsicht, dass es okay und wichtig ist, Liebe, Zärtlichkeit und Sexualität zu erhalten und zu geben, kann es dem Werwolf ermöglichen, aus der spirituellen Endlosschleife herauszutreten.

Ich bin der Auffassung, dass es dem friedvollen Zusammenleben in unseren Gesellschaften sehr zuträglich wäre, wenn wir eine größere Aufmerksamkeit als bisher darauf verwenden würden, eine möglichst ausgeglichene emotionale und sexuelle Erfüllung für möglichst viele Menschen zu bewerkstelligen (was selbstverständlich die Respektierung der Persönlichkeitsrechte aller Menschen mit einschließt). In der Schule werden zwar die mechanisch-biologischen Aspekte von Sexualität vermittelt. Dennoch gibt es einen eklatanten Mangel an schulisch vermittelten Hilfestellungen für Heranwachsende, um emotionale Reife und Ausgeglichenheit zu erlangen und hierbei auch die herausragende Bedeutung von Spiritualität und Sexualität für den Aufbau einer sicheren Bindung zu sich selbst und zu anderen zu erkennen.

## Der Zombie

Der Zombie kennzeichnet sich durch folgende Merkmale:

- Es ist ein lebendiger Toter oder auch ein Untoter.
- Der Tod ist diesem Wesen nicht vergönnt, es ist dazu verflucht, weiter durch die Welt zu ziehen als Strafe für ein schlecht gelebtes Leben, oder aber um erfahrenes Unrecht an den Lebenden zu rächen.
- Zombies können auch zum Leben wiedererweckte Tote sein, die entseelt als Arbeitssklaven oder Exekutanten des sie beherrschenden Zauberers ihr Unwesen treiben[59].

[59] Im Deutschen beschreibt der Begriff «Kadavergehorsam» recht gut diese seelenlose Ausführung einer fremdgesteuerten Mission.

- Zombies sind stumm.

- Zombies sind entseelt, charakterlos, sie haben ihre Individualität verloren – sie sind austauschbar; sie haben dennoch ein klares Ziel (bzw. sie folgen der Zielsetzung des sie beherrschenden Zauberers): es geht es ihnen darum, sich weiter auszubreiten.

- Zombies sind ansteckend; der Vektor der Ansteckung kann ein Virus, eine Droge oder ein Gift sein. Die Übertragung des Vektors geschieht in der Regel durch einen Biss des Zombies. Wer vom Zombie gebissen wird, mutiert ebenfalls zum Zombie.

- Wie auch der Werwolf und der Vampir giert der Zombie nach menschlichem Fleisch (bzw. Blut).

Die Angst vor den Zombie-Untoten gibt es wohl in allen menschlichen Kulturen. Es handelt sich hierbei um die instinktive Angst vor dem Verlust der Individualität durch den Tod. Alles, was den Menschen als Individuum ausmacht und liebenswert macht, wird durch den Tod ausgelöscht. Der Zombie behält die körperliche Hülle des Verstorbenen, jedoch ohne jede Charaktereigenschaft, ohne Verletzlichkeit, Bindung und Verbindlichkeit, die für einen lebendigen Menschen kennzeichnend sind.

Die Angst der Lebenden vor den Zombies ist so groß, dass die Lebenden selbst ihre Menschlichkeit verlieren. Im Versuch, sich von den Zombies abzugrenzen und sich vor ihnen zu schützen, bzw. die Zombies zu bekämpfen, ist bei den Menschen eine Entmenschlichung und Verrohung festzustellen, durch die sie ihrerseits zu Zombie-ähnlichen Wesen werden. Letztlich – in der Zombieapokalypse – kämpft dann jeder gegen jeden und die Menschlichkeit zerfällt allerorten in einem gnadenlosen Kampf um das nackte Überleben ohne jede Spur von Rücksichtnahme, Solidarität und nachhaltiger Kollaboration.

Ich bin der Auffassung, dass Zombies in unserer Gesellschaft häufig sind. Dabei gibt es zwei Arten von Zombies. Die eine nenne ich die «nassen Zombies», die andere die «trockenen Zombies».

Die wesentliche Eigenschaft, die beide Zombiearten kennzeichnet, ist die Unterdrückung von menschlichen Gefühlen und die Selbstaufgabe in Form einer unterwürfigen Anpassung an eine verrohte, entmenschlichte Umwelt.

## Der nasse Zombie

Der nasse Zombie ist der Mensch, der seine Gefühlsregungen unter einer dicken Schicht Beton ertränkt hat. Dieser Beton wurde in Form von Suchtmitteln oder Psychopharmaka auf seine Psyche gegossen. Nasse Zombies haben oft einen ungestümen, explosiven Kern von traumatischer Zerrissenheit, die ich in den vorherigen Kapiteln als strukturelle traumatische Dissoziation beschrieben habe. Solche Menschen befinden sich in einem ständigen Ringen, um den Eindruck von «Normalität» aufrechtzuerhalten. Und dennoch tickt in ihnen die Bombe der stets lauernden Entfesselung eines unerträglich schmerzhaften Erlebens durch die Aktivierung ihres traumatisch-emotionalen Anteils (EP). Der anscheinend normale Anteil (ANP) bemüht sich um Normalität und muss hierfür ständig den EP in Schach halten. Dieses Ringen führt früher oder später zur psychischen Erschöpfung der Person. Wie zuvor beschrieben, sind diese Menschen durch ihren alltäglichen Kampf, um den behelfsmäßig gekitteten Zusammenhalt ihres psychisch gespaltenen Systems aufrechtzuerhalten, nicht in der Lage, die Gegenwart vollumfänglich wahrzunehmen. Zudem sind sie noch viel weniger in der Lage, ihre mentalen Ressourcen darauf zu verwenden, die Zukunft zu antizipieren und die Ressourcen im «Jetzt» darauf zu verwenden, planvoll und zielorientiert ihr Leben zu gestalten. Das Gegenwartsbewusstsein dieser Menschen, das zentrale Exekutiv, ist nur teilweise verfügbar, um den Herausforderungen des Alltags zu entsprechen. Zudem werden diese Menschen regelmäßig – oft mehrmals am Tag – von traumatischen Intrusionen in Form von selbstabwertenden Gedankenkreisen, traumatischen *flashbacks* oder auch Panikattacken heimgesucht. Diese massiven psychischen Einschränkungen sind Ausdruck des Vorhandenseins einer strukturellen Dissoziation, die sich als Anpassung an eine – zumeist repetitive – traumatische Überforderung des Individuums kontinuierlich aufgebaut und konsolidiert hat. Die Ausprägung dieser Dissoziation variiert graduell zwischen den verschiedenen Individuen, wobei ihre Schwere mit der Anhäufung von schwierigen Lebensereignissen korreliert (siehe Kapitel V und VII).

Polytraumatisierte Menschen sind also – aus Sicht der weniger traumatisierten Menschen – «nicht-normal», obwohl sie im Grunde lediglich eine normale (!) Anpassung an ein abnormal traumatisches Leben vorweisen. Diese polytraumatisierten, hochgradig dissoziierten Menschen sind auf eine Art auffällig, die in der Sichtweise der weniger traumatisierten Menschen als sehr störend und im Grunde kaum erträglich wahrgenommen wird. Deshalb werden diese Menschen als «gestört» angesehen und typischerweise als «Fälle für die Psychiatrie» stigmatisiert und ausgegrenzt. Diese Ausgrenzung wiederholt und vertieft natürlich die zugrunde liegende Traumatisierung immer wieder neu in der Gegenwart.

Die Betroffenen müssen also einen Überlebenskampf an zwei Fronten führen: Zum einen ringen sie mit sich selbst, um ein Minimum an Funktionalität aufrechtzuerhalten, zum anderen sind sie fortwährend den Anfeindungen und Forderungen einer abweisenden sozialen Umgebung ausgesetzt.

Früher oder später entdecken diese Menschen, dass der Gebrauch von psychoaktiven Substanzen diese latente doppelte Spannung auf schnelle und sehr effiziente Weise entschärft. Der Gebrauch von psychoaktiven Substanzen kann episodisch auftreten, wenn das ANP-EP-System sich in einem krisenhaften Zustand der Destabilisierung befindet. Bei vielen Menschen mit schweren Formen von traumatischer Dissoziation werden diese Substanzen aber dauerhaft benötigt, um das ANP-EP-System zu stabilisieren. Chronischer Substanzgebrauch ist daher als eine Strategie der Anpassung zu verstehen, bei der es gerade darum geht, ein Mindestmaß an scheinbarer Normalität zu erreichen. Dies wird auch als das Allostasemodell von Suchtstörungen bezeichnet: Der Organismus, der in seinem Versuch, die Anforderungen des Lebens zu meistern, destabilisiert ist, benutzt die Substanzwirkung, um innerhalb der Instabilität des gesamten Systems eine substanzgestützte Stabilität zu erreichen (135). Im Gegensatz zur physiologischen und psychischen Homöostase, mit dem das ausgewogene, gesunde, selbsttragende Gleichgewicht bezeichnet wird, entspricht die Allostase einer künstlich hergestellten, fortlaufend gestützten Balance. Das Allostasemodell wird von vielen Suchtspezialisten als eine adäquate und nach wissenschaftlichen Erkenntnissen korrekte Veranschaulichung einer chronischen Suchtproblematik angesehen. Oft wird eine solche auch mit einem instabilen Bauwerk verglichen, das nur noch durch die Anbringung eines stützenden Gerüstes aufrecht gehalten werden kann.

Alkohol ist in unserer Gesellschaft die am häufigsten verwendete Substanz, um die Instabilitäten und Reibungen, die in unserer Gesellschaft tagtäglich auftreten, auszugleichen. Als eine der wenigen legal zugänglichen, psychoaktiven Substanzen besitzt Alkohol das absolute Privileg der sehr einfachen Zugänglichkeit, was zu seinem massenhaften Ge- und Missbrauch führt[60]. Von daher wird Alkohol von manchen Suchtexperten auch treffend *social lubrificant* genannt. Alkohol ist der soziale Schmierstoff, ohne dessen regelmäßigen und weit verbreiteten Gebrauch sich das Getriebe unserer Gesellschaft in Kürze mit lautem Krachen selbst zerlegen würde.

60 In der Suchtmedizin werden drei Stufen von Substanzkonsum unterschieden: Zunächst gibt es den seltenen oder gelegentlichen Gebrauch einer Substanz, der zu keinen Problemen führt. Dann den Missbrauch, d.h. einen Gebrauch, der potenziell zu Problemen führen kann (auf gesundheitlicher aber auch legal-sozialer Ebene, z.B. in Form eines Schlaganfalls oder eines Führerscheinentzugs bei einmaligem Kokainkonsum). Schließlich spricht man von einer Suchterkrankung, wenn verschiedene schwere Probleme (gesundheitlicher oder sozialer Art) tatsächlich aufgrund eines Substanzkonsums eingetreten sind und zugleich die betroffene Person nicht mehr in der Lage ist, ihren Substanzkonsum zu kontrollieren.

Alkohol hat also eine fundamentale, systemstabilisierende Funktion. Aber auch viele andere psychoaktiven Substanzen wie Psychopharmaka oder illegale Substanzen wie Kokain und Opiate wirken sich insgesamt stabilisierend auf unsere Gesellschaft aus. Das Allostasemodell ist daher auch auf die Gesellschaft anwendbar: Ohne Alkohol, ohne Antidepressiva, Sedativa oder Psychostimulanzien, ohne illegale Drogen würden viele gesellschaftliche Dynamiken – vor allem solche in Hinblick auf unsere Arbeitsverhältnisse – schlichtweg kollabieren!

Die nassen Zombies sind diejenigen, bei denen die Anpassung an das persönliche Trauma und an die immer wieder erneuerte Zurecht- und Zurückweisung durch die Gesellschaft sie dazu gebracht hat, die Aktivität ihres psychischen Apparates dauerhaft auf ein absolutes, erträgliches Minimum herunterzufahren. Der extrem heftige Schmerz des *separation distress*, von der Kindheit bis in die Gegenwart in immer wieder neuen Versionen erfahren, kann mit dem Höllenbrand verglichen werden, wie er im Rahmen einer atomaren Kernspaltung stattfindet. Diese Menschen tragen die extrem zerstörerische Energie einer psychischen Atombombe in sich. Deren Zerstörung ist in erster Linie gegen sich selbst gerichtet, der gespaltene Kern wird in der Spaltungsreaktion zerstört; aber die Feuer- und Druckwelle dieser explosiven Kraft kann auch in der sozialen Umgebung furchtbare Verheerungen anrichten, wie wir das am Beispiel der Werwolf-Amokläufe gesehen haben.

Um diese maximale Zerrissenheit aushalten zu können, und um diese Explosivität nicht zu sehr in ihre Umgebung auszustrahlen, benötigen diese Menschen eine abschirmende Schutzschicht aus meterdickem Stahlbeton. Diese Schutzschicht wird aufgebaut mithilfe von dämpfenden psychoaktiven Substanzen, durch die das Feuer der im tiefen Inneren stattfindenden traumatischen Kernspaltung abgeschirmt und in Schach gehalten werden kann.

Der nasse Zombie ist somit mit einer Amphibie vergleichbar, die nur solange sie immer wieder mit Wasser benetzt ist, überleben kann. Nasse Zombies sind Meister darin, immer wieder das kühle Nass zu finden, das ihr überhitztes Inneres abkühlt. Ein Suchtkranker, der «seine Substanz» gefunden hat, sich im allostatischen Gleichgewicht befindet und sich auch keine Sorgen um den Substanznachschub machen muss, befindet sich in einem Zustand der Selbstgenügsamkeit: Er benötigt niemand und nichts, und er fühlt sich auch nicht berufen oder gedrängt, irgendwelche Heldentaten zu vollbringen. So gesehen sind die nassen Zombies von allen der hier vorgestellten traumatischen Archetypen diejenigen, die am friedliebendsten und objektiv am wenigsten gefährlich sind. Sie möchten nur das eine: Ihre Ruhe haben.

Die nassen Zombies sind zudem diejenigen, die am authentischsten zu ihrer Verletzlichkeit stehen, im Vergleich zu den anderen traumatischen Figuren. Ich kenne viele Suchtkranke, die abstinent wurden und versuchten, sich in das Arbeits- und Sozialleben zu integrieren. Sie mussten sich dann mit der Härte unseres gesellschaftlichen Umgangs konfrontieren. Einige kehrten daraufhin in ihre Sucht und Marginalität zurück. Es erschien ihnen als das kleinere Übel.

Da ich der Meinung bin, dass Drogen von herausragender Bedeutung sind, sowohl für die Stützung wie auch die Erweiterung der menschlichen Erfahrung innerhalb einer Welt, in der alle Lebewesen auch durch chemische (Boten-)Stoffe miteinander in Verbindung stehen, widme ich den folgenden, langen Abschnitt der Beschreibung einiger wichtiger Substanzgruppen.

## Ein ganzes Arsenal an Substanzen, um traumatische Normalität aufrechtzuerhalten

An dämpfenden Substanzen verfügen wir vor allem über Alkohol. Des Weiteren hat die Psychiatrie im Verbund mit der pharmazeutischen Industrie eine Reihe von Substanzgruppen hervorgebracht, die eine hochgradig effektive Dämpfung und Abschirmung des psychischen Apparates bewirken:

- Sedativa wie Benzodiazepine
  (wie das weltbekannte *Valium*® = Diazepam)
  und Antihistaminika,

- Neuroleptika
  (deren Klassiker das viel geschmähte Haloperidol ist,
  Derivate neueren Datums mit weniger Nebenwirkungen
  sind das Olanzapin, Risperidon oder auch das Quetiapin),

- Stimmungsstabilisatoren
  (Lithium, Carbamazepin, Lamotrigin)
  und nicht zuletzt auch die vielen

- Antidepressiva
  (Fluoxetin, Sertralin, Bupropion, Vortioxetin, und viele andere mehr).

Der therapeutische Nutzen dieser Moleküle ist unbestritten – solange diese Wirkung in Hinsicht auf die dämpfenden und abschirmenden Effekte bewertet wird. Unsere Welt wäre – kurzfristig zumindest – um ein enormes Maß lärmender, chaotischer, entfesselter und augenscheinlich aggressiver, wenn es diese Substanzen nicht gäbe. Diese Psychopharmaka sind die einzig verfügbare legale Alternative zum ubiquitär vorhandenen Alkohol, um die agitierte Seele der Menschheit zu beruhigen.

Eine weitere wichtige und sehr häufig verwendete Substanz, die stark abschirmend auf die Psyche wirkt, ist Cannabis. Cannabis ist allerdings ein zweischneidiges Schwert. Viele Menschen schirmt es effektiv von erhöhter Stressbelastung ab, bei manchen führt diese Abschottung zugleich aber auch in einen Verlust des Realitätsbezugs. Die Wahrnehmung der Realität kann hierbei dermaßen an Widersprüchlichkeit und Bedrohlichkeit gewinnen, dass sich bei manchen Cannabisnutzern eine Psychose mit Wahnideen und Verfolgungsängsten entwickeln kann. Die Cannabiswirkungen im Gehirn sind sehr komplex und bisher noch nicht im Ansatz verstanden. Dennoch ist es als ein großer Fortschritt der pharmakologischen Forschung anzusehen, dass mittlerweile die spezifischen Wirkungsspektren der Hauptkomponenten des Cannabis – zum einen des Tetrahydrocannabinol (THC), zum anderen des Cannabidiols (CBD) – unterschieden werden können. Es bleibt zu hoffen, dass Medizin und Psychiatrie in Zukunft einen differenzierten und pragmatischen Umgang mit dieser Substanzgruppe finden werden, die für viele Menschen ein hohes therapeutisches Potenzial zu haben scheint.

Eine weitere Substanzgruppe gibt es, die gesellschaftlich sehr relevant ist, da sie von allen Substanzen die höchste Effizienz hat, um den Schmerz der traumatischen Zerrissenheit zu dämpfen: Opiate. Seit dem Altertum sind sie ein fester und unabdingbarer Bestandteil der medikamentösen Therapie im Arsenal der medizinischen Heilkunde. Opiate lindern wie keine andere Substanz die Erfahrung von Schmerz. Sie wirken sowohl auf körperlich begründete wie auch auf psychisch empfundene Schmerzen. Der im Anfangskapitel beschriebene maximale psychische Schmerzzustand des *separation distress* wird von keiner anderen Substanzgruppe so effizient gelindert. Es ist daher legitim zu folgern, dass Opiate ein Ersatz oder auch Substitut sind für tröstende und stützende Berührung sowie für vertrauensvolle zwischenmenschliche Bindungen. Tröstende Berührung und vertrauensvolle Bindung sind die wichtigsten Umweltfaktoren (d.h. Faktoren, die von außen auf die Person einwirken), die es einem verletzten Menschen ermöglichen, eine erfahrene, schmerzhafte Verletzung zu überwinden.

Die ärztliche Verschreibung von Opiat-Medikamenten ist jedoch in fast allen Ländern der Welt nur im Rahmen eines gestuften Behandlungsansatzes für schwere und chronische Schmerzen möglich. Was die Psychiatrie betrifft, so gibt es derzeit keine Möglichkeit, psychoaktive Substanzen, die direkt auf das SEEKING- oder das PANIC-

System wirken, im Rahmen der Behandlung von psychiatrischen Störungen zu verschreiben. Die einzige Ausnahme von dieser Regel stellen die Psychostimulanzien dar, die zur Behandlung von Hyperaktivität und Aufmerksamkeitsstörungen bei Jugendlichen und Erwachsenen verschrieben werden können (siehe Kapitel I). Diese Medikamente haben eine Wirkung auf das SEEKING-System.

Opiate aber, die als Substitut für nicht erhaltene Berührung und vertrauensvolle Bindung tief im Zentrum des Gehirns wirken, also im PANIC-System, haben keinerlei Stellenwert in der Psychiatrie. Lediglich für die Behandlung von schwerer Sucht sind diese Substanzen zugelassen; Sucht aber ist in den Augen vieler Ärzte primär eine Gehirnkrankheit und kaum ein Problem der Psyche, das sich als Ausdruck einer Anpassung an widrige Lebensumstände entwickelt hat.

Für viele Psychiater ist Sucht der Ausdruck eines chemischen Ungleichgewichts, in das sich der Patient durch seinen exzessiven Substanzkonsum selbstverschuldet hineinmanövriert hat. Oft höre ich von Psychiatern und von Psychotherapeuten Folgendes: *«Dieser Suchtkranke soll erst einmal dauerhaft ‹clean› werden, erst dann ist eine Therapie seiner Problematik möglich.»* Diese Sichtweise verkennt die Tatsache, dass gerade der Substanzkonsum Ausdruck einer tiefgreifenden psychischen Störung ist, die in der Vergangenheit begründet ist und nicht erst dann behandlungswürdig ist, wenn der Betroffene bewiesen hat, dass er «sich im Griff hat». Diese folgenschwere Verkennung liegt auch darin begründet, dass nur wenige Ärzte darüber informiert sind, dass Sucht die Manifestation eines chronischen psychischen Schmerzzustandes ist.

Dies muss überraschen, da das Opiatsystem sowohl bei Tieren als auch bei Menschen sehr gut erforscht ist. Die Bedeutung des Opiatsystems erklärt sich durch die in der medizinischen Praxis gut etablierten und hoch geschätzten, schmerzstillenden Wirkungen von Medikamenten auf Opiatbasis. Opiate spielen eine große Rolle bei der affektiven «Färbung» der Nervensignale, die in verschiedenen Gehirnarealen entstehen oder verarbeitet werden. Je nach Vorhandensein oder dem relativen Mangel von Opiaten in diesen Bereichen des Gehirns wird eine Wahrnehmung, die zunächst immer neutral ist, eher als angenehm oder als unangenehm gekennzeichnet bzw. in gewisser Hinsicht «gefärbt» (dies wird auch *affective modulation of neuronal stimuli* genannt). Die hohe Dichte von Opiatrezeptoren im gesamten Zentralnervensystem und hier gerade auch im PAG, der zentralen Gehirnstruktur, der das PANIC-System zugrunde liegt, veranschaulicht diese bedeutende Rolle der Opiate. Eine andere Region, die für das Denken und Entscheiden wichtig ist, der orbitofrontale Kortex, zeigt diese sehr hohe Opiatrezeptordichte ebenfalls (siehe Abbildung 15).

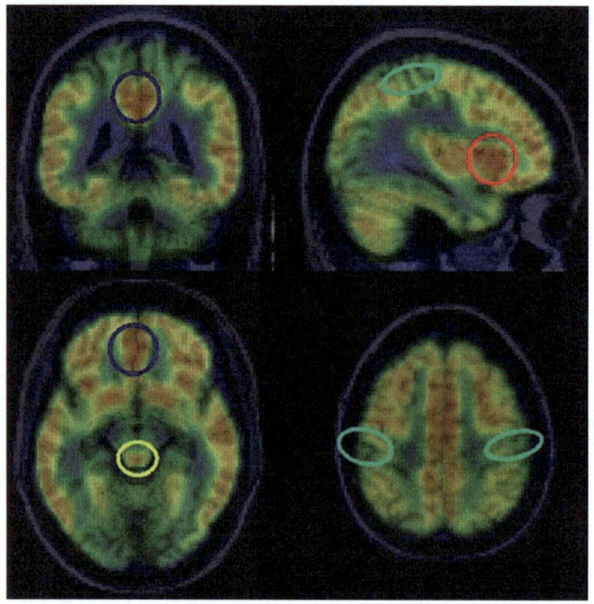

**Abbildung 15:** Verteilung von Opiatrezeptoren im Gehirn in einer PET-Scan Darstellung. Je intensiver gelb-braun die Färbung ist, desto höher ist die Dichte an Opiatrezeptoren im Hirngewebe. Der blaue Kreis umgrenzt den präfrontalen Kortex, der rote den Insellappen, der gelbe Kreis kennzeichnet das PAG (periaquäduktales Grau). Alle diese drei Hirnregionen spielen eine wichtige Rolle beim Erleben und bei der Regulierung von affektiven Zuständen. Der grüne Kreis kennzeichnet den motorischen Kortex, in dem die Körperbewegungen gesteuert werden; dieser Anteil ist ohne Bedeutung in Hinsicht auf das affektive Erleben.

Originalabbildung aus Maarrawi & Garcia-Larrea, 2014 (136); mit freundlicher Genehmigung des Verlags.

Die schmerzlindernden Eigenschaften von Opiaten sind seit Tausenden von Jahren bekannt. So hatte beispielsweise die Opiumtinktur, bekannt unter dem Namen «Laudanum», einen festen Platz in Apotheken und Arztpraxen der vergangenen Jahrhunderte (137). Nach der chemischen Isolierung von Morphin durch Friedrich Sertürner 1804 wurden dieser aktivste pharmakologische Bestandteil der Opiumtinktur sowie viele nachfolgende Derivate, wie z.B. das Diacetylmorphin, auch Heroin genannt, von der pharmazeutischen Industrie Europas in großem Umfang synthetisch hergestellt und in der ganzen Welt kommerzialisiert (138). Bis Mitte des 20. Jahrhunderts waren diese Präparate in der klinisch-psychiatrischen Anwendung noch regelmäßig unter der Bezeichnung «Opiumkur» zur Behandlung verschiedener Formen von affektiven Störungen und psychosomatischen Beschwerden in Anwendung (139). Schließlich aber wurde der Gebrauch von Opiat-Präparaten in allen Ländern wegen des ihnen innewohnenden Risikos, Suchtprobleme zu verursachen, sehr stark eingeschränkt.

Wegen dieses erheblichen Nachteils beschränken sich die Indikationen für den Einsatz von Opiaten in der heutigen medizinischen Praxis ausschließlich auf die Behandlung von Schmerzen. Diese enge Fokussierung auf Opiate als Mittel zur Behandlung körperlicher Schmerzen ist recht erstaunlich, wenn wir uns die Bedeutung des Opiatsystems für die Codierung und die affektive Verarbeitung einer Vielzahl von Stimuli im Zentralnervensystem vor Augen führen, insbesondere im Bereich der sozialen Bindung und der freudigen Interaktion mit anderen Menschen (6). Gerade das Beispiel der Schmerzlinderung eines unter *separation distress* leidenden Individuums durch die exogene Verabreichung von Opiaten ist eine außerordentliche starke Evidenz für die substituierende Wirkung dieser Substanzen auf die Psyche des Menschen. Immer wenn ein Individuum einen schweren, im Grunde lebensbedrohlichen, sozialen Verlust erlebt – typischerweise aufgrund des Todes eines geliebten Menschen oder im Falle sozialer Ausgrenzung –, kann der Mangel an endogenen Opiaten im Gehirn, der dieser höchst unangenehmen Erfahrung zugrunde liegt, chemisch durch die Zuführung exogener Opiate ausgeglichen werden.

Ich möchte an dieser Stelle noch einmal an die «Gehirn-Opiat-Hypothese der sozialen Bindung» erinnern: Das Streben nach und Erlangen von engen sozialen Bindungen ist die wichtigste Quelle für das menschliche Wohlbefinden, wobei diese Prozesse im Gehirn durch Opiatbotenstoffe vermittelt werden.

Ein tiefes Verständnis dieses Sachverhalts führt dazu, anzuerkennen, dass ein anhaltender, schmerzhafter psychischer Zustand die Hauptursache sowohl für klinische Depressionen als auch für Suchterkrankungen ist. Die Opiatsubstitutionsbehandlung bei einer chronischen Morphin- oder Heroinabhängigkeit entspricht demnach nicht nur einer Substitution der physiologischen, «chemischen» Anpassung an die regelmäßig eingenommene Droge. Darüber hinaus kann eine solche Medikation auch als kausale Behandlung angesehen werden, da sie einen Ersatz für den Mangel an endogenen Opiaten innerhalb des Gehirns zur Verfügung stellt. Natürlich entspricht eine solche Therapie nicht der kausalen Behandlung der zugrunde liegenden Traumata, die nur im Rahmen einer Psychotherapie angegangen werden kann. Aber immerhin kann auf diese Weise der endogene Opiatmangel, der diesen Menschen im Alltag enorme affektive und soziale Probleme bereitet, therapeutisch ausgeglichen werden.

Es ist absolut legitim, eine Opiatbehandlung beim Opiatmangelsyndrom, das bei polytraumatisierten Menschen vorliegt, mit der Insulinbehandlung von Diabetikern, bei denen ein Insulinmangelsyndrom vorliegt, zu vergleichen.

Die Wissenschaft ist heute in der Lage nachzuweisen, dass im Gehirn dieser Menschen ein Mangel an Opiaten herrscht, ähnlich wie Diabetikern Insulin fehlt. Genauso wie Insulinmangel zu einer lebensgefährlichen Stoffwechselentgleisung führt, so erzeugt der Mangel an endogenen Opiaten schwerwiegende Beeinträchtigungen der Lebenskompetenz. Davon betroffene Menschen sind kaum in der Lage, mit den Belastungen des Lebens umzugehen. Vor allem in den Bereichen der Resilienz und der Fähigkeit, eine ausgewogene Beziehung zu sich selbst und zur Gesellschaft auszubilden, scheitern diese Menschen wiederholt. Sie verstricken sich in einer abwärts gerichteten Spirale von immer wieder neuen Retraumatisierungen, die sie selbst erleiden, oder aber auch anderen Menschen zufügen.

Ein solcher Mangel an endogenen Opiaten im Gehirn nimmt im Laufe des Lebens typischerweise durch zwei Mechanismen weiter zu: Das anfängliche Defizit an endogenen Opiaten im Gehirn, hervorgerufen durch (früh)kindliche Misshandlungen und schwere Widrigkeiten im Leben, wird im weiteren Verlauf des Lebens noch verschärft durch eine kompensatorische Hochregulierung der Verfügbarkeit von Opioidrezeptoren im Gehirn (20). Auf dieses Weise entsteht ein dauerhaftes Ungleichgewicht zwischen einem «Zuwenig» an endogenen Opiaten, und einem «Zuviel» an Rezeptoren, die «sehnsüchtig» darauf warten, von den endogenen Opiaten besetzt zu werden. Ein ausgeglichenes Verhältnis Opiate/Opiatrezeptoren fühlt sich phänomenologisch etwa so an: *«Ich bin okay, mein Leben ist im Großen und Ganzen angenehm.»* Ein nicht ausgeglichenes Verhältnis dagegen etwa so: *«Etwas stimmt nicht mit mir, mein Leben ist voller Schmerz.»*

Angesichts dieser Evidenzen sind viele auf dem Gebiet der Suchtmedizin tätige Fachleute tatsächlich der Auffassung, dass Suchterkrankungen im Grunde nichts anderes als Schmerzerkrankungen sind (140).

In Bezug auf Depressionen ist diese Ansicht bedauerlicherweise noch weit weniger entwickelt. Auch dies ist verwunderlich, da doch jedem Menschen, der schon einmal eine mehr oder weniger intensive depressive Phase durchlebt hat, klar ist, dass eine Depression ein hochgradig unangenehmer, schmerzhafter Zustand ist. Entsprechend findet sich auch in der wissenschaftlichen Literatur vereinzelt das Konzept, die Depression als ein seelisches Schmerzsyndrom anzusehen (107). Aus diesem Grund wurde die Idee, niedrige Dosen von Opiatagonisten[61] zur Behandlung chronischer und hochschmerzhafter Formen der Depression einzusetzen, von einigen Wissenschaftlern wiederholt diskutiert. Opiate üben eine lindernde Wirkung auf eine depressive

[61] Ein Agonist an einem spezifischen Rezeptor ist ein Molekül, das auf ähnliche Weise aktivierend auf diesen Rezeptor wirkt wie der Botenstoff des Körpers, der unter den normalen physiologischen Bedingungen diesen Rezeptor aktiviert (= physiologischer Agonist).

Stimmung aus, indem sie zentrale mu-Opiatrezeptoren direkt aktivieren (141); sie können auch zusätzliche antidepressive Wirkungen haben, indem sie die Serotoninausschüttung durch Neuronen im sogenannten Raphe-Kern[62] erhöhen (142). Darüber hinaus – und dies ist wohl der wichtigste Mechanismus – wirken sie innerhalb der Strukturen und auf die funktionellen Prozesse, die der «Gehirn-Opiat-Hypothese der sozialen Bindung» zugrunde liegen.

Diesen Effekt schildern auch die Patienten, bei denen ich manchmal Tramadol zur Behandlung psychischer Krisen verschreibe[63]; sie schildern die Wirkung wie folgt: *«Tramadol scheint dort zu wirken, wo mein Schmerz und meine Panik sitzen. Die Antidepressiva, die ich zuvor genommen hatte, haben lediglich alle meine Gefühle insgesamt gedämpft.»*

## Opiate und Suizidalität

Inspiriert durch diese Erkenntnisse, wurde von einer Gruppe von Wissenschaftlern in Israel ein innovativer, interessanter Therapieansatz verfolgt: Sie verschrieben Patienten, die mit akuter Suizidabsicht in eine psychiatrische Klinik eingeliefert wurden, Buprenorphin, einen potenten partiellen mu-Opiatrezeptoragonisten[64] (143). In den meisten Fällen kann eine Suizidabsicht als der Wunsch verstanden werden, aus einem unerträglichen Zustand psychischen Leidens befreit zu werden. Kurz gesagt: Der suizidale Mensch erlebt sich als in starken psychischen Schmerzen gefangen und möchte dem ein Ende setzen – indem er sich selbst tötet. Die wahre Absicht des suizidalen Aktes ist jedoch in der Regel nicht, das Leben zu beenden. Wäre das Leben weniger schmerzhaft, käme der Todeswunsch gar nicht auf. Daher wäre die Linderung psychischer Schmerzen der schlüssigste Behandlungsansatz für Suizidalität. Aus phänomenologischer Sicht würde diese Intervention an der Essenz der leidvollen Erfahrung des Patienten ansetzen.

Wie erwartet, zeigen die Ergebnisse dieser Studie, dass selbst sehr niedrige Dosen von Buprenorphin in der Lage waren, die suizidalen Absichten bei diesen Patienten erheblich zu reduzieren im Vergleich zu denen, die mit einem Placebo behandelt wurden. Mit der Anwendung von Opiatwirkstoffen in der Psychiatrie ließen sich also wahrscheinlich

62 Der Raphe-Kern liegt im Hirnstamm; in ihm befinden sich Neuronen, die über ihre Axone den Neurotransmitter Serotonin in vielen anderen Bereichen des Gehirns ausschütten.

63 Tramadol ist ein schwacher mu-Opiatagonist und führt zudem zu einer verstärkten Freisetzung von Serotonin und Noradrenalin im Gehirn: Die Freisetzung dieser beiden Botenstoffe verstärkt noch zusätzlich die antidepressive Wirkung des Tramadols.

64 Ein partieller Agonist hat weniger als die volle 100%-Wirkung auf den Rezeptor, wie sie ein «voller» Agonist oder der physiologische Botenstoff des Körpers erreicht, welcher normalerweise an diesen Rezeptor andockt.

zahlreiche Leben retten. Ich würde es jedenfalls sehr begrüßen, wenn zu diesem Thema mehr geforscht würde. Dennoch stößt diese Sichtweise bei vielen Psychiatern auf tiefstes Unverständnis – da ja Opiate euphorisierend wirken und abhängig machen können …

Aber bitte, wo ist das Problem?

Ein Mensch, der sich zumeist auf grausame Weise suizidiert, verlässt diese Welt in maximalem Schmerz. Das scheinen viele Ärzte als schicksalhafte Finalität zu akzeptieren, ohne sich die Frage zu stellen, ob es nicht doch noch effiziente Behandlungsoptionen geben könnte[65]. Die Hauptsache aber ist für viele Ärzte und Angehörige, dass der suizidale Patient nicht opiatabhängig «gemacht» und auch nicht in eine chemisch bedingte Schmerzverminderung (oder gar Euphorie) gebracht wird. Diese Sichtweise finde ich ein wenig feige, wenn nicht gar zutiefst moralisierend. Ich kann mich manchmal nicht des Verdachts erwehren, dass dieser harte Umgang mit suizidalen Menschen Ausdruck einer strafend-abwehrenden Haltung seitens Gesellschaft und Ärzteschaft gegenüber denjenigen ist, die es mit dem Mut der Verzweiflung wagen, ihr Schicksal in die eigene Hand zu nehmen.

Stattdessen sollten wir unseren Mitmenschen vor allem helfen zu überleben, und sie in der Folge begleiten, damit sie mit ihren Lebenskrisen so umgehen können, dass sie dabei weder klassische Psychopharmaka noch «Suchtmittel» benötigen. Ich finde es ethisch höherwertig, einen Menschen in einer eventuell auftretenden und von mir als verschreibendem Arzt mitverursachten Substanzabhängigkeit zu begleiten, als ihn schutzlos seinem Schmerz zu überlassen. Diese Güterabwägung beansprucht natürlich in hohem Maße meine persönliche und berufliche Integrität. Und so hoffe ich, dass die Psychiatrie in Zukunft auch Offenheit zeigen wird für die Verwendung von Opiatwirkstoffen bei Menschen, die sich in schweren suizidalen Krisen befinden. In meinen Augen ist das Schadensminderung: Ein überschaubares Problem in Kauf nehmen (eine etwaige Substanzabhängigkeit), um ein viel größeres Problem (den Suizid) zu vermeiden.

Oder nach dem Prinzip des *minimalen negativen phänomenologischen Fußabdrucks*, MNPF (siehe Kapitel VIII) formuliert: Das Leiden, eine Substanzabhängigkeit zu haben und hierbei von kompetenten Therapeuten feinfühlig begleitet zu werden, erscheint mir geringer als das Leiden, das eine Person und ihre Umgebung erfährt, wenn sie sich suizidiert.

---

65 … jenseits von hochgradig traumatisierenden Maßnahmen, wie starke medikamentöse Sedierung und Isolierung in gesicherten, geschlossenen Einzelzimmern der psychiatrischen *intensive care*-Einheiten.

## Opiate bei der Prävention von Traumafolgestörungen

Ein weiterer interessanter Befund bezüglich der möglichen positiven Auswirkungen von Opiaten in der Psychiatrie betrifft die Prävention der Ausbildung einer PTBS nach einer Exposition mit einem schweren Trauma. In einer entsprechenden Studie stellte die Forscherin Troy Lisa Holbrook (144) fest, dass das Risiko, nach schweren körperlichen Verletzungen oder nach der Exposition gegenüber traumatischen Ereignissen eine PTBS zu entwickeln, durch die Verabreichung von Morphin während der Notfallbehandlung signifikant reduziert wurde: Traumatisierte Patienten, die hohe Dosen von Opiaten erhielten, hatten ein geringeres Risiko, eine PTBS zu entwickeln, als Patienten, die niedrige Dosen oder gar keine Opiate erhielten.

Zu ähnlichen Ergebnissen kommt eine Metaanalyse, welche die Wirksamkeit pharmakologischer Behandlungen zur Verhinderung der Entwicklung einer PTBS untersuchte. Es ergab sich eine höhere Evidenz für die Vorteile einer Morphinverabreichung im Vergleich zu allen anderen untersuchten Substanzen wie Propranolol, Gabapentin oder Hydrocortisol (145).

Es gibt also klare Hinweise darauf, dass die Verabreichung von Opiaten bei Menschen, die gerade ein schweres körperliches oder auch psychisches Trauma erlitten haben und z.B. im Krankenhaus erstversorgt werden, die traumatische Überforderung der Psyche verringert und somit die spätere Entwicklung einer Traumafolgestörung weniger wahrscheinlich macht. Vielleicht werden wir schon in wenigen Jahren Menschen, die nach einem Trauma körperlichen oder psychischen Ursprungs in die Notfallaufnahme gebracht werden, routinemäßig einen Opiatwirkstoff verabreichen, damit sie psychisch nicht von der akuten Belastung überfordert werden und später eine Traumafolgestörung entwickeln.

Trotz dieser vielversprechenden Ergebnisse und der beträchtlichen Menge an Erkenntnissen aus der neurowissenschaftlichen Grundlagenforschung existieren kaum klinische Studien, die die möglichen Anwendungen und Auswirkungen von Opiaten in der Psychiatrie systematisch untersuchen. Es fällt auf, dass Hunderte von veröffentlichten klinischen Studien vorliegen, die die Wirksamkeit verschiedener Psychopharmaka (Antidepressiva, Antipsychotika, Stimmungsstabilisatoren usw.) zur Behandlung von Depressionen vergleichen, aber keine einzige, die die Effizienz dieser Moleküle mit der von Opiatagonisten vergleicht.

Dennoch gibt es immer wieder Wissenschaftler, welche die Idee, Opiatagonisten als therapeutische Behandlungsstrategie für behandlungsresistente Depressionen einzusetzen, in wissenschaftlichen Zeitschriften vorstellen und diskutieren (146–149).

Trotz dieser Evidenzen und Überlegungen ist diese Medikamentenklasse jedoch noch weit davon entfernt, für depressionsbezogene oder andere Indikationen in der Psychiatrie zugelassen zu werden. Die große Zurückhaltung erklärt sich durch das diesen Substanzen innewohnende Risiko, eine Substanzabhängigkeit hervorzurufen.

## Die Opiatkrise in den USA

Diese negative Sichtweise auf Opiate hat sich in den letzten 20 Jahren aufgrund des extremen Anstiegs von Opiatabhängigkeit und von opiatbedingten Todesfällen in den USA noch deutlich verstärkt. 2019 starben in den USA 49'860 Menschen an den direkten Folgen eines Opiatkonsums (150). Es wird geschätzt, dass ca. 21 Millionen Amerikaner eine Suchterkrankung haben, wobei 2 Millionen Amerikaner opiatabhängig sind[66]. Bei einer Einwohnerzahl von 260 Millionen erwachsenen Amerikanern entspricht das einem Prozentsatz von 8% (Sucht allgemein) und 0.8% (Opiate). Ähnliche Zahlen findet man auch in der Europäischen Bevölkerung[67]! Ein nicht unerheblicher Anteil der amerikanischen und auch europäischen Bevölkerung lebt somit in chemischer Knechtschaft. Dies ist die Armee der nassen Zombies, die von einer anderen Armee, die der trockenen Zombies und der Vampire, in Schach gehalten bzw. gnadenlos bekämpft wird.

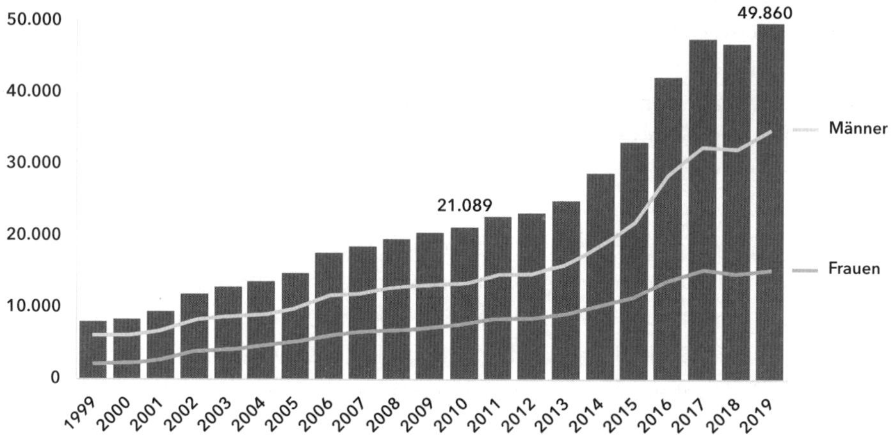


**Abbildung 16:** Opiattote in den USA, 1999–2019.

66 www.addictioncenter.com/addiction/addiction-statistics

67 World Drug Report 2020; https://wdr.unodc.org/wdr2020/index.html

Wie aus Abbildung 16 ersichtlich, ist das Ausmaß der Opiatkrise erschreckend. Diese Zahlen führten im Oktober 2017 dazu, dass die amerikanische Regierung den nationalen Gesundheitsnotstand ausrief. In den letzten zwei Jahren zeichnet sich in den amerikanischen Statistiken eine Stabilisierung und auch leichte Reduzierung der Opioid-Überdosis-Drogentoten ab. Dies ist wohl in erste Linie darauf zurückzuführen, dass in den meisten Staaten eine extrem starke Kontrolle und Dokumentationspflicht bei der Abgabe von Opiatmedikamenten eingeführt wurde. Ich persönlich beobachte diese Entwicklung einerseits mit Erleichterung, andererseits aber auch mit Skepsis, da ich der Auffassung bin, dass eine gute Aufklärung, adäquate Medikation und Begleitung von Menschen, die an extremen Schmerzzuständen leiden, wichtiger ist, als den Zugang zu schmerzlindernden Medikamenten einzuschränken und hochgradig zu kontrollieren. Denn diese exzessive Kontrolle verstärkt die Stigmatisierung dieser Substanzen und ihrer «User».

In vielen Ländern der Welt gibt es also einen nicht zu vernachlässigenden Anteil von Menschen, die regelmäßig Opiatwirkstoffe zu sich nehmen. Nur ein kleiner Teil dieser Menschen konsumiert Opiate in Form von illegal erworbenen Drogen wie Heroin; die Mehrheit konsumiert sie in Form von ärztlich verschriebenen (oder auch nicht offiziell verschriebenen) Medikamenten. Wenn ein Medikamentengebrauch vorliegt, der nicht durch eine entsprechende ärztliche Verschreibung abgedeckt ist, nennt man dieses Phänomen den *«non-medical use of prescription drugs»* (NMUPD = der nicht medizinisch gerechtfertigte Gebrauch von verschreibungspflichtigen Medikamenten). Der NMUPD ist vielfach eine Mischform aus illegalem Weiterverkauf von verschreibungspflichtigen Medikamenten und dem «Weiterreichen» von Medikamenten zwischen Freunden und Familienangehörigen. Diesen NMUPD gibt es in unterschiedlichen Ausmaßen in allen Ländern der Welt. So konnte z.B. für die Schweiz gezeigt werden, dass 6.1% der jungen, Anfang 20-jährigen Männer in den letzten 12 Monaten ein opiathaltiges Medikament zu sich genommen hatten, ohne hierfür eine Verschreibung erhalten zu haben. Somit ist auch in einem wohlhabenden Land wie der Schweiz der Gebrauch von Opiaten die häufigste Form von Substanzmissbrauch (mit Ausnahme vom Gebrauch von Cannabis, der von 31.5% der Männer für die vorhergehenden 12 Monate angegeben wurde). Nur 0.8% der Männer gaben an, in dieser Zeit Heroin konsumiert zu haben (151, 152). In den meisten industrialisierten Ländern ist somit der Zugang zu Opiatwirkstoffen über die zweckentfremdete Verwendung von opioidhaltigen Medikamenten zahlenmäßig viel bedeutsamer als der Zugang zu Opiaten durch den Handel mit illegalen Drogen.

Gerade in den USA, wo die Opiatkrise besonders gravierend ist, entwickelten viele Menschen eine Opiatabhängigkeit infolge einer «banalen» Verletzung oder Operation, für die sie eine großzügig bemessene Verschreibung eines Opiatschmerzmittels von ihrem Arzt erhielten. In den 2000er-Jahren hatte der amerikanische Pharmariese *Purdue* eine große Werbekampagne gestartet, welche die Ärzte veranlassen sollte, schon bei relativ leichten Verletzungen Opiate zu verschreiben. *Oxycontin®* heißt eines der Opiate, das in den USA in großem Umfang verschrieben wurde. Der Firmeneigentümer der Purdue Pharma, die Familie Sackler, machte mit diesen Medikamentenverkäufen ein Milliardengeschäft[68]. Die Ärzte ließen sich infolge dieser Werbekampagne vor den Karren der Pharmaindustrie spannen: Sie verschrieben vorschnell bzw. ohne für diese Art der Verschreibungen adäquat geschult worden zu sein, ein Opiatschmerzmittel, obwohl sie hätten wissen müssen, dass die Patienten in vielen Fällen Schwierigkeiten haben würden, von diesen Substanzen wieder wegzukommen. Es ist daher davon auszugehen, dass es das Kalkül der Pharmafirmen war, dass möglichst viele Amerikaner ein Medikament verschrieben bekamen – zunächst vorgeblich zwar nur für eine kurze Dauer –, weil man aufgrund des hohen Abhängigkeitspotenzials, das dieser Substanzklasse innewohnt, davon ausgehen konnte, dass ein bedeutsamer Anteil dieser Menschen dieses Medikament auch längerfristig brauchen würde. Auf diese Weise war abzusehen, dass diese Verschreibungen den Pharmafirmen langfristig sichere Einnahmen verschaffen würden.

Das Problem bei dieser Verschreibungspraxis lag darin, dass die meisten Ärzte nicht ausreichend geschult waren, um den Patienten diese Art der Behandlung in angemessener Weise zu erklären, und dass auch die Notwendigkeit einer engmaschigen Nachbetreuung dieser Verschreibung vernachlässigt wurde.

Vielmehr wurden viele Patienten mit einer Großpackung dieses «Wundermittels» aus Kliniken und Arztpraxen entlassen, ohne hinreichend darüber aufgeklärt worden zu sein, dass es sich bei diesem Präparat um einen Opiatwirkstoff handelt, der im Rahmen seiner schmerzlindernden Wirkungen auch euphorisierende Effekte auf die Psyche hat, wodurch ein nicht zu vernachlässigendes Risiko besteht, abhängig zu werden. Viele dieser Menschen gewöhnten sich tatsächlich schnell an die stimmungsaufhellenden und beruhigenden Wirkungen, und nahmen diese Medikamente länger ein, als dies aus «medizinischen Gründen» notwendig gewesen wäre. Menschen, die über längere Zeit auf diese, den Körper und die Seele beruhigende Wirkungen zurückgreifen, tragen vermutlich in vielen Fällen ein schweres psychisches Leiden mit sich, das sie durch diese Form der Selbstmedikation zu lindern suchen.

---

68 Die Pharmaeigentümerfamilie Sackler spendete mit den vielfachen Milliardengewinnen, die aus dem Verkauf von *Oxycontin®* in ihre Tasche flossen, einen Gebäudetrakt des weltberühmten *Metropolitan Museum of Art* in New York, welches bis zum Dezember 2021 der «The Sackler Wing» hieß (aufgrund der Empörung der Öffentlichkeit erklärte das Museum schließlich, keine weiteren Geldgeschenke von der Pharmafamilie mehr anzunehmen und auch die Namen der Pharmamäzene aus den Ausstellungen zu entfernen). https://www.vogue.com/article/metropolitan-museum-sackler

Viele dieser Menschen baten daher in der Folge ihren Arzt um eine Verlängerung der Verschreibung. In vielen Regionen Amerikas und auch Europas gab und gibt es auch heute noch Ärzte, die diese Verschreibungen dann über längere Zeiträume aufrechterhalten, ohne die betroffenen Menschen angemessen bezüglich der sich nun zwingend entwickelnden Opiatabhängigkeit zu betreuen. Diese Ärzte werden im amerikanischen Jargon auch als *pill mills* bezeichnet (Pillenschleudern): Die medizinische Praxis beschränkt sich bei diesen Ärzten darauf, unkritisch und ohne jede adäquate Betreuung Menschen in eine schwere Substanzabhängigkeit zu treiben. Das Ziel dieser *pill mill*-Ärzte und der Pharmafirmen, die eine solche Verschreibungspraxis billigend in Kauf nehmen, besteht darin, möglichst viel Geld zu verdienen, ohne Rücksicht auf die schweren gesundheitlichen Schäden, die dieses Vorgehen bei ihren «Patienten» hinterlässt.

Irgendwann ziehen diese Ärzte dann allerdings doch die Notbremse und zwar typischerweise dann, wenn die Krankenversicherung dieser Patienten nicht mehr gewillt ist, eine solche Verschreibung weiter zu bezahlen. Die Ärzte beenden die Verschreibung abrupt. Und nun erst beginnt das eigentliche Drama für die betroffenen Menschen und ihre soziale Umgebung.

Wenn die gewohnte Einnahme der Opiate beendet wird, kommen diese Menschen schnell in eine akute Opiatentzugssymptomatik. Ein solcher plötzlicher Entzug entspricht einer maximal unangenehmen psychischen und körperlichen Erfahrung. Die betroffene Person erlebt intensive Panikattacken mit dem Gefühl zu sterben, gleichzeitig ist das gesamte Körperempfinden in Schmerz und Anspannung getränkt. Um diesen unerträglichen Zustand zu linden, würden die betroffenen Personen «alles» tun, darunter auch Dinge, die sie unter normalen Umständen als moralisch verwerflich betrachtet hätten. Sie sind dann also bereit, sich auf dem Schwarzmarkt Ersatzdrogen zu besorgen, sei es in Form von Medikamenten, oder aber in Form von Opiatdrogen wie z.B. Opium oder Heroin. Solange diese Menschen über halbwegs solide finanzielle Ressourcen verfügen, können sie ihre Opiatabhängigkeit über lange Zeit in «Eigenregie» mit Zugriff auf den Schwarzmarkt im Griff behalten. Wenn aber die finanziellen Mittel versiegen, so sehen sie sich dazu gezwungen, auch zu illegalen bzw. moralisch verwerflichen Überlebensstrategien zu greifen. Sie praktizieren dann das, was landläufig als Drogenkriminalität bezeichnet wird: Einbrüche, kleinere oder größere Betrügereien (oft im familiären Rahmen), Prostitution, etc.

Aufgrund dieses sozialunverträglichen Verhaltens werden die Betroffenen von der Gesellschaft hochgradig abgelehnt, geächtet, ausgegrenzt. Dies ist eine nur zu verständliche Reaktion von Menschen, denen von drogenabhängigen Menschen geschadet wurde. Gerade Familien versuchen Angehörige mit einer Suchtproblematik über

Jahre und Jahrzehnte zu unterstützen und aufzubauen. Über viele Jahre wechselt sich dann Hoffnung auf Besserung ab mit niederschmetternden Katastrophen in Form von intrafamiliären Diebstählen, Gewalt und natürlich schweren Rückfällen in den Substanzmissbrauch.

Ein Suchtkranker, dessen Versorgung mit seinem Suchtstoff nicht gewährleistet ist, befindet sich in einem Zustand der nackten Panik um sein Überleben, in einem latenten (bzw. akuten) Gefühl der Todesangst. Diese Menschen sind also mehrfach gepeinigt: Zum einen durch die ihrer Sucht zugrunde liegende strukturelle Dissoziation als Ausdruck einer schweren Traumatisierung, zum anderen durch die Belastungen, denen ihr Körper und ihre Psyche durch die ständigen Achterbahnfahrten ausgesetzt sind, die sich durch das Vorhandensein – oder aber die Abwesenheit – ihres Suchtmittels ergeben. Viele dieser schwer suchtkranken Menschen sind von diesem Höllenritt irgendwann derart erschöpft, dass sie als Ausweg nur noch die Selbsttötung sehen, oft in Form eines «goldenen» Schusses.

Dieser unumkehrbare Ausgang findet derzeit mehr als 70'000-fach pro Jahr in den USA statt[69]. In Europa sterben zwischen 8'000 und 10'000 Menschen pro Jahr an einer Drogenüberdosis[70]. In Deutschland gab es in den letzten Jahren ca. 1'400 Drogentote pro Jahr. Aber Achtung: In diesen Statistiken gelten die Opfer legaler Drogen (z.B. Tabak, Alkohol und Medikamente) nicht als Drogentote. 2011 gab es in Deutschland etwa 1'000 Drogentote; zugleich aber starben infolge von Alkoholmissbrauch über 73'000 und infolge des Tabakrauchens über 110'000 Menschen (153). Es ist wichtig, sich immer wieder vor Augen zu führen, dass die Mortalität, die von legalen Drogen ausgeht, weltweit um ein Vielfaches höher ist als die Todesrate bei den viel geschmähten illegalen Drogen.

Auch Russland hat ein immenses Drogenproblem: Die erhöhte Sterblichkeit von Männern bis zum Alter von 55 Jahren liegt dort an erster Stelle im chronischen Missbrauch von Alkohol und Drogen begründet (154).

Bei Betrachtung dieser Zahlen sollten wir nicht vergessen, dass jeder Tod durch Drogenmissbrauch – und hiermit meine ich auch die legalen Drogen – eine Spur der Verwüstung hinterlässt.

---

69 2019 starben 70'630 Amerikaner an einer Drogenüberdosis; hierzu zählen Überdosierungen an Opioiden, aber auch an Kokain und Amphetaminen; www.cdc.gov/drugoverdose/data/statedeaths.html

70 www.emcdda.europa.eu/publications/rapid-communications/drug-related-deaths-in-europe-2018

## Die Funktion des Narrativs über den Drogenkonsum

Wie im Kapitel VI beschrieben, versucht die Gesellschaft die Konfrontation mit dem traumatischen Erleben seiner Mitglieder zu vermeiden, da die Bewusstwerdung der Intensität und Verbreitung dieser Traumata schlicht unvorstellbar, unaussprechlich und letztlich nicht akzeptabel ist.

Das bewährte Rezept, alte und neue Traumata von Suchtkranken unter Kontrolle zu bekommen, ist das *blaming & shaming* (das wir schon im Umgang mit traumatisierten Soldaten kennengelernt haben): *Blaming* stellt einen scheinbaren Zusammenhang zwischen dem Problem und dem Verhalten der Person her. Das Erstellen von Kausalitäten macht Probleme erfassbar und zumindest theoretisch kontrollierbar: «*Wenn du keine Drogen genommen hättest, dann wärst du jetzt nicht in einem so schwierigen Zustand!*»

Können wir uns dessen wirklich so sicher sein? Wäre diese Person nicht vielmehr in ganz anderen Problemen versunken?

*Shaming* verschiebt die Zuordnung von Verantwortlichkeit. Je mehr sich eine Person für die Probleme schämt, die sie hat, desto weniger muss sich die Umgebung die Frage stellen, ob da nicht innerhalb der Gemeinschaft etwas grundlegend falsch gelaufen ist.

«*Nur ein Taugenichts oder eine willensschwache Person hat solche Probleme und nimmt Drogen.*»

Können wir uns dessen wirklich so sicher sein? Tragen wir als Teil der Gesellschaft tatsächlich keine Mitverantwortung für den Zustand dieser Menschen? Und sind wir selbst ohne jede Sucht?

Ist nicht der Hauptunterschied zwischen einem suchtkranken und einem «normalen» Mitglied der Gesellschaft, dass der Suchtkranke – dort wo er seit jeher im Leben steht – immer schon mit viel mehr Problemen konfrontiert war, als der «normale» nicht-suchtkranke Mensch? Laut Gabor Maté sind im Grunde alle Menschen, die in unserer modernen Zivilisation aufwachsen, in irgendeiner Weise suchtkrank, wobei es aber einem Großteil der Menschen gelungen ist, diese Sucht in sozial verträglichen Formen auszubilden. Diese Mehrheit ist die Gruppe der inoffiziellen, da sozial kompensierten Suchtkranken. Der geschmähten Minderheit der offiziell Suchtkranken hingegen konnte es aufgrund der Schwere ihrer traumatisch bedingten Beeinträchtigungen der Lebenskompetenz nicht gelingen, ihre Sucht ebenso in einer sozial akzeptierten Camouflage zu tarnen.

Beim Umgang mit Suchterkrankten fällt noch ein weiteres Reaktionsmuster auf: Es ist die grundsätzliche Ablehnung von Euphorie. Euphorie bedeutet im Grunde lediglich, dass die Stimmung gut ist. Diese gute Stimmung wird dem Suchtkranken aber nicht gegönnt. Nach landläufiger Meinung, ist es nicht «gut» und auch nicht «okay», wenn eine Person sich in guter Stimmung befindet, weil sie eine psychoaktive Substanz (mit Ausnahme von Alkohol) zu sich genommen hat.

Hingegen ist es «gut», wenn du dich wohlfühlst, weil …

- du viel gearbeitet hast,
- du viel Geld verdient hast,
- du großartige Dinge geleistet hast,
- du besser/schöner/reicher/klüger/beliebter/etc. bist als die anderen,
- du große Anstrengungen unternommen hast,
- du dich aufgeopfert hast,
- du viel Schmerz ausgehalten hast,
- du dir verdientermaßen etwas gegönnt hast,
- …

Könnte es sein, dass dies in Wahrheit keine so guten Gründe sind, um sich wohlzufühlen?

Gleichzeitig sind viele Menschen der Meinung, dass sich Suchtpatienten, wenn sie einen Entzug durchleben oder sonst wie in großen Schwierigkeiten stecken, in einer guten, ausgleichenden und somit «gerechten» oder gar therapeutischen Dynamik befinden.

Dir geht es gerade dreckig – und dies ist irgendwie gut so, weil …

- du zuvor Substanzen zu dir genommen hast,
  von denen du besser die Finger gelassen hättest,
- du eine mentale Schwäche vorweist,
- du nun endlich merkst, dass etwas nicht mit dir stimmt,
- du dich in der Vergangenheit nicht genug bemüht hast,
- du dich mit den «falschen» Personen umgeben hast,
- …

Könnte es sein, dass dies in Wahrheit keine so guten Gründe sind, um sich schlecht zu fühlen?

Zu jedem Zustand eines Menschen kann also ein Narrativ entwickelt werden, durch das dieser Zustand in eine «gute/richtige» oder aber in eine «schlechte/falsche» Bewertung gesetzt werden kann.

Es fällt auf, dass der Zustand, den eine Person im Moment erlebt, nach Meinung der Gesellschaft weniger Gewicht hat als das Narrativ, das unternommen wurde oder geschehen ist, damit es zu diesem Zustand kam. Es gibt also Wohlbefinden wie auch Leid aus guten und gerechten Gründen, und es gibt Wohlbefinden wie auch Leid aus falschen und verwerflichen Gründen. Entsprechend gibt es einen «guten», gerechtfertigten Gebrauch von psychoaktiven Stoffen, und einen schlechten, ungerechtfertigten, verwerflichen Gebrauch dieser Substanzen.

Ein Krebspatient, der unter starken Schmerzen leidet, bekommt eine Opiattherapie zugesprochen. Das ist richtig. Einem Menschen, der unter starken psychischen Schmerzen leidet, wird eine solche Therapie hingegen in aller Regel verweigert. Oder aber sie wird ihm schließlich doch zugesprochen, hierbei aber dann stets mit dem Hinweis, dass dies nur eine vorübergehende Maßnahme sein sollte, dass es eigentlich «nicht richtig» ist, diese Substanzen zu gebrauchen und dass die Person eigentlich «bessere» Wege finden sollte, um seine Probleme in den Griff zu bekommen. Dabei gibt es so gut wie keine wirklich effizienten Therapien, um eine ausgeprägte Suchterkrankung tatsächlich zu heilen. Am erfolgversprechendsten sind immer noch diejenigen Therapien, die versuchen, die zugrunde liegende multiple Traumatisierung aufzulösen. Aber diese Therapien erstrecken sich in der Regel über viele Jahre, sind entsprechend kostspielig und es gibt nur sehr wenige Therapeuten, die die notwendige langjährige Erfahrung haben, um diese wirklich schwierigen Therapien durchzuführen.

Es ist einfacher, 200‘000 Euro für eine Lebertransplantation bei einem Patienten mit Leberinsuffizienz von der Gesellschaft finanziert zu bekommen (wobei es größtenteils egal ist, aus welchen Gründen es zu diesem Organversagen kam ...), als 100‘000 Euro, um einem Menschen eine Behandlung zugänglich zu machen, die ihm helfen kann, das schwere Trauma therapeutisch aufzulösen, dem er als Kind ausgesetzt war.

Diese verschiedenen Beispiele der Bewertung und des Umgangs mit psychoaktiven Substanzen und mit Suchtproblemen machen deutlich, dass es in Medizin und Gesellschaft keinen anderen Bereich gibt, der in so starkem Maße von moralischen Verurteilungen geprägt ist wie Sucht und der Gebrauch von psychoaktiven Substanzen. Diese tiefe Stigmatisierung ist der wohl stärkste Ausdruck der traumatischen Dialektik, die sich im Zusammenspiel zwischen dem Schicksal des einzelnen Suchterkrankten und der Haltung der Gesellschaft in Reaktion auf dessen Schicksal entwickelt hat: Das erkrankte Individuum wird zerrieben in der traumatischen Dissoziation.

Diese manifestiert sich einerseits als Intrusion (EP) durch die zahllosen psychiatrischen Auffälligkeiten und anderseits in der Verdrängung und Deckelung dieser Intrusionen durch den Gebrauch psychoaktiver Substanzen. Auf gesellschaftlicher Ebene manifestiert sich die traumatische Intrusion durch die massiven sozialen, gesundheitspolitischen und auch wirtschaftlichen Probleme, die direkt und indirekt mit dem Gebrauch von psychoaktiven Substanzen zusammenhängen.

Schätzungen zufolge geht der Gebrauch von Suchtmitteln in Europa mit folgenden volkswirtschaftlichen Gesamtkosten (wie direkte krankheitsbedingte Kosten, Arbeitsausfälle, Unfälle, Strafverfolgung, etc.) pro Jahr und Person einher (155):

- Illegale Drogen: 0.4 (England) bis 78 Euro (Deutschland),
- Alkohol: 26 (Portugal) bis 1‘500 Euro (Schweden),
- Tabak: 10.6 (Schweden) bis 391 Euro (Deutschland)[71].

Dies bedeutet, dass jeder Bürger Schwedens mit rund 125 Euro pro Monat alkoholbedingte Kosten und jeder Bürger Deutschlands mit gut 32 Euro pro Monat tabakbedingte Kosten durch direkte oder indirekte Abgaben mitfinanziert[72].

Die Verdrängung dieser traumatisch geprägten Realität geschieht durch die maximale moralische Verzerrung (zwischen «guten» legalen Substanzen und «bösen» illegalen Drogen) der Tatsache, dass Substanzgebrauch seit jeher ein Teil der menschlichen Kultur ist und heute in ungekannt hohem Ausmaß dazu beiträgt, unsere strukturell dissoziierte Gesellschaft als Ganzes zu stützen und vor dem Kollaps zu bewahren.

Viele Menschen blicken auf das große Leiden von Suchtkranken mit einer gewissen Genugtuung, da doch durch dieses Leiden der langjährige Müßiggang, die Passivbiografien und die vielen (mutmaßlichen) hedonistischen Ausschweifungen nun «abbezahlt» werden. Man könnte diese Geisteshaltung wie folgt formulieren: *«Die Entzugssymptome, unter denen du jetzt leidest, sind die ‹gerechte Strafe› für deine Exzesse der letzten Jahre!»*

---

71 Diese Zahlen dürfen nicht als allgemein repräsentative Durchschnittszahlen gelesen werden, da sich je nach Kaufkraft, Konsumgewohnheiten und Aufbau des Gesundheitssystems in verschiedenen europäischen Ländern die geschätzten Zahlenwerte deutlich unterscheiden können; ich präsentiere diese Zahlen hier, um die relativen Unterschiede zu betonen: 0.4–26–10.6; 78–1500–391.

72 Dieser hohe Kostenwert für Schweden wurde in der genannten Studie in den Berechnungen für andere Länder nicht erreicht, aber es ist anzunehmen, dass es ähnlich hohe Werte auch in vielen anderen europäischen Ländern gibt, da der Alkoholkonsum in Schweden dem unteren europäischen Durchschnitt entspricht. https://ec.europa.eu/jrc/en/page/alcohol-daily

Dies ist eine zutiefst alttestamentarische, paternalistische Sicht auf die *conditio humana*. Oder vielmehr ist dies die moralische Vergeltung der nach eigener Ansicht «Gerechten» für einen Lebensstil der anderen, die die Gesellschaft als «verlottert» entwertet. Dieses Lotterleben, das wir als ausschweifend, unkontrolliert und planlos wahrnehmen, löst in uns eine tiefe Verstörung aus, da es in krassem Gegensatz steht zu den Lebensentwürfen, denen wir uns seit unserer Kindheit zumeist unbewusst unterworfen haben.

## Sucht ist ein Symptom – der gesellschaftliche Umgang macht daraus ein Problem

Die breite Öffentlichkeit, die politischen Entscheidungsträger und die in den Gesundheitsberufen Tätigen sollten besser über die Zusammenhänge zwischen sozialer Ausgrenzung, psychischem Schmerz und dem zugrunde liegenden Mangel an Opiataktivität innerhalb des endogenen Opiatsystems sowie über die Möglichkeit, diesen Mangel durch exogen verabreichte Opiate zu ersetzen, informiert werden. Diese Kenntnisse würden sicherlich das Verständnis für Menschen mit Suchterkrankungen verbessern, wodurch sie weniger in die Spirale der weiteren sozialen Ausgrenzung gedrängt würden, welche die Suchtproblematik nur noch verschärft.

Aus suchtpsychiatrischer Sicht ist es keineswegs ein «Problem», wenn ein Patient im Rahmen einer Substitutionstherapie dauerhaft abhängig von der substituierten Substanzgruppe bleibt.

Viele Suchtpatienten können ein normales Leben führen, wenn ihre Substitutionsbehandlung gut eingestellt ist. Der Vergleich zum Insulin, das ebenfalls substitutiv von außen zugeführt wird, um das im Körper vorliegende Defizit an diesem lebenswichtigen Molekül auszugleichen, drängt sich an dieser Stelle erneut auf. Ein viel größeres Problem aus therapeutischer Sicht besteht in der möglichen Atemlähmung infolge einer Überdosierung. Aber auch hier gibt es eine Analogie zum Insulin, das ebenfalls bei falscher Handhabung zu tödlichen Komplikationen führen kann.

In der Opiatsubstitution sollte es also nicht in erster Linie darum gehen, die Substitution als moralisch gerechtfertigt zu bewerten, vielmehr ist es wichtig, darauf zu achten, in der Ausrichtung und Umrahmung dieser pharmakologischen Therapien das Auftreten von schwerwiegenden Komplikationen zu verhindern.

Dies ist die Aufgabe von medizinisch geschulten Suchttherapeuten, die eine Substitutionsbehandlung für Opiatabhängigkeit mittels Verschreibung von Methadon,

Morphin, Heroin oder auch Buprenorphin durchführen. Während Methadon, Morphin und Heroin reine Opiatrezeptoragonisten sind, ist Buprenorphin ein partieller Agonist. Als reine Agonisten können Methadon, Morphin und Heroin bei fehlerhafter Anwendung zu schweren Komplikationen wie einer tödlichen Atemlähmung führen. Dieses latente Risiko besteht bei Buprenorphin nicht, da es nur ein partieller Opiatagonist ist. Diese partielle agonistische Wirkung bedeutet nämlich, dass Buprenorphin nie die volle Wirkung eines vollständigen Opiatrezeptoragonisten wie Heroin oder Morphin erreichen kann[73]. Dies ist für die klinische Praxis sehr bedeutsam: Aufgrund der partiell agonistischen Wirkung kann Buprenorphin keine tödliche Überdosierung beim Patienten herbeiführen, selbst wenn er dieses Medikament in sehr hohen Dosen einnehmen würde. Aus diesem Grund ist Buprenorphin ein relativ sicheres Molekül, da es keine tödliche Atemlähmung auslösen kann.

Die wichtigste, dramatischste Komplikation, die beim Gebrauch von Opiaten eintreten kann, ist nicht die Gewöhnung und Abhängigkeit, sondern die mögliche tödliche Überdosierung, an der in den USA jährlich die Einwohnerzahl einer mittelgroßen Stadt verstirbt. In vielen Fällen verbirgt sich hinter einer Opiatüberdosierung ein suizidaler Akt.

Die Abhängigkeit von psychoaktiven Substanzen kann die Lebensqualität der betroffenen Person deutlich mindern. Aber zur Bewertung des tatsächlichen Schadens einer Substanzabhängigkeit müssen auf jeden Fall zwei Faktoren berücksichtigt werden. Der eine ist die biologische Toxizität der fraglichen Substanz, der andere ist ihre Verfügbarkeit: Ist die Substanz legal und preisgünstig zu erwerben, oder müssen auf dem Schwarzmarkt überhöhte Preise für ein Produkt bezahlt werden, das vielfach eine miserable Qualität hat? Die Verfügbarkeit ist zudem eng verbunden mit dem sozialen Stigma, das einer Substanz anhaftet.

Nehmen wir zunächst das Beispiel Alkohol: Diese Substanz ist in unseren Gesellschaften fast überall erhältlich und das meist zu geringen Preisen. Alkoholgebrauch unterliegt eher einem inversen Stigma: Ein «sozial kompatibler» Gebrauch wird positiv bewertet, lediglich ein «exzessiver» Gebrauch wird sozial gebrandmarkt, wobei die Wahrnehmung, was als ein normaler oder übermäßiger Konsum zu betrachten ist, je nach gesellschaftlichem Kontext stark variiert. Gleichzeitig ist Alkohol ein Zellgift, das viele Organsysteme nachhaltig schädigt. Entsprechend dieser Eckdaten ist Alkoholkonsum in unseren Gesellschaften zu einem enormen Problem geworden und führt alljährlich zu milliardenschweren gesundheitlichen und wirtschaftlichen Schäden.

[73] Buprenorphin ist als partieller Agonist *de facto* somit auch ein partieller Antagonist am mu-Opiatrezeptor: Aufgrund seiner sehr hohen Affinität zu diesem Rezeptor «vertreibt» es die weniger affinen Agonisten (Morphin, Heroin) und kann daher bei manchen Patienten, die zuvor Opiate zu sich genommen haben, auch ein akutes Entzugssyndrom hervorrufen.

72% der Europäer trinken zumindest gelegentlich Alkohol. 47.4% der Männer und 14.4% der Frauen in Europa haben einen problematischen, potenziell gesundheitsschädlichen Alkoholkonsum[74]. Jeder 18. Todesfall in Europa ist direkt auf die Folgen von Alkoholkonsum zurückzuführen (156).

Nehmen wir nun das Beispiel der Benzodiazepine: Diese Beruhigungs- und Schlafmittel sind nur auf Rezept erhältlich und führen in erster Linie zu intellektuellen Beeinträchtigungen bei Menschen, die von ihnen abhängig sind. Es wird geschätzt, dass mindestens 2% der europäischen Gesamtbevölkerung einen Benzodiazepinmissbrauch betreiben (157).

Kommen wir schließlich zum Heroin; hier verhält es sich ganz anders: Das Stigma ist extrem groß – die Verfügbarkeit im legalen Rahmen extrem gering. Heroin ist nur in sehr seltenen Ausnahmefällen und nur über ein Betäubungsmittelrezept zu erhalten. In vielen Fällen wird Heroin daher über den Schwarzmarkt bezogen, da das legale, medizinische Heroin (Diacetylmorphin) kaum regulär zugänglich ist. Zugleich ist Heroin «die Referenzsubstanz» für Opiate auf dem Schwarzmarkt. Wenn also ein Mensch eine Medikamentenabhängigkeit von einem Opiatschmerzmittel hat und einen Ersatz für diesen Wirkstoff auf dem Schwarzmarkt sucht, weil z.B. der bisher verschreibende Arzt plötzlich die Verschreibung beendet, so stößt er früher oder später auf das Heroin. Da dieses über einen starken, psychisch beruhigenden Effekt verfugt, führt dies bei manchen Menschen dazu, dass sich eine bestehende Opiatabhängigkeit verfestigt.

Es ist wichtig, in diesem Zusammenhang darauf hinzuweisen, dass bei Weitem nicht alle Menschen, die gelegentlich Heroin benutzen, davon abhängig werden: Nur ca. 25% der «Heroinuser» entwickeln eine Abhängigkeit (158). Die Organtoxizität von Heroin ist zudem sehr gering und es wird vom Körper besser vertragen als das viel öfter verwendete Morphin (159). Gefährlich ist jedoch die Möglichkeit einer letalen Überdosierung, die allerdings bei allen reinen Opiatagonisten auftreten kann. Bei genauer Betrachtung ist Heroin ein pharmakologischer Wirkstoff mit Vor- und Nachteilen, wie sie bei jedem anderen Wirkstoff auch zu finden sind (21). Dennoch wird Heroin von der Allgemeinbevölkerung, aber auch vom medizinischen Fachpersonal, hochgradig moralisch geächtet. Somit ist ein negatives Narrativ bezüglich des Heroins (und anderer Opiatwirkstoffe) gesellschaftlich tief verankert. Ein Molekül kann nicht «gut» oder «schlecht» sein. Die moralische Bewertung seines Gebrauchs oder seiner Nützlichkeit entsteht erst durch die Brille der gesellschaftlichen Betrachtung.

---

[74] Dieser problematische Konsum ist definiert als *binge drinking*: mindestens 60 Gramm reinen Alkohol während eines Trinkanlasses innerhalb des letzten Monats; 60 Gramm Alkohol entspricht 5 Gläsern eines alkoholischen Getränkes (jeweils pro Glas: 300 ml Bier, 125 ml Wein, 40 ml Spirituosen).

Der renommierte englische Suchtforscher David Nutt hat 2010 eine Studie veröffentlicht, die wie eine Bombe in die Gesundheitspolitik einschlug. Nutts Forscherteam brachte sämtliche verfügbaren Evidenzen in Bezug auf die Schädlichkeit verschiedener psychoaktiver Substanzen in eine vergleichende, wissenschaftlich validierte Zusammenfassung. Die Schädlichkeit wurde unter zwei Aspekten aufgeführt: Zum einen die Schädlichkeit für den eigenen Organismus (physische, psychische und soziale Schäden bei der betroffenen Person), zum anderen die Schädlichkeit für die soziale Umgebung (Aggressivität, Unfälle, Kriminalität, familiäre Problematiken, Produktionsminderungen und Schäden in der Wirtschaft und Ökologie, internationales Verbrechen, etc.). Die Analyse konnte zeigen, dass Alkohol von allen gemeinhin gebrauchten, psychoaktiven Substanzen mit Abstand die schädlichste ist, noch deutlich vor Heroin und Kokain.

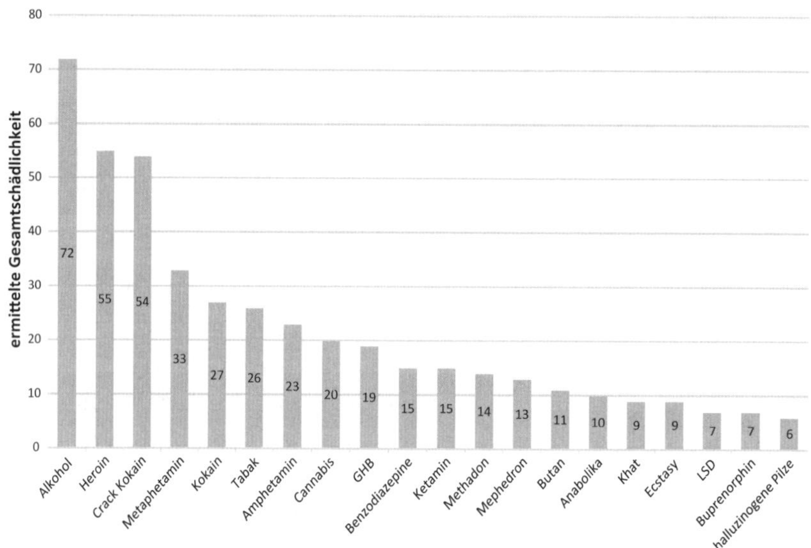


**Abbildung 17:** Vergleich der Schädlichkeit verschiedener Drogen.

Abbildung gemäß Nutt et al., 2010 (160).

Am Ende dieser Vergleichsauflistung stehen die psychedelischen Substanzen, aber auch Buprenorphin, der zuvor genannte Opiatagonist, der in der Schmerztherapie und in der Substitutionsbehandlung bei Opiatabhängigkeit genutzt wird: Diese Substanzen schädigen im Grunde weder die Person, die sie einnimmt, noch ihre soziale Umgebung.

## Das Drogenstigma treibt die gesellschaftliche Spaltung voran

Ziel dieses ausführlichen Abschnitts über Substanzgebrauch und -missbrauch ist es, die enorme, kaum zu überschätzende Bedeutung dieser gesellschaftlichen Phänomene zu veranschaulichen. Ein besonderes Augenmerk muss dabei auf die Tatsache gerichtet werden, dass Substanzsüchte erst dadurch zu einem Problem werden, dass die Substanz oder ihr Gebrauch gesellschaftlich stigmatisiert wird. Das Stigma schürt die Problematik erst richtig, wie ein steter frischer Zustrom von sauerstoffreicher Luft dazu führt, dass sich ein Brand immer weiter ausbreitet. Dieser Zusammenhang wurde von einer Gruppe von Forschern in einer beeindruckenden Publikation wie folgt formuliert (161):

- *«Die öffentliche Stigmatisierung wird durch Stereotype über Suchtkranke angetrieben (wie z.B. ihre angebliche Gefährlichkeit oder ihre moralische Minderwertigkeit), die sich in Form von negativen Einstellungen gegenüber Suchtkranken manifestieren*[75].

- *Diese öffentliche Wahrnehmung führt zu einer angewandten Stigmatisierung: Diese beinhaltet vor allem eine administrative und legislative Diskriminierung und soziale Distanzierung. Dies wiederum führt de facto zu einer suboptimalen Versorgung der Betroffenen und untergräbt den Zugang zu Behandlungsprogrammen.*

- *Zudem kommt es zu einer antizipierten Stigmatisierung: Diese liegt vor, wenn Menschen mit einer stigmatisierten Identität sich solcher negativen Einstellungen ihnen gegenüber bewusst sind und dementsprechend die Erwartung entwickeln, abgelehnt zu werden, sobald ihre stigmatisierten Identitäten bekannt werden.*

- *Daraufhin entsteht ein internalisiertes Stigma: Dieses liegt vor, wenn Menschen mit einer stigmatisierten Identität ihren abgewerteten Status als gültig akzeptieren und dadurch die vorherrschenden negativen Einstellungen, die in der öffentlichen Stigmatisierung eingebettet sind, für sich selbst übernehmen.»*

Hier finden wir also wieder die grundlegenden Zutaten, die die strukturelle traumatische Dissoziation mitbegründen und vertiefen: Eine phobische Abwertung und Ausgrenzung gegenüber etwas, das als gefährlich und hässlich wahrgenommen wird (EP). Diese projizierte Sichtweise führt zu konkreten Maßnahmen, durch die alles, was mit dieser Bedrohlichkeit und Hässlichkeit in Verbindung steht, unterdrückt und auf Distanz gehalten wird (ANP). Und schließlich führen diese Maßnahmen zu einer starken Benachteiligung der Betroffenen, mit der Folge, dass sie – da sie in konkre-

75 Schon der Begriff «Opioid-Epidemie», der in den USA verwendet wird, suggeriert, dass es sich hier um eine gefährliche ansteckende Krankheit handelt, die mit Quarantäne- oder Isolierungsmaßnahmen bekämpft werden muss. Diese Sichtweise trägt der tatsächlichen multifaktoriellen Komplexität dieser Problematik nicht Rechnung.

ten Schwierigkeiten versinken – tatsächlich bedrohlich und hässlich wirken. Es vollzieht sich also erneut die fatale Dynamik einer sich selbst erfüllenden Prophezeiung. Und auch die traumatische Bindung bei den betroffenen, ausgegrenzten Menschen findet sich in aller Deutlichkeit: Sie identifizieren sich mit der negativen Sichtweise der Außenstehenden über sie und halten sich schließlich selbst für schlecht, hässlich und gefährlich.

Stigma ist also der Sauerstoff für das Feuer, das in der Kernspaltung der traumatischen Dissoziation seinen Ursprung hat und das durch den Gebrauch von Substanzen durch die betroffene Person wie auch durch die Gesellschaft in Schach gehalten wird. Erst das Stigma macht aus diesem schwelenden Feuer einen lodernden, vernichtenden Brand, der sich in unseren Gesellschaften zunehmend zum Flächenbrand ausweitet.

Wir wären gut beraten, Süchte etwas «nüchterner» zu betrachten, mit weniger Drama, mit weniger moralischer Verurteilung, mit weniger Ausgrenzung und Stigma.

Ich bin fest davon überzeugt, dass die Gesellschaft in 50 oder 100 Jahren kein Problem mehr darin sehen wird, wenn manche ihrer Mitglieder einen einfachen Zugang zu psychoaktiven Substanzen bekommen, und zwar auch zu solchen, die die Stimmung verbessern, also euphorisierend wirken. Wenn die Gesellschaft eine solche pragmatische Sicht auf Substanzabhängigkeit entwickelt hat, wird sie es zugleich auch als selbstverständlich erachten,

- dass Menschen, vor allem aber Kinder und Jugendliche, vor vermeidbarer Traumatisierung geschützt werden,

- dass sie im Falle einer eingetretenen Traumatisierung, die ihre integrativen Fähigkeiten zu überschreiten droht, Hilfestellungen angeboten bekommen, um möglichst keine Traumafolgestörung zu entwickeln und

- dass diese Menschen, falls sie dennoch dauerhaft psychisch angeschlagen sind und ein Bedürfnis nach Substanzgebrauch zur psychischen Stabilisierung entwickeln sollten, alle verfügbaren therapeutischen Verfahren angeboten bekommen, die sie brauchen, um bestmöglich aus ihrer tiefen Verletzung herauszufinden.

All dies machen wir bereits heute schon im Bereich des Insulinmangelsyndroms (Diabetes).

- Soweit das heute möglich ist, versuchen wir zu vermeiden, dass Menschen eine Insulinunterfunktion entwickeln;

- Falls sich dennoch eine Insulininsuffizienz einstellen sollte, so substituieren wir das Insulin;

- Falls es Möglichkeiten gäbe (heute gibt es sie noch nicht), eine ausreichende körpereigene Insulinproduktion wieder durch eine entsprechende Therapie zu bewerkstelligen, so würden wir den betroffenen Menschen ohne zu zögern eine solche Therapie zur Verfügung stellen.

Was für die Insulinsubstitution eine Selbstverständlichkeit ist, ist für Substanzsubstitution ein ideologisch vereinnahmtes Politikum. Dessen Ursache liegt in der strukturellen traumatischen Dissoziation unserer Gesellschaft. Das Stigma, mit dem wir psychoaktive Substanzen und Substanzgebrauch belegen, ist dasselbe Stigma, mit dem wir traumatisierte Menschen aus unserer Mitte zu verdrängen suchen. Wir bemerken hierbei nicht, dass wir durch diese Ausgrenzung von geschwächten, verletzten Menschen selbst zu Zombies werden. Über diese Art von Zombies wird im nächsten Kapitel die Rede sein.

Die Insulininsuffizienz des Diabetikers hält uns keinen Spiegel vor über unsere Versäumnisse dabei, Gewaltausübung gegenüber den Schwächsten unserer Gesellschaft, den Kindern, einzugrenzen. Und auch keinen Spiegel bezüglich der Fassungslosigkeit und des lähmenden Entsetzens, die uns befallen, wenn wir mit der Herabwürdigung und Ausgrenzung bis hin zur Vernichtung, die wir gegenüber unseresgleichen praktizieren, konfrontiert werden. Diese Schuld, diese Scham und dieses Entsetzen liegt der kollektiven traumatischen Dissoziation zugrunde, die uns dazu nötigt, Substanzgebrauch einerseits zu propagieren und zu fördern, da sie das Getriebe unserer gesellschaftlichen Mechanik ölt, andererseits aber zu verteufeln.

Die Armee der nassen Zombies marschiert schon mitten unter uns. In der Abgrenzung gegenüber diesen Zombies verlieren wir unser eigenes Menschsein und – ohne uns dessen bewusst zu sein – füttern und befeuern wir die gesellschaftliche Kernspaltung, die zu immer mehr Zombies, Werwölfen und Vampiren führt.

## Der trockene Zombie

Manchen traumatisch-dissoziierten Menschen gelingt es, aus dem Feuer der inneren Kernspaltung einen Teil der frei werdenden Energie zu extrahieren und auf konstruktive Weise zu nutzen. So gibt es viele traumatisch-dissoziierte Menschen, die keine oder kaum Suchtmittel oder Psychopharmaka gebrauchen, die aber anderweitig versuchen, ihre Zerrissenheit zu kompensieren. Viele Menschen, die Höchstleistungen erbringen, sei es im Sport, als Künstler, in der Wissenschaft oder allgemein im Beruf, beziehen ihre Kreativität und Leistungskraft aus diesem traumatischen Höllenfeuer. Diese Form der Verwertung von intensiver emotionaler, traumatisch oder auch sexuell aufgeladener psychischer Energie wird in der Psychoanalyse «Sublimierung» genannt. Die Sublimierung ist sozusagen die gesellschaftlich «nobelste» Form, mit der eigenen, potenziell destruktiven Zerrissenheit umzugehen.

Dennoch steht außer Frage, dass auch diese sublimative Umgestaltung von unangenehmer emotionaler Befindlichkeit letztlich bei der betroffenen Person zu einer Verfestigung der dissoziativen Vermeidungshaltung gegenüber ihrer Verletzlichkeit führt. Längerfristig entwickeln solche Menschen dann oft Symptome auf psychischer oder körperlicher Ebene, die zwar subtil und «zur Person gehörig» erscheinen, aber durchaus zu schwerwiegenden Beeinträchtigungen der Lebensqualität führen können.

Eine typische Manifestation dieser Art von sublimativer Umwandlung ist eine ausgeprägte soziale Isolation bei gleichzeitig hohem beruflichem Engagement, in Verbund mit Kinderlosigkeit.

Das Hauptmerkmal des trockenen Zombies ist die Abspaltung gegenüber Mitmenschen und sich selbst. Im Gegensatz zum nassen Zombie benötigt der trockene Zombie keine Substanzen, um ein (allostatisches) psychisches Gleichgewicht herzustellen. Der trockene Zombie ist in der Lage, sein psychisches Gleichgewicht dadurch herzustellen, dass er die Verbindungswege zu seiner eigenen Emotionalität und zu der der ihn umgebenden Menschen kappt. Wo keine Emotionalität ist, da ist auch keine Bedrohung durch Beziehungsverrat, Widersprüchlichkeit, Trauer und Verzweiflung. Und ebenso wenig kann sich eine Verletzlichkeit durch ein sehnsüchtiges Sich-Anklammern an Freude, Liebe und Ekstase entwickeln.

Die Abspaltung gegenüber dem affektiven Erleben wird beim trockenen Zombie kompensiert und gleichzeitig vertieft durch Mechanismen der Anpassung an die formalen Aspekte des gesellschaftlichen Zusammenlebens, für die keine authentischen, zwischenmenschlichen Beziehungen notwendig sind. Zudem findet sich oft eine Erfahrungspräferenz, in der emotionale Tiefe durch sensorielle Intensität ersetzt wird.

Somit ergeben sich folgende typische Merkmale der Lebensgestaltung bei trockenen Zombies:

- die Ablenkung von tiefen Gefühlen durch intensive sensorielle Erfahrungen (Sex, Risikosportarten, Glücksspiel, etc.);
- die vertiefte Identifikation mit den vorherrschenden Normen und dem vorherrschenden Narrativ der Gesellschaft – ohne dieses Konstrukt zu hinterfragen;
- die Aneignung von außergewöhnlicher Kompetenz und Expertise in Spezialbereichen der zivilisatorischen Kultur (auf diese Weise wird die Person zum unantastbaren Experten oder Profi in seiner Domäne; hier findet sich oft ein ausgesprochen narzisstischer Aspekt);
- das generelle Vermeiden von Beziehungen, die immer auch Unvorhersehbarkeit, Verletzlichkeit und Abhängigkeit mit sich bringen.

Im psychiatrischen Diagnosekatalog gibt es eine Störung, die dieser Beschreibung weitestgehend entspricht. Es ist die schizoide Persönlichkeit, bzw. das Phänomen der Schizoidie[76].

## Schizoidie versus Autismus

Vielleicht haben Sie gedacht, dass die geschilderten Auffälligkeiten zu einem Persönlichkeitstypus passen, der in den letzten zwanzig Jahren sehr viel mediale Aufmerksamkeit erhalten hat. Es handelt sich um den Autismus, oder vielmehr das Asperger-Syndrom, das heutzutage vielen Menschen angedichtet wird und nach meiner Auffassung eine typische psychiatrische Modediagnose darstellt. Nach meinem Verständnis sind viele Personen, die sich als Asperger bezeichnen oder als solche von ihren Angehörigen katalogisiert werden, in Wahrheit Schizoide.

---

76 Schizoidie bedeutet «Abgespaltensein». Dieses Abgespaltensein bezieht sich hierbei in erster Linie auf die zwischenmenschlichen Beziehungen. Die schizoide Persönlichkeit ist nicht gleichzusetzen mit der schizotypischen Persönlichkeit (die sich durch ein in der Regel sehr niedriges soziales Funktionsniveau kennzeichnet). Und auch die Schizophrenie, die sich durch Realitätsverlust gepaart mit Wahnvorstellungen und Halluzinationen kennzeichnet, ist eine grundlegend andere psychiatrische Störung.

Die Übergänge zwischen Schizoidie und Asperger-Autismus sind in der Tat fließend. Beiden Störungen ist gemein, dass sich die Betroffenen in sozialen Situationen sehr unsicher fühlen.

Dieses Unwohlsein in zwischenmenschlichen Beziehungen hat bei diesen Störungen allerdings unterschiedliche Ursachen: Beim Autismus handelt es sich um eine Unfähigkeit, die vielen subtilen, nonverbalen Botschaften im Umgang mit anderen Menschen zu lesen, zu verstehen und auch in ähnlicher nonverbaler Sprache zurückzukommunizieren. Diese Unfähigkeit ist in einer angeborenen neurobiologischen Besonderheit dieser Menschen begründet: Ähnlich wie Dyslektiker große Schwierigkeiten haben, Schriftsprache zu verstehen und sich in dieser zu äußern, haben Autisten ein neurologisch begründetes Defizit, die «Beziehungssprache» zu verstehen und sich in dieser mitzuteilen.

Bei Schizoiden ist die neurobiologische Grundausstattung normal – aber im Verlaufe des Lebens haben diese Menschen eine traumatisch-dissoziative Abspaltung ihrer emotionalen Zugewandtheit sich selbst und anderen gegenüber entwickelt. Sie vermeiden also Beziehungen und die damit zusammenhängenden Gefühle, weil sie durch traumatische Lebenserfahrungen überfordert wurden und fortan kein Vertrauen mehr in ihre Kompetenz haben, in der Beziehungssprache erfolgreich kommunizieren zu können.

Kurz: Autismus ist angeboren, Schizoidie ist im Rahmen einer traumatischen Erfahrung im Laufe des Lebens erworben.

Zur Veranschaulichung der Grundproblematik der Schizoidie schildere ich hier zwei Träume einer Patientin mit schizoider Persönlichkeit:

**Traum 1**

*«Ich bin in einem Freizeitpark und fahre in einem auf Schienen rollenden Wagen durch ein Labyrinth. Die Schienenbahnen sind durch Mauern eingerahmt, dennoch kann man die meiste Zeit über diese Mauern auf das gesamte Schienennetz der Anlage blicken. Ich sitze allein in dem Wagen und viele andere Wagen, in denen Menschen sitzen, sind auch unterwegs: vor mir, hinter mir und überall. Ich weiß nicht genau, wie mein Wagen zu steuern ist, aber das scheint auch nicht wirklich von Belang zu sein, die Fahrt geht immer weiter. Plötzlich bemerke ich, dass mein Wagen in eine Schienenbahn eingebogen ist, in der ein anderer Wagen auf mich zukommt. Das ist falsch so. Der entgegenkommende Wagen, wie auch meiner, kommt zum Stehen. Und nicht nur das, der ganze Betrieb der Anlage wird nun durch meinen Wagen blockiert. Ich bekomme panische Angst, denn ich weiß, dass die Menschen in den anderen Wagen Zombies sind. Sie werden nun auf mich aufmerksam. Ich habe mich verraten. Ich bin unrettbar verloren.»*

**Traum 2**

*«Ich fahre mit einer Kabinenseilbahn auf einen hohen Berg. Oben angekommen, steige ich aus der Kabine aus und betrete die Aussichtsplattform. Diese Plattform ist eine graue waagerechte Ebene, mit einem brusthohen grauen Geländer umrahmt. Über der Plattform befindet sich eine Kuppel, in diffuses weißes Licht gehüllt. Es gibt nichts Besonderes zu sehen. Ein paar graue Gestalten befinden sich ebenfalls auf der Plattform, mehrere Meter entfernt von mir. Ich gehe ein bisschen umher. Schließlich sehe ich am Rande der Plattform eine Tür. Ich öffne sie und trete hindurch. Plötzlich befinde ich mich auf einem Felsvorsprung im Hochgebirge. Ich stehe auf einem kleinen Stück Felsen, um mich herum ein Chaos aus Felsen, Eis und Schnee. Dies alles in schwindelerregender Höhe, unter mir liegt ein ins Bodenlose herabfallender, felsig-zerklüfteter Steilhang. Wolkenbänke verhindern die Sicht ins Tal. All dies ist in das gleißende Licht der Sonne gehüllt. Der Himmel über mir ist strahlend blau. Ein eiskalter Windzug pfeift mir ins Gesicht und zerzaust mir meine Haare. Ich bin entsetzt. Wie überwältigend und gefährlich doch diese Welt ist! Ich habe Todesangst und habe nur noch einen Wunsch: Zurück auf die Aussichtsplattform.»*

Im ersten Traum geht es um die tiefe Furcht vor einer Begegnung mit anderen Menschen. Solange die Fahrt der Schienenwagen reibungslos läuft und keine Begegnung mit anderen Menschen möglich oder notwendig ist, ist die Welt in Ordnung. Sobald es aber ein unvorhersehbares oder unkalkulierbares Problem gibt, das zu einer Konfrontation mit anderen Menschen führt, bricht Panik aus. Die Menschen im Allgemeinen sind gefährliche Wesen. Sie sind unberechenbar, und sie «wollen etwas» von der Person, wenn es Probleme gibt.

Der zweite Traum beschreibt die normale Lebensrealität einer schizoiden Person. Alles erscheint grau in grau und abgeschirmt. Andere Menschen sind schemenhafte Schatten, die auf Distanz bleiben. Falls sich dann doch einmal eine Tür zu einer authentischen Lebenserfahrung öffnet, bedeutet dies, dass sich das Leben von einer brachialen Schärfe, Tiefe und Härte zeigt. All dies ist vollkommen ungewohnt für die Person, die tief im Inneren davon überzeugt ist, nicht die Kompetenzen zu haben, mit dieser Herausforderung umzugehen. Der fluchtartige Rückzug in die bekannte, sterile, abgeschirmte Welt scheint der einzige Ausweg zu sein, um mit dieser Konfrontation mit der Wirklichkeit zurechtzukommen.

Der Rückzug von gefühlsbetonten, zwischenmenschlichen Kontakten ist also typisch für die schizoide Persönlichkeit. Häufig ist bei diesen Menschen eine übermäßige Vorliebe für Gedankenspiele oder Fantasievorstellungen zu finden. Andere typische Manifestationen sind Einzelgängertum und eine Distanzierung anderen Menschen gegenüber. Diese Distanzierung beruht nicht auf Schüchternheit, sondern auf einem

Mangel an Interesse. Was Außenstehenden jedoch am meisten auffällt, ist die Unfähigkeit dieser Menschen, tiefe Gefühle zu empfinden und auszudrücken. Schizoide können sich in der Regel kaum für ein Musikstück begeistern oder angesichts einer traurigen Erzählung zu Tränen gerührt sein. Aber sie können durchaus mit weitreichenden Kenntnissen über kulturelle Œuvres jeglicher Form imponieren.

Es besteht also eine tiefgreifende Kontaktstörung. Der emotionale Bezug und die Zuwendung zur Umwelt sind erheblich reduziert, wie auch das unmittelbare Erleben und Ausdrücken von Gefühlen stark gehemmt ist. Kennzeichnend ist eine abwesende emotionale Authentizität, eine allgemeine Verflachung der Gemütsäußerungen und ein Mangel an spontaner Erlebnisfähigkeit. Es kommt zudem kaum zu den «normalerweise» erwartbaren emotionalen Reaktionen auf die Gefühlslagen von nahestehenden Menschen. Diese fühlen sich daher oft im Kontakt mit einer schizoiden Person verunsichert, da sie nicht die gewohnten, emotional geprägten Rückmeldungen erhalten.

Bei schizoiden Menschen besteht nicht selten durchaus die Sehnsucht nach inniger, partizipativer Gemeinsamkeit mit anderen, doch sind ihre kommunikativen Fähigkeiten in Hinsicht auf einen emotionalen Austausch beschädigt. Aufgrund dieses kommunikativen Unvermögens entwickeln daher schizoide Personen häufig ein latentes und quälendes Gefühl von innerer Zerrissenheit. Manchmal haben sie ein starres und hölzernes Auftreten, manchmal wirken sie durchaus freundlich und vertrauenswürdig, oder aber sie erscheinen ungewöhnlich locker und unverbindlich. Bei genauer Betrachtung aller dieser Erscheinungsformen tritt ein gemeinsamer Grundzug des psychischen Erlebens zutage: Schizoide tragen ein tiefsitzendes Misstrauen und im Grunde eine panische Angst vor anderen Menschen mit sich. Daher wagen sie es kaum, sich anderen zu öffnen oder intim zu offenbaren. Sie sind fortwährend bestrebt, die Mitmenschen auf Distanz zu halten.

Wenn sie sich in ihrer Komfortzone bedrängt fühlen, (z.B. durch ein enges Zusammenleben während eines Gruppenurlaubs, oder aber in einer beginnenden Partnerschaft), reagieren sie oft abrupt und befremdlich. Ohne erkennbaren Grund ziehen sie sich dann zurück und schotten sich ab. Somit zeichnen sie sich einerseits durch eine perfekte Selbstinszenierung aus, andererseits aber auch durch plötzliches, das soziale Umfeld brüskierendes Ausbrechen aus den gängigen gesellschaftlichen Konventionen.

## Der Ekel vor dem Menschsein

Menschen sind fehlerhaft, unberechenbar, leidenschaftlich, impulsiv, lärmend und störend. Sie schwitzen, stinken, schreien, lachen und weinen. All dies bedeutet für eine schizoide Person allerhöchste Gefahr. Manche Schizoide erklären sogar, dass sie sich vor den menschelnden Menschen zutiefst ekeln. Sie verweisen dann manchmal auf eine Seelenverwandtschaft mit dem «Übermenschen» von Friedrich Nietzsche. Dieser Übermensch hat die gemeine, zu fehlerhafte Menschheit hinter sich gelassen und geht nunmehr in Gesellschaft der wenigen erleuchteten, ungebundenen (wirklich?), unverletzten (scheinbar), gefühlsstarken (da gefühlslosen) an die technischen Gegebenheiten hochangepassten *Homines dei* auf.

Vielfach finden sich also bei Schizoiden ebenfalls ausgeprägt narzisstische Persönlichkeitszüge. Dieser Zusammenhang zwischen den Persönlichkeitsausprägungen von Narzissmus und Schizoidie, die als Anpassung an gestörte Bindungsmodelle während Kindheit und Jugend entstehen, wurde von der amerikanischen Psychotherapeutin Elinor Greenberg in ihrem Buch «Borderline, Narcissistic, and Schizoid Adaptations: The Pursuit of Love» eingehend beschrieben (162)[77].

Durch abrupte Rückzüge oder ein Übermaß an Kontrolle schützen sich Schizoide vor den Einflüssen, die aus der Außenwelt auf sie eindrängen. Denn diese ist gefährlich – im Gegensatz zur Innenwelt, die sicher und sich selbst genügend erscheint. Geld, Macht und materieller Besitz wird von vielen schizoiden Personen benutzt und angehäuft, um sich aufgrund dieser materiellen Reserven noch besser – und vor allem möglichst langfristig – von der Außenwelt abschotten zu können. «*Ich brauche nichts und niemanden! – Ich habe alles, was ich brauche, auf meinen Bankkonten liegen die Garantien für ein sicheres und unabhängiges Leben*» – dies ist das typische Credo eines schizoiden Menschen. Aber natürlich handelt es sich um eine tiefgreifende Illusion: Jeder Mensch, der in unserer hochtechnisierten Zivilisation lebt, ist in hohem Maße von den unzähligen, ineinandergreifenden Strömen von Waren und Dienstleistungen abhängig. Auch wenn es für uns okay sein sollte, über mehrere Wochen mit keinem Menschen ein Wort zu sprechen oder keinerlei physische Berührung für unser Wohlbefinden zu benötigen, so sind wir in kürzester Zeit aufgeschmissen, wenn plötzlich kein Strom mehr unseren Kühlschrank versorgt, kein Internetprovider uns mit frischen Datensätzen beliefert und kein Trinkwasser mehr aus der Leitung fließt.

Für Schizoide ist die Konfrontation mit der bewertenden Beobachtung durch die «normalen» menschelnden Menschen die größte Gefahr: Als «irgendwie anders» enttarnt zu werden, ist für sie der Super-GAU (siehe auch den oben geschilderten

---

[77] Deutscher Titel: «Borderline und Narzissmus. Wie Menschen nach Liebe und Bewunderung streben»

Traum 1). Denn sobald sie als «andersartig» entdeckt und gekennzeichnet sind, ist der Plan bedroht, sich in perfekt angepasster «Unabhängigkeit von allen» durchs Leben zu mogeln. Das zentrale Element zum Verständnis einer schizoiden Persönlichkeit ist die tiefe Furcht vor der Unkontrollierbarkeit und Unvorhersagbarkeit des Verhaltens anderer Menschen. Der Schizoide kontrolliert sich selbst maximal, und ist somit in der Regel perfekt an das Uhrwerk des Berufslebens angepasst. Aber sobald es im Berufsleben oder auch im Privaten «menschelt», zieht sich der Schizoide zurück in sein Schneckenhaus aus Kontrolle, Vermeidung und Anpassung. Absurderweise sind also aus der Sicht des Schizoiden die «normalen» Menschen, die immer wieder zum Sand im Getriebe des beruflichen oder privaten Kontextes werden und die Mechanik des Systems bedrohlich stören, gefährliche, nicht-normale Zombies (Traum 1).

## Menschen mit Gefühlen sind gefährliche Wesen – Menschen ohne Gefühle noch viel mehr

Für eine schizoide Person sind Gefühle ein Buch mit sieben Siegeln. Gefühle sind unerklärlich, unberechenbar, unkontrollierbar und sie bedrohen ihre Lebensfähigkeit. Ein Leben ohne Gefühle wird als Normalzustand angenommen und die anderen Menschen, die Gefühle haben, werden als abnormale Kreaturen, durchsetzt von destruktiv-gefährlicher Energie, wahrgenommen. Dergleichen gefühlsduselige Kreaturen müssen daher auf maximale Distanz gehalten werden. Aus Sicht des Schizoiden ist der gefühlsgesteuerte Mensch ein gefährliches Raubtier.

Was hingegen die eigene Gefährlichkeit angeht, so ist er sich meist nicht bewusst, dass seine eigene Gefühlsabspaltung ihn ebenfalls potenziell zu einem Gewaltmenschen machen kann. Wenn eine schizoide Person von der «Notwendigkeit» von Gewaltausübung innerhalb ihres mechanistisch geprägten Weltbildes überzeugt ist, kann sie erhebliche Gewaltexzesse mitverantworten, in Weisung geben oder auch selbst ausüben, wobei die psychische Ausgeglichenheit eines schizoiden Menschen angesichts dieser Gewalt nicht ins Wanken kommt. Diese Gleichgültigkeit und emotionale Abspaltung macht die schizoide Persönlichkeit zum potenziell gefährlichsten Psychopathen, da solche Personen kaum moralische Verletzlichkeit, Empathie oder zwischenmenschliche Verbindlichkeiten besitzen, die sie bei der Ausübung von Gewalt zurückhalten könnten.

Es erscheint mir daher als recht wahrscheinlich, dass Adolf Eichmann, der innerhalb der Nazi-Verwaltung für die industrialisierte Ermordung von Millionen von Juden und anderer «Untermenschen» verantwortlich war, eine schizoide Persönlichkeit hatte (gepaart mit narzisstischen Anteilen). Viele Publikationen haben sich der schwierigen Frage gestellt, wie dieser millionenfache Massenmord, der von diesem Mann zwar nicht *in personam* begangen, dafür aber konzertiert und vorangetrieben wurde, im Rahmen einer bei diesem Menschen vorliegenden Persönlichkeitsstörung erklärbar sei. In ihrem Bericht «Eichmann in Jerusalem» stellt Hannah Arendt die These auf, dass Eichmann, wie auch viele andere Nazis, «normale» Persönlichkeiten gehabt hätten (163). Diese These ist zutiefst beunruhigend, denn dann könnte im Grunde jeder «normale» Mensch in einem solchen System, wie es von den Nazis etabliert wurde, zu einem Täter werden, dessen Verhalten direkt oder auch indirekt zum gewaltsamen Tod zahlloser Menschen führt.

Eine abschließende Beurteilung kann ich mir an dieser Stelle nicht erlauben, aber es ist naheliegend, an das Vorliegen einer Schizoidie zu denken, wenn es darum geht zu verstehen, wie ein Mensch derart in einer solch kalten und eben dadurch hocheffizienten Mechanik des Mordens aufgehen kann. Eichmann war kein glühender, von Hass zerfressener Fanatiker, er war auch kein Sadist, der angesichts des Quälens von Menschen Erregung und Befriedigung empfunden hätte. Aber es ist anzunehmen, dass Eichmann in seiner Kindheit und Jugend mit einer schwerwiegenden emotionalen Vernachlässigung umgehen musste, so wie viele Jungen und Mädchen in Deutschland in den Jahren nach dem Ersten Weltkrieg[78]. Von seiner emotionalen Wahrnehmung komplett abgespalten, ging es ihm darum, eine Mechanik, mit der er sich identifiziert hatte und als dessen Stellwerk er sich sah (hier findet sich die narzisstische Komponente), möglichst reibungslos am Laufen zu halten. Um die organisatorischen Erfordernisse aufzustellen, die den bisher größten Genozid der Menschheitsgeschichte möglich machten, brauchte er weder menschliche Gefühle noch einen Antrieb durch eine teuflisch-dämonische Energie.

So stellt sich damals wie heute angesichts der verbrecherischen Nazi-Verwaltung folgende Frage: Sind diese Personen, die an grausamen Morden beteiligt waren, krank oder gar vom Teufel besessen, oder sind dies «normale» Menschen, die in einer kranken, teuflischen Umgebung feststecken und nicht die Kraft haben, sich der destruktiven Logik dieser Maschinerie zu entziehen?

Ich bin der Auffassung, dass das sogenannte Böse letztlich nur ein möglicher Ausdruck des Anpassungsprozesses ist, dem jedes Lebewesen auf diesem Planeten im Dienst des Überlebens unterworfen ist. Diese Anpassung kann entweder integrativ-transformativ verlaufen (und in diesem Falle gibt es kein Bedürfnis nach exzessiver Gewaltausübung und Kontrolle), oder aber dissoziativ-maladaptiv (wobei sich der Organismus in einer sich vertiefenden Spirale von Gewalt und Retraumatisierung befindet).

---

78 *«... mainly young men and women who flocked to the Nazi banner in the late 1920's had spent their childhoods in conditions of severe deprivation. With their mothers at work and their fathers off fighting the war and then returning home in defeat, they developed needs which only the strong leadership provided by Hitler could satisfy.»* New York Times «The murderous mind»; 27.11.1977

## Schizoide sind zumeist gesellschaftlich sehr gut angepasst

Die schizoide Persönlichkeit bzw. die schizoide Persönlichkeitsstörung scheint relativ selten zu sein. Man schätzt, dass 0.4 bis 0.9% der Allgemeinbevölkerung eine solche Persönlichkeitsausprägung haben. Im Vergleich zu anderen Persönlichkeitsstörungen ist diese Störung also relativ selten. Die hier genannte Häufigkeit bezieht sich allerdings in erster Linie auf Personen, die eine derart starke Ausprägung der Schizoidie haben, dass diese Besonderheit als «problematisch» angesehen wird und in der Folge einen offiziellen Krankheitswert erlangt[79].

Jenseits dieser schweren Ausprägungen von Schizoidie gibt es in unserer Gesellschaft aber eine hohe Dunkelziffer von Menschen mit schizoider Persönlichkeit, die nicht die Kriterien einer Störung erfüllt. Diese Menschen sind zwar «irgendwie gestört» (aber nur in Maßstäben, bei denen eine emotionale Offenheit und ein Interesse an zwischenmenschlichen Dynamiken als Norm angesehen wird), nach Kriterien der sozialen Konformität jedoch gut bis sehr gut an die Gesellschaft angepasst: Sie sind nicht arbeitslos, nicht expressiv-verhaltensauffällig und sie haben keine Suchtproblematik. Wer diese drei Kriterien erfüllt, wird in unserer Gesellschaft mit hoher Wahrscheinlichkeit das Etikett «normal» erhalten, egal wie emotional entkoppelt und sozial verarmt er in Wirklichkeit auch ist.

Schizoide Personen haben in der Regel also keinen oder nur geringen Leidensdruck, sie würden sich selbst als «absolut normal» bezeichnen. Aus diesem Grunde findet man schizoide Patienten fast nie in psychiatrischer oder psychotherapeutischer Behandlung, und angesichts der kaum vorhandenen direkt erfassbaren Krankheitsbelastung wird nur verschwindend wenig wissenschaftliche Forschung zu schizoiden Persönlichkeiten betrieben. Das Auge des perfekt Angepassten vermeidet den Blick auf den eigenen, geschundenen Körper. Schizoide Personen verstecken sich also in der Regel hinter ihrer oberflächlichen Normalität und Angepasstheit, sie sind verstört oder reagieren gereizt, sobald sich jemand – egal ob Forscher oder Freund – genauer für sie interessiert. Aber natürlich versteckt sich hinter dieser Diskretion eine tiefe emotionale Leere traumatischen Ursprungs.

[79] Eine derart auffallende Persönlichkeitsausprägung wird dann entsprechend als Persönlichkeitsstörung bezeichnet.

## Schizoidie als Normopathie

Die schizoide Persönlichkeitsausprägung dürfte weitaus häufiger sein als gemeinhin angenommen. Ohne explizit auf den Begriff der Schizoidie einzugehen, vertritt auch der deutsche Psychiater und Psychoanalytiker Hans-Joachim Maaz eine Sichtweise, die meiner Annahme sehr nahe kommt: In seinem Buch «Das falsche Leben» bezeichnet Maaz das Phänomen, das ich als Schizoidie ansehe, als «Normopathie» (93, S. 131). Er erläutert dies wie folgt: *«‹Normopathie› ist die Anpassung an mehrheitliche Meinungen und Positionen, nicht weil diese wahr sind oder als beste Möglichkeit das Leben sichern, sondern weil das ‹falsche Leben› damit am besten kaschiert und verleugnet werden kann.»*

Unter dem «falschen Leben» versteht Maaz den Überlebensmodus, der durch die Unterdrückung der emotionalen und spirituellen Regungen des Menschen in Anpassung an eine gewaltgetränkte, gesellschaftliche Umgebung aufrechterhalten wird. Somit beschreibt also auch Maaz den Zustand der strukturellen traumatischen Dissoziation als den «Normalzustand», als die «Normopathie» also, die unsere gegenwärtigen Gesellschaften kennzeichnet.

Gemäß meinen Erfahrungen mit schizoiden Menschen vermute ich, dass auch sie durch ein frühkindliches traumatisches Erleben tiefgreifend geprägt wurden. In der psychoanalytischen Sichtweise wurde wiederholt eine gestörte Eltern-Kind-Beziehung für die Entstehung einer schizoiden Persönlichkeit mitverantwortlich gemacht. Diese Hypothese ist nicht weit entfernt von modernen, multifaktoriellen Erklärungsmodellen, die zur Entstehung einer Schizoidie angeführt werden: Auf der Seite des Kindes liegt vermutlich primär eine erhöhte Sensibilität und Begabung vor, die sich in Wechselwirkung mit einer chaotischen, widersprüchlichen und oft auch abwesenden mütterlichen Fürsorge gepaart mit väterlicher Vernachlässigung, nicht entfalten kann. In vielen Fällen liegt zumindest bei einem Elternteil eine psychische Störung vor, mit der Folge, dass dieser Elternteil sein Kind nicht verstehen bzw. auf seine Bedürfnisse nicht eingehen kann. Wenn das Kind dann die ersten Versuche unternimmt, mit seiner Umgebung in Kontakt zu kommen und sich emotional in der Beziehung zu äußern, werden solche Versuche entweder gar nicht beantwortet oder es wird überaus stark und abweisend auf diese Versuche der Kontaktaufnahme reagiert. Auf diese Weise erfährt das Kind nicht Freude und Selbstbestätigung als Folge der unternommenen, emotionalen Kontaktaufnahme, sondern Unverständnis und Angst. Das sensible, begabte, reizbare Kind kann somit nicht affektiv an seine elterlichen Bezugspersonen «andocken» und verkriecht sich daher in einem Schneckenhaus aus perfekter oberflächlicher Anpassung an die Außenwelt, gepaart mit affektiver Selbstgenügsamkeit. Somit braucht dieses Kind tatsächlich zum tagtäglichen Überleben keine Bindungen zu seinen Eltern und später im Leben auch zu sonst niemandem einzugehen.

## Das Phänomen des «Entliebens»

Ich erlebe es immer wieder, dass Patienten mir schildern, wie sie sich innerhalb von Tagen (oder auch Stunden) «entliebt» haben: Sie empfinden plötzlich keine Liebe oder auch kein Verliebtsein mehr gegenüber einer Person, für die sie zuvor intensive, positive Gefühle verspürt hatten. Sie befanden sich zunächst typischerweise in der Dynamik einer sich mehr und mehr vertiefenden Beziehung zu einem anderen Menschen und dann, plötzlich, oft über Nacht, ist dieses Gefühl nicht mehr da. Die andere Person ist nun im besten Fall nur noch eine nahestehende Person, oder aber – und dies geschieht eher noch häufiger – sie ist von heute auf morgen zu einem belanglosen, bedeutungslosen *Nobody* mutiert. Mit diesem Wandel einhergehend hat sich der von intensiven Gefühlen und Vitalität strotzende emotionale Apparat der so empfindenden Person innerhalb kürzester Zeit in eine gefühlsamputierte, psychische Attrappe verwandelt. Diese Menschen schildern diese Transformation als etwas, was irgendwie «über sie gekommen ist»; sie können sich das meist selbst nicht erklären.

Ich vermute in diesen Fällen, dass eine tiefe Bindungsangst vorliegt, oder vielmehr eine Angst, die Kontrolle über das eigene Leben zu verlieren, sollte tatsächlich eine tiefe Bindung und damit auch Verletzlichkeit und Abhängigkeit zu einem anderen Menschen entstehen. Aber in den meisten Fällen erklären mir die Patienten in beschönigender Verkennung ihrer tiefen Angst, dass sie selbst nicht wüssten, was da mit ihnen geschah.

Und natürlich kenne ich auch viele Menschen, die es erlebt haben, wie eine Person, die ihnen zuvor zärtlich und authentisch zugewandt war, sich plötzlich komplett abwendet und sie behandelt, als wäre Mann oder Frau ein völlig fremdes Wesen.

Ein solcher Vorgang hinterlässt tiefe Wunden.

Dies ist für mich ein rätselhaftes Phänomen. Was passiert da auf psychischer, körperlicher und neurochemischer Ebene? Die Wissenschaft ist bisher noch nicht in der Lage, eine solche plötzliche Abspaltung des Gefühlslebens sichtbar zu machen oder zu erklären. Ich vermute, dass es sich beim «Entlieben» um eine Art von Dissoziation handelt, die sich nicht in einem Kontext von traumatisch-unangenehmer Überlastung einstellt, sondern im Gegenteil innerhalb einer verlockend angenehmen Dynamik. Auch angenehme Erfahrungen können überfordernd sein.

Bei der Entstehung einer erotischen und emotional vertieften Bindung besteht tatsächlich die Gefahr, dass Mann/Frau sich zu sehr an die Verlockungen dieser Erfahrung gewöhnt und diesen dann letztlich erliegt. Denn einer Verlockung zu erliegen bedeutet auch, eine Auflockerung des zumeist rigiden, zementierten Selbstbildes in Kauf zu nehmen.

Die Liebe ist die größte Kraft, die alles schafft … und jeden Bann bricht. Daher ist die Hingabe an die Liebe, aber auch an die erotische Ekstase eine tatsächliche Bedrohung für jeden Menschen, der sein festgefügtes Selbstbild, seine Identität benötigt, um sein Leben zu meistern. Sollte dieser Damm der Selbstbeherrschung brechen, so ist nichts mehr, wie es war, für eine gewisse Zeit weiß dieser Mensch dann nicht mehr, wer er oder sie wirklich ist. Wenn dieser Damm bricht, stürzt ein bekanntes, vertrautes, verdientes Selbst- und Weltbild ein, und ein neuer, ebenso stabiler Halt wie der, den wir uns in Jahren und Jahrzehnten mühsam aufgebaut haben, ist vorerst nicht in Sicht. Der süßen Verlockung der Liebe und der Erotik zu erliegen, birgt also eine gefährliche Sprengkraft, die weder gestandene Männer noch kampferprobte Frauen verschont.

Die Biologie «will» im Allgemeinen, dass sich Männer zu Frauen hingezogen fühlen (und umgekehrt). In patriarchalisch geprägten Gesellschaften stellt diese Anziehungskraft der Frauen auf die Männer den männlichen Dominanzanspruch auf den Kopf. Der Mann, der alles steuert und kontrolliert, erfährt sich plötzlich als staunender, bittstellender Knabe angesichts einer Frau, die er als begehrenswert, aber ihm nicht zwangsläufig offen zugewandt erlebt. Aus diesem Grunde werden Frauen in den meisten Kulturen, d.h. in allen patriarchalischen Kulturen, wegen ihrer Schönheit und «Verführungskraft» gescholten, wenn nicht gar verflucht, versteckt, verfolgt und gesteinigt. Dies ist ein klarer Fall von Projektion, die eigene Schwäche des begehrenden Mannes wird auf das Objekt der Begierde, die Frau, projiziert: Diese trägt die Schuld für den Zustand der tiefen Verwirrung und Verunsicherung beim Mann. Ja, es kann tatsächlich passieren, dass ein Mann sich «Hals über Kopf» in eine Frau verliebt und dann bereit ist, sein hart erkämpftes Lebenswerk über den Haufen zu werfen, um diese Liebe zu leben. Und auch einer Frau kann so etwas geschehen.

Macht er oder sie sich damit nicht lächerlich?

Ja und nein. Wie die Antwort auch ausfallen mag, im Vorgang der Anziehung zu einem anderen Menschen liegt immer auch eine disruptive Kraft, welche dick einbetonierte Gewissheiten und Machtansprüche torpedieren kann. Deswegen sind «etablierte» Frauen (oder Männer) oft auch die erbittertsten Gegner/innen von nicht-etablierten, meist jüngeren Frauen (oder Männern), die durch ihre Anziehung auf ihre Partner das über lange Zeit aufgebaute und zementierte Gleichgewicht einer sozial etablierten Beziehung zu sprengen vermögen.

Es passiert sicherlich häufig, dass ein Mensch im Rahmen einer sich vertiefenden Liebesbeziehung bemerkt, dass er oder sie aus der Komfortzone zu fallen droht und sich hierdurch überfordert sieht. In diesem Sinne ist der Vorgang des «Entliebens» und des emotionalen Abschottens als ein (mal)adaptiver Reflex anzusehen, um das altbekannte, psychische Gleichgewicht aufrechtzuerhalten.

Meiner Meinung nach liegt hier ebenfalls eine dissoziative Abspaltung vor: Das Alltagsprinzip (ANP) bemerkt, dass das gesamte psychische System dabei ist, «Kopf und Kragen» zu riskieren, sollte der emotionale Anteil (EP) die Oberhand behalten und den Organismus weiter in eine vertiefte Beziehung zu einem anderen Menschen führen, in der unwägbare Gefahren lauern.

Wie im Kapitel V erläutert, ist Dissoziation als eine Aufspaltung der Persönlichkeit aufgrund der Überforderung der Integrationskapazitäten zu verstehen. Die Aufspaltung der Persönlichkeit ermöglicht der Person, innerhalb der Überforderungssituation zu überleben. Es handelt sich um eine Anpassung, die fragmentarisch, unvollständig und somit maladaptiv ist und die – wenn sie unverändert beibehalten wird – längerfristig zu einer tiefen Beschädigung der Person führt.

Dissoziation kann also nicht nur im Rahmen einer aversiv-traumatischen Überforderungssituation auftreten, sondern genauso in einer appetitiv-angenehmen. In beiden Fällen ist die eintretende Dissoziation die Notbremse, die vom psychischen Apparat gezogen wird, um ein Entgleisen des gesamten Zuges noch in letzter Minute zu verhindern. Die dissoziative Abspaltung in einem appetitiv-angenehmen Kontext ist bisher nicht wissenschaftlich beschrieben, aber im Grunde hat jeder Mensch sie wohl in seinem Umfeld im Laufe seines Lebens mal erfahren, oder zumindest von einem solchen Vorgang des «plötzlichen Gefühlsabbruchs» schon einmal gehört.

## Das Phänomen des «Ghostens»

Ein ähnliches soziales Phänomen, das in Richtung des hier geschilderten Mechanismus der dissoziativen Spaltung im Rahmen von sich anbahnender freundschaftlicher oder intimer Beziehungen geht, ist das sogenannte *ghosting*: Es kommt plötzlich und unerwartet zu einem Beziehungs- und Kontaktabbruch seitens eines der Beteiligten in einer sich anbahnenden, freundschaftlichen Beziehung.

Dieser Vorgang der Gefühlsabspaltung im freundschaftlichen Kontext hat sicherlich von außen betrachtet nicht dieselbe Dramatik, wie sie bei der Dissoziation in einem traumatischen Kontext zu beobachten ist. Die Schäden, die sich bei den Beteiligten einstellen, sind allerdings ebenfalls immens. Der «ghostende» Beteiligte geht in die Vermeidung von unangenehmen Gefühlen, wie sie bei der authentischen Klärung einer solchen Beziehung oder auch beim Kontrollverlust innerhalb einer Beziehung auftreten. Dabei besteht das Risiko, dass er oder sie dauerhaft von seiner oder ihrer Gefühlswelt abgeschnitten ist. Wie der traumatisch dissoziierte, so wird auch der appetitiv-überforderte und schließlich dissoziierte Mensch auf diese Weise zum Zombie.

Der «geghostete» Beteiligte durchlebt in vielen Fällen ein schweres Verlusttrauma, welches vorbestehende ähnliche traumatische Erfahrungen schmerzhaft wiederaufflackern lässt und häufig zu einer tiefen und oft dauerhaften Verunsicherung bezüglich der eigenen Fähigkeit, in Beziehungen Vertrauen und Hingabe zu entwickeln, führt.

Was würde passieren, wenn wir nicht immer wieder die Notbremse ziehen, weil wir plötzlich panische Angst bekommen, dass der Zug unserer Psyche entgleisen könnte?

Loslassen und Hingabe sind vielen von uns heutzutage unvorstellbar schwer geworden. Denn wenn wir einmal nicht die Notbremse der Dissoziation ziehen, dann rast der Zug in der Tat in unbekannte Landschaften, und unvorstellbare, unbedachte Dinge werden wahr. Aber dann sind wir nicht mehr der Lokführer, der seine Runden auf dem immer gleichen Schienenparcours dreht, sondern wir sitzen staunend und bang in unserem körperlichen Vehikel, das uns mit Urgewalt auf einer Reise in das Unbekannte durch Zeit und Raum mit sich reißt. Auf Gedeih oder Verderb.

## Der Vampir

Der Vampir stellt unangefochten die Herrscherkaste auf dem Schiff der Menschheit dar. Dieser Typus konnte in den letzten 12‘000 Jahren der zivilisatorischen Geschichte seine Anpassung an die sozialen Verhältnisse immer weiter optimieren und sich dadurch stetig innerhalb der menschlichen Gemeinschaften ausbreiten. Das gesamte ökonomische und edukative System, das nunmehr in einer globalisierten Welt den Erdball umspannt, ist auf maximale Passung mit dem Wesen und den Bedürfnissen des Vampirs ausgerichtet.

Der Vampir kennzeichnet sich durch folgende Merkmale:

- Er ist ein untoter Mensch, bzw. ein von den Toten wiedererwecktes Wesen.
- Er ist in der Nacht aktiv und meidet das Licht der Sonne.

- Er ernährt sich ausschließlich von menschlichem (manchmal auch ersatzweise von tierischem) Blut.

- Der Vampir ist unsterblich (solange er immer mal wieder eine frische Blutmahlzeit zu sich nehmen kann).

- Er besitzt außergewöhnliche Kräfte und Eigenschaften; so vermag er sich von schweren Verletzungen schnell komplett zu erholen.

- Er ist körperlich attraktiv und sexuell sehr aktiv; er ist ein Meister darin, andere Menschen zu verführen, mit ihnen Sex zu haben und sie anschließend durch den Vampirbiss auszusaugen und zu töten.

- Er kann in einem Spiegel sein Spiegelbild nicht erkennen (oder aber stirbt, wenn er sein von Lichtstrahlen erleuchtetes Antlitz durch sein Spiegelbild betrachtet).

- Menschen, die von Vampiren gebissen werden, sterben bzw. werden selbst zu Vampiren; manche Gebissene verwandeln sich aber auch in Zombies oder Werwölfe, die dem Vampir dann meist zu dienen haben.

Das Hauptmerkmal des Vampirs ist, dass er nur dann leben, und hierbei aber auch die Unsterblichkeit erreichen kann, wenn er andere Menschen oder Lebewesen ausbeutet und regelrecht aussaugt und ausschlachtet.

Der Vampir kann in der Interaktion mit Menschen (und Lebewesen im Allgemeinen) nur Gewinner sein, die anderen somit nur Verlierer. Es gibt für den Vampir kein «*win-win*» auf Augenhöhe; er oder sie braucht das Gefühl der Überlegenheit. Und ständig ist er bemüht, die eigene Überlegenheit wie auch die – aus seiner Sicht – Unterlegenheit des Gegenübers zu bekräftigen. Solange der Vampir diese Sicht auf sich selbst und die Welt aufrechterhalten kann, solange sich also sein Selbstbild dadurch speist, dass er den anderen überlegen ist – solange fühlt der Vampir sich pudelwohl. Was aber ist der Beweis, was dient als objektiver Hinweis auf die eigene Überlegenheit?

Dies sind die vielen mess- und zählbaren Attribute von Macht und Ansehen (zugleich aber auch von Unterwerfung und Minderwertigkeit, wenn diese fehlen), die in unserer zivilisatorischen Kultur über Jahrtausende entwickelt worden sind, um Bedeutsamkeit, Wertigkeit und Wichtigkeit in zunehmend abstrakten Symbolen zu codieren.

Diese Symbole können auf einem Kontinuum beschrieben werden, das von «wenig bis hin zu viel» oder auch von «wenig exklusiv bis hin zu sehr exklusiv» in den folgenden Kategorien zu finden sind:

- Geld, Gold und Schmuck;
- Titel, die für gesellschaftliche Macht und Ansehen stehen, in politischen, wirtschaftlichen, akademischen, militärischen und administrativ-beruflichen Positionen;
- Mittel der Fortbewegung;
- Kleidung und sonstige Symbole der Zugehörigkeit zu sozialen Gruppierungen;
- Gesundheit, «Schönheit» und athletisches Aussehen;
- bestimmte Formen der Freizeitgestaltung (inklusive des Frönens von kulinarischen Raffinessen);
- sonstige Attribute der sozialen Beliebtheit wie z.B. die Anzahl der Freunde oder «Follower» oder «Likes» in den sozialen Medien.

Eine riesige Industrie von Werbe- und Marketingunternehmen ist mit nichts anderem beschäftigt, als die Wertigkeit, oder genauer gesagt die Überlegenheit der Menschen zu codieren, die sich mit diesen Attributen der sozialen Anerkennung schmücken können. Das wichtigste Kriterium, das hierbei Abstufung und Abgrenzung, kurz «Distinktion», erlaubt, ist das der Exklusivität. Es ist in erster Linie der Grad der Exklusivität, der darüber entscheidet, ob ein Gegenstand, eine Tätigkeit oder jedwede Form eines sozialen Attributs als hoch- bzw. niederwertig angesehen wird.

Dieser Umstand erklärt die Absurdität, dass eine große Zahl von Menschen bereit ist, sich Autos zu kaufen, von denen allgemein bekannt ist (dies ist der Beitrag der Werbung), dass sie eine ungeheure Menge Geld kosten, sagen wir mal 150‘000 Euro, obwohl sie bereits für den Bruchteil dieser Geldmenge, sagen wir mal 30‘000 Euro, ein Auto kaufen könnten, das sie ebenso gut und sicher von einem Ort zum anderen bringt.

Exklusive soziale Attribute sind per Definition nur für wenige Menschen erreichbar. Diese schwere Erreichbarkeit, diese Exklusivität (von der Wortbedeutung her «Ausgrenzung») hat zum Ziel, die Abspaltung von Menschen innerhalb des gesellschaftlichen Kollektivs zu untermauern und zu vertiefen.

Die Werbewirtschaft befeuert in erster Linie das tiefe Bedürfnis des Vampires, sich in der Wahrnehmung von Wertigkeit im sozialen Gefüge orientieren und positionieren zu können.

In der jetzigen Zeit ist das Lebensniveau vieler Menschen auch mit bescheidenem Einkommen jenseits dessen, was vor 150 Jahren nur für die reichsten und mächtigsten Menschen erreichbar war. Dennoch fühlen wir uns mit diesem «bescheidenen» Niveau des Wohlstands keineswegs als vom Schicksal begünstigt. Vielmehr sind wir vom Gift des Sich-vergleichen-Müssens durchtränkt, was dazu führt, dass wir frustriert sind und nicht glücklich werden können mit den Möglichkeiten des Erlebens, die wir tatsächlich haben.

Der Vampir schielt ständig auf seine Umgebung; sein Beobachtungsradar filtert die Beobachtungen über seine Mitmenschen nach nur einem Kriterium und nur einer Frage:

- Das Kriterium der vergleichenden Wertigkeit:
  *«Dieser Mensch scheint bessergestellt oder schlechtergestellt zu sein als ich»*;

- Die damit einhergehende fundamentale Fragestellung lautet:
  *«Wie kann ich diesen Menschen nutzen, um mich besserstellen zu können?»*

Für den Vampir ist die Reaktion auf die Bewertung seiner Wertigkeit im Vergleich zu seinen Mitmenschen die Hauptkraft, die seine emotionale Befindlichkeit antreibt: Wenn er zu der Überzeugung kommt, dass er überlegen ist, so fühlt er sich gut, seine Sicht auf sich und die Welt ist in harmonischer Ordnung.

Wenn er aber feststellen muss, dass er womöglich schlechtergestellt ist, so kommt er sehr schnell in einen schweren emotionalen Notstand. Er erlebt sich als von Neid, Selbstzweifel, Selbstkritik und Minderwertigkeit zerfressen. Die Welt ist ungerecht, er ist Opfer einer kolossalen Ungerechtigkeit. Der Vampir, der feststellen muss, dass andere Menschen schöner, stärker, verführerischer sind und sich somit mehr Blut zuführen können als er, fühlt sich hundeelend!

Wohlstand, Konsum und Macht befriedigen den Vampir nur dann, wenn sie eine besondere Auszeichnung bedeuten, die nur wenigen, augenscheinlich besonderen Vertretern der Menschheit vergönnt sind. Je exklusiver ein Attribut sozialer Anerkennung, desto besser. Somit werden Attribute, die allen Menschen der Gemeinschaft gleichermaßen zur Verfügung stehen, verachtet: Sie bedeuten keinerlei Gewinn für das Streben des Vampirs.

Dieser Sachverhalt wurde von Christopher Boyce und Kollegen in einer eindrücklichen Studie erfasst (164): Es ist für einen Arbeitnehmer nicht befriedigend, 800‘000 Euro im Jahr zu verdienen, wenn er weiß, dass seine Kollegen den gleichen Betrag verdienen. Falls er erfahren sollte, dass sein Kollege sogar eine Million verdient, wäre er vielmehr tief unglücklich. Für den vampirisch geprägten Menschen unserer Zeit ist es viel befriedigender zu wissen, dass er besser dasteht als seine Mitmenschen. Aus diesem Grund würde er eine Gehaltsverteilung vorziehen, bei der er 100‘000 Euro verdient, seine Kollegen aber nur 80‘000 Euro. Der Vergleich mit anderen und die daraus erfolgende Abgrenzung und Überlegenheit ist wichtiger als der Wohlstand in absoluten Zahlen. Das Prinzip des bewertenden Vergleichs und des kompetitiv-kämpferischen Umgangs mit seinen Mitmenschen ist der rote Faden, der sich durch das Leben des Vampirs zieht. Neid und Gier sind die hässlichen Fratzen dieser Dynamik.

Dieses ständige Sich-vergleichen-Müssen bedeutet aber auch, dass die anderen wichtig und notwendig sind, damit dieser Vergleich und dieser Abgrenzungskampf auch immer wieder neu geführt werden kann. Der Vampir ist also nicht nur materiell, sondern mehr noch psychisch abhängig von denen, auf die er verächtlich herabschaut und die er auszutricksen und auszubeuten sucht.

## Ein Meister der Verführung und der Manipulation

Hierdurch erklärt sich die fundamentale Frage, die sich der Vampir tagtäglich bei der Betrachtung seines Beziehungsgeflechts stellt: Wie kann ich die Menschen um mich herum nutzen, um mich besserzustellen bzw. um meine bisher erreichte Überlegenheit gut sichtbar zu untermauern?

Das ist der entscheidende Unterschied zwischen den Vampiren einerseits und den Zombies und Werwölfen andererseits: Während der Zombie die Menschen fürchtet und meidet (bzw. sie angreift, damit sie genauso werden wie er selbst) und der Werwolf die Menschen hasst und sich an ihnen rächen will (und sein Blutrausch erst dann gestillt ist, wenn möglichst alle Hassobjekte tot sind), braucht der Vampir Menschen, die ihn umgeben. Wenn er diese Menschen töten würde, so würde er sich seiner eigenen Existenzgrundlage berauben. Der Vampir braucht jeden Tag frisches menschliches Blut, um zu leben – seine theoretische Unsterblichkeit ist abhängig von der steten Zufuhr dieses Lebenselixiers.

Er manipuliert, fesselt diese Menschen an sich und saugt sie aus – aber im Grunde braucht er sie in immer größerer Zahl und vor allem lebend. Denn nur die Lebendigkeit dieser Menschen kann ihn mit dem Blut ihrer Leidenschaften, wie sie in Ängsten, Begeisterung, Bindung und Liebe zu finden sind, versorgen. Diese Leidenschaften weiß der Vampir geschickt zu steuern und auszunutzen. Hier liegt seine bravouröse und virtuose Kunst: Die Verführung von Menschen, gepaart mit dem kalten Ausagieren von Macht, durch die die anderen in Lebensverhältnisse gezwungen werden, in denen sie ihm ihre Lebensenergie zur Verfügung stellen.

Das Symbol der sexuellen Verführung, in welcher der Vampir brilliert, ist Ausdruck dafür, dass er meistens sehr begabt ist, die Menschen, die er auszunutzen sucht, in ihren tiefen Gefühlslagen, Sehnsüchten und Bedürfnissen (z.B. nach Bindung) anzusprechen und anzuregen (165). In dieser Verführung in Bezug auf ein tiefes emotionales Erleben – wie es ja typisch ist für den sexuellen Akt – gaukelt also der *«Vamp»* den Menschen eine Illusion von größter Attraktivität vor und zieht sie in seinen oder ihren Bann. Viele Vampire sind ausgesprochen anziehende Menschen mit vielfältigen sozialen Kompetenzen bis hin zum prophetischen Charisma, mit denen es ihnen immer wieder gelingt, andere zu begeistern und vor ihren Karren zu spannen.

Vampire sind Meister der Manipulation und Täuschung (166). Die Täuschung hat zum Ziel, sich selbst und anderen das Bild des erfolgreichen und strahlenden Siegers vorzugaukeln. Um diese Illusion zu schaffen, kommen Manipulationen aller Art zum Einsatz. Primär versucht es der Vampir zumeist mit der Verführung, d.h. er sendet Signale der Freundlichkeit, Schönheit, Beliebtheit, Stärke, Großzügigkeit und der sexuellen Attraktivität aus. Falls er hiermit nicht zum Ziel kommt, oder wenn er merkt, dass sein Opfer auf diese Attrappen der Verführung nicht mehr anspricht, so zögert der Vampir nicht, manipulative und offensichtliche Gewalt anzuwenden. Auch diese Gewaltausübung in Form von Drohung, Einschüchterung, Verleumdung, Ausgrenzung bis hin zu finanzieller Bestrafung (Kündigung, gerichtliche Anklage, etc.) oder körperlicher Züchtigung, dient der Funktion, das trügerische Selbstbild des Vampirs als überlegener, strahlender Sieger aufrechtzuerhalten.

## Gnadenlose Verführung

Es gibt einen Weltkonzern, der die Mischung aus Verführung und Einschüchterung meisterhaft beherrscht. «*Relentless*», zu Deutsch ‹gnadenlos›, heißt der verdeckte Slogan dieses Konzerns. Diese Firma betrat vor einigen Jahren die Bühne des Handels und der öffentlichen Wahrnehmung mit Angeboten, die so verlockend sind, dass ihnen ein Verbraucher kaum widerstehen kann.

Tiefe Preise, eine enorme und sich stets erweiternde Auswahl an Produkten, effiziente und transparente Zustellung der Waren bis zur Haustür und vor allem traumhafte Rückgabe-, Erstattungs- und Garantiebedingungen. Die Marktstrategie dieses Konzerns ist es bis heute, eine derart hohe Kundenzufriedenheit herzustellen, dass der Kunde durch diese maximal mögliche Bequemlichkeit maximal an diesen Konzern gebunden wird.

Um diese Bequemlichkeit zu bewerkstelligen, war dieser Konzern bereit, über viele Jahre Millionen von Dollar und Euro in großzügig bemessene Erstattungsvorgänge zu investieren und hierbei auch ganz offen in Kauf zu nehmen, von manchen Kunden betrogen zu werden. Kunden konnten Waren aus nichtigen Gründen zurückschicken oder gar fiktive Mängel reklamieren und sie bekamen trotzdem ihr Geld zurück. Eine solche großzügig bemessene Erstattungspraxis ist einem traditionellen Handelsbetrieb, der nicht millionenschwere Rücklagen für eine derartige Verführungskampagne bereitstellt, nicht möglich.

Eine solche Erstattungspraxis, die den Kunden von jeglicher Verantwortlichkeit befreit, scheint eher eine Art von Bestechung zu sein. Das ist die disruptive Strategie dieses Konzerns: Die Verantwortlichkeit des Kunden, der sich im konventionellen Modell des Handels auch an gewisse Spielregeln zu halten hat (z.B. das Rückgabe- und Erstattungsrecht nicht durch fiktive, betrügerische Handlungen zu missbrauchen), wurde in dieser Strategie systematisch ausgeklammert. Was zunächst kontraintuitiv erscheint – und dementsprechend in der Anlauffinanzierung zunächst sehr teuer war –, erwies sich in der Folge als ein Hebel, der es erlaubte, Konkurrenten auf dem Markt, die nicht in der Lage oder willens waren, in dieser Bestechungs- und Verführungsstrategie gleichzuziehen, gnadenlos auszuschalten. Ungezählte Händler und Konkurrenten wurden also mit der Zeit in dieses System eingefügt, einbetoniert und letztlich ihres kommerziellen Know-hows beraubt: Einerseits wurde ihnen das «*join the club*» mit verführerischer Leichtigkeit ermöglicht, andererseits wurde ihnen die Autonomie ihrer kommerziellen Gepflogenheiten innerhalb kürzester Zeit ausgetrieben und ihr Geschäftsmodell – soweit erfolgreich – übernommen.

Die disruptive Kraft dieses Konzerns, den Sie natürlich kennen und in meiner Beschreibung erkannt haben, ist ungebrochen. In der COVID-Krise, die ungezählte, konventionelle Mitspieler im Karussell des Handels in die Knie zwang, erlangte er Umsatz- und Gewinnsteigerungen, die in diesem Zusammenhang nur noch als obszön zu bezeichnen sind.

Ein weiterer Konzern hat sich ebenfalls ein disruptives Motto auf seine Fahnen geschrieben: *«Hack the system»* bzw. *«move fast and brake things»*. Auch dieses Unternehmen ist ein Meister der Verführung. Es ermöglicht und perfektioniert die Trunkenheit des einfachen, durchschnittlichen, banalen Erdenmenschen am süßen Gift der Selbstdarstellung und an der Illusion von sozialer Akzeptanz und Beliebtheit. Auf diese Weise werden Milliarden von Menschen in den Sog einer illusionären Verkennung gezogen (167): Bestätigung und Verbundenheit scheinen zwar direkt erfassbar und messbar zu sein, aber sie sind zugleich ausgelagert in eine Sphäre, die in keinem organischen Bezug zum menschlichen Wesen steht, das ein Bedürfnis hat, Bestätigung und Verbundenheit körperlich zu erfahren. Diese Auslagerung gaukelt somit dem Dürstenden verführerisch eine Quelle frischen Wassers vor, doch den tiefen organischen Durst des Menschen kann diese Illusion nicht wirklich stillen. Wir Menschen brauchen direkte Berührung, Haut an Haut, und personifizierte Anteilnahme, die manchmal auch schmerzhaft reibt. Aber in Ermangelung der Möglichkeiten, diese organischen Formen von Bestätigung und Verbundenheit in unserer Zivilisation zu erfahren, brechen immer mehr Menschen auf, in einer stets größer werdenden Karawane von Wüstenreisenden, einsam und nur noch von sich selbst berauscht, einer Fata Morgana hinterherzueilen. Es ist die Fata Morgana des selbstverliebten Selbstbetrugs.

Und schließlich möchte ich noch einen dritten Konzern erwähnen. Dieser hat das folgende Motto: *«Don't be evil.»* Was ist hiervon zu halten?

Auch dieser Konzern versucht mit allen Mitteln, sich unabdingbar zu machen. Ohne die Hilfestellungen, die er bereitstellt, ist das Leben für uns nicht mehr vorstellbar. Er will dir helfen, dadurch, dass er weiß, wo du bist und wie du dich fortbewegst, was dich interessiert, was du magst, brauchst und kaufst. Er will dir helfen, deine unmittelbare Zukunft einfacher und effizienter zu gestalten, da er weiß, was für dich «am besten» ist.

Dieser Konzern will uns also in eine bessere Zukunft begleiten. *«Don't be evil.»*

Allen drei Unternehmen ist gemein, dass sie visionär und mit geballter technologischer und intellektueller Kraft die Menschheit in eine bessere Zukunft führen wollen. Ich lese mit innerer Ergriffenheit die Erklärungen zur philanthropischen Firmenphilosophie dieser (und anderer) Konzerne. Wie schön, dass sich da eine Geld-Intellekt-Technik-Elite um das Wohlergehen der Menschheit sorgt!

Allein, mein Herz spürt keine Wärme. Faktisch hat sich mein Leben in den letzten zwanzig Jahren nicht vereinfacht; die Erfüllung meiner menschlichen Bedürfnisse im Rahmen des gesellschaftlichen Gefüges erfordert einen stets höheren Aufwand an Anstrengung, Koordination und Unterordnung an die sozial etablierten Gepflogenheiten.

Hier ist sie also, die manipulative Verführung: Sie wird offenbar in der augenscheinlichen Diskrepanz zwischen den menschenfreundlichen Verlautbarungen und der tatsächlichen kalten und ermüdenden Realität, die sich entwickelt, wenn wir diesen Versprechungen folgen.

Die amerikanische Kultur ist eine zutiefst verführerische: Was mit Zuckerbrause, fettig-salzigen Fritten und Burgern sowie mit bunten, knalligen Bildern im 20. Jahrhundert seinen Anfang nahm, wird nun im 21. Jahrhundert durch die web-basierten Konzerne auf neue, unvorstellbare Höhen und Tiefen vorangetrieben.

Die Grundformel lautet von jeher: «*Komm' und tanze mit mir den goldenen Reigen. Und bist du nicht willig, so brauch' ich Gewalt!*»

## Geld und Macht als gesellschaftliche Vektoren des vampirischen Herrschaftsanspruches

Von Geld und Macht allein wird der Vampir nicht wirklich satt: Was er tatsächlich braucht und wofür Geld und Macht Symbole sind, ist die maximale Anhäufung sozialer Akzeptanz. Wäre diese in unserer Zivilisation nicht so eng an die Symbole von Geld und Macht gebunden, so würde sich der Vampir in keiner Weise dafür interessieren.

Geld und Macht zwingt uns in den Gehorsam: Wir müssen unsere Lebenszeiten und -energie dafür aufbringen, um Geld zu verdienen und uns den Machtverhältnissen anzupassen.

Geld ist synonym geworden mit unserem Leben schlechthin. «*Und wie verdienst du dein Geld?*», fragen wir uns ständig gegenseitig, um uns ein Bild von unserem Gesprächspartner zu machen.

Ebenso ist die Anpassung an die bestehenden Machtverhältnisse in unserer Zivilisation überlebenswichtig. Wie oft schweigen wir, schlucken unseren Frust und unsere Wut herunter angesichts von Machtmissbrauch und Manipulation von sozialen

Dynamiken, mit denen wir fast täglich im Großen wie im Kleinen konfrontiert sind. Wir unterdrücken unser instinktives Aufbegehren, da wir fürchten müssen, bestraft und ausgegrenzt zu werden, wenn wir den Status quo infrage stellen.

Wir richten also unser Leben auf das Verdienen von Geld aus und auf die Anpassung an soziale Machtstrukturen. Was uns als absolut selbstverständlich erscheint, ist – mit etwas Distanz betrachtet – alles andere als das. Andere, alternative Formen des Zusammenlebens und des Wirtschaftens sind durchaus möglich. *Homo sapiens* hat mehrere Hunderttausend Jahre in anderen Formen des sozialen Zusammenhalts gelebt. In der präneolithischen Zeit war Beliebtheit und Erfolg eines Menschen von Eigenschaften abhängig, die im Zusammenhang mit den gegebenen Umständen am ehesten das Überleben als Individuum und als Kollektiv ermöglichten. Mal war der risikofreudige *sensation seeker* als Jäger beliebter und erfolgreicher, mal war es der vorsichtige, zurückgezogene Tüftler, der eine Lösung fand, wie ein See mithilfe eines Floßes überquert werden konnte.

Geld war jene bahnbrechende Erfindung, die es ermöglichte, die an verschiedenen Zeiten und Orten verfügbaren handwerklichen, intellektuellen und zuletzt auch materiellen Ressourcen auf einheitliche und generalisierbare Weise allgemein verfügbar zu machen.

Geld wurde somit zu einem universellen Tauschobjekt für menschliche Anstrengung. Kurz, und dies ist natürlich ein Gemeinplatz: Geld bedeutet Arbeit. Geld ist ein Ausdruck für die Lebenszeit und die Anstrengung, die von Menschen tagtäglich eingebracht wird, um die eigene Existenz zu sichern.

Ähnlich verhält es sich mit Macht. Sie ist definiert als eine gesellschaftliche Dynamik, innerhalb derer eine Gruppierung von Menschen sich den Vorgaben anderer Menschen unterordnet und sich in ihrer Lebensgestaltung nach diesen Vorgaben maßgeblich orientiert. Auch bei der Macht handelt es sich um eine «Erfindung» im Rahmen der zivilisatorischen Evolution, die es zum Ziel hat, das Zusammenleben von vielen Menschen dadurch zu vereinfachen, dass ihre Verhaltensweisen möglichst kompatibel sind mit der vorherrschenden gesellschaftlichen Doktrin. Die Grundannahme, durch die die Entwicklung und die Durchsetzung von Machtdynamiken seit jeher und bis heute gerechtfertigt werden, besteht darin, dass die Stabilität und damit die Sicherheit des sozialen Gefüges am höchsten ist, wenn die bestehenden Verhältnisse aufrechterhalten werden. Durch diese Unterordnung und Anpassung können alle Beteiligten den größtmöglichen Nutzen aus diesem Arrangement ziehen. Gerade das Hobbes'sche Postulat, dass Menschen rohe und instinktgetriebene Wesen sind, die stets kurz davorstehen, sich gegenseitig zu massakrieren, wurde immer wieder bemüht, um die Notwendigkeit zu begründen, Machtdynamiken aufzubauen und oft unter Anwendung brutaler Gewalt durchzusetzen.

Entsprechend dieser Sichtweise, «*homo homini lupus*[80]», kann und muss von jedem Individuum erwartet werden, dass es seine persönliche Autonomie einschränkt und sich dem größeren Ganzen unterordnet. Dies ist die Idee des Hobbes'schen Gesellschaftsvertrags, der bis heute die Grundlage bildet, auf der sich in den meisten Ländern der Welt der Anspruch des Staates auf die Gestaltung der Lebensverhältnisse (in Form von Gesetzen) sowie auf die Ausübung von Gewalt (durch die Exekutive des Staates) begründet. In diesem Narrativ ist der Mensch gefährlich; ein Zusammenleben ohne die Deckelung, Regulierung und – wenn «nötig» gewaltsame – Lenkung durch den Staat wäre ein fortwährender Albtraum. Der einzelne Mensch, der seine Gewaltbefähigung in einer solchen aggressionsaufgeladenen Anarchie dringend brauchen würde, um sein Leben und seine Habe zu schützen, ist also «gerne» (!) bereit, seine Gewaltbefähigung aufzugeben und dem Staat zu übertragen. Der Staat besitzt fortan das Gewaltmonopol und das erlaubt ihm letztlich, die Autonomie und damit auch die Lebenswirklichkeit eines jeden Menschen, der ihm unterworfen ist, bis ins kleinste Detail zu bestimmen (was derzeit allerdings erst in China weitestgehend umgesetzt wird). Im Kapitel X werde ich versuchen, die Entgleisung des politischen Machtanspruchs, wie er vor allem durch die Ausgestaltung des Bildungs- und Wirtschaftswesens folgenreich zum Ausdruck kommt, aus psychotraumatologischer Sichtweise eingehender zu beleuchten.

An dieser Stelle ist es mir wichtig hervorzuheben, dass Machtausübung natürlich eine Form von Übernahme ist, bei der sich die Lebens- und Bewusstseinsausrichtung des beherrschten Menschen nach den Vorgaben des machtausübenden Menschen orientiert.

Durch die Erfindung des Geldes wurde die Lebenszeit, Lebenskraft und die individuelle Kompetenz des Menschen in den Dienst einer artifiziellen und wesensfremden Logik des Güteraustausches gestellt. Durch die Erfindung der Macht wurde dem beherrschten Menschen die Ausgestaltung des inneren Erlebens und Fühlens im Sinne einer Entmündigung durch artverwandte aber doch fremde Inhalte des Denkens, Fühlens und der allgemeinen Motivation dauerhaft entzogen.

Wir schaffen und schwitzen für Geld. Und denken, fühlen und streben im Sinne der vorherrschenden Machtdynamik.

Geld und Macht sind die Weisungen und Befehle, sind Zuckerbrot und Peitsche, mit denen wir das Schiff der Menschheit derzeit durch seichte Gewässer navigieren. Die Vampire haben das Schiff gekapert: Unser Schiff ist aufgebracht; es ist zwar fahrtüchtig von seiner Technik her, doch mangelt es seiner Besatzung an dem Vertrauen in die eigene Kompetenz und am Handlungsspielraum, um selbstständig auf Entdeckungsreise

80 Der Mensch ist dem anderen Menschen ein Wolf

zu gehen. Und so dümpeln wir in Küstennähe und werden von vampirischen Statthaltern in die immer gleichen Bahnen gelenkt. Der hierbei gehaltene Kurs heißt: Sicherheit. Aber egal für wen und wie dieser Kurs in Richtung Sicherheit eingehalten wird, sie bleibt letztlich eine Illusion. Umso absurder ist die Hartnäckigkeit, mit der wir diesen Kurs beständig halten und uns dadurch das Fortkommen zu neuen Horizonten versperren.

Wir passen uns fortwährend an unsere soziale Umgebung an, weil davon unser Überleben abhängt. Die moralische Wertigkeit, das persönliche, physiologische Wohlbefinden oder das Vorliegen oder Fehlen von Fairness innerhalb dieses Anpassungsprozesses ist letztlich irrelevant für das Bestehen dieses Systems.

## Die vampirische Doktrin entspricht einem äußerst erfolgreichen gesellschaftlichen Virus

Dies ist eine zentrale Aussage von Harari: Ideen, Memes, Narrative haben eine eigene Dynamik des Überlebens und der Verbreitung innerhalb des individuellen menschlichen Denkens und Fühlens bzw. innerhalb der zivilisatorischen Kultur: Innerhalb dieser Entitäten kann diese Form von Information gelesen werden, sie kann Gestalt annehmen und sich über zeitliche und geografische Dimensionen weiterverbreiten.

Ideen, Memes und Narrative sind also zivilisatorische Viren, die verschiedene Zellen und Organismen sowie auch Makroorganismen (wie die Gesamtheit einer Population) befallen können. Der Virus inokuliert seine Information in den Wirtsorganismus und zwingt diesen in der Folge, sein weiteres Leben entsprechend der übertragenen Information und Ausrichtung zu verbringen. Dem biologischen Virus – genauso wie den zivilisatorischen Viren – ist es hierbei egal, wie «gerecht» sein Anliegen ist, oder wie gut oder schlecht es dem befallenen Organismus damit geht. Entscheidend ist nur die dauerhafte Reproduktion. Ist der Virus zu aggressiv, d.h. fordert er zu viele der Lebensressourcen des befallenen Wirtsorganismus für sich, so führt dies zum Tod des Wirtsorganismus. Der Virus überlebt dann nur, wenn er vor dem Tod des Wirtsorganismus auf einen neuen Wirt überspringen kann.

Die virale Information, d.h. die Programmvorgabe, die vom Wirt übernommen und ausgeführt werden soll, darf also nicht zu überfordernd sein. Der Virus hat am meisten Überlebenschancen, wenn der Wirt sich an ihn erfolgreich anpassen kann, somit in den meisten Fällen überlebt und den Virus immer wieder weitergeben kann. Aus evolutionärer Sicht ist die Virusinfektion weder «gut» noch «schlecht».

Sie passiert einfach. In jeder als gesund geltenden Zelle, in jedem Organismus der Fauna und Flora stecken unzählige virale Informationsfragmente, die zudem zur Funktionalität des betroffenen Organismus im ökologischen Verbund entscheidend beitragen.

Wir passen uns an diese viralen Vorgaben immer wieder an, Stück für Stück. Jeder Schritt der Anpassung ist nur eine relativ kleine, bewältigbare Herausforderung, die die meisten von uns leisten können. Würde man jedoch einen Menschen aus der präneolithischen Zeit in unsere Kultur katapultieren (oder einen Menschen aus den wenigen «unberührten» Kulturen, die es heute noch im Amazonasgebiet oder in Ozeanien gibt), so wäre dieser Anpassungssprung derart groß, dass er kaum zu bewältigen wäre. Ein solcher Mensch wäre in unserer Zivilisation nicht selbstständig lebensfähig.

In der Fauna ist der Mensch der unbestrittene Meister der Anpassung. In dieser Fähigkeit liegt Segen und Fluch zugleich. Wir passen uns immer neu und zumeist erfolgreich an Lebensumstände an, die mit etwas Abstand betrachtet den wirklichen Bedürfnissen und Begabungen unserer Spezies nicht entsprechen.

Anpassung erfordert in jedem Fall eine Anstrengung. Wer sich anpasst, tut dies aus der Notwendigkeit, auf Druck und Bedrohung zu reagieren. Aus phänomenologischer Sicht ist die Anpassung dann am erfolgreichsten, wenn diese Reibung und dieser Druck vom Individuum nicht mehr wahrgenommen werden. Dieser «Erfolg» ist erreicht, wenn sich die anpassende Entität mit den Vorgaben des machtmissbrauchenden, übergriffigen Narrativs identifiziert. Es gibt nun keinerlei Widerstände oder Reibereien mehr, die das Bild der Harmonie stören.

## Vampire besitzen Anteile am Leben anderer Menschen

Aber das ist noch nicht alles: Wie wir im Kapitel II gesehen haben, geht es dem Täter nicht nur um einen geölt-harmonischen Lauf der Maschinerie, in der er und das Opfer sich befinden. Nein, das eigentliche Ziel, der wirkliche Triumph des Täters liegt vor, wenn das Opfer aus eigenem, innerem, intrinsischem Antrieb sich die Ideenwelt des Täters in sein Herz einbrennen lässt und auf seine Fahnen schreibt.

Nicht Gehorsam und Kontrolle sind das Ziel des Täters; nein, es ist viel mehr, es ist schlichtweg das Maximum dessen, was ein Mensch überhaupt geben kann: Es ist die Liebe.

Im Rahmen einer missbräuchlichen Beziehung geht es dem Täter darum, sein Opfer dazu zu bringen, dass es ihn liebt. Der unterworfene, versklavte Mensch, der den Verursacher dieser Schändung liebt und ihm für diese Misshandlung dankt, gibt ihm alles, was ein Mensch einem anderen geben kann. Diese Unterwerfung beinhaltet die Lebenszeit, die Lebenskraft, die spezifischen Kompetenzen, und es umfasst das gesamte Streben, das wir in positiven und negativen Empfindungen, aber auch in unserem Denken ausdrücken. All dies ist fortan dem beherrschenden Täter gewidmet. In unserer Gesellschaft ist derjenige, der eine Beziehung zu anderen Menschen durch den Missbrauch seiner momentanen Überlegenheit, durch Verführung oder Drohung, oder durch eine Mischung von allen diesen manipulativen Dynamiken einseitig und dauerhaft zu seinem Vorteil gestaltet, ein Mensch, der hohes Ansehen genießt. Dieser Täter gehört zur herrschenden Kaste der Vampire.

Der Vampir erlebt sich selbst als lebendig in der Erweiterung seines Lebens durch das der ihm unterworfenen Menschen. Durch die Ausübung und Gestaltung von finanzieller Abhängigkeit und Macht wird eine Art von «Leben durch Prokuration» erreicht: Der Vampir lebt nicht nur sein eigenes menschliches Leben, sondern er hat auch Anteile an den Leben vieler anderer Menschen, die nach seinen Vorgaben leben müssen.

*«Ich bezahle dich dafür, dass du für mich arbeitest»* ist eine typische – absurde – Aussage, die täglich millionenfach geäußert wird und diesen Anspruch des «Lebens per Prokuration» zum Ausdruck bringt. Die andere Version dieses Satzes lautet: *«Du bist mir untergeordnet, also musst du dich nach meinen Vorgaben richten.»*

In diesen Sätzen spricht der Vampir, der sich von finanziell abhängigen oder im Machtgefüge untergeordneten Menschen ernährt.

Arbeitsleistung ist quantifizierbar; die Grundwährung ist die Lebenszeit. Geld pro Zeit ist der entscheidende Multiplikator, mit dem die Lebenszeit, die für alle Menschen im Grunde gleich bemessen ist, in eine vampirische Logik der Abgrenzung zu bringen ist. Geld ist *per se* dafür gemacht, die Wertigkeit menschlichen Lebens zu erfassen; somit wird das Leben eines Menschen in ein beliebiges Tauschgut umgewandelt. Ganz so wie es auch mit dem Leben eines Tieres geschieht.

Ähnlich verhält es sich mit der Unterordnung gegenüber einem Machtanspruch: Das Verhalten und die Ansichten eines Menschen können erfasst, gemessen, beurteilt und entsprechend als mehr oder weniger «konform» bewertet werden. Diese Quantifizierung von Unterwerfung erlaubt es der Vampirkaste, die «nötigen Korrekturen» vorzunehmen, damit der geölte Umlauf der Maschinerie nicht gefährdet wird.

Die beiden oben genannten Sätze versinnbildlichen demnach die Ansprüche – tagtäglich milliardenfach ausgesprochen und konkret umgesetzt –, mit denen die Lebensenergie und die Unterwerfung vieler Menschen messbar, quantifizierbar und bewertbarer gemacht werden. Diese Quantifizierung ist die Vorbedingung dafür, dass das Lebenselixier der Vampiropfer extrahiert und den Vampiren zugeführt werden kann.

Der Vampir benötigt diese ständige Extraktion von Lebensenergie. Somit ist er im Grunde eine zutiefst abhängige, süchtige Person. Ohne die tagtägliche Versorgung mit dem Blut, der Lebenskraft der ihm unterworfenen Menschen, würde er sehr schnell in einen leidvollen Zustand des Siechtums verfallen («Sucht» leitet sich von «siechen/Siechtum» ab).

## Der Vampir: Ein traumatisierter, opiatabhängiger Suchtkranker

Jaak Panksepp hat diese Sucht genau erfasst: Es ist die Sucht nach sozialer Anerkennung, die sich bei manchen Menschen ausbildet, die in den frühkindlichen Phasen ihrer Entwicklung bei der Erfahrung von menschlicher Nähe und bei der Ausgestaltung von Bindungskompetenz ein tiefgreifendes Beziehungsdefizit erlitten haben. Soziale Anerkennung ist ein Ersatz, ein Substitut für menschliche Bindung. Die Wahrnehmung von sozialer Anerkennung ist ein opiatvermitteltes, neurobiologisches Phänomen. In der «Gehirn-Opiat-Hypothese der sozialen Bindung» postuliert Panksepp, dass das Erlangen und das Erleben von Verbindung zu anderen die Grund- und Hauptbedingung für das menschliche Wohlbefinden ist. Soziale Bindung beginnt im Leben zunächst im engen Kontakt – hierbei gerade auch taktil-physisch – zwischen der Mutter und dem Säugling. *«Ich bin gehalten, genährt und geliebt – egal wie schwach und hilflos ich bin»*, dies ist in etwa das phänomenologische Erleben des Säuglings (wenn er/sie in der Lage wäre, dies in Worten auszudrücken). Im Laufe des Lebens wandelt sich die Ausprägung dieser sozialen Bindung: Andere Menschen werden wichtiger als die Eltern, Freundschaften und Beziehungen entwickeln sich; die physische Berührung verlagert sich hierbei stark in den sexuell geprägten, zwischenmenschlichen Bereich.

Und schließlich verlagert sich das Bindungserleben zunehmend in die abstrakten Bereiche der sozialen Prägung: Ein Lob, eine Auszeichnung, ein klatschendes Publikum, ein dicker Jahresbonus, ein exklusives Auto oder die Zugehörigkeit zu einer «außergewöhnlichen» sozialen Gruppierung – alle diese Vorgänge werden neurophysiologisch in etwa so erlebt wie eine zärtliche, fürsorgliche Berührung. Diese Sucht nach sozialer Anerkennung entspricht also dem kompensatorisch erhöhten, in vielen Fällen allerdings unstillbaren Hunger nach liebevoller Berührung.

Es ist mir wichtig, nochmals daran zu erinnern, dass immer, wenn es um körperliche Berührung, zwischenmenschliche Verbundenheit oder soziale Anerkennung oder auch um fehlende oder misshandelnde Ausprägungen derselben geht, die Wahrnehmung des Geschehens über die Freisetzung (bzw. den Mangel) von endogenen Opiaten im Körper geschieht. Man kann daher auch sagen: Die Freisetzung (bzw. die mangelnde Freisetzung) von endogenen Opiaten im Gehirn «codiert» das Vorliegen oder Fehlen des Gefühls, geliebt zu werden und vertrauen zu können.

Aufgrund einer traumatischen Beschädigung ist der Vampir nicht in der Lage, sich selbst mit endogenen Opiaten zu versorgen, d.h. einen liebevollen Umgang mit sich selbst zu hegen und sich selbst mit Mitgefühl und Bestätigung zu versorgen. Er braucht tagtäglich die Zufuhr von Bestätigung von außen, doch verzichtet er darauf, diese Bestätigung in Form von authentischer Verbundenheit und körperlicher Nähe zu erfahren. Denn innige, freundschaftliche Verbundenheit birgt auch immer die Gefahr, dass durch einen Freund ein Spiegel vorgehalten wird und damit verstörend-schmerzhafte Ansichten zutage treten könnten.

Vampire sind süchtig nach Bindung, Berührung und Bestätigung. Dies sind opiatvermittelte Phänomene. Vampire sind somit also Opiatsüchtige. Nur ist diese Sucht von außen nicht erkennbar. Zur Suchtbefriedigung benutzen sie Substitute von Bindung, Berührung und Bestätigung: Durch Unterwerfung und Gehorsam und im Idealfall durch manipulatorisch ergaunerte Liebe zwingen sie ihre Mitmenschen dazu, ihnen ihre Lebensenergie zu widmen.

Obwohl der Vampir opiatabhängig ist, ist seine bevorzugte psychoaktive Substanz das Kokain (oder auch Amphetamine). Diese Substanzen, die auch als Psychostimulanzien bezeichnet werden, haben die Eigenschaft, das positiv-geschönte Selbstbild zu stärken und zu überhöhen. Im Kokainrausch findet er eine maximale Steigerung seiner Großartigkeit. Viele Vampire müssen daher missbräuchlich Kokain konsumieren, um dem immer wieder aufkeimenden, für sie unerträglichen Gefühl der Mittelmäßigkeit zu entfliehen.

Da sich der Vampir nicht der authentischen und mitunter kritischen Sicht auf sich selbst aussetzen will (bzw. kann), die typischerweise zu freundschaftlichen Beziehungen gehört, bevorzugt er die depersonalisierte, reingewaschene und ungefährliche Form der sozialen Bestätigung. Sein Credo lautet: *«Wasch mir den Pelz – doch mach mich nicht nass!»*

Der Vampir kennt den Mut gegenüber dem Feind. Doch viel schwieriger ist es für ihn, mutig einem Freund gegenüber zu sein.

## Blut ist die Energiequelle des Vampirs

Für den Vampir ist Blut das organische Korrelat von Zeit. Während Geld und Macht die extrahierbaren Ausdrucksformen und somit Tauschmittel und Attribute von sozialer Anerkennung darstellen, steht Blut für die körperliche Anstrengung, die zeitlebens vom Menschen geleistet wird, um diese Tauschmittel zu erwerben.

Blut ist ein menschlicher Rohstoff, der in der Medizin seit dem 19. Jahrhundert in Form von Transfusionen zu einem austauschbaren, handelbaren Gut geworden ist. Kein anderer organischer Bestandteil des menschlichen Körpers konnte derart in einer Dynamik der Wertschöpfung innerhalb der Medizin vereinnahmt werden wie das Blut. Blut wird extrahiert, zentrifugiert und in seine physiologischen Bestandteile wie Blutplasma, Erythrozytenkonzentrate, Thrombozytenkonzentrate, Antikörperseren, etc. aufgeteilt, die alle je nach den spezifischen Bedürfnissen des medizinischen Apparates weiterverwertet werden.

Unglaublich, aber wahr: Die Schweiz exportiert mehr Blutprodukte als Uhren. 2016 stellten Blutausfuhren im Wert von 18.8 Milliarden Franken 6.7% aller Verkäufe ins Ausland dar[81]. 2019 stieg die Schweiz zum weltweit bedeutsamsten Bluthändler auf[82]. Neben Gold und Uhren sind Blutprodukte seit vielen Jahren regelmäßig in den Top 3 der wichtigsten Schweizer Exportgüter zu finden. Die Blutindustrie erntet den kostbaren Saft weltweit: Der Film «Blood Business» zeigt, wie eine Schweizer Firma in den USA Blutspendezentren unterhält, in denen sozial abgehängte Menschen an die Nadel genommen werden (168). Für viele dieser Menschen ist die Blut- oder Plasmaspende der einzig verbleibende Weg, sich mit legalen Mitteln finanziell so gerade über Wasser zu halten. Die auf diese Weise aus ihren Körpern gewonnenen Pharmaka sind Lebensretter – die allerdings nur den wohlhabenden Bewohnern dieses Planeten zugänglich sind. Die Gesundheit der Spender aus dem Prekariat jedoch geht den Bach hinunter …

Die Pharmafirmen erwirtschaften mit dieser Extraktion von menschlichem Körpergewebe Milliardenumsätze und gleichzeitig exorbitant «gute» Gewinnmargen.

Gold, Blut, Uhren – die Schweiz scheint ein Spezialist für Vampirwaren- und Dienstleistungen auf höchstem Niveau zu sein: Da die Schweiz ja keine Goldminen besitzt, ist es wahrscheinlich, dass das von der Schweiz zunächst importierte, eingeschmolzene und dann exportierte Gold zum Reinwaschen schmutzigen Geldes benutzt wird. Blutprodukte dienen dazu, alternde Vampire am Leben zu halten, und Luxusuhren

81 www.beobachter.ch/gesundheit/medizin-krankheit/blutspenden-das-millionengeschaft-mit-unserem-blut

82 www.trademap.org

sind Symbole der sozialen Distinktion, die von Vampiren benötigt werden, um ihren Herrschaftsanspruch öffentlich zu untermauern.

Im Körper ist Blut das, was im sozialen Zusammenleben und Wirtschaften das Geld ist: Dort, wohin sich der Strom des Geldes ergießt, ist Stärkung und Wachstum möglich. Dort, wo der Zufluss des Geldes nur spärlich fließt, kommt es zum Verkümmern und Siechtum der sozialen Entitäten. Falls der Strom des Geldes versiegen sollte, drohen Untergang und Tod – genauso wie bei der Blutarmut im Körper eine anämische Lethargie oder gar eine Nekrose droht.

Der Vampir ernährt sich also vom Blut der Menschen. Blut ist ein besonderer Saft. Physiologisch gesehen ist Blut das allgegenwärtige Organ des Körpers. Alle anderen Organe schwimmen in der Nährlösung des Blutes. Alle Stoffwechsel- und Abfallprodukte werden zunächst in das Blut abgesondert, bevor sie dann über Lungen oder Nieren ausgeschieden werden. Das Blut transportiert auch Hormone und andere Botenstoffe, die Informationen und Handlungsanweisungen in jeden noch so fernen Winkel unseres Körpers tragen. Fünf bis sechs Liter Blut werden durch ca. 70 Herzschläge pro Minute durch den menschlichen Organismus gepumpt. Die rechte Herzkammer pumpt diese Blutmenge durch die Lungen, wo der Gasaustausch mit der Atmosphäre stattfindet, die linke pumpt das Blut durch den Rest des Körpers.

Blut ist ein kostbarer Saft. Jedes Körperteil, jedes Organ wetteifert darum, möglichst viel dieser kostbaren Ressource für sich zu beanspruchen. Das Organ, das die höchsten Ansprüche durchsetzen konnte, ist das Gehirn. Kein Organ des Körpers erhält so viel Blut für sich. Rund 15% des Blutes, das fortlaufend durch den Körper gepumpt wird, gelangt zum Gehirn, das mit durchschnittlich 1.5 kg nur ca. ein Fünfzigstel der Körpermasse ausmacht. Jede Minute fließen auf diese Weise etwa 600 ml durch das Gehirn; das sind fast 1'000 Liter pro Tag.

Blut ist auch einer der bedeutsamsten Farbträger in der Natur: Das Hämoglobin, der Blutfarbstoff, ist ein hochkomplexes Molekül, das dazu dient, den Sauerstoff zu binden, im Blut transportfähig zu machen und bis zu den Zellen zu tragen. Zusammen mit dem Pflanzenfarbstoff, dem grünen Chlorophyll, das entscheidend dazu beiträgt, aus Licht, Wasser und Kohlendioxid Zucker und Sauerstoff herzustellen, bildet das Hämoglobin die biochemische Grundlage für den tief verwobenen Kreislauf der Stoffwechselprozesse zwischen den tierischen und pflanzlichen Lebensformen.

Blut ist also das zentrale Symbol für die Lebenskraft im Tierreich, es ist die universelle Ressource für unser aller tierisches Leben. Solange es ungestört zirkulieren kann, ist der Organismus in der Lage, sich um seine Belange, um sein Wohlergehen zu kümmern. Wenn das Leben «rund läuft», wenn der Organismus ausgeglichen und im Besitz seiner Lebenskraft ist, so zirkuliert das Blut im Verborgenen. Wenn aber – aus welchem Grund auch immer – das Blut an der Oberfläche oder gar außerhalb des Organismus sichtbar wird oder aber sonst wie der Blutfluss im Körper behindert ist, so bedeutet dies immer, dass eine besondere Bedrohung oder Schwächung des Organismus vorliegt.

Der Vampir beansprucht diese universelle Lebensressource für sich. Tiere werden in rauen Mengen getötet; im vampirischen System ist die brutale Ausbeutung und Tötung von Tieren eine Banalität. Menschen dagegen werden zumeist am Leben gelassen. Aber die Lebenskraft der Menschen wird nicht weniger abgeschöpft und den Vampiren zur Verfügung gestellt: Ein Großteil des Blutes, das fortwährend durch die Adern und Organe der Menschen fließt, wird für die Zwecke und Zielsetzungen des Vampirs in Anspruch genommen. Das Vampiropfer wird unablässig ausgesaugt, seine Lebenskraft kommt dem Vampir zugute. Gleichzeitig schwächt dieser permanent geleistete Blutzoll die Entfaltungsfähigkeit des Vampiropfers entscheidend: Müdigkeit, Niedergeschlagenheit, Traurigkeit und Krankheit sind die Folge.

## Wer ist er also, der Vampir?

Sie werden es schon geahnt haben: Der Vampir ist der Narzisst oder die narzisstische Persönlichkeit.

Über diesen Typus bzw. über die narzisstischen Charaktereigenschaften, die sich in variablen Ausprägungen bei sehr vielen Menschen in unserer Gesellschaft finden, wird seit einigen Jahren viel in den Medien geschrieben, sodass viele Menschen hierüber schon gute Kenntnisse besitzen. Wir alle haben bereits Erfahrungen im Umgang mit narzisstischen Persönlichkeiten machen können. Und die meisten von uns, der Autor dieser Zeilen inklusive, haben selbst narzisstische Charakterzüge.

Ich bin der Auffassung, dass unsere Kultur im Kern darauf angelegt ist, die Ausprägung von Narzissmus zu fördern. Dies geschieht nicht aus Absicht oder gar nach dem Plan einer geheimen Clique von Verschwörern. Nein, die globale Epidemie des Narzissmus, das Zeitalter der Vampire, in dem wir heute leben, hat sich in den letzten 12'000 Jahren schrittweise entwickelt. Dies alles erfolgte planlos, durch eine immer neue Folge von Anpassungen an die vorgegebenen Lebensumstände und an die immer neue Verinnerlichung des die Lebensumstände begleitenden und erklärenden Narrativs.

Der Ursprung dieser Dynamik liegt im «Sündenfall», wie er im Buch Genesis der Bibel geschildert wurde. Es beschreibt unsere Vertreibung aus dem Paradies: Zunächst lebten Adam und Eva in Harmonie (und nackt) im Garten Eden. Nachdem aber Adam und Eva vom Baum der Erkenntnis gegessen hatten, wurden sie von Gott für diesen Frevel bestraft. Sie mussten das Paradies verlassen, und nicht nur das: Die Menschen mussten fortan hart arbeiten, um ihren Lebensunterhalt zu verdienen (und die Frauen wurden darauf hingewiesen, dass sie unter stärksten Schmerzen ihre Kinder gebären würden). Die Erkenntnis, für die die Menschen bestraft wurden, entspricht der grundlegenden Besonderheit des menschlichen Bewusstseins: Es ist selbstreflexiv, es beobachtet sich selbst – es ist zugleich Subjekt und Objekt des inneren Erlebens.

Nun stellt sich eine entscheidende Frage: Warum wurde dieses Phänomen zu einem bestimmten Zeitpunkt der Evolution als strafwürdig angesehen? Strafe erfolgt dort, wo die Auffassung besteht, dass jemand gegen Regeln verstoßen hat und dass dieses Vergehen geahndet und korrigiert werden muss …

## Die Furcht vor der Freiheit

Die Antwort bleibt eine große Herausforderung. In seinem Buch «Die Furcht vor der Freiheit» hat Erich Fromm versucht, eine Antwort zu geben (169): Im Prozess seiner Selbstfindung, der Individuation, bemerkt der Mensch, dass er losgelöst von der umgebenden Natur und somit frei ist. Doch diese Erkenntnis birgt auch eine tiefe Furcht, es ist die Furcht vor existenzieller Einsamkeit und Leere. Und somit bedeutet die erlangte Freiheit sowohl Bürde wie auch Segen.

*«Menschliche Existenz und Freiheit sind von Anfang an nicht zu trennen. Freiheit ist hier nicht in ihrem positiven Sinne als ‹Freiheit zu etwas›, sondern in ihrem negativen Sinne als ‹Freiheit von etwas› zu verstehen, …»* (S. 37)

Was ist nun die Antwort auf die furchterregende Bürde, sich als «frei vom Eingebettetsein in die Natur» zu erfahren? Wie reagieren wir, wenn wir bemerken, dass die Nabelschnur, die uns mit unserer Mutter verband, durchschnitten ist?

Fromm führt aus: *«Der Mensch hat – je mehr er aus seinem ursprünglichen Einssein mit seinen Mitmenschen und der Natur heraustritt und ‹Individuum› wird – keine andere Wahl, als sich entweder mit der Welt in spontaner Liebe und produktiver Arbeit zu vereinen oder aber auf irgendeine Weise dadurch Sicherheit zu finden, dass er Bindungen an die Welt eingeht, die seine Freiheit und die Integrität seines individuellen Selbst zerstören.»* (S. 28) … und weiter:

*«Die biologische Schwäche des Menschen ist die Voraussetzung der menschlichen Kultur.»* (S. 37)

Somit begibt sich der Mensch, in Ermangelung des Vertrauens in seine Kompetenz, mit seiner existenziellen Freiheit umzugehen, in ein kulturell geprägtes Gefängnis, sobald er seiner Freiheit und Sonderstellung gewahr wird.

Besonders eindrücklich ist dabei, dass der Mensch mit Selbstbestrafung auf die Bewusstwerdung seiner Sonderstellung antwortet. Es ist ja nicht Gott, der Adam und Eva straft; nein, wir sind es, die uns selbst verurteilen und kasteien. Anscheinend ist es für uns eher erträglich, in einer strafenden und verurteilenden Beziehung zu uns selbst zu stehen (da dies Halt und Orientierung gibt), anstelle *«mit Liebe und produktiver Arbeit»* uns unserer Freiheit zu erfreuen. Die im Kapitel II beschriebene dissoziative Anpassung in Form einer traumatisch-beschädigten Bindung zu uns selbst und zur Umwelt grüßt auch hier.

Ich teile allerdings nicht die Auffassung von Fromm, dass es sich bei dieser Anpassung um eine unabänderliche biologische Schwäche des Menschen handelt. In Zeiten der Versorgungssicherheit können neue Wege beschritten werden, wie wir mit der existenziellen Herausforderung unserer Freiheit umgehen. Mehr dazu in den letzten drei Kapiteln.

Die Menschheit ging allerdings zunächst den Weg der Vermeidung gegenüber der eigenen Freiheit, die als überfordernd wahrgenommen wurde. Es wird allgemein davon ausgegangen, dass die Schilderung der Verbannung aus dem Paradies eine allegorische Beschreibung dessen ist, was sich in der Menschheitsgeschichte abspielte, als die neolithische Revolution stattfand: Das Ende also des steinzeitlichen Menschheitsalters in der Zeit vor ca. 12‘000 Jahren, als in einigen Regionen des heutigen Mittleren Ostens die Menschen begannen, sesshaft zu werden und Ackerbau und Viehzucht zu betreiben.

In diesem Zusammenhang ist der Begriff «Revolution» keineswegs eine Übertreibung. Die Umwälzungen, die damals ihren Anfang nahmen, waren tiefgreifend, die angestoßenen Veränderungen haben sich bis in die heutige Zeit weiter verfestigt und beschleunigt und entfremden uns mehr und mehr von unserem ursprünglichen Wesen. Diese Entfremdung geht mittlerweile einher mit der Zerstörung unserer Lebensgrundlagen, sodass sich zunehmend die Frage stellt, ob wir noch an der weiteren Entwicklung des Lebens auf diesem Planeten teilhaben werden.

Aus psychotraumatologischer Sicht bestand der Sündenfall, der die Saat des Vampirischen säte, aus dem Verlassen des Prinzips des Vertrauens zugunsten des Konzepts der Sicherheit.

Sicherheit ist ein Ersatz für Vertrauen. Der Vorteil, der sich durch die Ausrichtung auf die Sicherheit ergibt, besteht darin, dass Sicherheit berechenbar oder planbar ist – zumindest im Ansatz. Vertrauen dagegen ist nicht messbar. Es ist auch nicht planbar oder erzwingbar – wenn es auch vielen Vampiren gelingt, ihre Opfer in ein Gefühl zu verführen, das Vertrauen ähnelt. Vertrauen ist ein Gefühl, Sicherheit ist ein Konzept[83]. Unsere strukturelle traumatische Dissoziation begann zu dem Zeitpunkt, als wir unsere mentalen Ressourcen tendenziell eher der Förderung des Konzepts von Sicherheit als der des Gefühls von Vertrauen widmeten.

Die Berücksichtigung von Sicherheitsaspekten findet sich bereits im Verhalten von Tieren. Es reicht schon, sich ein paar Tierfilme anzusehen, um festzustellen, dass sowohl Beute- als auch Raubtiere stets maximal umsichtig vorgehen. Wahrscheinlich wurde *Homo sapiens* durch seine Wanderschaften in der evolutionären Anpassung dazu gebracht, im jeweils gegebenen Rahmen möglichst vorausschauend und planerisch vorzugehen. Die Fähigkeit, sich Kleidung herzustellen und Feuer anzuzünden, brachte ihm einen enormen Sicherheitsgewinn und Überlebensvorteil, wenn es darum ging, in unbekannte, kalte Regionen vorzustoßen.

Irgendwann im Rahmen der neolithischen Revolution begann das Verhältnis zwischen Sicherheitskonzept und Vertrauensgefühl bei der Zuordnung der mentalen Ressourcen zugunsten des Sicherheitskonzepts zu kippen.

Die Folge war das, was wir Zivilisation nennen. Unsere Zivilisation ist auf die Maximierung von Sicherheit ausgelegt. Es ging primär darum, Nahrungsmittel in ausreichendem Maße herzustellen, zu lagern und zu verteilen, damit wir keinen Hunger leiden. Diese Produktion von Lebensmitteln durch Ackerbau und Viehzucht erfordert ein hohes Maß an Planung, Arbeitsteilung und Koordination. Im weiteren Verlauf der zivilisatorischen Evolution ging es dann nicht nur um die Herstellung von Lebensmitteln, sondern in stetig zunehmendem Umfang um die Bereitstellung von Soziofakten[84], mit deren Hilfe immer mehr Sicherheit und Kontrolle erlangt werden kann. Um diese Lenkung der hierzu benötigten menschlichen Arbeitskraft zu erreichen, «erfand» die Zivilisation die Macht. Die Machtausübung

83 Natürlich können wir uns in einer gegebenen Situation konkret bedroht (oder auch nicht mehr bedroht) fühlen; eine solche Bedrohung aktiviert dann das PANIC-System.

84 Jegliche (im)materielle Objekte, wie Werkzeuge, Straßen, Sprache, Musik, Normen, Religion etc. als Ausdruck unserer Zivilisation und Kultur.

ermöglicht es, eine bestmögliche Kontrolle über alle beeinflussbaren Faktoren der Nahrungsmittel- und Güterproduktion zu erzielen. Mensch, Tier, Pflanzen und auch die mineralische Welt werden – soweit dies im gegebenen technischen Kontext jeweils möglich ist – abgerichtet, in Schranken gehalten und der Wertschöpfung zugeführt. Kontrollausübung ist unabdingbar verbunden mit dem Konzept der Sicherheitsmaximierung. Kontrolle und Sicherheit sind zirkulär miteinander verbunden. Je mehr Sicherheit, desto mehr Kontrolle. Je mehr Kontrolle, desto mehr Sicherheit – wobei beide letztlich Illusionen bleiben, egal wie viel Aufmerksamkeit und Anstrengung wir ihnen widmen.

Es ist wichtig festzuhalten, dass diese Dynamik der Sicherheits- und Kontrollmaximierung, die bis heute zu einer immer stärkeren Vertiefung unserer traumatischen Dissoziation führt, nicht mit Absicht oder nach Plan eingeschlagen und bis heute aufrechterhalten wurde. Nein, diese Dynamik hat sich graduell ergeben, aus jeweils naheliegenden, einleuchtenden Beweggründen, die wir auch heute noch sehr gut nachvollziehen können.

Diese Gründe liegen im Wunsch nach der Vermeidung von unangenehmen Körperempfindungen wie Hunger, Kälte, Schmerz durch Verletzung, etc. Sobald wir eine Möglichkeit sahen, diese unangenehmen Empfindungen, und letztlich den Schmerz innerhalb unserer Existenz zu verringern, so taten wir das, was unter den gegebenen Umständen möglich war, um diesen Schmerz aus unserem Erlebnisraum zu verbannen. Wie in den Kapiteln III und VIII erklärt, zeichnet sich die Tierwelt dadurch aus, dass sie einen Algorithmus in sich trägt, der in jeder Lebenslage das Ziel hat, unangenehme Lebenszustände «auf Distanz» zu halten und sich den Zuständen anzunähern, in denen die Grundbedürfnisse (körperliche Integrität, Fortpflanzung, Verbindung zur Gemeinschaft) befriedigt werden.

Bis heute funktioniert Mensch und Tier nach diesem Grundprinzip tierischen Lebens. Und so versucht die Spezies Mensch bis heute, unangenehme Empfindungen und Zustände unter Kontrolle zu bekommen und wenn möglich zu beseitigen.

Die enormen technischen und zivilisatorischen Errungenschaften in den Bereichen der Nahrungsmittelversorgung, des Gesundheits- und Verkehrswesens, der Informationsverarbeitung wie auch des Rechtssystems und der Politik dienen letztlich allein diesem einen Ziel: Vermeidung von Schmerz durch maximale Kontrolle von möglichst vielen damit verbundenen Aspekten des Lebens.

In vielen Bereichen des Lebens sind diese Techniken zur Schmerzvermeidung extrem weit verbreitet und effizient. Die Tragik dieser immer neuen Aufrüstung des zivilisatorischen und technischen Arsenals gegenüber dem Schmerz liegt allerdings in der Tatsache, dass genau durch diese Aufrüstung und die immer hartnäckigere und massenhafte Anwendung dieser Techniken der Schmerz nur noch vergrößert und vertieft wird. Denn je mehr der Schmerz durch diese Mittel in die Verdrängung verbannt wird, desto ungestümer drängt er sich in intrusiver Form in das Erleben der Gegenwart.

Dadurch aber, dass wir versuchen, den Schmerz, der zum Leben dazugehört wie Luft und Nahrung, zu vermeiden und auszugrenzen, schaffen wir etwas, was noch viel durchdringender ist: Es ist das Leiden. Aus spiritueller Sicht ist Leiden definiert als Schmerz, der multipliziert ist durch die vielen Anstrengungen, die tagtäglich erbracht werden müssen, um den gefürchteten Schmerz in einer illusionären Kontrolle zu bannen.

Wenn es uns gelänge, unseren Schmerz anzunehmen, als einen unveräußerlichen Teil von uns, dann bräuchten wir nicht zu leiden.

Immer mehr Maßnahmen der Kontrolle werden somit notwendig, um dieses einschießende, intrusive Vorpreschen des Schmerzes in Schach zu halten. Vermeidung und Intrusion sind die miteinander verwobenen Manifestationen der strukturellen traumatischen Dissoziation, die sich auf Ebene des Individuums und der Gesellschaft ausgebreitet haben.

Der Narzisst bzw. Vampir bekämpft seine eigene existenzielle Verzweiflung und Unsicherheit mit immer neuen «Beweisen» für seine Stärke, Sicherheit und Überlegenheit gegenüber den Launen der Natur. Mit Symbolen von Wertschätzung versuchen wir unsere Unruhe und Verzweiflung zu beschwichtigen, wenn wir feststellen müssen, dass wir die wesentlichen Entwicklungen in unserem Leben nicht im Griff haben.

Netflix, Flugreisen, Städtehopping und exklusive Wellnessaufenthalte lenken von der inneren Leere ab, die uns regelmäßig befällt, wenn wir auch nur kurz innehalten. Doch dieser Aufwand, den wir betreiben, wird immer größer und kostspieliger, sodass sich auf längere Sicht nur noch ein kleiner Teil von uns diesen Anspruch auf die planetaren Ressourcen wird leisten können. Diese Menschen werden sich als *Homines dei*, als Gottmenschen, vom Rest der Menschheit abkoppeln. Dieser Prozess findet jetzt bereits statt.

## Unsterblichkeit: Die ultimative Vermeidung von Erkenntnis

Der *Homo deus*, der Vampir in herausragender Stellung, strebt nach ungezügelter Vitalität und letztlich nach Unsterblichkeit, da für ihn die Gebrechlichkeit des Alters und die Finalität des Todes eine inakzeptable Demütigung darstellt. Aus diesem Grund ist die Bekämpfung des körperlichen Alterungsprozesses und zuletzt die Überwindung des Todes die ultimative Herausforderung für den Vampir.

Es erstaunt daher nicht, dass es die Speerspitze der Vampirkaste darauf abgesehen hat, sich unsterblich zu machen. Entsprechend gibt es in Amerika, und gerade in Kalifornien, wo sich eine Verdichtung an vampirischer Energie gepaart mit bahnbrechender Kreativität und Finanzkraft findet, viele Akteure, die offen darum werben, mit der Überwindung der menschlichen Sterblichkeit den nächsten Quantensprung in Richtung Vollendung der biologischen und zivilisatorischen Evolution des Menschen anzustreben. Die bekanntesten Exponate dieser Vampirkaste sind die Bioforscher Aubrey de Grey oder David Sinclair, die den körperlichen Alterungsprozess als eine Krankheit betrachten, die es zu überwinden gilt. Viele Superreiche des Silikon Valley, allen voran Elon Musk oder Peter Thiel, Sergey Brin und Larry Page und natürlich auch Jeff Bezos, besitzen millionenschwere Beteiligungen an verschiedenen Projekten, die sich den Sieg über das Altern auf die Fahnen geschrieben haben.

Im Jahre 2013 entdeckte ein Genforscher an der Universität von Kalifornien, Steve Horvath, die sogenannte «biologische Uhr» des Menschen (170)[85]. Bei der Untersuchung von Genveränderungen an Chromosomen der menschlichen Zellkerne stellte er fest, dass gewisse Moleküle (genauer gesagt Methylgruppen), die an die Chromosomen gekoppelt sind, sich in Hinsicht auf ihre Anzahl und Konfiguration im Laufe des Lebens verändern. Man geht davon aus, dass sie eine Art Schutzfunktion haben, um die Erbinformation vor Schädigung und Verfall zu bewahren. Im Laufe des Lebens nehmen diese Moleküle allmählich ab: Je mehr Methylgruppen an den Chromosomen vorliegen, desto gesünder und biologisch jünger ist die Person. Wenn man also die Chromosomen untersucht und die Anzahl der angehefteten Methlygruppen laborchemisch ermittelt, lässt sich das biologische Alter einer Person recht genau und zuverlässig bestimmen.

Seit der Entdeckung dieser sogenannten Horvath-Uhr sprießen vielerorts Labore und Start-ups aus dem Boden, die versuchen, durch primär pharmakologische Verfahren diese Methylgruppenkonfiguration am menschlichen Genom zu beeinflussen. Auf diese Weise könnten die Zeiger zurückgedreht und weitere Jahre gewonnen werden, in denen den vampirischen Leidenschaften gehuldigt werden kann.

---

[85] Natürlich ist Horvaths Ansatz nicht der einzige wichtige und relevante im Bereich der Alterungsforschung; andere biologische Uhren, wie zum Beispiel die «Telomeruhr», wurden von anderen Forschergruppen beschrieben.

Aus vampirischer Sicht ist vor allem ein technisches Verfahren zur Verjüngung des Körpers und somit zur Lebensverlängerung erwähnenswert, das in den letzten Jahren intensiv erforscht, diskutiert und zum Teil bereits beim Menschen angewendet wurde. Es handelt sich um die Transfusion von Blut junger Spender, das dem Körper gealterter Menschen zugeführt wird. Im Tierversuch bei Nagetieren konnten verjüngende Effekte auf den Organismus festgestellt werden, sodass es naheliegend ist, solche Transfusionen auch am Menschen anzuwenden (171). Verschiedene Start-ups haben in den letzten Jahren versucht, sich mit solchen Verfahren – oder vielmehr solchen Versprechungen – an die alternde, wohlhabende Vampirkaste zu wenden und viel Geld damit zu verdienen. Allerdings halten viele Forscher solche Verfahren bisher für noch nicht ausreichend wissenschaftlich fundiert und abgesichert. Es ist wahrscheinlich, dass Nebenwirkungen solcher Therapien nicht zu vernachlässigen sind. Die Jungbluttransfusionen, die Firmen wie *Ambrosia* in Amerika anboten, mit Preisen von 8'000 Dollar pro Liter Plasma, wurden jedenfalls 2019 durch die FDA verboten (172).

Dennoch ist davon auszugehen, dass die Vampirkaste weiterhin keine Mittel und Wege scheuen wird, das eigene Überleben zu verlängern und zu verbessern, um durch diese Maßnahmen möglichst lange die Gelegenheit zu haben, die eigene Überlegenheit unter Beweis zu stellen. Und es kann auch keinen Zweifel daran geben, dass die Vampirkaste, die *Homines dei*, das Leben der untergeordneten *Homines sapientes* rücksichtlos ausbeuten wird, in Form von systematischer Benachteiligung in den ökonomischen Verhältnissen, durch machtideologische Beherrschung bis hin zur Organ- und Bluternte, die bereits jetzt an Menschen, die sich in ausweglosen Notlagen befinden, praktiziert wird. Somit wird *Homo sapiens* früher oder später zum tierischen Rohstofflager degradiert. Zwischen dem Schwein, das wir beschimpfen und ausschlachten, und dem «gemeinen» *Homo sapiens*, auf den wir herablassend-verächtlich herabsehen, existiert nur ein gradueller Unterschied. Diese spaltende Abgrenzung, Herabwürdigung und Diffamierung ermöglicht die Ausnutzung – je nach Bedarf und Opportunität – bis hin zur Ausschlachtung des Großteiles der Menschheit. Dieser Vorgang der Extraktion menschlichen Lebens ist bereits in vollem Gange.

## Werwolf, Zombie und Vampir befinden sich in einer spirituellen Sackgasse

Alle in diesem Kapitel beschriebenen traumatischen Archetypen unternehmen gemeinsam ihre Reise auf unserem kollektiven Schiff. Darüber hinaus gibt es auch viele weitere Mitreisende, die andere Problematiken und Missionen in sich tragen und zum Ausdruck bringen. Und natürlich gibt es auch viele Mitfahrende, die mehr oder weniger frei sind von dieser tiefen Verzerrung und Lähmung der menschlichen Natur.

Die Menschen, die sich erfolgreich von ihrer traumatischen Zerrissenheit lösen konnten, sind immun gegenüber den Machenschaften der Werwölfe, Zombies und Vampire: Sie beißen nicht an beim Angelhaken der Verführung und knicken auch nicht ein gegenüber der Androhung von Gewalt und Schmerz. Ja, es kann sein, dass sie verfrüht und gewaltsam sterben, aber der Tod ist für sie keine Strafe und auch kein Misserfolg, sondern lediglich ein Schritt in eine andere Stufe der existenziellen Erfahrung. Diese Menschen sind frei. Diese Menschen sind im Frieden.

Was mich traurig stimmt, sind die großen Hürden und die wenigen Möglichkeiten, diese zu überwinden, mit denen die vielen Menschen, die sich auf dem Weg zur Heilung befinden, durch das Leben gehen. Es sind diejenigen, die sich dessen bewusst sind, was da mit ihnen geschieht, die aber noch nicht Freiheit und inneren Frieden gefunden haben. Diese Menschen merken, dass ihr leidgeprägter Zustand nicht gottgewollt ist, der sich immer wieder neu verselbstständigt, und dass es vielmehr an ihnen ist, ihr Schicksal selbst zu gestalten. Sie sehnen sich nach Transformation, sind auf der Suche nach Gleichgesinnten und spirituellen Begleitern. Gleichzeitig werden sie immer wieder hineingezogen in den Sog der Verführung und Drohung. Es ist extrem schwierig, sich diesem manipulativen Cocktail dauerhaft zu entziehen. Denn der Druck, der auf diese Menschen vonseiten der Vampire, Zombies und Werwölfe ausgeübt wird, ist immens und scheint sich in letzter Zeit (d.h. seit ca. 12‘000 Jahren) deutlich zu erhöhen.

Hoffnungslosigkeit breitet sich in diesen Menschen aus, da sie angesichts der schieren Masse (mittlerweile fast 8 Milliarden) an traumatisierten Menschen, die sie um sich her beobachten, den Eindruck haben, dass es keinen Ausweg geben kann. Dies liegt daran, dass die tiefe Dynamik dieser Archetypen eine aggressiv-expansive ist: Es geht ihnen darum, die im Umfeld erreichbaren Menschen zur Zielfläche der eigenen Wut zu machen (Werwölfe), in den Sumpf ihrer Gefühlsleere hineinzuziehen (Zombies) oder aber vor den eigenen Karren zu spannen und soweit es irgendwie geht für ihre Ziele auszuschlachten (Vampire).

Was aber ist an diesen Archetypen «neu» im Vergleich zum gefolterten, sterbenden Mann am Kreuz?

Es gibt bei diesen Archetypen keinen durch die Katharsis des Todes bereinigten hoffnungsvollen Neuanfang. Die Werwölfe zerfleischen sich und andere in einer Orgie der Destruktivität, bei der es kein Morgen gibt. Die Zombies zerren an den Gesunden und ziehen sie mit sich in den Morast eines Sumpfes, aus dem kein blühendes Leben mehr sprießen wird. Am radikalsten betreiben aber die Vampire die endgültige Auflösung des nun nicht mehr ewigen Kreislaufs von Geburt und Tod: Sie heben dieses bisher geltende Grundprinzip von Vergänglichkeit und Neubeginn des Lebens aus den Angeln, indem sie – ganz einfach und naheliegend – die Unsterblichkeit für sich beanspruchen.

Doch damit nährt die Vampirkaste in erster Linie ihren eigenen Fluch: Die immer neue, hartnäckige, ausgeklügelte Vermeidung der eigenen schmerzlichen Verletzlichkeit wird nicht verhindern können, dass diese immer wieder traumatisch-intrusiv in das Erleben des Vampirs einbrechen wird. Egal wie aufwendig er auch die Verdrängung seiner Verletzlichkeit verfolgt, beseitigen oder besiegen wird er sie nie. Durch das Streben nach Unsterblichkeit betreibt er somit letztlich die ultimative Vermeidung der Bewusstwerdung seines spirituellen, göttlichen Wesens. Der unsterbliche Vampir erschafft sich die apokalyptische Vision der Hölle auf Erden: Ohne Hoffnung auf Erlösung bleibt er auf ewig verhaftet in einer qualvollen Dynamik von existenzieller Angst, bohrendem Selbstzweifel, endlosem Kampf und universeller Einsamkeit.

Aus spiritueller Sicht ist es der Sinn des Lebens, das eigene Trauma zu erkennen und zu überwinden. Die Auflösung des Traumas kann nur geschehen, wenn der Mensch die Verantwortung für sein Leben und Schicksal erkannt hat und entsprechend dieser Erkenntnis darauf hinarbeitet, sowohl sein eigenes wie auch das Leben seiner Kinder und Mitmenschen so gut es geht von den Auswirkungen des Traumas zu befreien. Alle Menschen tragen mehr oder weniger schwere Traumata in sich, die ihren Ursprung entweder in der individuellen Lebensgeschichte oder aber im Kollektiv (oder beidem) haben.

Somit sind die traumatischen Archetypen in der immer neuen Wiederholung, Neuinszenierung und Verewiglichung ihres Traumas verhaftet[86]. Werwolf, Zombie und Vampir sind sich bisweilen durchaus der traumatischen Natur ihres Wesens bewusst. Viele Menschen sind in der Lage, ihre tiefen und sie prägenden Traumata zu benennen. Allein, es fehlt häufig die Bereitschaft, aus dieser Erkenntnis die wesentlichen Schlüsse zu ziehen: Egal was wir durchgemacht haben, wir sind immer auch für unser Leben verantwortlich und dürfen uns nicht hinter der Opferrolle verstecken. Wir dürfen nicht der Versuchung anheimfallen, das Wissen um unseren traumatischen Ballast dazu zu benutzen, dass wir in unserer spirituellen Entwicklung stecken bleiben. Spirituelle Stagnation bedeutet, dass wir es unterlassen, die Kraft, die in der Destruktivität unseres Traumas liegt, zu nutzen und umzuwandeln in eine Kraft der Heilung. Dies ist das uralte alchimistische Prinzip: Leid, Schmutz und Asche in Gold zu verwandeln.

[86] Die deutsche Rockband «Rammstein» inszeniert dieses tragische Verhaftetsein in einer traumatischen Opfer-/Täterrolle auf eindrückliche Weise in ihren Songs und Videos.

Diese Umwandlung kann allerdings nur dann geschehen, wenn wir es wagen zu vergehen, wenn wir einverstanden sind, dass unser Ego und das dazugehörige Narrativ stirbt. Diese Hingabe an die Übermacht der Welt, an der wir jederzeit Teilhaber sind, unabhängig davon, was mit uns geschah und wer wir sind, ist der Schlüssel zur Heilung. Werwölfe, Zombies und Vampire verweigern sich hartnäckig dieser Aufgabe und Hingabe. Sie versuchen vielmehr, den Zustand ihres Siechtums auf andere Menschen auszuweiten und möglichst unendlich hinzuziehen. Anstatt sich der Verantwortung zu stellen, die aus ihrem Trauma erwächst, und dafür zu sorgen, dass ihre – zum Teil enorme Kraft – in heilenden Prozessen für sich selbst und für andere zur Wirkung kommt, verweilen die Archetypen der Moderne in einer Dynamik der Flucht vor sich selbst: Sie fliehen vor ihrem eigenen Trauma und können daher keinen Einblick in ihre eigene göttliche Natur gewinnen. Und ja, da sie ihre gesamte Kraft dafür einsetzen, die Flucht vor sich selbst in irdischen Maßstäben voranzutreiben, werden sie wohl tatsächlich noch viele irdische Leben benötigen, um irgendwann den entscheidenden Schritt der alchemistischen Transformation gehen zu können und schließlich aus der spirituellen Sackgasse, in der sie sich befinden, herauszutreten.

# KAPITEL X

## STRUKTURELLE GEWALT IM BILDUNGSWESEN UND IN DER WIRTSCHAFT

# STRUKTURELLE GEWALT IM BILDUNGSWESEN UND IN DER WIRTSCHAFT

*Bildung ist jetzt die große Herausforderung.*
*Wenn wir nicht unsere Art und Weise zu unterrichten ändern, werden wir in 30 Jahren in großen Schwierigkeiten stecken. Die Art, wie wir lehren, die Dinge, die wir unseren Kindern beibringen, stammen aus den letzten 200 Jahren. Sie basieren auf Wissen. Wir können unseren Kindern nicht beibringen, mit Maschinen zu konkurrieren. Maschinen sind schlauer. Lehrer müssen aufhören, lediglich Wissen zu vermitteln. Kinder sollten etwas Einzigartiges lernen. Dann können die Maschinen nicht mit ihnen gleichhalten. Diese Dinge sollten wir unseren Kindern beibringen: Werte, Überzeugung (believing), unabhängiges Denken, Teamwork, Fürsorge für andere. Dies alles kann nicht durch reines Wissen erlernt werden. Stattdessen sollten Kinder dieses lernen: Sport, Musik, Malerei, Kunst. Alles was wir lernen, sollte sich von Maschinen unterscheiden. Wenn es die Maschinen besser können – sollten wir dies (diese Lerninhalte) neu überdenken!*

So treffend drückte es Jack Ma, Vorstand der *Alibaba group*, in einem viel beachteten Statement am *world economic forum* in Davos im Januar 2018 aus[87].

Das Bildungswesen, die Wirtschaft und im Verbund mit diesen die Wissenschaft und die Politik befinden sich in einem Zustand der tiefen Koabhängigkeit. Die Dynamik dieses undurchdringlich verwobenen Zusammenspiels zielt darauf ab, das erklärende Narrativ bezüglich des gegebenen Zustands immer neu zu erzählen, zu rechtfertigen und daraus die Handlungsvorgaben für die Zukunft herzuleiten. Das zurzeit vorherrschende Narrativ ist das des globalisierten, kapitalistisch-kompetitiven Kreislaufs von Menschen, Waren und Dienstleistungen. Da in den meisten Schaltstellen dieses Systems Vampire die Verantwortung tragen, kann es nicht verwundern, dass die gesamte Zivilisation tiefgreifend traumatisch dissoziiert ist. Nicht die Weltverschwörung ist es, die den Globus ausplündert – nein, es ist die traumatisch von sich selbst entfremdete Menschheit als Ganzes.

[87] https://www.youtube.com/watch?v=rHt-5-RyrJk

Ma weist hier auf die überragende Bedeutung der Orientierung des Lernens auf Werte hin – im Gegensatz zu der zumeist im Bildungswesen praktizierten Orientierung nach (Lern-)Zielen.

Werte sind zugleich intellektuell erschlossene wie auch intuitiv geprägte Konstrukte, die beschreiben, nach welcher Ausrichtung das Handeln und das Vorankommen eines Individuums oder einer sozialen Entität gestaltet werden sollte. Das Konzept des Wertes leitet sich aus dem Narrativ der Entität ab, in der es gebildet wird; es enthält sowohl eine Orientierung als auch eine Verstärkerfunktion: Wenn wir uns unseren Werten annähern, so empfinden wir das als «richtig» und angenehm. Wenn wir uns von unseren Werten entfernen, so nehmen wir dies als ein unangenehmes Problem wahr, und wir versuchen dann in der Folge unser Handeln entsprechend zu berichtigen.

Werte sollten klar von Zielen unterschieden werden. Ziele sind zweifelsfrei bestimmbar, entweder man hat das Ziel erreicht oder nicht: Ich habe diesen Studienabschluss erreicht – oder nicht. Ich habe meinen Kindern heute Abend vorgelesen – oder nicht.

Dass das Erreichen von Zielen klar erfassbar bzw. messbar ist, bringt denjenigen, die zielorientiert sind, einerseits viel Klarheit, andererseits birgt es eine tiefe Quelle von Unzufriedenheit. Denn bei jedem neuen Erreichen eines Ziels empfindet ein zielorientierter Mensch kurzzeitig Zufriedenheit und Genugtuung, aber meistens stellt sich sofort die Frage nach dem nächsten Ziel. *What's next?* Zielorientierte Menschen hangeln sich von Ziel zu Ziel. Wenn es auf dem Weg zum nächsten Ziel Blockaden oder Rückschläge gibt, oder auch nur einen momentanen Leerlauf, empfinden sie in der Regel ein höchst unangenehmes Gefühl der Leere oder Langeweile oder gar des Versagens. Viele werden dann mürrisch und reizbar und versuchen, diese Leere durch immer neuen Aktivismus oder Ablenkung (Sport, Reisen, Netflix) weniger spürbar zu machen.

Werte hingegen zeichnen sich dadurch aus, dass sie genau wie eine Himmelsrichtung nie erreichbar sind[88]. Dies ist die wesentlichste Eigenart eines Wertes: die Unerreichbarkeit! Beispiel für Werte sind der Wunsch nach Wohlstand, nach Naturnähe, nach Anerkennung, nach künstlerischer Entfaltung, nach Gemeinschaft, nach Erkenntnis, nach Macht. Bei diesen Konstrukten wird die Person oder soziale Entität nie von sich sagen können, nun zu 100% im Wert angekommen zu sein, da eine neue Ausgestaltung oder eine Erweiterung, die immer noch der Richtungsweisung des Grundwertes entspräche, vorstellbar ist. Unseren Werten nähern wir uns nur; wir erreichen sie nie ganz. Dennoch ist diese Unerreichbarkeit in der Regel kein Problem für Menschen, die versuchen, wertebewusst zu leben. Es reicht, zu wissen und zu spüren, dass unser Handeln im Großen und Ganzen auf unsere Lebenswerte ausgerichtet ist. Und natürlich ist das gelegentliche Erreichen von Zielen, die mit den Werten im Zusammenhang stehen, hilfreich, um die Progression in Richtung auf die Werte zu objektivieren.

Es gibt also zwei grundlegend verschiedene Einstellungen zur Lebensgestaltung, wenn man werte- und zielorientierte Progressionen vergleicht. Letztere ist stark der planerischen Antizipation verhaftet; auf phänomenologischer Ebene sind diese Menschen stark in der Vergangenheit und in der Zukunft verhaftet und nur wenig in der Gegenwart präsent. Die Bezugnahme zur Vergangenheit wird benötigt, um sich durch Nutzung der persönlichen Lebenserfahrung möglichst «optimal» innerhalb der gegebenen Umstände in Hinsicht auf die vermutete Zukunft zu positionieren. Hierbei wird allerdings vergessen, dass sowohl die Vergangenheit wie auch die Zukunft im Grunde nur Illusionen sind. Wie Eckhart Tolle richtig bemerkt, geschah nie etwas in der Vergangenheit und wird auch nie in der Zukunft geschehen (173, S. 33). Alles passiert in der Gegenwart. Immer.

Die werteorientierte Progression widmet sich primär der Wahrnehmung der Gegenwart. Es handelt sich um eine Haltung, bei der versucht wird, immer wieder die Vollständigkeit der gegenwärtigen Erfahrung wahrzunehmen und nur den jeweils minimalen Anteil an mentaler Aufmerksamkeit in Erinnerung, Antizipation oder Reflexion zu investieren. Der maximale verfügbare Anteil der mentalen Präsenz sollte nach Möglichkeit immer der bewertungsfreien Erfahrung des gegebenen Moments gewidmet sein. Den Herausforderungen des alltäglichen Lebens kann auf diese Weise mit Effizienz begegnet werden, wobei sich die Handlungen an den aufgestellten Werten der Person oder der sozialen Entität ausrichten.

[88] Die Kultur der Kelten war darauf ausgerichtet, immer in Richtung der untergehenden Sonne weiterzuwandern.

Die goldene Regel zur Lenkung der mentalen Präsenz lautet demnach:

«*Versuche die Dinge zu ändern, die du ändern kannst. Akzeptiere die Dinge, die du nicht ändern kannst. Und habe die Weisheit, zwischen beiden unterscheiden zu können*[89].»

Bedauerlicherweise ist das Bildungswesen in unserer globalen Zivilisation fast ausschließlich der zielorientierten Progression gewidmet. Kinder und Jugendliche werden kaum dazu angeleitet, gegenwarts- und werteorientiert ins Erwachsenenleben zu treten.

Kinder, Jugendliche und junge Erwachsene sehen sich einer nie enden wollenden Abfolge von Zielvorgaben ausgesetzt. Es geht darum, sich ein Maximum an konkreten Wissensinhalten und intellektuellen und sozialen Kompetenzen anzueignen. Natürlich gibt es zwischen den verschiedenen Schulformen und Studiengängen gewisse Abweichungen von diesem Prinzip: Es gibt auch Schulen, in denen viel Wert auf musische Fächer und auf soziale Soft Skills etc. gelegt wird.

Aber spätestens wenn es darum geht, das Abitur, ein Staatsexamen oder eine entsprechende evaluativ-selektierende Prüfung zu bestehen, sind fast alle diese Formen von Erziehung immer wieder gezwungen, auf die eine entscheidende, vampirische Maxime unserer Kultur zurückzukommen: Es ist die Maxime des Vergleichs.

Viele Kinder und Jugendliche zerbrechen an dieser Dynamik: Ihnen wird immer wieder zurückgemeldet, dass sie nicht «gut genug» sind, dass sie sich mehr anstrengen müssen, um «wie die anderen» zu sein, und dass sie kein gutes Leben haben werden, wenn ihnen diese Anpassung an die Vorgaben nicht gelingt.

## Die Grundmaxime unserer Sozialisation: Vergleiche dich mit anderen …

… und wenn du dich für «besser» oder auch «schlechter» als die anderen hältst, hast du das Recht, sie zu misshandeln.

Kinder werden geboren, kommen auf die Welt, mit staunenden Augen, mit Offenheit, Neugier, Vertrauen, Spieltrieb und mit einem tiefen Bedürfnis nach Berührung und Austausch mit anderen Menschen. Aber Kinder sind zugleich absolut wehrlos und hilfsbedürftig, sodass sie immer nur die eine Wahl haben, wenn es um die Gestaltung ihrer Lebensrealität geht: Die Anpassung an die Vorgaben der Umgebung.

89 Dies ist der Wahlspruch zahlloser spirituell ausgerichteter Therapieformen, z.B. der «Anonymen Alkoholiker».

Der innigste Wunsch eines Kindes lautet (jenseits der intrinsischen Sehnsucht danach, bedingungslos geliebt zu werden): «*Ich möchte möglichst normal sein – ich möchte so sein wie die anderen!*»

Die eine Seite der Anpassung betrifft die familiäre Umgebung, die andere ist die Anpassung an Schule und Freundeskreis. In diesen ineinander verwobenen Prozessen der Anpassung und sozialen Prägung nimmt im Laufe der Kindheit und Jugend die Maxime des Vergleichs eine immer stärkere Bedeutung an. Der spielerische Austausch, das partizipative Erkunden der Umwelt, das Staunen und Sich-Begeistern oder auch das explorative Sich-mit-den-anderen-Messen gerät mehr und mehr ins Hintertreffen. Musische Fähigkeiten oder auch das bereits geschilderte *rough and tumble play* werden immer mehr zurückgedrängt. Gerade der Bewegungsdrang von Kindern wird pathologisiert und unterdrückt, wobei auch hochwirksame psychoaktive Substanzen zum Einsatz kommen, die direkt in den Gehirnzentren wirken, die für die Codierung von sozialer Interaktion, Belohnung und Motivation zuständig sind. Millionen von Kindern werden also durch eine tiefgreifende chemische und soziale Beeinflussung zurechtgestutzt und passend gemacht. Passend für die Bedürfnisse der Wirtschaft. Das Erleben dieser Menschen und vor allem ihr Bewusstseinsraum wird durch diese Prägungen nachhaltig beschädigt:

- Die Wahrnehmung, die den Bewusstseinsraum füllt, wird wie ein Radar darauf ausgerichtet, Hinweise auf eine Bestätigung der sozialen Stellung bzw. eine Bedrohung derselben zu erfassen.

- Das Selbstwertgefühl hängt in der Folge fast ausschließlich von der Wahrnehmung des persönlichen sozialen Erfolges oder Misserfolges ab.

- Die Ausrichtung, die Motivation des Denkens und Handelns, orientiert sich maßgeblich in Hinblick auf die «Richtigkeit» und Wertigkeit eines Zustands oder einer Dynamik in Bezug auf die soziale Akzeptanz.

Kinder lernen also kaum, wie sie ihren Bewusstseinsraum anders gestalten und benutzen können, als zur Erfassung und Bewertung ihrer sozialen Wertigkeit. Die Entwicklung und Förderungen von Begabungen und Kompetenzen wird vorwiegend auf Fähigkeiten kanalisiert, die im Bereich des rational-analytischen, zielorientierten Denkens, Handelns und Fühlens liegen.

Menschen, die eine solche Prägung ihres Bewusstseins durchgemacht haben (und dies sind im Grunde alle Menschen der globalisierten Bildungs- und Wirtschaftskultur), haben dann als Erwachsene große Schwierigkeiten, den «Lärm der bewertenden Gedanken» im Kopf auch nur für ganz kurze Zeit abzustellen und sich voll und ganz der Wahrnehmung der Gegenwart zu widmen.

Eine Person, die ihr Leben nach eigener Neigung, nach Begabungen, Interessen oder auch selbst erarbeiteten Werten zu gestalten wünscht, wird in vielen Fällen – sobald diese Ausrichtung nicht in Einklang mit dem Vorgegebenen zu bringen ist – massiv ausgegrenzt und eingeschüchtert. Sätze wie *«Mit dieser Einstellung hast du keine Zukunft!»* stehen für die gesellschaftliche Sanktion, mit der in aller Regel das Ausscheren aus der Konformität geahndet wird.

Das ist eine massive Drohung, die auf nichts weniger als die Beschneidung des Rechts auf ein selbstbestimmtes Leben abzielt. Ich kenne viele Jugendliche und junge Erwachsene, viele davon hochbegabt und hochsensibel, die mit wahlweise wütendem oder lähmendem Entsetzen feststellen, wie wenig Spielraum ihnen gerade auch in materiell gut gestellten Gesellschaften gewährt wird, um ihren Weg im Leben zu finden und zu gehen. Und ich begleite auch viele Menschen im mittleren Lebensalter, die in ihrem Selbstbildnis massiv beschädigt sind (und sich als «depressiv» wahrnehmen), weil sie den Anforderungen der Gesellschaft nicht entsprechen können. Mit etwas Abstand betrachtet, sind diese «depressiven Patienten» allerdings keineswegs «anormale», kranke Menschen (wie dies dem gesellschaftlichen und auch dem individuellen Narrativ entspräche), sondern sie zeigen eine normale, absolut nachvollziehbare Reaktion des Rückzugs und der Resignation angesichts einer Umwelt, die ihnen schlichtweg keinen Platz bieten kann (und will), in dem sie sich in ihrer Eigenart entfalten könnten.

## Eine einfache Gleichung soll auf ein komplexes Leben vorbereiten

Im gegenwärtigen gesellschaftlich vorgegebenen Kontext ist folgende Gleichung Ausdruck des am besten validierten Rezepts, im Leben «die Dinge richtig» zu machen: *«Ich lerne fleißig in der Schule, ich arbeite hart, um als Belohnung für all diese Mühe einen ‹guten› Job zu haben, durch den ich soziale Anerkennung erlangen kann. Zudem kann ich hierdurch ‹gutes› Geld verdienen und mir Dinge leisten, durch die meine soziale Stellung zum Ausdruck kommt. Wenn ich viel soziale Anerkennung habe, fühle ich mich sicher und als ‹guter› Mensch bestätigt.»*

In unserem Bildungs-, Wirtschafts- und Gesellschaftssystem wird diese Gleichung immer wieder neu angewendet und bekräftigt. Wir finden in dieser Formel viele Elemente der im Kapitel IX beschriebenen Identifikation mit dem Archetypus des Kruzifixes, in dem ein verratener und gequälter Mann im Mittelpunkt steht. Wer viel Last und Mühe auf sich lädt, wer Verrat erduldet und schweres Leiden auf sich nimmt (und hierbei auch bereit ist, die Idiotie und das Leid anderer Menschen in Form eines Kreuzes auf sich zu nehmen), dem gebührt allerhöchste Anerkennung. In unserer Kultur besteht also eine latente Erotisierung des Leidens – gepaart mit einer unterschwelligen Diabolisierung der Ekstase, d.h. der Begeisterung am Leben.

Diese Grundformel:

> **Viel Mühe, viel Leid = viel Leistung und Anerkennung =**
> **ein «rechtschaffenes» gutes Leben**

ist nur eine von vielen möglichen Grundformeln, um die Ausrichtung des Lebens als Mensch zu beschreiben. Eine alternative Formel könnte lauten:

> **Viel Gemeinschaft, viel partizipative Kollaboration =**
> **viel Freude und Begeisterung = ein erfülltes Leben.**

Von einem distanzierten Standpunkt aus betrachtet, ist keine dieser Formeln richtig oder falsch. Beide beschreiben mögliche Narrative, nach denen wir unser individuelles und kollektives Leben ausrichten können. Und natürlich muss sich jede dieser möglichen Formeln auf dem Prüfstand der gegebenen Realität bewähren. Nur wenn sich eine Formel als hilfreich erweist, die Anforderungen der Realität mit Erfolg zu bewältigen, kann sie sich über Generationen reproduzieren und konsolidieren.

In den letzten Jahrhunderten wurde erstgenannte Formel immer wieder neu als «richtig» festgelegt, da sich die Verbindung «harte Arbeit – Erwerb materieller Güter – Wahrnehmung sozialer Anerkennung – persönliches Wohlbefinden» immer wieder neu zu bestätigen schien. Entsprechend tief hat sich dieser Rückschluss in das kollektive Erleben eingebrannt. Die immer neue Validierung dieses Glaubenssatzes war aber entscheidend dadurch geprägt, dass das Leben bis in die Mitte des 20. Jahrhunderts in extremem, heute kaum noch vorstellbarem Ausmaß durch die drei großen Killer bedroht war: Hunger, Krankheit – und hierbei insbesondere Infektionskrankheiten – und Krieg. Bis weit ins 20. Jahrhundert hinein starben immer wieder viele Millionen Menschen in Hungersnöten, die in den meisten Fällen durch die Launen des Wetters verursacht, in anderen Fällen Bestandteil politischen Kalküls waren. Bis zur Entdeckung des Penicillins und dem Erkennen der grundlegenden Prinzipien der

Hygiene und der Mikrobiologie starben unzählige Menschen, vom Säugling über den in seiner Lebenskraft stehenden Erwachsenen bis hin zum altersschwachen Greis, an Infektionskrankheiten, die in unseren reichen westlichen Gesellschaften nunmehr jeden Schrecken verloren haben. Heute stirbt in diesen Ländern kaum mehr ein Mensch an einem Leistenbruch, einem entzündeten Blinddarm oder an einem gebrochenen Becken. Und auch was den Blutzoll kriegerischer Auseinandersetzungen angeht, so leben wir heute (in relativen Zahlen) in wesentlich friedvolleren Zeiten als noch vor 100 oder 200 Jahren. Der amerikanische Psychologieprofessor Steven Pinker betont zu Recht in seinen Büchern und Vorträgen diesen klaren globalen Trend zu mehr objektiver Sicherheit in den Lebensverhältnissen der planetaren Bevölkerungsmehrheit (174).

## Mit der Erlangung der Versorgungssicherheit müssten sich die Spielregeln ändern

Was in den letzten 70 Jahren in unserer zunehmend globalisierten Welt feststellbar ist, ist eine deutliche Zunahme von etwas, was es in der gesamten Menschheitsgeschichte bisher nicht gegeben hat: Es ist nichts Geringeres als die Versorgungssicherheit.

Diese Tatsache ist eine Sensation, die nicht genug gewürdigt werden kann. Noch nie konnten sich so viele Menschen satt essen – auch in Regionen, die immer mal wieder von Trockenheit oder Naturkatastrophen heimgesucht werden. Noch nie konnten so viele Menschen vor dem vorzeitigen, qualvollen Dahinscheiden bewahrt werden, das auch heute noch eine wahrscheinliche Konsequenz von «banalen» Infektionskrankheiten wäre, sollte eine Behandlung durch Antibiotika ausbleiben. Und auch was die Option des Krieges angeht, so sind Politiker und Menschen im Allgemeinen viel zurückhaltender als in der Vergangenheit – wobei es eine Verzerrung der Wahrnehmung in Hinblick auf Kriege gibt, da Friedenszeiten nicht im gleichen Ausmaß dokumentiert werden wie Kriege und andere Katastrophen. Dennoch wird heute Krieg zumeist nicht mehr als die *«Fortsetzung der Politik mit anderen Mitteln»* angesehen. Die allermeisten Menschen verwehren sich entschieden gegenüber der Idee, dass ihr Leben, ihre Gesundheit und ihr Besitz durch die Machenschaften der Mächtigen aufs Spiel gesetzt werden. Diese ablehnende Haltung gegenüber der Realität des Krieges, mit seinen vielen Verlierern und seinen wenigen Gewinnern, gibt es sicherlich schon seit Menschengedenken. Aber zu allen kriegerischen Zeiten sind Menschen entweder mit blankem Zwang oder aber durch einen propagandistischen Cocktail aus Angst und Verführung manipuliert worden, um sich vor den Karren der jeweiligen Kriegstreiber spannen zu lassen.

Wir besitzen also erstmals in der Menschheitsgeschichte die Möglichkeit, aufgrund der technischen Errungenschaften eine Versorgungssicherheit für die große Mehrheit der Menschen herzustellen. Und hierfür muss auch tendenziell immer weniger menschliche Arbeit geleistet werden. In immer mehr Bereichen des Wirtschaftslebens nehmen Maschinen und Algorithmen uns die Arbeit ab. Das ist gut so – aber bekanntlich stellt diese Tatsache die menschlichen Gesellschaften vor enorme Herausforderungen. Die altbewährte Kopplung: «menschliche Arbeit = Lebensunterhalt» ist nicht mehr aufrechtzuerhalten, denn die Arbeit wird vermehrt von Maschinen verrichtet. Aus diesem Grunde müssen neue Wege der Wertschöpfung und Güterverteilung angegangen werden. Im Kapitel XIV mehr dazu.

Aufgrund der faktischen Ablösung des Menschen als dem zentralen Element, das für Nahrungsmittelproduktion und Wertschöpfung zuständig ist, müssen wir uns die Frage stellen, auf welche Herausforderungen und für welche Art von Lebensgestaltung wir unsere Kinder bestmöglich auf das Leben vorbereiten. Vor dem Hintergrund einer robotisch erreichten Versorgungssicherheit kann und müssen wir uns erstmals mit der Frage auseinandersetzen, welche menschlichen Fähigkeiten am bedeutsamsten sind, um die Besonderheit des Menschen weiter zu vertiefen und zu nutzen, um die nächsten Entwicklungsschritte zu vollziehen. Es wird uns jedenfalls nicht wirklich voranbringen, wenn wir unsere Kinder dazu antreiben, sich untereinander und nicht zuletzt auch mit den Maschinen einen erbarmungslosen Vergleichs- und Verdrängungswettkampf zu liefern.

Die Vergleichsmaxime des Bildungswesens ist weder eine Notwendigkeit, noch eine Selbstverständlichkeit. Es wäre durchaus möglich, Menschen auf die Anforderungen des Berufslebens vorzubereiten, ohne dass hierbei die Dynamik des ständig bewertenden Vergleiches die entscheidende Kraft ist. Ich erinnere nochmals an das Prinzip der Gauß'schen Normalverteilung, das in jedem Fall der Streuung von Leistungswerten zu finden ist (siehe Kapitel II). Für ein für alle angenehmeres Sozialleben wäre es wahrscheinlich vorteilhafter, wenn die allgemein vorherrschende Vergleichsmaxime zugunsten einer gemeinschaftlich-partizipativen Grundmaxime aufgegeben würde.

Im derzeitigen Bildungs- und Wirtschaftsleben ist das Sich-mit-anderen-vergleichen-Müssen also oberste Maxime; in der Wirtschaft wird dieser Vergleich zumeist dadurch gerechtfertigt, dass «Konkurrenz das Geschäft belebt». Zugleich gilt in der Wirtschaft noch ein anderes Postulat, das aber eine Erweiterung der Vergleichsmaxime ist. Es ist die Grundannahme der Knappheit.

## Das Gespenst der Knappheit

In der Tat ist es so, dass wir bei Gütern, die quantifizierbar sind, immer auch davon ausgehen können, dass es «mehr davon» geben könnte. Wenn nicht gerade hier, dann sicherlich irgendwo anders. Die Logik des Vergleichs ist also der Steigbügelhalter für die Forderung nach Wachstum und Expansion und für die moderne Spukerzählung, dass das, was wir jetzt zur Verfügung haben, nicht genug ist, um ein gutes Leben zu führen. Wie ich in den vorhergehenden Kapiteln darzustellen versuchte, sind wir derzeit nicht darauf ausgerichtet, unsere physiologischen Bedürfnisse zu befriedigen, sondern sind im Denken, Fühlen und Handeln voll und ganz damit beschäftigt, einen psychischen Zusammenbruch zu verhindern, der uns aufgrund unserer inneren traumatischen Zerrissenheit droht. Hierfür brauchen wir die Methodik der sich stets erweiternden Kontrolle sowie die Orientierung an quantifizierbaren Zielvorgaben. Letztlich wird durch Kontrolle und Zielvorgaben unser Bedürfnis nach Bindung und unsere Fähigkeit des Vertrauens durch die Illusion von Sicherheit ersetzt. Diese Illusion von Sicherheit ist ein Konzept, das sich mit objektivierbaren Vorgängen (des *Controllings*) und Datenerhebungen bezüglich quantifizierbarer Güter und Dienstleistungen immer mehr erweitern lässt. Diese Möglichkeit der immerwährenden Erweiterung der Illusion von Sicherheit nährt sich von der Maxime des Vergleichs und führt schließlich dazu, dass immer noch ein bisschen mehr von diesen Dingen eingefordert werden, welche die Illusion von Sicherheit stützen.

Diese illusionäre Grundannahme der Knappheit erzeugt in uns ein dumpfes, bohrendes Gefühl von Angst. Natürlich sind wir hochgradig alarmiert, wenn wir mit Nahrungsmangel oder einem unzureichenden Schutz vor Witterung, etc. konfrontiert sind. Dieses Gefühl von existenzieller Angst ist der treibende Motor unseres gegenwärtigen Wirtschaftssystems.

Tatsache aber ist, dass der Planet Erde zu jedem Zeitpunkt seine ganze maximale 100-prozentige Fülle den Lebewesen, die ihn bewohnen, zur Verfügung stellt. Die Forderung nach Wachstum und Expansion ist also, global betrachtet, absurd. Diese Forderung kann nur innerhalb einer gespaltenen Menschheitsgemeinschaft eine momentane Kohärenz erlangen, in der Gruppierungen versuchen, sich gegenseitig vampirisch auszunutzen.

## Das Bildungswesen formuliert eine Pseudolegitimität der vampirischen Haltung

Und es gibt noch ein weiteres grundlegendes Postulat, das im Bildungs- und Wirtschaftsleben eine zentrale Funktion hat: Die Verantwortlichkeit des Individuums. *«Ein jeder ist seines Glückes Schmied.»* Natürlich drückt dieser Satz eine tiefe Wahrheit aus. In erster Linie sind wir die Verantwortlichen für alles, was uns betrifft, angefangen beim Inhalt unserer Gedanken, aber auch für unsere Gefühle und für die Konsequenzen unserer Handlungen. Tatsache ist aber ebenso, dass wir auf die wesentlichen Rahmenbedingungen unserer Existenz keinerlei Einfluss haben. Wir wählen weder die Zeit noch das Land, den Kontinent oder die Familie, in die wir hineingeboren werden, wir haben keinen Einfluss auf die Genetik, die maßgeblich für den Aufbau unseres Körpers verantwortlich ist, und es gibt im Laufe unseres Lebens unzählige schicksalhafte Weichenstellungen, die jenseits unserer Beeinflussungs- und Steuerungsmöglichkeiten liegen. Eine Begegnung, ein Unfall, ein Zusammenkommen von vielen verschiedenen Faktoren, durch die sich eine Tür öffnet, oder auch schließt – alle diese kleinen und großen Ereignisse, die unser Leben tiefgreifend gestalten, entziehen sich unserer Kontrolle. Unser Anteil an Verantwortlichkeit bezüglich dieser unkontrollierbaren Erfahrungen betrifft einzig die Art und Weise, wie wir mit diesen Geschehnissen umgehen: Was muss und kann ich als gegeben akzeptieren und wo gibt es für mich die Möglichkeit, Dinge zu verändern. Die zuvor schon erwähnte goldene Regel der Lenkung der mentalen Präsenz drückt dieses Prinzip der Selbstverantwortlichkeit treffend aus.

Entsprechend dieser Verantwortlichkeit des Individuums für sich selbst, gibt es eine Verantwortlichkeit des Kollektivs in Bezug auf die Belange, die steuerbar sind. Das ist die Domäne der Politik. Sie hat die Aufgabe, die Gestaltung der im Gesellschaftsvertrag kumulierten Macht zu regeln. Auch die Politik als Ausdruck des kollektiven psychischen Apparates unterliegt einer strukturellen traumatischen Dissoziation, die dazu führt, dass die Evidenz traumatischer Zerrissenheit innerhalb der Gesellschaft verdrängt wird, da diese Bewusstwerdung einen schmerzhaften Prozess des Sich-in-Frage-Stellens mit sich bringen würde. Somit verweigert sich die Politik der dringenden Notwendigkeit, sich der Überwindung der traumatischen Spaltung innerhalb der Gesellschaft zu stellen, denn sie nährt sich von der Abgrenzung zum jeweiligen politischen Gegner, anstatt die Bewusstwerdung von gemeinsamen Werten und Bedürfnissen aller Teile einer Gesellschaft in den Vordergrund des täglichen Handelns zu stellen. Mehr dazu in Kapitel XIII.

In dieser problematischen Ausrichtung auf Vermeidung und Abgrenzung ist die Politik in den letzten Jahrzehnten zunehmend zu einem Spielball vampirischer Dynamiken in Wirtschaft und Wissenschaft geworden. Wirtschaft und Wissenschaft ihrerseits gestalten die Ausrichtung des Bildungswesens, das wiederum die Beibehaltung des Status quo in der Gesellschaft untermauert. Ein Beispiel für diese sich selbst bestätigende, fatale Verwobenheit ist der immer wieder vorgebrachte, gebetsmühlenartige Verweis auf die «marktgerechte» Vergütung, die leitenden Angestellten oder Managern gezahlt werden «muss», und zwar auch dann, wenn sie in Organisationen arbeiten, die dem Gemeinwohl verpflichtet sind. Diese oft völlig überzogenen Vergütungen werden daraus gerechtfertigt, dass für diese Positionen ja nur bestens qualifizierte Bewerber infrage kommen, die nur dank dieser horrenden Gehaltszusagen von der Konkurrenz abgeworben werden können. Bei genauer Betrachtung der viel beschworenen Qualifikationen fällt allerdings auf, dass diese zum einen in den guten Beziehungen der Bewerber innerhalb des entsprechenden Netzwerkes bestehen. Oder zum anderen – was nicht wirklich sachdienlicher ist – kann der Bewerber vorzeigen, dass er während vieler Jahre seines Lebens seine ganze Energie und Unsummen an Finanzen dem Bildungsmarathon gewidmet hat. Die Bildungsindustrie lebt von einem Versprechen, das in vielen Fällen auf dem Rücken der Allgemeinheit ausgetragen wird: *«Du unterwirfst dich unseren Vorgaben und zahlst uns ein Vermögen für diesen oder jenen Titel – und im Gegenzug bekommst du später (irgendwann vielleicht) einen gut bezahlten Job.»* In einer Zeit, in der es immer weniger menschenwürdige Arbeitsplätze gibt, werden Titelhandel und Bildungsmarathon dazu benutzt, eine realitätsferne Legitimität bezüglich der Frage herzustellen, wer überhaupt noch einen Job bekommt. Hat ein Bewerber viele Qualifikationen und Beziehungen, die beim Durchlaufen des Bildungsmarathons miterworben werden, dann kriegt er den Job. Interesse, Begabung, konkrete Sachkenntnisse und Integrität – diese wesentlichen Kriterien zählen oft nicht. Um welche kolossalen Geldbeträge könnte unsere Kollektivität entlastet werden, wenn die Spirale dieser Deals und wechselseitigen Versprechen innerhalb der Bildungseliten nicht immer weiter nach oben gedreht werden würde? Ich jedenfalls habe kein Verständnis, wenn der Chef der Schweizer Rettungsflugwacht REGA, die zu mehr als 60% durch Spendengelder finanziert wird[90], ein Jahresgehalt von 440'000 Franken (entspricht 420'000 Euro) plus Prämie (um die 13%) erhält[91].

90 https://www.rega.ch/aktuell/publikationen#jahresbericht

91 https://www.srf.ch/news/schweiz/rega-chef-verdient-bis-zu-440-000-franken-plus-praemie Dies war die Situation 2013. Vermutlich aufgrund der kritischen Berichterstattung wurde das Unternehmen umstrukturiert und seitdem finden sich in den Medien keine Veröffentlichungen mehr bezüglich der Vergütungen der leitenden Angestellten. Auf eine entsprechende Anfrage im November 2021 erhielt ich, seit 20 Jahren «Gönner» der REGA, keine klare Antwort.

Aufgrund dieser Verwobenheit befinden sich alle modernen Gesellschaften in einem in sich geschlossenen, scheinbar kohärenten und ausreichend gut funktionierenden Teufelskreis von immer neuer Verstärkung und Bestätigung der bestehenden strukturellen traumatischen Dissoziation. Eine meiner Patientinnen charakterisierte diesen übergriffigen Gestaltungsdruck wie folgt: «*Warum werden wir formatiert, wo wir doch von Natur aus gesund sind?*» Somit ist im Bildungswesen aus dem «jedem Anfang wohnt ein Zauber inne» ein schnödes «aller Anfang ist schwer» geworden.

Der Mensch der Steinzeit, oft als dumpf verunglimpft, eignete sich im Laufe seines Lebens einen reichen Schatz an Kenntnissen und praktischen Kompetenzen an. Er war zwar sicherlich nicht in der Lage, eine Integralrechnung durchzuführen oder ein Handy zu bedienen, dafür aber kannte er alle essbaren und giftigen Pflanzen seines Habitats und vieles mehr. Er besaß eine feinfühlige Wahrnehmung seines Körpers und seiner natürlichen Umgebung. Seine Alltagstauglichkeit war beeindruckend (175).

Das traumatisch-dissoziierte Individuum der Gegenwart erwirbt lediglich eine Alltagstauglichkeit, die ein bloßes Überleben innerhalb einer Welt ermöglicht, die von sozio-kulturellen Artefakten überladen ist. In der freien Natur sind wir dem Tod geweiht. Und somit befinden sich unsere Gesellschaften ebenfalls in einem Überlebensmodus, der weit von dem entfernt ist, was wir erreichen könnten, wenn es uns gelänge, unsere traumatische Dissoziation zu überwinden.

Es ist ein weiterer Ausdruck der tiefen kollektiven Vermeidungshaltung unserer Kultur, dass die Verantwortung für kollektive Gestaltungsmöglichkeiten systematisch verneint bzw. faktisch unterminiert und nicht wahrgenommen wird – während aber gleichzeitig dem Individuum ständig eingetrichtert wird, in welch hohem Maße es verantwortlich ist für sein eigenes Schicksal wie auch für die enormen Probleme auf globaler Ebene. Zahllose Menschen, haben sich diese Verantwortlichkeit zu eigen gemacht und versuchen durch Mindfulness, ökologisch-verträgliches Konsumverhalten und durch Engagements in gemeinnützigen Vereinen und Organisationen ihren Beitrag zum Gemeinwohl zu leisten. Das ist sehr erfreulich und gibt Anlass zu hoffen. Allein, dieses Engagement wird nicht ausreichen, solange das Prinzip der Verantwortlichkeit nicht auch die machtvollen Strukturen und Dynamiken erfasst (also große Firmen, Regierungen, Verwaltungen, Universitäten), die die Ausrichtung des kollektiven Bewusstseins und Handelns maßgeblich gestalten. Diese kollektiven Entitäten werden allerdings von Individuen gesteuert, die zumeist ihrerseits in einer traumatischen Dissoziation verhaftet sind und die, um in die Führungspositionen zu gelangen, ein hohes Maß an vamiprischer Energie eingesetzt haben. Daher ist es nicht verwunderlich, dass das notwendige und mögliche Bewusstwerden und Handeln immer wieder unterlassen wird.

Eine groß angelegte Studie, die 2020 in Deutschland mit der Befragung von fast 10‘000 Personen durchgeführt wurde, davon mehr als 2‘500 in Führungspositionen, kommt zu folgenden Ergebnissen (176):

1. Die Häufigkeit von narzisstischen Persönlichkeitsmerkmalen nimmt gerade bei jungen Erwachsenen deutlich zu im Vergleich zu älteren Jahrgängen (59% der Männer bis zum Alter von 30 Jahren haben erhöhte Narzissmuswerte, im Vergleich zu 53% der Männer, die älter als 59 Jahre sind);

2. je höher die beruflich-soziale Stellung der befragten Personen, desto stärker sind ihre narzisstischen Züge ausgeprägt (bei Personen, die nicht im Berufsleben stehen, finden sich erhöhte Narzissmuswerte bei 48% der Männer und 43% der Frauen; bei Unternehmensvorständen liegen diese Werte bei 69% [Männer] und 62% [Frauen]);

3. fast alle befragten Personen haben in ihrem Leben stark belastende Erfahrungen mit narzisstischen Personen gemacht.

Gerade was Führungskräfte angeht, können die Auswirkungen auf das Unternehmen und auf die psychische Gesundheit ihrer Mitarbeiter verheerend sein. Denn narzisstische Führungskräfte agieren ihren Narzissmus auf folgende typische Verhaltensweisen aus:

- Sie umgeben sich mit Jasagern.
- Sie agieren rücksichtslos.
- Sie beanspruchen Erfolge nur für sich.
- Sie sind manipulativ.
- Sie verfolgen ihre eigenen Ziele und gefährden damit grundlegend die Dynamik ihres Teams und natürlich auch die Unternehmensinteressen.

Für das Jahr 2019 wurde geschätzt, dass den Unternehmen weltweit Schäden in Höhe von 42 Milliarden Dollar durch betrügerische oder illoyale Aktivitäten seitens narzisstischer Mitarbeiter entstanden sind.

Auch in den USA wird in den letzten Jahrzehnten ein deutlicher Anstieg von Narzissmus in der Bevölkerung festgestellt. Dies wurde von Jean Twenge, einem renommierten Forscher zu dieser Frage, wie folgt ausgedrückt (177): *«Im Moment sprechen die Fakten eindeutig dafür, dass die heutige junge Generation (geboren nach 1980) – zumindest im Vergleich zu früheren Generationen – weit mehr eine Generation Ich ist, als eine Generation Wir.»*

## Wechselseitiger Anpassungsdruck in Wissenschaft, Justiz und Wirtschaftswissenschaft

Und schließlich muss auch die Wissenschaft in diesem Zusammenhang kurz erwähnt werden. Sie ist die Religion unserer Gegenwart: Universitätsprofessoren sind ihre Hohepriester. Die Wissenschaft hat allerhöchsten Vorrang, wenn es um die Deutung von Phänomenen oder auch um die Definition von Problemen und die Ausarbeitung der zugehörigen Lösungen geht. Die moderne Wissenschaft erhebt den Anspruch auf Objektivität – aber diese Objektivität besteht immer nur im Rahmen der jeweils angewandten Methode. Gerade die empirische Wissenschaft, d.h. die Wissenschaft, die den Erkenntnisgewinn aus Erfahrungen schöpft, die in standardisierten Versuchs- oder Beobachtungsbedingungen gewonnen wurden, durchläuft derzeit eine tiefe Krise. Forscher sind auch nur Menschen und als solche den Dynamiken der Anpassung unterworfen. Der Anpassungsdruck, der durch die Lenkung der Finanzströme (bzw. der sozialen Anerkennung) vonseiten der Politik und Wirtschaft auf die Forschung wirkt, führt dazu, dass der wissenschaftliche «Betrieb» in sehr vielen Disziplinen verzerrt oder gar tiefgreifend gestört ist. Vor allem die gesellschaftstragenden Bereiche der Medizin, der Sozialwissenschaften, der Jurisprudenz und der Wirtschaftswissenschaften sind in vielfältigen wechselseitigen Beeinflussungen dem politischen und gesellschaftlichen Kontext unterworfen. Somit können wissenschaftliche «Produktionen» (und mit ihnen die Forscher, die diese erzeugen) am ehesten überleben, wenn sie sich reibungslos in das vorherrschende Narrativ der Gesellschaft einfügen. Im wissenschaftlichen Mainstream gibt es daher eine starke Tendenz, Erkenntnisse, Theorien und natürlich auch geplante Forschungsvorhaben dem etablierten Wissen anzupassen, ohne hierbei die Tatsache zu berücksichtigen, dass Wissen immer relativ ist (siehe Kapitel VIII). Diese Problematik wurde von einem führenden Kritiker der Wissenschaftstheorie, Thomas Kuhn, wie folgt ausgedrückt (178):

- *«Die normale Wissenschaft als die Betätigung, mit der die meisten Wissenschaftler zwangsläufig fast ihr ganzes Leben verbringen, gründet in der Annahme, dass die wissenschaftliche Gemeinschaft weiß, wie die Welt beschaffen ist.»* (S. 19)

- *«Die normale Wissenschaft unterdrückt zum Beispiel oft fundamentale Neuerungen, weil diese notwendigerweise ihre Grundpositionen erschüttern.»* (S. 20)

- *«Die Studierenden akzeptieren aber Theorien wegen der Autorität des Lehrers und des Lehrbuches, nicht aufgrund von Beweisen. Welche andere Wahl hätten sie auch oder welche Qualifikation?»* (S. 93)

Der sogenannte *publication bias* ist ein typisches Beispiel für eine solche Selektion: In erster Linie haben nur Studien, die besondere, auffällige oder gar spektakuläre Ergebnisse beinhalten, oder Studien zu Themen, die im Moment im Fokus des wissenschaftlichen Interesses stehen, eine Chance, publiziert zu werden. Studien zu unpopulären Themen, oder solche ohne «besondere» Ergebnisse, oder gar mit widersprüchlichen Ergebnissen (in Bezug auf den «etablierten» wissenschaftlichen Konsens), schaffen es nur in Ausnahmefällen bis hin zur Publikation. Die Anzahl der Publikationen entscheidet allerdings in den meisten Fällen über den beruflichen Erfolg und die «Förderungswürdigkeit» eines Forschers.

In den vorhergehenden Kapiteln habe ich Beispiele dafür gegeben, wie wissenschaftliche Erkenntnisse entweder umformuliert werden (am Beispiel der Freud'schen Neurosenlehre), oder aber schlichtweg ignoriert (traumatische Epidemiologie). Ein anderer haufiger Umgang mit wissenschaftlicher Erkenntnis ist der der moralischen Bewertung von Fakten, die *per se* neutraler Ausdruck eines Sachverhaltes sind. In der Darstellung des stigmatisierenden Umgangs in Hinblick auf den Gebrauch von psychoaktiven Substanzen habe ich versucht, diese verzerrte Darstellung und Interpretation von wissenschaftlicher Evidenz und die katastrophalen Auswirkungen auf die Gesellschaft zu beleuchten. Gerade die empirischen Wissenschaften in der Psychiatrie und der Psychologie befinden sich in der heiklen Lage, dass sie regelmäßig herangezogen werden, um gesellschaftliche Probleme zu erfassen und dann Antworten und Handlungsempfehlungen zu geben, die in erster Linie gesellschaftlich akzeptabel sein müssen.

Psychische Erkrankungen scheinen in den letzten Jahrzehnten immer häufiger aufzutreten. Der Deutungs- und Handlungsbedarf ist entsprechend groß. Der Wissenschaftsbetrieb liefert folgerichtig Erkenntnisse, Erklärungsmodelle und Therapieempfehlungen. Dennoch – trotz Unsummen von Geldern, die seit Jahrzehnten in die neuropsychiatrische Forschung investiert wurden, gibt es keine wesentliche Trendwende und keine wirklich bahnbrechende Therapie. Noch mal: Die bedeutsamste Entwicklung der letzten 50 Jahre in der Psychotherapie von Traumafolgestörungen ist das EMDR (*eye movement desensitization and reprocessing*), welches fernab von millionenschweren Forschungsprogrammen von einer Psychologin, Francine Shapiro, im Selbststudium entdeckt und entwickelt wurde. Und auch die seit Kurzem wieder viel beschworenen psychedelischen Therapien wurden – seit dem Verbot dieser Substanzen Ende der 1960er-Jahre – über viele Jahre weltweit außerhalb des akademischen Mainstreams als absolutes Nischenphänomen von einigen Therapeuten im Verborgenen und einer Handvoll Forschern am Leben erhalten. Diese Therapien gelangen nun in den wissenschaftlichen und therapeutischen Mainstream, werden sich aber im gesamtgesellschaftlichen Kontext erst noch bewähren müssen.

Und immer wieder kommt ein bohrender böser Verdacht auf, wenn es darum geht, diese Diskrepanz zwischen der überwältigend großen Last an psychischen Erkrankungen in der Gesellschaft einerseits und der Abwesenheit von hilfreichen Erklärungsmodellen und Therapien trotz billionenschwerer Investitionen andererseits zu erklären: Könnte es sein, dass psychisches Leiden keineswegs Ausdruck einer «Anormalität» der betroffenen Person ist, sondern vielmehr Ausdruck eines systemischen Versagens, das dazu führt, dass sich immer mehr Sand im Getriebe dieses Systems anhäuft und den mit Alkohol geschmierten Lauf der Maschine stört?

Die meisten psychischen Krankheiten wären daher nicht Krankheiten im eigentlichen Sinne, sondern normale Reaktionen normaler Menschen auf nicht normale Lebensumstände (93, 179, 180). Dennoch tut sich die Wissenschaft bis heute schwer, dieses offensichtlich vorliegende Systemversagen adäquat zu benennen, geschweige denn nach Lösungsoptionen zu suchen.

## Von der individuellen Dissoziation zur kollektiven Dummheit

Zusammenfassend kann also die Problematik des gegenwärtig vorherrschenden kapitalistisch-neoliberalen Gesellschaftssystems wie folgt pointiert werden:

- Die Grundmaxime aller Erfahrung ist die des Vergleichs.

- Der Vergleich führt immer zu der Feststellung, dass ein Mehr oder ein Weniger möglich und greifbar ist. Aber nur das «Mehr» erscheint als erstrebenswert (da es im Zusammenhang mit der Illusion von Sicherheit steht). Dies führt in der Folge zu der Grundannahme, dass Knappheit an allen wichtigen Gütern herrscht.

- Diese Grundannahme nährt ein diffuses Gefühl von existenzieller Angst.

- Als Antwort auf diese Angst gibt es die Forderung nach Wachstum und Expansion.

- Gier ist der phänomenologische Ausdruck dieser Forderung.

- Die Antwort auf diese Forderung besteht in der Bevorzugung der immer gleichen Handlungsoption: Die maximale Extraktion von messbaren und tauschbaren Gütern.

- Durch das immer neue Anhäufen von quantifizierbaren Beweisen für den Bestand von materiellen Gütern, von Geld und Macht, wird eine Illusion von Sicherheit geschaffen und immer neu genährt.

- Diese Illusion von Sicherheit ist nur ein schales Substitut für das verloren gegangene Gefühl des Vertrauens und für die Erfahrung von Bindung. Die Erfahrung von Vertrauen und von authentischer Bindung (zu sich selbst und zur Welt) entspricht der Befriedigung der wirklichen, tief verankerten Bedürfnisse des Menschen.

- Die Illusion von Sicherheit erfordert eine stetige Vertiefung und Ausweitung von Kontrolle.

- Die wirklich entscheidenden Faktoren und Ereignisse im Leben entziehen sich aber letztlich der Beherrschung oder Steuerbarkeit durch Kontrolle.

- Die Schicksalhaftigkeit der menschlichen Erfahrung wird also negiert und durch die Illusion der Sicherheit und durch das Postulat der maximalen Kontrolle ersetzt.

- Um den Exzess an Kontrolle zu rechtfertigen wird – zusätzlich zu Begründungen, die auf größtmögliche Sicherheit abzielen – die Verantwortlichkeit des Individuums maximal betont (und hierdurch eine zunehmend totalitäre Kontrolle des Individuums gerechtfertigt): Auf diese Weise wird die Verantwortlichkeit des Kollektivs, das weit mehr aktive Gestaltungsmöglichkeit hat als das Individuum, verneint.

- Die sozialen Entitäten, die die Möglichkeit und den Auftrag hätten, die kollektive Verantwortlichkeit auszuüben, werden häufig von Menschen geleitet, die ihrerseits in der traumatischen Dissoziation verhaftet sind und nur unter Aufbringung von starker vampirischer Energie in diese Führungspositionen aufgestiegen sind.

- Die kollektive Vermeidungshaltung wird somit durch das Ineinanderwirken und Aufsummieren von individuellen Dynamiken in den Bereichen Wirtschaft, Bildung, Justiz, Wissenschaft und Politik aufrechterhalten und vertieft.

- Die empirische Wissenschaft befindet sich in einer tiefen Krise: Einerseits gelingt es ihr, die Probleme unserer Zeit facettenreich darzustellen. Andererseits scheitert sie daran – trotz billionenschwerer Investitionen –, die Probleme unserer Zeit adäquat zu benennen und Lösungsvorschläge zu geben, die tatsächlich zu einer grundlegenden Verbesserung führen könnten. Daher drängt sich der Verdacht auf, dass auch die Wissenschaft in derselben traumatisch-dissoziativen Blockade verhaftet ist wie Gesellschaft, Politik und Wirtschaft, denen gegenüber sie tributär ist.

- Auf diese Weise fließen die vielen Einzelschicksale der Menschen, die traumatisch-dissoziativ geprägt sind, zusammen und ergeben eine strukturell-dissoziativ gespaltene Gesellschaft, die anscheinend normal und funktionstüchtig ist – aber im Grunde nur überlebt und keineswegs ihr Leben ihren Bedürfnissen entsprechend gestaltet, obwohl dies nun im Rahmen der technisch erreichten Versorgungssicherheit erstmals in der Menschheitsgeschichte möglich wäre.

- Die vorherrschende Grundhaltung des kapitalistischen Systems ist tief mit dem Archetypus des Kruzifixes verbunden: Über aller Erfahrung und Aktivität der Menschen liegt ein Schleier der Erotisierung des Leidens und der Geringachtung von Ekstase.

- Durch die Vampirisierung des gesellschaftlichen Lebens findet derzeit eine Entkoppelung zwischen der zivilisatorischen Dynamik einerseits und der menschlichen Erfahrung andererseits statt: Da der Vampir die Unsterblichkeit anstrebt, die nur durch maximale Kontrolle und Anhäufung von Ressourcen erreichbar ist, wird es für den «gemeinen» Menschen, der schicksalhaft Geburt und Sterben unterworfen ist, zunehmend weniger Platz in der zivilisatorischen Evolution geben.

- *Homo sapiens* wird demnach im weiteren Verlauf einer vampirischen Gesellschaftsentwicklung verschwinden.

Die «unsichtbare Hand» des Marktes leistet also ganze Arbeit, indem sie nicht nur tatsächlich die Produktion und Verteilung von Dienstleistungen und Gütern bewerkstelligt, sondern auch den individuellen und kollektiven Bewusstseinsraum auf eine optimale Abstimmung innerhalb der eingeschlagenen Ausrichtung trimmt. Es gibt kein Komplott, keine Weltverschwörung der Reichen und Mächtigen. Nein, der ungeheure gestalterische Druck, der sich auf das Individuum wie auch auf alle sozialen Entitäten aufbaut, ist gut durch die strukturelle traumatische Dissoziation zu erklären, die im Kleinen wie im Großen am Werk ist. Die Gestaltungskraft unserer traumatisch dissoziierten Zivilisation ist enorm, wir sprechen mittlerweile vom Anthropozän, um zum Ausdruck zu bringen, dass die Veränderungen, die wir dem Planeten Erde aufnötigen, tiefe und langandauernde Spuren hinterlassen werden. Und diese Gestaltungskraft zwingt zuletzt alle Beteiligten, alle Lebewesen, in ihre als unausweichlich erscheinende materielle Logik.

# KAPITEL XI

## SADOMASOCHISMUS IN DEN ARBEITSVERHÄLTNISSEN: DIE HAUPTFORM DER TRAUMATISCHEN DISSOZIATION IN DER GEGENWART

# SADOMASOCHISMUS IN DEN ARBEITSVERHÄLTNISSEN: DIE HAUPTFORM DER TRAUMATISCHEN DISSOZIATION IN DER GEGENWART

*I believe that this instinct to perpetuate useless work is, at bottom, simply the fear of the mob. The mob (the thought runs) are such low animals that they would be dangerous if they had leisure; it is safer to keep them too busy to think.*

George Orwell

Traumatische Ereignisse wie physische Gewalt, Vernachlässigung, Beziehungsverrat, sexueller Missbrauch, Unfälle, schwere Krankheit, etc. treffen zum Glück nicht alle Menschen während ihres Lebens. Aber es gibt einen Bereich im Leben fast aller Menschen, der bis ins Mark von traumatischer Gewalt durchzogen ist. Das Arbeitsleben ist der Ort, in dem sich milliardenfach die traumatische Dissoziation im Alltag immer neu Bahn bricht und sich tief verfestigt. Entbehrung und Härte in vielfach sinnlosen Betätigungen verlangen wir von uns selbst und auch von anderen. Für diese Mühen belohnen wir uns mit oberflächlichen Konsumfreuden. Unnütze Arbeit und kompensatorischer Konsum aber sind die Haupttreiber der menschengemachten ökologischen Katastrophe.

Wie wir im Kapitel VII gesehen haben, werden die meisten Menschen schon früh in ihrem Leben mit potenziell traumatischen Ereignissen konfrontiert. Traumatischer Stress gehört zum Leben und die Anpassung an ein traumatisches Ereignis und – wenn möglich – dessen Integration ist ein natürlicher Prozess von Resilienz und Reifung. Gerade bei einmaligen Ereignissen, «einfaches» Trauma genannt, gelingt die Integration in den meisten Fällen recht gut. Circa 85% der Menschen, die mit einem einmaligen traumatischen Ereignis konfrontiert werden, können dieses Ereignis erfolgreich integrieren. Der entscheidende «Vorteil» des «einfachen» Traumas ist der, dass diese Situation zeitlich begrenzt ist; die betroffene Person kann am Ende des traumatischen Ereignisses in der Regel wieder in eine sichere, unterstützende Umgebung zurückkehren und sich in diesem geschützten Rahmen erholen.

Ganz anders sieht es aus bei chronischen Belastungen, deren Ende nicht abzusehen ist. Wie ich zuvor bereits beschrieben habe, muss sich die Person, die einer dauerhaften, missbräuchlichen Situation ausgesetzt ist und die aus dieser Situation nicht fliehen kann, mit dieser permanenten Misshandlung «arrangieren». Arrangieren ist nicht gleich integrieren. Bei der Integration eines traumatischen Ereignisses gelingt es der betroffenen Person, das Trauma in die Sicht auf sich selbst und auf die Welt harmonisch einzufügen. Wenn die Belastung allerdings so groß ist, dass sie nicht integriert werden kann, führt dies zu einem Bruch in der Persönlichkeit, der strukturellen traumatischen Dissoziation. Die dissoziierte Person scheint sich mit dem Trauma bzw. mit der laufenden Misshandlung arrangiert zu haben, sie erscheint «normal» und würde sich selbst in den meisten Fällen auch als so bezeichnen. Wie wir aber gesehen haben, ist sie gespalten in einen ungestüm-emotionalen Anteil (EP), der manchmal, vor allem in krisenhaften Situationen, an die Oberfläche drängt, und einen anscheinend normalen Anteil (ANP), der die Anforderungen des Alltags bewältigt und alles daransetzt, dass dieses fragile Gleichgewicht EP/ANP aufrechterhalten wird.

Aus psychotraumatologischer Sicht ist die entscheidende Frage, «wie und wo» die strukturelle traumatische Dissoziation bei der beobachteten Entität (Individuum, Familie, Firma, Gesellschaft, etc.) feststellbar ist. Bei komplex traumatisierten Patienten kann es Monate oder Jahre dauern, bis Therapeut und Patient eine Vorstellung von der vorliegenden traumatischen Dissoziation bekommen. Dies liegt daran, dass die «Normalität», die der Patient zu erreichen und zu stützen sucht, über lange Zeiträume hinweg als «richtig, gut, förderungswürdig» etc. angesehen wird, da es ja diese Normalität ist, die ein mehr oder minder sozial adaptiertes, «erwünschtes» Leben ermöglicht. Bei genauer Betrachtung dieser Normalität fällt aber früher oder später auf, dass es der betroffenen Person nicht gut geht, dass es immer wieder zum Durchbruch von psychischen Symptomen kommt, durch welche die Überforderung des psychischen Apparates infolge einer vergangenen oder immer noch bestehenden Belastungssituation zum Ausdruck kommt.

Ich habe mir über viele Jahre immer wieder die Frage gestellt, in welchem Bereich unseres gesellschaftlichen Lebens eine weit verbreitete, tiefgreifende strukturelle traumatische Dissoziation vorliegen könnte. Lange konnte ich dieses Phänomen in den gesellschaftlichen Vorgängen nicht erkennen. Natürlich gibt es immer wieder Hinweise auf traumatische Folgezustände, die tief in manchen Teilen der Gesellschaft verankert sind als Ausdruck einer traumatischen Prägung durch katastrophale Ereignisse, welche die Bevölkerung zuvor heimgesucht haben. Dies trifft im Besonderen auch auf die Gesellschaft Deutschlands zu, die auch viele Jahrzehnte nach dem Ende der Nazizeit und des Zweiten Weltkrieges noch zahlreiche Anzeichen einer solchen traumatischen Prägung in sich trägt. Es ist das große Verdienst Sabine Bodes und anderer Autoren, diese Zusammenhänge und die Aktualität dieser traumatischen Prägungen in vielen Familien Deutschlands einer breiten Öffentlichkeit (und vor allem den betroffenen Menschen selbst) bekannt gemacht zu haben. Damit diese evidenten Manifestationen von traumatischer Prägung auf diese Weise publik gemacht werden konnten, mussten allerdings mehr als 50 Jahre vergehen. Dieses Erfordernis einer enormen zeitlichen Distanz bei stets bestehender Symptomatik bei Millionen Betroffenen ist ein klarer Hinweis auf die kollektive, von Schuld und Scham getragene Verdrängung. Alle diese Beobachtungen verweisen auf das Vorliegen einer kollektiven traumatischen Dissoziation in der Bevölkerung Nachkriegsdeutschlands.

Dennoch habe ich mich immer wieder gefragt, ob es nicht noch weitere Phänomene der kollektiven traumatischen Dissoziation gibt, die im direkten Bezug zur Gegenwart stehen – und nicht primär Residualzustände von Traumata sind, die vor bald 80 Jahren ihren kumulativen Höhepunkt erreicht hatten.

## David Graeber beschreibt eine tiefe kollektive Wunde, über die niemand spricht

Schließlich, 2018, stieß ich auf ein Interview mit dem britischen Anthropologen David Graeber, das mich hellhörig machte. Er schilderte eine tiefe kollektive Wunde, welche die modernen Gesellschaften in sich tragen und über die kaum jemand offen spricht. Diese Art der Beschreibung passt genau zu der Lesart des Geschehens, wie es bei der traumatischen Dissoziation vorliegt. Graeber beschrieb die vielen unsinnigen, belastenden, übergriffigen Arbeitsabläufe, die in so gut wie allen Bereichen des Arbeitslebens zu finden sind und die wir als «gottgegeben» über uns ergehen lassen – dabei sind diese Abläufe menschengemacht. Laut Graeber ist es also die Arbeitswelt, durch die wir uns selbst tief verletzen, wobei auch wir selbst diese Verletzung gleichzeitig als normal und unausweichlich ansehen. Dies ist also unsere Normalität und

Anpassungsleistung. Aber diese Anpassung birgt in sich die dissoziative Dynamik von Verdrängung («*das ist doch alles normal*») und Intrusion (wir spüren diese Beschädigung immer wieder schmerzlich).

Als ich diese Schilderungen las, fiel es mir wie Schuppen von den Augen. Auch ich habe als Arzt ungezählte absurde und übergriffige Situationen im Rahmen meiner Ausbildung und meiner Tätigkeit in großen Institutionen erlebt, bei denen ich mich innerlich so weit verbiegen musste, dass ich spürte, wie diese Anpassung an meiner psychischen und körperlichen Substanz nagte. Und gerade auch als Psychiater habe ich immer wieder feststellen müssen, dass der Großteil meiner Patienten im Rahmen ihrer Berufstätigkeit Dinge erlebt hat, die entscheidend dazu beitrugen, dass diese Menschen über ihre Belastungsgrenze kamen und in vielen Fällen dauerhaft beschädigt blieben.

Hier liegt sie also, die strukturelle traumatische Dissoziation auf breiter gesellschaftlicher Ebene in der Gegenwart: Die moderne Arbeitswelt erfüllt alle Kriterien einer chronisch misshandelnden Beziehungskonfiguration, die regelmäßig zu einer komplexen Traumatisierung (fast) aller Beteiligten führt.

Seit Menschengedenken ist der Begriff Arbeit mit der Vorstellung von Mühe, Entbehrung und Qual verbunden. Im Französischen leitet sich das Wort für Arbeit *travail* vom Lateinischen *tripalium* ab, das ein dreizackiges Foltergerät war. Im Mittelhochdeutschen bedeutet Arbeit Mühsal und Strapaze. Im Englischen steht das Wort *labor* im direkten Zusammenhang mit der Qual der Wehentätigkeit, die Frauen bei der Geburt zu ertragen haben. Der alttestamentarische Fluch anlässlich der Vertreibung aus dem Paradies grüßt hier in direkter Offenheit!

Und tatsächlich, auch in unserer Gegenwart sind diese Konnotationen des Leidens weiterhin tief mit dem Begriff der Arbeit verbunden. Dies ist aus zwei Gründen in höchstem Maße erstaunlich:

- Zum einen ist die Menschheit seit jeher darauf aus, sich das Leben möglichst angenehm zu gestalten. Kleidung, Schutz vor Witterung durch Bauwerke, haltbare Nahrungsmittel, Verkehrsmittel, medizinische Versorgung, etc., all diese Erfindungen dienten schon immer dem Zweck, das Leben des Menschen sicherer und angenehmer zu machen.

- Zum anderen ist die Menschheit seit wenigen Jahrzehnten erstmals in der Lage, sich von der Notwendigkeit der Arbeit weitgehend zu befreien, aufgrund der überwältigenden technischen Erfindungen und ihrer weiten Verbreitung. Es ist durchaus möglich und im Grunde auch jetzt bereits Realität, dass die wesentlichen Tätigkeiten, die der Produktion und Verteilung von lebenswichtigen bzw. allgemein begehrten Gütern und Dienstleistungen dienen, von Maschinen teilweise oder von Robotern vollständig geleistet werden.

Warum also verbringen die allermeisten Menschen nach wie vor 8 Stunden oder mehr pro Tag in Tätigkeiten, die zur Aufrechterhaltung und Entwicklung des allgemeinen Lebensstandards nicht wirklich notwendig sind? Warum ist es uns bisher nicht gelungen, die tatsächliche Arbeitszeit deutlich zu reduzieren, wie dies zum Beispiel von Ökonomen wie John Maynard Keynes bereits vor fast 100 Jahren prognostiziert wurde und wie dies eigentlich dem Bedürfnis des Menschen nach einem angenehmen Leben entsprechen würde (181)?

Keynes postulierte 1930, dass sich die durchschnittliche Arbeitszeit eines Angestellten oder Arbeiters bis zum Ende des 20. Jahrhunderts auf durchschnittlich 3 Stunden pro Tag reduzieren würde, da es aufgrund des technischen Fortschritts schlichtweg keinen Bedarf an mehr Arbeit geben würde.

Wie wir alle wissen, hat sich diese Prognose nicht verwirklicht. Aber wir wissen auch – oder vielmehr spüren wir es tagtäglich –, dass ein großer Teil der von uns geleisteten Arbeit weder notwendig noch sinnvoll ist.

Über dieses Phänomen der «sinnlosen», unangenehmen und dennoch nach wie vor «notwendigen» Arbeit hat Graeber ein viel beachtetes Buch geschrieben mit dem vielleicht für manche provozierend anmutenden Titel: «Bullshit jobs» (182). Er beschreibt hierin auf sehr überzeugende und anschauliche Weise, wie in unserem Wirtschafts- und Gesellschaftssystem der Arbeit eine überragende Rolle bei der Sozialisierung der Mitglieder der Gesellschaft zugeteilt ist.

Die heutige Arbeitsrealität dient kaum noch der Produktion von Gütern und Dienstleistungen, die primär den Menschen Nutzen bringen. Nein, die Arbeit hat in erster Linie eine Funktion der Erziehung und Prägung der Menschen innerhalb einer global vernetzten Welt. Durch die Schaffung von immer neuen Berufsfunktionen, vor allem im Sektor der Dienstleistungen und der Informationsverarbeitung, werden auch weiterhin Milliarden von Menschen im Bannkreis der Arbeit gehalten.

Dabei wird es als selbstverständlich erachtet, dass Arbeit in aller Regel auch weiterhin hochgradig unangenehm ist, weil sie allem Fortschritt zum Trotz in vielen Fällen als sinnentleert, übertrieben und übergriffig erfahren wird. Zudem hat sich ein anderes Paradox in den letzten Jahrzehnten auf extreme Weise vertieft: Es ist die

Geringachtung von sinnvoller Arbeit, wie z.B. der Tätigkeit von Krankenschwestern, Müllarbeitern oder Bauern, bei gleichzeitig vollkommen überzogener Vergütung von beruflicher Aktivität, die der Gesellschaft keinen konkreten Nutzen bringt oder ihr sogar schadet (hiermit ist vor allem der Finanzsektor oder der Bereich des internationalen Großhandels gemeint, in dem die Berufstätigen vielfach extrem gut für Tätigkeiten bezahlt werden, die der globalen Gesellschaft aber eine Verschlechterung der Lebensverhältnisse aufgrund der stetig vorangetriebenen Ausbeutung, Extraktion und Gewinnoptimierung bringen)[92].

Das Bildungswesen mit seinen abgrenzenden Prüfungen und teuren Zertifikaten, mit der Übermittlung von Fachsprachen und sozialen Erkennungsmerkmalen, mit dem Schaffen von Tätigkeitsmonopolen (wie z.B. für Ärzte oder Anwälte) ist die treibende Kraft dieser Aufspaltung der Erwerbstätigen. Die Sicht auf die eigene berufliche Tätigkeit ist zutiefst geprägt durch die Narrative, die schon Grundschulkindern vermittelt werden: «*Wenn du dich anstrengst, gute Noten hast und dies oder jenes studierst, wirst du ein besseres Leben haben als alle die anderen, die sich nicht so anstrengen wie du.*»

Jedes Mal, wenn ich meine schulpflichtigen Kinder unter der Woche morgens um 6 Uhr 30 aus dem Tiefschlaf reiße, schlägt mir das aufs Gemüt: «*Was für eine verrückte Kultur ist das, in der wir unseren Kindern und Jugendlichen derart das Ausleben ihrer physiologischen Bedürfnisse verwehren?*»

Anstrengung, Leistung – gerade auch dann, wenn diese wehtut – ist also innerhalb dieses Narrativs die Eingangspforte zum «richtigen», guten Leben.

Die Verklärung und Idealisierung des Zustands des Leidens, der christlich-institutionell geprägt wurde, findet sich auch weiterhin in unserer vorgeblich säkularisierten Kultur. Auch im 21. Jahrhundert mit seinen weitreichenden technischen Gestaltungsmöglichkeiten der wirtschaftlichen Realität, wird es weiterhin als «normal» betrachtet, dass sich fast jeder Mensch an den meisten Tagen der Woche für viele Stunden Prozessen unterwirft, die unangenehm sind. Ohne Zweifel haben die meisten Berufe auch viele angenehme Aspekte. Dennoch gibt es häufig einen nicht zu vernachlässigenden Anteil von Aufgaben und Inhalten, die von den betroffenen Personen als übertrieben, nicht sinnvoll, schikanös wahrgenommen werden bzw. als sich selbst oder anderen Menschen gegenüber übergriffig.

---

92 Die «*New Economics Foundation*» hat einen Bewertungsansatz entwickelt, bei dem es darum geht, den Nutzen oder Schaden, der der Gemeinschaft durch eine Berufsausübung entsteht, zu ermitteln und in Bezug zur Vergütung zu stellen. https://neweconomics.org/2009/12/a-bit-rich

Auf die Frage, wie sinnvoll sie ihre Arbeit einschätzen, werden die meisten Menschen zunächst antworten, dass sie ihre Tätigkeit als sinnstiftend und erfüllend ansehen. Bei genauer, authentisch-ehrlicher Betrachtung kommen viele Menschen allerdings zu einer Einschätzung, die anders ist als die sozial erwünschte: Die Arbeitsrealität der meisten Menschen ist eine Quelle tiefer Frustration und mehr noch, viele Menschen fühlen sich bei ihrer Arbeit einem schwerwiegenden inneren Konflikt ausgesetzt. Das, was sie bei der Arbeit tun müssen, widerspricht ihren eigenen Werten und Interessen:

- Eine Lehrerin spürt, dass die Inhalte, Vorgaben und Werte, die sie ihren Schülern vermitteln muss, bei Weitem nicht ihren eigenen entsprechen.

- Ein Bankangestellter weiß, dass er moralisch bedenkliche Finanzprodukte an ahnungslose Kunden verkaufen soll.

- Ein Unternehmensberater ist sich bewusst, dass die Sanierung, die er einem Unternehmen verordnen soll, weder das gefertigte Produkt noch die Arbeitsbedingungen der Belegschaft verbessert.

- Eine Verwaltungsangestellte bemerkt, dass ein Großteil ihrer Arbeit daraus besteht, Formulare auszufüllen und Vorgänge zu kontrollieren und zu dokumentieren, ohne dass diese Tätigkeit in irgendeinem Bezug zu einer tatsächlichen Wertschöpfung oder zu einem gesellschaftlichen Nutzen steht.

- Ein Psychiater stellt fest, dass die sogenannten «Erkrankungen» seiner Patienten im Grunde nichts anderes sind als normale menschliche Reaktionen auf nicht-normale Lebensumstände.

- Ein Bauarbeiter bemerkt, dass die Straße, die er gerade betoniert, noch in einem guten Zustand war, und dass die Fahrbahnerneuerung aus budgetären Gründen erfolgte, nicht aber aus einer sachlich begründeten Notwendigkeit.

- Eine Juristin muss sich eingestehen, dass die stets wachsende Anzahl an Vorschriften, Regelungen und Gesetzesvorgaben, an derer Durchsetzung sie beteiligt ist, in keiner Weise dazu beiträgt, die konkreten Probleme der Menschen zu lösen; im Gegenteil, durch diese legalen Bestimmungen wird das Zusammenleben der Menschen erschwert. Zudem weiß sie, dass diese Vorgaben von Menschen, die mit viel Macht und Geld ausgestattet sind, leicht umgangen werden können.

- Ein Techniker erlebt Woche um Woche, dass er einen Großteil seiner Arbeit darauf verwenden muss, Probleme immer wieder neu zu lösen, die nicht auftreten würden, wenn von seiner Firma eine grundlegende Revision der Computersoftware vorgenommen werden würde.

- Eine Managerin realisiert, dass sie nicht eingestellt wurde, um die Abteilung einer Firma nach Zielsetzungen des nachhaltigen und partizipativen Wirtschaftens umzugestalten, wie es ihr beim Vorstellungsgespräch in Aussicht gestellt wurde. Vielmehr verbringt sie den Großteil ihrer Arbeitszeit in ergebnislosen Meetings, in denen sich ihre Funktion allein darauf reduziert, den Mitarbeiterstab ihres Chefs durch ihre bloße Anwesenheit aufzustocken.

- Ein Bauer muss die Hälfte seiner Ernte vernichten, da er aufgrund eines Handelsabkommens, das auf einem anderen Kontinent zwischen zwei ihm völlig fremden Staaten abgeschlossen wurde, seine Ernte nicht mehr verkaufen kann.

- Und nicht zuletzt sei auch noch die Heerschar der Laubbläser und Motorsensen zu erwähnen, die Muezzins des globalen Wirtschafts- und Arbeitskultes, die an zunehmend mehr Tagen im Jahr durch Städte und Dörfer ziehen. Mit aufwendig gefertigten, teuren, energiefressenden Apparaten werden die letzten Rückzugsräume der lokalen Fauna zerstört. Die Botschaft dieser säkularen Wanderprediger ist es, der Bevölkerung mitzuteilen, dass vor Ort gearbeitet wird, so «wie es sich gehört». Somit wird lautstark dem Bedarf an Maschinen und dem Konsum von Energie gehuldigt und zwar auch gerade dann, wenn diese Arbeit offensichtlich unnötig ist und durch diese massive Lärmbelastung die Gesundheit von Hunderten oder gar Tausenden Menschen im Umkreis von vielen Hundert Metern massiv geschädigt wird.

Ich bitte Sie, einen kurzen Moment innezuhalten und Ihre Arbeitsrealität mit einem zugleich distanzierten und intuitiven Blick zu betrachten und zu schauen, in welchem Bereich oder in welcher Form es *bullshit*-Anteile bei Ihrer Arbeit gibt.

## *Moral injury* liegt dem Burnout zugrunde

Diese Liste an Beispielen für das, was in der Arbeitswelt als sinnlos, überzogen und übergriffig wahrgenommen wird, könnte noch beliebig erweitert werden; kaum ein Beruf wird von diesen Widersprüchen und Absurditäten heutzutage verschont. Für manche Experten im Bereich der Erforschung des beruflichen Stresses ist es diese

Sinnlosigkeit und diese Nichtachtung des individuellen Bedürfnisses nach moralischer Integrität, welche die Hauptbelastung darstellt, die Menschen an ihrer Arbeitsrealität verzweifeln lässt. Laut dieser Lesart der Überlastungsfaktoren am Arbeitsplatz ist es dieses «Sich-verbiegen-Müssen», dieser Verrat an den eigenen moralischen Maßstäben, der dazu führt, dass Menschen in einen Burnout geraten. *Moral injury*, eine tiefe moralische Verletzung, ist die eigentliche Ursache für die Volkskrankheit Burnout. Der Begriff der moralischen Verletzung wurde zuerst 2009 in einer Publikation von Brett Litz und Kollegen wie folgt definiert (183): «*Eine moralische Verletzung tritt durch das Begehen, Nichtverhindern oder Miterleben von Handlungen auf, die tief verwurzelte moralische Überzeugungen und Erwartungen verletzen.*» Zunächst wurde dieser Begriff verwendet, um die psychische Beschädigung von Kriegsveteranen zu konzeptualisieren; seit 10 Jahren findet dieser Begriff zunehmend häufig Anwendung im Bereich der Burnout-Forschung (so auch im Forschungsprojekt, das ich derzeit an der Universität Fribourg durchführe).

Gerade Menschen, die einen intakten moralischen Kompass haben, versuchen oft über lange Zeit, durch große individuelle Anstrengungen die systemisch angelegte Mangelhaftigkeit und Ungerechtigkeit ihrer Arbeitsrealität zu kompensieren – wobei sie früher oder später in dieser selbstauferlegten Mission scheitern. Diesen Menschen wird dann vorgeworfen, sie seien zu sensibel, zu perfektionistisch und schlicht zu «weltverbesserisch» und hätten aufgrund ihrer derartigen persönlichen Schwäche (!) große Schwierigkeiten, den «normalen» Anforderungen ihres Arbeitsplatzes gerecht zu werden. Diese Diskrepanz zwischen unserer Arbeitsrealität und unserem intakten moralischen Kompass ist es also, die uns in die Erschöpfung und Verzweiflung führt. Erschöpfung und Zweifel bis hin zur Verzweiflung an uns selbst und der Welt, sowie der Zynismus, mit dem wir versuchen, unsere Verzweiflung zu kompensieren, sind die typischen Symptome von Burnout.

Vom Psychiater, der einen solchen Burnout-Patienten betreut, wird dann allerdings erwartet, dass er diesem Menschen erklärt, keineswegs an dem Widerspruch zwischen seinem moralischen Kompass und dem eingeschlagenen Kurs seines Unternehmens zu leiden. Nein, nach vorherrschender Sichtweise hat ein solcher Mensch vielmehr eine psychische Schwäche, eine Depression. Zum «Glück» für den Patienten, den Psychiater, die Pharmaunternehmen und die Sozialversicherungen kann dieses Problem «gut» mit antidepressiven Medikamenten behandelt werden, sodass der Patient – sobald diese Medikation Wirkung zeigt – bald wieder seine Arbeitsstelle antreten kann. Antidepressiva beheben allerdings die misshandelnde Dynamik nicht, die zumeist am Arbeitsplatz vorliegt. Antidepressiva dämpfen in erster Linie das psychische Erleben im Allgemeinen, sodass die Person weniger darunter leidet, dass sie sich psychisch bei der Arbeit verbiegen muss und/oder missachtet, ausgebeutet oder ausgegrenzt wird.

Es wird also von der Psychiatrie erwartet, dass sie einen in der Selbstwahrnehmung integren Menschen, der an einem *moral injury* am Arbeitsplatz leidet, in einen Zombie verwandelt, der durch die regelmäßige Einnahme eines Psychopharmakons seine eigenen Gefühle und Motivationen nicht mehr wahrnimmt, und dadurch in die Lage versetzt wird, erneut in einer unverändert missbräuchlichen Arbeitskonfiguration zu funktionieren. Ich erinnere an die Behandlung der traumatisierten Soldaten im letzten Jahrhundert: Therapieziel war es auch damals, die Patienten möglichst schnell wieder an die Front schicken zu können.

Graeber schätzt den Anteil der *bullshit*-Arbeit auf mindestens 50% der insgesamt in den hoch entwickelten Ländern geleisteten Arbeit (182); bei dieser Schätzung stützte er sich unter anderem auf die «*state of enterprise work reports*» der letzten Jahre[93]. Ein Großteil des täglich geleisteten Arbeitsaufwands ist also *bullshit*, das heißt es handelt sich um sinnentleerte, nicht wirklich notwendige und sogar oft schädliche Tätigkeiten für die betroffene Person direkt oder aber für die Gemeinschaft. Wichtig: Hier müssen auch Arbeiten eingerechnet werden, die zwar primär als sinnvoll erachtet werden, aber letztlich dazu dienen, unnütze, bullshitige Arbeit aufrechtzuerhalten. Ein Beispiel ist die Tätigkeit einer Putzkraft, welche die Büroräume eines Hedgefunds säubert. Mit einer gewissen Distanz betrachtet, ist die Tätigkeit dieses Unternehmens hochgradig schädlich für das Gemeinwesen. Für die Welt wäre sein Verschwinden nicht wirklich ein Verlust, im Gegenteil. Und so gesehen dient die Tätigkeit der Putzkraft letztendlich dem Zuarbeiten und Aufrechterhalten eines Bullshitunternehmens. Wenn wir uns darauf einigen könnten, hochgradig unnütze und schädliche Unternehmen aufzulösen, bräuchten wir auch viele Subunternehmer, wie z.B. Gebäudereinigung, Catering, Privatjetpiloten, Promoter, Controller, etc. nicht mehr.

Ein anderes Beispiel kommt aus den Sozialversicherungen. Viele Menschen sind auf dem heutigen Arbeitsmarkt aus den verschiedensten Gründen nicht mehr vermittelbar. Diese Unvermittelbarkeit ist ein Fakt, die Abnahme von Arbeit insgesamt ebenfalls. Dennoch wird dies nicht als eine Tatsache angesehen, sondern vielmehr als Problem. Und so werden Erklärungen bemüht und Kausalitäten konstruiert, um festzustellen, warum diese Person nicht arbeiten kann (oder «will») und was getan werden müsste, damit sie es wieder tut. Eine riesengroße Zahl von hoch qualifizierten Arbeitskräften ist damit beschäftigt, diese Erklärungen und Kausalitäten immer wieder neu zu bestimmen und zu liefern. Verwaltungsangestellte, Sozialarbeiter, Versicherungsbeschäftigte, Psychiater, Psychotherapeuten, Coaches, medizinische Gutachter und viele andere mehr verbringen ihre Lebens- und Arbeitszeit damit,

93 Es handelt sich um von der Firma Adobe workfront jährlich in Auftrag gegebene Befragungen von Arbeitnehmern in verschiedenen industrialisierten Ländern, die in Unternehmen arbeiten, die mindestens 500 Beschäftigte haben. https://www.workfront.com/resources/the-state-of-enterprise-work

Bewertungen, Berichte, Gutachten, Antragsformulare, Leistungsberechnungen, Leistungskontrollen etc. zu erheben, auszufüllen, zu überprüfen und zwischen den vielen beteiligten Berufsgruppen zu übermitteln. Die nicht-vermittelbare Person sieht sich also einem enormen administrativen Apparat gegenüber, der ihr immer wieder erklärt, wo ihr «Problem» liegt, was «falsch» an ihr ist und was «berichtigt» werden muss, damit sie wieder einen Platz in der Gesellschaft bekommt – oder ihr aber ein klitzekleiner Anteil an der gesamtwirtschaftlichen Wertschöpfung gewährt wird, damit sie über eine minimale Lebensgrundlage verfügt. Das gewährte Gnadenbrot einer zugestandenen Sozialleistung wird dann allerdings in einer Verpackung mit maximaler Scham und Tadel übergeben. Es ist dasselbe *blaming & shaming*, das wir bereits beim Umgang mit Kriegstraumatisierten und Suchterkrankten kennengelernt haben: Der Empfänger von Sozialleistungen darf sich (genauso wie ein Suchtkranker) nicht als normaler Mensch fühlen; nein, er muss ständig daran erinnert werden, wie sehr er von der sozialen Norm abweicht und dass er der Gesellschaft, die ihm dieses Almosen in großzügiger Weise gewährt, ewiglich tiefen Dank schuldet.

Es ist unangenehm und schmerzhaft zu erkennen, dass ein erheblicher Teil der geleisteten Arbeit unnötig und vielfach übergriffig ist. Dies aus dem einfachen Grunde, dass die Konsequenzen, die aus dieser Sichtweise erwachsen, an den Fundamenten unseres Gesellschaftssystems rütteln. Dieses Wanken von Fundamenten schürt Angst und Abwehr. Viele – aber bei Weitem nicht alle – Menschen, mit denen ich mich darüber unterhalte, reagieren mit Unverständnis und Empörung: *«Willst du mir etwa weismachen, dass meine Arbeit unnötig und vielleicht sogar schädlich ist?»* und natürlich auch: *«Wer bezahlt dann meine Rechnungen, wenn ich dieser Arbeit nicht mehr nachgehen sollte?»*. Dies sind typische Antworten, oft wutgetränkt.

Ich kann diese ablehnende Reaktion sehr gut verstehen. Aber durch Abwehr und Vermeidung werden die Probleme, die sich in den letzten Jahren in die kollektive Wahrnehmung gedrängt haben, nicht gelöst werden. Ich habe den Eindruck, dass mehr und mehr Menschen bewusst wird, welche enormen Anstrengungen erforderlich sein werden, um Lösungsansätze zu finden und umzusetzen. Wir können jedenfalls nicht unser krankes globales Wirtschaftssystem «reparieren», indem wir immer mehr von dem ausbauen und forcieren, was schon da ist. Wir brauchen grundlegend neue Ansätze. Ich bin der Meinung, dass die Einführung eines bedingungslosen Grundeinkommens diese fatale Dynamik unserer Arbeitswelt deutlich entschärfen könnte. Im letzten Kapitel mehr dazu.

Hier noch ein Beispiel für die Absurdität der «Arbeit als Selbstzweck» sowie für die Schwierigkeit, dieses Problem tatsächlich anzugehen: US-Präsident Barack Obama versuchte bekanntlich, das Gesundheitsversicherungssystem der USA grundlegend zu reformieren. Hierbei gab es auch Überlegungen, eine einheitliche Krankenversicherung für die gesamte Bevölkerung einzurichten. Die Schaffung einer gemeinschaftlichen Krankenversicherung hätte es ermöglicht, die vielen bis dato existierenden einzelnen Krankenversicherungen zu ersetzen. Experten des Gesundheitsministeriums errechneten, dass mehrere Hunderttausend Arbeitsplätze durch eine solche Reform unnötig werden würden und hierdurch enorme Kosten, die das amerikanische Gesundheitssystem stark belasten, eingespart werden könnten. Warum also nicht eine solche Reform wagen? Sollte es nicht darum gehen, ein möglichst leistungsfähiges Gesundheitssystem aufzubauen, in dem die Versicherungsprämien für medizinische Leistungen verwendet werden und nicht in Verwaltungskanälen versickern?

Nein! Das Aufrechterhalten der Prämisse der «Arbeit als Selbstzweck» ist in aller Regel wichtiger als die mögliche alternative Prämisse, die da lauten würde: «*Arbeit ist ein kostbares Gut, das sinnvoll und auf das Notwendige begrenzt zur Anwendung kommen sollte.*» Die Zeit ist (noch) nicht reif, für einen derartigen Paradigmenwechsel. Die Reform der Gesundheitsversicherungen in den USA wurde als *socialism* verunglimpft und unterblieb. Somit können weiterhin viele Hunderttausend Verwaltungsangestellte beschäftigt und vom Geldstrom der Versicherungsbeiträge genährt werden (182, S. 157).

Ein solches Kalkül findet in der Politik, in Firmen, Verwaltungen und Institutionen täglich tausendfach statt: Die Beibehaltung von Arbeit und Beschäftigung ist höchste Priorität, selbst und gerade dann, wenn es möglich wäre, die Arbeitsverhältnisse und Verfahrensschritte maßgeblich zu vereinfachen. Letztlich geht es darum, treue Wähler und ergebene Mitarbeiter zu nähren und alle paar Jahre wieder daran zu erinnern, wie dankbar sie dem politischen Programm oder auch dem Arbeitgeber zu sein haben, und wie sehr sie ihm verpflichtet sind, ihm, der sie doch so großzügig und vorausschauend vor Verarmung bewahrt hat. Die Drohung mit dem Abgleiten ins Prekariat ist seit jeher ein bewährtes Mittel zur Herrschaftssicherung.

Im Narrativ unserer Gesellschaften ist also das Existenzrecht des Menschen weiterhin gekoppelt an die Notwendigkeit der Arbeit. Dieser Logik folgend «müssen» die nicht-vermittelbaren Menschen hochgradig durch Scham- und Schuldgefühle belastet werden, wenn sie tatsächlich Sozialleistungen in Anspruch nehmen: Denn durch ihr Nicht-Arbeiten stellen sie einen bedrohlichen Widerspruch zum gesellschaftstragenden Narrativ dar. Ich kenne keine Person, die gerne Sozialleistungen bezieht; ich kenne sehr viele Menschen, die viele Jahre lang hart und engagiert gearbeitet und in die Sozialversicherungen eingezahlt haben, die aber aus verschiedensten Gründen im Verlauf ihres Lebens in die Lage der Nicht-Vermittelbarkeit auf dem Arbeitsmarkt geraten sind. Diese Menschen haben oft traumatische Ereignisse im Leben durchgemacht, und in vielen Fällen gehörte auch ein wiederholter, missbräuchlicher Umgang mit ihnen in den Arbeitsverhältnissen dazu. Diese Menschen haben also häufig psychisch belastende Symptome, die ihnen das Leben sehr erschweren. Aber diese Menschen werden nicht von der Gesellschaft in Ruhe gelassen: Es wird ihnen gegenüber immer wieder neu betont, dass der Bezug von Sozialleistungen nicht normal ist und möglichst bald aufhören sollte, dass sie sich nur etwas anzustrengen bräuchten, um wieder ein normales, geachtetes, vollwertiges Mitglied der Gesellschaft zu werden. Viele meiner Patienten leiden an dieser Bewertung, Stigmatisierung und dem faktischen Ausschluss aus der Gemeinschaft in mindestens genauso großem Ausmaß, wie an den anderen Komponenten ihrer Biografien, die in der Regel vollgespickt sind mit belastenden Ereignissen.

Und es ist für diese Menschen nicht wirklich eine Hilfe und Perspektive der Heilung, wenn im Umgang mit ihnen die berufliche Reintegration forciert wird. Es ist unbestritten, dass die berufliche Reintegration eine Person wieder zurück ins Lot mit sich selbst und mit der Gemeinschaft bringen kann. Auch ich unterstütze meine Patienten so gut es geht in ihren Bemühungen, im Arbeitsleben und somit in der Gesellschaft wieder Fuß zu fassen. Dieser Vorgang der Reintegration erfordert aber sorgfältige, auf den individuellen Fall abgestimmte Maßnahmen. Solche maßgeschneiderten, ausgewogenen Schritte sind allerdings eher die Ausnahme als die Regel: Ich erlebe es häufig, dass Patienten in immer dieselben Coachingmaßnahmen geschickt werden, in denen ihnen immer dieselben Botschaften vermittelt werden, unabhängig von ihrer Vorgeschichte, ihren persönlichen Bedürfnissen und Kompetenzen (wie z.B. «*Wir machen jetzt ein paar Wochen Motivationsaufbau und bringen Ihren Lebenslauf auf einen zeitgemäßen Stand, dann wird es auch mit der Arbeitssuche klappen!*»)[94]. Was noch problematischer ist als diese Art des Coachings, sind die «Beschäftigungsmaßnahmen»: Hierbei werden nicht-vermittelbare «Problemfälle» in geschützte Arbeitsmaßnahmen gesteckt, wobei es sich oft um einfachste Tätigkeiten im Großhandel, in der Industrie oder auch in Behindertenwerkstätten handelt. Diese Unternehmen werden dann gut dafür bezahlt, dass sie die Betroffenen für ein paar Wochen oder Monate als unterbezahlte Arbeitskräfte ohne jeglichen arbeitsrechtlichen Schutz und ohne weitere berufliche Perspektiven ausbeuten können. Und auch diese Maßnahmen werden ungeachtet der persönlichen Vorgeschichte und ohne wirkliche Absprache auf Augenhöhe mit den Betroffenen verordnet und stellen für die allermeisten Betroffenen lediglich eine weitere Demütigung und Retraumatisierung dar.

94 Eine solche Parteilichkeit in der «Unterstützung» ist dadurch zu erklären, dass diese Coachingmaßnahmen vom Arbeitsamt, von der Invaliditätsversicherung oder auch vom Arbeitgeber bezahlt werden.

Tatsache aber ist, dass diese nach Maßstäben der Gesellschaft gescheiterten Menschen immer wieder große Anstrengungen unternommen haben, um in der Arbeitswelt Fuß zu fassen. Tatsache ist aber auch, dass viele Arbeitsversuche in Arbeitsverhältnissen stattfanden, in denen diese Menschen erneut systematisch ausgebeutet und schlecht behandelt wurden.

In unserer Gesellschaft wird also ein sehr starker Druck ausgeübt von allen gegenüber allen, damit sich alle der Realität eines mühevollen, leidgeprägten Arbeitslebens unterwerfen, um als vollwertiges Mitglied der Gesellschaft Anerkennung zu finden.

## Die Erkenntnisse sind da – entsprechende Handlungen bleiben jedoch aus

Gerade von jungen Erwachsenen höre ich immer wieder, dass sie schockiert sind, wenn sie nach langen intensiven Jahren der Ausbildung ihre ersten Schritte in der Arbeitswelt tun. Diese jungen Menschen erkennen oft sehr schnell und intuitiv die absurden und übergriffigen Anteile der Arbeit. Kindern und Jugendlichen wird während ihrer Ausbildung an Schule und Universität jahrelang erzählt, dass die gesellschaftlichen Institutionen rational, maßvoll und zielgerichtet ausgerichtet sind, dass die Kenntnisse, die ihnen eingepaukt wurden, absolut notwendig sind, um die nutzbringenden Maschinerien von Gesellschaft, Wissenschaft, Kultur und Wirtschaft am Laufen zu halten, und dass ihre erbrachten Anstrengungen im Arbeitsleben anerkannt und belohnt werden.

Die Realität der Institutionen und der Arbeitswelt ist eine ganz andere.

Eine junge Frau, intelligent, fleißig und sensibel, brachte mir gegenüber diesen Schock auf folgende Weise zum Ausdruck: «*Der erste Monat bei meiner ersten Arbeitsstelle war entsetzlich. Mir wurde schnell bewusst, dass es nicht darum ging, die in der Ausbildung gelernten Inhalte umzusetzen. Nein, mir wurde von den Kollegen klargemacht, dass es bei allen Tätigkeiten darauf ankommt, nicht aufzufallen. Die Zeit auf der Arbeit verging furchtbar langsam; die Dinge, die ich tatsächlich zu erledigen hatte, hätte ich locker in einem Drittel der Arbeitszeit erledigen können. Dennoch wurde von mir erwartet, dass ich dem Anschein nach zu jedem Moment mit etwas Wichtigem, Sinnvollen beschäftigt bin. Am schlimmsten waren aber die Momente, in denen ich Kunden Erklärungen geben musste, die dem Interesse meines Arbeitgebers entsprachen, die aber nicht ihren Bedürfnissen entsprachen und durch die ihre berechtigten Anliegen abgewiesen wurden.*»

Wie tief sitzt also dann bei diesen jungen Erwachsenen der Schock, wenn sie realisieren, wie groß der Unterschied ist zwischen dem, was sie in Schule und Universität gelernt haben, und dem, was in der Arbeitswelt tatsächlich zur Anwendung kommt. Um im Arbeitsleben bestehen zu können, kommt es kaum auf fachliche Kompetenzen an. Das erworbene Wissen ist zwar wichtiges Beiwerk, um die Zugehörigkeit zu einer Berufsgruppe unter Beweis zu stellen (gerade die Kenntnis einer Fachsprache, wie sie von Ärzten und Juristen benutzt wird, ist hierbei von großer Wichtigkeit). Viel wichtiger für das Überleben im Berufsleben ist aber die Fähigkeit der Unterordnung an die zahllosen subtilen sozialen Regeln des Umgangs innerhalb des Kollegenkreises und der Anpassung an die «Erfordernisse des Marktes». Diese Erfordernisse haben allerdings vielfach nicht wirklich etwas zu tun mit den Bedürfnissen der Menschen oder aber mit der Anwendung von empirisch begründeten und kohärent-stimmigen Handlungen, mit denen Wertschöpfung und friedliches Zusammenleben der Menschen innerhalb des ökologischen Umfeldes erreicht werden kann. Die Wissenschaft hat tausendfach Evidenzen angehäuft, an denen sich das Handeln der Menschen orientieren könnte und sollte, um die bestmöglichen Formen des Wirtschaftens und des Zusammenlebens auf diesem Planeten zu entwickeln[95]. Diese Erkenntnisse werden Grund- und Mittelschülern und zum Teil auch Studenten vermittelt. Aber was dann im Arbeitsleben geschieht und womit sich junge Erwachsene dann konfrontieren müssen, steht oft im krassen Gegensatz zu diesem vermittelten Wissen.

Dies ist im Übrigen auch die tiefe Botschaft des weltweiten «Schulstreiks fürs Klima (Fridays for Future)»: *«Warum sollen wir überhaupt noch in die Schule gehen, wenn die Kenntnisse, die ihr uns vermittelt, im Berufsleben gar nicht zur Anwendung kommen? Warum häuft ihr Erwachsenen so derart viel Wissen an und setzt es dann aber nicht konsequent um? Warum zwingt ihr uns in eine Dynamik der Anpassung an etwas, was dem gesunden Menschenverstand zuwiderläuft? Warum nutzt ihr nicht die wissenschaftlichen Evidenzen, die euch sehr wohl bekannt sind, in einer Art und Weise, die uns ermöglichen würde, auch dann noch auf diesem Planeten leben zu können, wenn es euch gar nicht mehr gibt?»*

Der Eintritt ins Arbeitsleben entspricht also einem Prozess der Initiation. Es geht darum, den letzten Rest an kindlicher Intuition, den noch verbleibenden gesunden Menschenverstand sowie den verbleibenden Glauben an das Gute im Menschen aus dem zukünftig vollwertigen Mitglied der Gesellschaft auszutreiben. Durch die Unterwerfung und Anpassung an die Absurdität der Arbeit in einer hochtechnisierten Welt, in der weder das Ausmaß noch diese zumeist menschenverachtende Form von Arbeit

95 Nur ein Beispiel: Wir wissen, dass es sich für Menschen besser anfühlt und auch zuträglicher für ihre Gesundheit ist, in Verbindung zu Mitmenschen kollaborativ und partizipativ an einem Projekt zu arbeiten, als engmaschig kontrolliert, fremdbestimmt, isoliert und angsterfüllt eine sinnentleerte, repetitive Arbeit auszuführen.

wirklich notwendig ist, wird der Mensch gefügig und passend gemacht für ein System, das gehorsame und angepasste Menschen für seinen Fortbestand dringend braucht.

«*Nur wenn du hart arbeitest, kannst du zu uns gehören!*» bzw. «*Wenn du nicht hart arbeiten kannst oder willst, gibt es auf unserer Welt keinen Platz für dich!*» ist das Credo der strukturellen traumatischen Dissoziation in einer globalisierten Welt, in der Bildung, Wirtschaft und Wissenschaft einzig und allein dem Fortbestand ihres vorherrschenden Narrativs verpflichtet sind. Der Grundtenor dieses Narrativs besteht in der Erotisierung des Leidens und in der Diabolisierung von Ekstase.

## Unser täglich Blut: Das sadomasochistische Arbeitsritual

Graeber spricht sogar von einem sadomasochistischen Ritual, das Tag für Tag milliardenfach in den Arbeitsstätten zelebriert wird: Wir akzeptieren es als einen Zustand von Normalität, dass wir uns selbst und anderen im Arbeitsleben viel Anstrengungen, Mühe und Härte abverlangen. Diese Ausübung von Härte und entsprechend die Erfahrung von Qual ist allerdings innerhalb der Belegschaft eines Unternehmens ungleich verteilt: Hierarchisch höhergestellte Personen haben mehr Möglichkeiten, Hiebe auszuteilen und ihren Untergebenen gegenüber übergriffige Dynamiken durchzusetzen als Personen, die sich in den tiefer gelegenen Schichten der Hierarchie befinden. Aber auch die hierarchisch hochgestellten Kader stehen ihrerseits in einer nach oben stets offenen Hackordnung, innerhalb derer auch ihnen stets maximale Anstrengung, Selbstaufgabe und Härte sich selbst gegenüber abverlangt werden. Das Narrativ der Anstrengung, Entbehrung und Selbstausbeutung ist so tief in unserer Kultur verwurzelt, dass es letztlich gar keinen Vorgesetzten braucht, um uns zu malträtieren – wir tun dies schon freiwillig selbst und fühlen uns folglich genau dann am besten, wenn wir mit großer Härte gegenüber uns selbst geschuftet haben. Dies bedeutet, dass auch jene Menschen, die an der Spitze der Hierarchie stehen, oder jene, die über so viel Geld verfügen, dass sie überhaupt nicht zu arbeiten bräuchten, oder auch jene, die in absoluter oder relativer Selbstständigkeit und Selbstbestimmung arbeiten und hierbei ein gutes finanzielles Auskommen erreichen, sich selbst gegenüber immer wieder einen großen Druck aufbauen, bei dem es darum geht, sich immer wieder neu zu beweisen, wie leistungsfähig, belastbar und leidensfähig sie sind.

Diese tiefe Neigung, uns selbst (und auch den anderen) «viel abzuverlangen», und die tiefe Befriedigung, die wir verspüren, wenn wir «etwas geleistet» haben, entspricht genau dem, was Graeber sehr treffend als «Sadomasochismus» in den Arbeitsverhältnissen beschrieben hat. Es kommt bei dieser Sehnsucht (!) nach Leistung und

Entbehrung gar nicht darauf an, ob diese Anstrengung einen Nutzen für uns oder die Allgemeinheit hat oder auf sonstige Weise irgendwie sinnvoll ist. Nein, das Erleben und Unter-Beweis-Stellen unserer Leidensfähigkeit ist Selbstzweck genug.

Leiden für was? Leiden warum? Die Antwort hierauf ist ohne Bedeutung. Es geht darum, uns selbst und unseren Mitmenschen zu zeigen, wie sehr wir fähig und bereit sind, Leid zu ertragen.

Dieser tieftragische Sachverhalt drückt sich jeden Freitagabend milliardenfach in den Selbstbekenntnissen der globalen Armee von Arbeitern, Angestellten und Managern jeglicher Hierarchiestufe aus: «*Wow, ich habe eine so anstrengende Woche hinter mir – ich bin vollkommen erschöpft!*»

Der Inhalt der Arbeit, ihr Sinn oder Unsinn ist zweitrangig. Für unser Selbstverständnis ist es in erster Linie wichtig, dass wir in Formen mentaler und körperlicher Erschöpfung spüren, dass wir hart, sehr hart gearbeitet haben.

## Selbstkasteiung ist die Voraussetzung für den übertriebenen, kompensatorischen Konsum

Im Verbund mit diesem Selbstverständnis des hart für sein Lebensrecht schuftenden, masochistischen Arbeiters gibt es noch ein weiteres problematisches Phänomen: Das des kompensatorischen Konsums.

«*Ich habe in den letzten Wochen so hart gearbeitet – dafür erlaube ich mir nun, Party zu machen und über die Stränge zu schlagen!*» oder «*Diesen Luxusurlaub habe ich mir durch harte Arbeit redlich verdient*» oder «*Das war ein furchtbares Jahr auf der Arbeit, doch der Bonus hat mich für meine Mühen entlohnt: Ich gönne mir nun also diesen sündhaft teuren Sportwagen!*».

Da wir es als eine Selbstverständlichkeit ansehen, uns während der Arbeitszeit zu misshandeln, unsere moralische Integrität zu hintergehen und unsere körperlichen, emotionalen und mentalen Ressourcen auszuschlachten, sehen wir es als ebenso selbstverständlich an, uns in der restlichen verbleibenden Zeit etwas «Gutes» zu tun. Der Masochismus der vergangenen Arbeitswoche liefert uns also sowohl das «verdiente» Geld als auch die «rechtschaffene» Erschöpfung, damit wir in der verbleibenden Zeit des Wochenendes unser Geld und unsere Erschöpfung in die verschiedensten Formen der Wiederherstellung unserer Vitalressourcen einbringen können. Eine riesengroße

Industrie der Wellnessangebote und der Freizeitgestaltung ist mit nichts anderem beschäftigt, als uns kurzfristig wirksame Kompensationsangebote anzupreisen und zu verkaufen. Der kompensatorische Konsum ist dabei in vielen Fällen ebenso sinnentleert wie die Arbeit, die zuvor verrichtet wurde, um diesen Konsum finanzieren zu können.

Wie oft höre ich von Menschen Sätze wie: «*Ich habe letzte Woche eine Reise nach X unternommen. Der Flug war so und so (verspätet), das Hotel war so und so (überteuert), die Museen waren so und so (überfüllt), das Wellnessprogramm so und so (nicht wirklich besser als das, was ich im eigenen Ort habe). Während dieser Reise habe ich keine besondere Zufriedenheit, Freude, Leichtigkeit oder gar Begeisterung/Ekstase verspürt. Aber es war mir wichtig, mir nach all den Wochen harter Arbeit mal wieder etwas zu gönnen!*»

Es geht also gar nicht darum, in der verbleibenden Freizeit Dinge zu erleben, die unseren ureigenen Interessen und Bedürfnissen entsprechen. Es geht vielmehr darum, «etwas» für unser «gutes Geld» zu bekommen, das uns entschädigt. Diese Entschädigung, dieser Austausch von Mühe versus Konsum trägt dann auch entscheidend dazu bei, dass wir im Hamsterrad aus Arbeit und Konsum stetig weiterlaufen. Und noch etwas fällt auf bei der Betrachtung des *Framing* bzw. des Marketings der vielfältigen Wellness- und Freizeitangebote: Je größer die vorherige Anstrengung war, desto notwendiger und intensiver ist dann die sich zugestandene Erholung. Anstelle des klassischen französischen «*Metro-boulot-dodo*»- (U-Bahn – Arbeit – Schlafen) Lebenscredo der Einwohner von Paris, gibt es in der modernen Version dieses Credos noch die Beifügung der Konsumkompensation. Erholung ist also eine notwendige Zusatzfunktion, durch die die zuvor erfolgte masochistische Selbstquälung ergänzt werden muss. «*Work hard – suffer hard – ressource intensively – repeat*» lautet also dieser so entstehende Kreislauf zwischen masochistischer Qual einerseits und dem kompensatorischen Wiederaufladen der Lebensbatterie andererseits. Und Konsum ist hierbei nicht nur eine nützliche Kompensation, um die persönlichen Lebensressourcen wieder aufzufüllen, damit die nächste Runde im Boxkampf der Arbeit eingeläutet werden kann. Nein, Konsum ist zudem auch «erste Bürgerpflicht», durch die der Motor der Wirtschaft auch allen möglichen Widrigkeiten und Absurditäten zum Trotz am Laufen gehalten wird. Wir sind also darauf angelegt, uns am ehesten zu spüren innerhalb dieser steten Oszillation zwischen sinnentleerter Selbstkasteiung und konsumorientierter Neutralisierung.

Diese absurde, sich selbst aufrechterhaltende Dynamik der Stabilisierung innerhalb eines Systems, bei dem es nicht um das Wohlergehen des Menschen, sondern um seinen Fortbestand geht, zieht sich wie ein roter Faden durch unser Leben: Unsere Lebenszeit und -kraft, die hiervon in Beschlag genommen wird, ist enorm. Wir, die wir von Natur aus erkennende, spirituelle, ekstatische Wesen sind, werden in dieser Dynamik tatsächlich auf eine Batteriezelle reduziert, die jeweils nur minimal aufgeladen und innerhalb der kollektiven traumatischen Dissoziation erschöpft und verschlissen wird.

Das vollwertige, anerkannte, normale Mitglied der Gesellschaft unterwirft sich dem Prinzip der leidgeprägten Selbstaufgabe und gibt sich im Austausch für diesen spirituellen Opfermord an sich selbst mit oberflächlichen Vergnügungen zufrieden, die einzig und allein die Funktion haben, die fortschreitende Entfremdung sich selbst und der Natur gegenüber voranzutreiben.

## Unnötige Arbeit und sinnentleerter Konsum befeuern die Klimakatastrophe

Denn auch diese Tatsache in Bezug auf die Arbeit und auf das kompensatorische Freizeitverhalten ist von fundamentaler Bedeutung: Unnötige Arbeit und oberflächliches, sinnentfremdetes Konsumverhalten sind die größten Kräfte, die den globalen Klimawandel antreiben (184). Und ja, es sind gerade die Superreichen, die durch ihr exzessives Konsumverhalten die Klimakatastrophe befeuern (185).

In der modernen Dynamik der Arbeit gibt es noch eine Komponente, die maßgeblich dazu beiträgt, dass dieses Gleichgewicht aus maximal geförderter Mühsal und Misshandlung einerseits und ebenso maximal gefördertem kompensatorischem Konsum immer wieder von Neuem aufrechterhalten wird. Es ist das Ritual des Schönredens und «Sich-gegenseitig-auf-die-Schulter-Klopfens». Die allererste Tugend, die von einem vollwertigen Mitglied der Gesellschaft erwartet wird, ist die, sich nicht zu beklagen und auf das Positive an seinem Schicksal zu verweisen. Der sozial gut angesehene, «glückliche» Mensch ist der, der von sich selbst behaupten kann, sich erfolgreich an die Herausforderungen des Lebens angepasst zu haben. Erfolg heißt dementsprechend, möglichst viele sichtbare Beweise für Wohlstand und exklusiven Konsum vorweisen zu können. Eine nach außen nicht sichtbare, erfolgreiche Integration einer traumatischen Lebens- und Familiengeschichte zählt da nicht viel. Obwohl dies ja die wirkliche Herausforderung des Lebens ist.

Das «glückliche» Leben, das von allen Menschen angestrebt wird, kann nicht objektiviert werden. Der Begriff des «Glücks» ist in erster Linie Ausdruck der sozialen Erwünschtheit gemäß des Blickes, den wir auf uns selbst werfen und den unsere Mitmenschen von uns haben (in unserer Vorstellung zumindest). In ihrem bahnbrechenden Buch über die Zusammenhänge zwischen Wohlstand, Wirtschaftsformen und dem «guten Leben» nennen Robert und Edward Skidelski das «Glück», wie es uns als Begriff immer wieder im Alltag begegnet, schlichtweg eine Fata Morgana bzw. ein Trugbild (186, S. 96). «Glück» scheint also das Lebensziel schlechthin zu sein, dem wir fortwährend nacheifern, das aber wie eine Fata Morgana oder ein Regenbogen immer in weiter Ferne bleibt. Trotz oder vielmehr wegen dieser faktischen Unerreichbarkeit des erfüllten, glücklichen Lebens neigen wir dazu, uns gegenwärtig als vorwiegend glücklich zu bezeichnen.

Kennen Sie jemand, der sich als «nicht-glücklich» oder gar als unglücklich bezeichnet?

Solche Personen sind im Allgemeinen eher selten anzutreffen. Aber dennoch, vielleicht kennen Sie einige wenige Personen, die eine solche Selbstbeschreibung spontan oder auch erst nach gezielter Nachfrage zum Ausdruck bringen. Vielleicht schwingt bei diesen Personen Selbstmitleid, oder auch Vorwurf und Wut gegenüber den Außenstehenden mit. In den meisten Fällen wird ein solches Statement im sozialen Kontext als zutiefst störend, belastend und irritierend wahrgenommen. Mit einer solchen «negativen Einstellung» macht Frau oder Mann sich in der Regel keine Freunde.

Es ist also ein Gebot des gesellschaftlichen Überlebens, sein eigenes Leben als weitestgehend glücklich zu betrachten – wobei hier die Übergänge zwischen «normal», «gut» und «glücklich» aus Gründen einer selbsterhöhenden Opportunität fließend sind.

«Normal» steht für die erreichte Konformität.

«Glücklich» (wahlweise auch «gut», «großartig», «außerordentlich», etc.) steht für das Bild von uns selbst und das entsprechende Narrativ, das wir uns selbst und den Mitmenschen gegenüber erzählen und aufrechterhalten wollen.

*«Wie geht es dir heute?»*

1. *«Beschissen!»*
2. *«Es geht so»* oder einfach nur *«okay»;*
3. *«Mir geht es recht gut»;*
4. *«Mir geht es großartig»;*
5. *«Heute ist ein fantastischer Tag!»*

Das hier vereinfacht dargestellte Kontinuum von möglichen Antworten lässt erkennen, dass wir die mittigen drei Antworten als im «grünen Bereich» der sozialen Erwünschtheit verorten. Bei der ersten und der letzten Antwortoption fangen schon die psychiatrischen Alarmlichter rot zu leuchten an: Wer so von sich spricht, ist vielleicht an einer Depression oder aber an einer Manie erkrankt und mit Argwohn zu betrachten.

Die Psychiatrie trägt also ebenfalls wesentlich dazu bei, einen starken normativen Druck auf unser Selbstbild auszuüben. Und wo uns die Psychiatrie an den Rändern dieses Kontinuums zurechtstutzt, so tun im Zentrum dieses Kontinuums die sozialen Medien, hierbei vor allem die «Schöne Welt»-Applikationen wie Instagram und Facebook, ein Übriges, um die Richtung vorzugeben, in der das «Normale», «Schöne», «Gute» zu finden ist. Diese Richtungsweisung in den sozialen Netzwerken erfolgt durch die schiere und unüberschaubare Masse an (Bild-)Zeugnissen, die sich tagtäglich weiter anhäufen und somit dem Beobachter eine erdrückende Massenevidenz aufzwingen. Diese vorgegebene Richtung folgt somit einer Art selbstgeleiteter Schwarmintelligenz, wobei tatsächlich fraglich ist, ob es sich nicht vielmehr um eine Schwarmdummheit handelt. Jedenfalls gibt es mittlerweile viele Studien, die deutliche Hinweise darauf geben, dass die in den sozialen Medien verbreiteten und gewichteten «Normen» von «gut, schön und erfolgreich» einen erheblichen Leistungs- und Leidensdruck bei vielen, vor allem jungen Menschen hervorrufen (187).

Die von den Skidelskis beschriebene Fata Morgana des glücklichen Lebens rückt von daher in eine unerreichbare Ferne und wird zugleich dem (Internet-)Auge des Betrachters in einer gnadenlosen Bildschärfe zugänglich gemacht. Ein derartiger Konflikt zwischen den virtuellen, unerreichbaren Idealen und der Beschränktheit der eigenen Wirklichkeit, der sich trotz allzu vieler Bemühungen immer mehr vertieft, kann im Grunde nur zu tief frustrierten Menschen führen.

## Die Hauptform der traumatischen strukturellen Dissoziation der Gegenwart

Traumatische Ereignisse wie physische Gewalt, Vernachlässigung, Beziehungsverrat, sexueller Missbrauch, Unfälle, schwere Krankheit, etc. treffen zum Glück nicht alle Menschen während ihres Lebens. Aber es gibt einen Bereich im Leben fast aller Menschen, der bis ins Mark von traumatischer Gewalt durchzogen ist. Das Arbeitsleben ist der Ort, in dem sich milliardenfach die traumatische Dissoziation im Alltag immer neu Bahn bricht und sich tief verfestigt. Zur Illustration dieses Postulats möchte ich Graeber zitieren, der auf brillante und einleuchtende Art die Realität der kollektiven Traumatisierung im Arbeitsleben geschildert hat (182, S. xxi):

- *«Eine große Anzahl von Menschen verbringt ihre Tage mit Aufgaben, von denen sie insgeheim glauben, dass sie nicht wirklich ausgeführt werden müssen.*

- *Es ist, als ob sich jemand sinnlose Aufgaben ausdenkt, um uns alle am Arbeiten zu halten.*

- *Wir haben eine bizarre sadomasochistische Dialektik erfunden, bei der wir das Gefühl haben, dass Schmerzen am Arbeitsplatz die einzig mögliche Rechtfertigung für unsere verstohlenen Konsumfreuden sind.*

- *Der moralische und geistige Schaden, der aus dieser Situation entsteht, ist tiefgreifend. Es ist eine Narbe, die quer durch unsere kollektive Seele verläuft. Dennoch spricht praktisch niemand darüber.»*

Wie zu Beginn dieses Kapitels bereits erwähnt, ist diese Schilderung ein sehr treffender Ausdruck für die bedeutsamste Form der strukturellen traumatischen Dissoziation der Gegenwart. Im Vordergrund dieser Beschreibung steht die Hervorhebung der Sinnlosigkeit dieser Dynamik. Diese Bewusstwerdung der Sinnlosigkeit des Leidens ist ihrerseits schmerzhaft – wir neigen dazu, eine solche entlarvende Bewusstwerdung zu vermeiden. Sobald wir aber verstanden haben, in welchem Zusammenhang eine strukturelle Dissoziation ausgebildet wurde und wie sie zur Stabilisierung eines traumatisch geprägten Systems beiträgt, erlaubt dieses Verständnis uns, die Sinnlosigkeit und Absurdität dieses Sachverhaltes als evident anzusehen. Und jeder vernunftbegabte, auf sein Selbstbildnis bedachte Mensch wird infolge dieser Erkenntnis danach streben, die Sinnlosigkeit und Absurdität seines Handelns zu reduzieren. Erkenntnis ist das Tor zur Veränderung. Mehr dazu im Kapitel XIV.

Der ANP liegt in diesem System in Form der täglich milliardenfach geäußerten Aussage vor, mit der wir uns selbst und unseren Mitmenschen wortkarg bekräftigen, dass «alles okay» ist, gerade auch dann, wenn die verrichtete Arbeit mühsam und unnötig ist. Zu diesem «alles okay» gehört ebenfalls das schon erwähnte kompensatorische Konsumverhalten, das in vielen Fällen keine wirkliche Erfüllung von persönlichen Interessen und Bedürfnissen bringt. Dieses «alles okay» wird sowohl vom untergebenen Angestellten ausgesprochen, der in seiner Arbeit übergangen und ausgenutzt wird, wie auch von seinem Vorgesetzten, der seinen Untergebenen gegenüber höchste Leistung und Engagement zur Erfüllung von – objektiv betrachtet – häufig absurden Arbeitsvorgaben einfordert.

Es ist wichtig zu betonen, dass dieses «alles okay» tatsächlich dem entspricht, was die meisten Menschen über ihre Arbeit denken und fühlen. Und diese Botschaft ist es auch, die wir unseren Freunden und Angehörigen gegenüber vertreten, wenn wir über unsere Arbeit reden. Nur in seltenen, bangen Stunden, kommt bei uns ein Zweifel auf, ob das wirklich alles so «okay» ist, wie es uns normalerweise scheint. In der COVID-

Krise gewann dieser Zweifel deutlich an Gewicht; und gerade weil ein solcher Zweifel höchst belastend ist, setzten wir in den Jahren 2020 und 2021 alles daran, möglichst schnell wieder in die «alles okay»-Normalität zurückzukehren[96]. Aber manchmal, im Gespräch mit dem Lebenspartner oder mit einem Therapeuten, wagen wir es, diesen Zweifel zu beleuchten. Wir fragen uns dann, ob diese scheinbare Normalität, wirklich dem entspricht, was ein selbstbestimmter, ausgewogener, in Frieden mit sich selbst und seiner Umwelt lebender Mensch tatsächlich als Normalzustand und -tätigkeit erleben möchte.

Da aber die Gesellschaft die Summe ihrer Individuen ist, summiert sich dieses «alles okay», die Alltagsform des ANP, zu einem kollektiven ANP, der immer wieder neu versucht, sich selbst (als Gesellschaft) zu beschwichtigen und zu beruhigen, selbst und gerade dann, wenn diese Normalität mit etwas Distanz betrachtet hochgradig pathologisch ist. Nicht wenige Psychiater, Psychotherapeuten, Sozialwissenschaftler oder Philosophen haben diesen Zustand der pathologischen Normalität des Individuums oder auch der Gesellschaft wahrgenommen und beschrieben; ein gängiger, schon erwähnter Begriff ist der der «Normopathie» (93). Der indische Philosoph Jiddu Krishnamurti brachte das gut auf den Punkt: *«Es ist kein Zeichen von Gesundheit, an eine von Grund auf kranke Gesellschaft gut angepasst zu sein.»*

Der ANP passt sich an und hält die traumatische Dissoziation im Alltagsleben aufrecht. Das Credo des ANP ist die proklamierte Normalität. Dennoch muss der ANP immer wieder erfahren, dass er seinen komplementären Anteil, den EP, nicht dauerhaft unter Kontrolle halten kann.

Der EP äußert sich ebenfalls täglich milliardenfach in Form einer geballten Faust in der Tasche vieler Arbeitnehmer, in Form ohnmächtiger Wut und Verzweiflung ungezählt vieler Menschen, die wissen, dass sie durch die Arbeit ausgebeutet werden und keine Möglichkeiten haben, dem zu entrinnen. Vielfach ist die Übergriffigkeit, der wir täglich ausgesetzt sind, nicht klar erkennbar. Viele Menschen verspüren eine blinde Wut oder auch eine dumpfe Verzweiflung am Leben allgemein, ohne diese genau benennen zu können. Die Werwölfe und nassen Zombies aus Kapitel IX grüßen. «*Irgendetwas stimmt da nicht!*», lautet das diffuse Gefühl einer entsetzlichen Gewissheit. So wird dieses Gefühl von Neo, Held der Matrix-Saga, ausgedrückt. Sein gesamtes angepasstes Leben lang hatte er dieses Gefühl des Zweifels verspürt und dieser brachte ihn zuletzt zu dem Moment, in dem er schließlich die rote Pille der bitteren Erkenntnis schluckte. An der Meeresoberfläche des Ozeans

96 Wobei natürlich auch viele Menschen eine tiefgreifende Reorientierung ihrer Lebensinhalte vornahmen; eine gute Schilderung dessen findet sich unter: https://www.nytimes.com/interactive/2021/09/23/opinion/covid-return-to-work-rto.html

der gesellschaftlichen Wahrnehmung entsprechen die Phänomene, die wir Depression, Burnout und Suchterkrankungen nennen, den Spitzen der Eisberge, durch die die traumatischen Durchbrüche, wie sie typisch für den EP sind, immer wieder zum Ausdruck kommen.

## Burnout ist stark verbreitet – doch offiziell gibt es ihn nicht!

Bei diesen traumatischen Intrusionen des EP spielt der Begriff des Burnouts eine besonders zwiespältige Rolle. In der Bevölkerung der hoch entwickelten Industrienationen hat in den letzten 20 Jahren die Anzahl von Erkrankungen, die gemeinhin als Burnout bezeichnet werden können, deutlich zugenommen. Es gibt zahllose Publikationen und Medienmitteilungen, in denen ein dramatischer Anstieg von Burnout festgestellt wird, dennoch ist es aus methodologischen Gründen sehr schwierig, verlässliche, belastbare Zahlen zu erhalten. Das liegt vor allem daran, dass Burnout bis heute keine offiziell anerkannte medizinische Diagnose ist[97]. Dieser Sachverhalt ist den meisten Menschen nicht bewusst. Aber es ist ganz entscheidend, hierauf hinzuweisen.

Burnout ist einerseits in der gesellschaftlichen Wahrnehmung sehr stark präsent, gleichzeitig stellt er ein diffuses und kaum greifbares Gesundheitsproblem dar. Mir drängt sich bei dieser Feststellung der Vergleich zur Hysterie auf, die im 19. Jahrhundert ein sehr häufiges und zugleich mysteriöses Krankheitsbild war; siehe Kapitel VI.

Es gibt seit vielen Jahren eine Expertendebatte darüber, wie das klinische Phänomen, das wir gemeinhin Burnout nennen, diagnostisch einzuordnen ist[98]. Auf der einen Seite gibt es Verfechter, die der Meinung sind, Burnout wäre eine Form von Depression. Andererseits gibt es die gegenläufige Auffassung, der ich mich anschließe, Burnout als eine stressinduzierte Störung anzusehen. Diese Unterscheidung ist absolut wesentlich, und gerade weil sie so wichtig ist, haben sich die zentralen Entscheidungsträger der psychiatrischen diagnostischen Kataloge DSM-5 (USA) bzw. ICD-11 (WHO) bisher nicht darauf geeinigt, wie Burnout zu klassifizieren ist.

---

97 https://www.who.int/news/item/28-05-2019-burn-out-an-occupational-phenomenon-international-classification-of-diseases

98 Die Tatsache, dass Burnout bis heute keine offizielle psychiatrische Diagnose ist, bedeutet natürlich nicht, dass es nicht auch schon sehr viele Konzepte, Forschungsarbeiten und Klassifizierungssysteme hierzu gibt. Die ursprüngliche Beschreibung von Burnout stammt von Christina Maslach aus dem Jahre 1976; dieser Ansatz bezog sich vor allem auf folgende Kernsymptome: Ein stark ausgeprägtes Gefühl von Erschöpfung, ein Gefühl der Distanziertheit und Zynismus, sowie ein Gefühl der Wirkungslosigkeit. Mittlerweile gibt es weitere ergänzende Definitionen und Konzepte zum «Symptomenkomplex Burnout», aber es gibt bis heute keinen Konsens darüber, diese Problematik als eigenständiges medizinisches Krankheitsbild anzuerkennen.

Wenn wir nämlich davon ausgehen würden, dass Burnout eine stressinduzierte Störung ist, würde das bedeuten, dass der Arbeitgeber, das Arbeitsumfeld, mitverantwortlich ist für das Auftreten dieser Störung. Ich vermute, dass arbeitgebernahes Lobbying aus diesem Grunde eine Klassifizierung in diesem Sinne bisher verhindert hat.

Die vorherrschende Auffassung, dass Burnout eine Form von Depression ist, hat tiefgreifende Konsequenzen: Denn in diesem Falle ist das Erleiden eines Burnouts in erster Linie in der persönlichen Problematik des Betroffenen begründet. In dieser Sichtweise trägt also die Person, die am Burnout erkrankt, hierfür hauptsächlich die Verantwortung und «Schuld». Das bedeutet gleichsam, und auch dies ist wesentlich, dass ein Burnout mit Antidepressiva behandelt werden muss. Denn Depressionen werden nach dem gängigen psychiatrischen Paradigma primär mit antidepressiver Medikation behandelt. Psychotherapie oder gar Soziotherapie sind lediglich nette Beigaben zur Pharmakotherapie. Das ist der gegenwärtige Konsens vieler Experten, vor allem derjenigen, die konzeptuell den Skripten der (Sozial-)Versicherungen nahestehen. Natürlich gibt es viele gute wissenschaftliche Studien, die auf das Gegenteil verweisen: Psychotherapie und auch Veränderungen im Sozial- und Arbeitsumfeld sind ebenfalls fundamental wichtige therapeutische Optionen.

Bis heute haftet dem Begriff Depression der Makel einer Charakterschwäche an. Depression hieß früher auch «Neurasthenie», die Schwäche des Geistes. Dementsprechend wird implizit im gängigen Konzept *«Burnout ist keine stressbedingte Störung, sondern vielmehr eine Depression»* davon ausgegangen, dass die Betroffenen psychisch zu schwach sind, um mit den normalen (!) Anforderungen des Arbeitslebens klarzukommen. Denn gemäß dieser Einschätzung ist die Arbeitsbelastung per Definition kein exzessiver Stress, sondern vielmehr eine normale Belastung, mit der jeder normal konstituierte Mensch problemlos klarkommen würde. Die Behandlung besteht folglich darin, die zu schwache Person gegenüber Alltagsbelastung allgemein resilienter zu machen. Dies wird typischerweise durch die Verordnung und Einnahme eines Antidepressivums erreicht. Antidepressiva machen allerdings nicht wirklich widerstandsfähiger oder resilienter gegenüber Stress, sondern sie bewirken in erster Linie, dass der nach wie vor bestehende Stress als nicht mehr so belastend wahrgenommen wird. Und somit kann sich das Stresskarussel ungebremst weiterdrehen. Ich halte diese Logik für sehr verdreht. Denn in diesem Konzept wird alle Verantwortung einseitig aufseiten der Burnout-Patienten abgelegt.

Interessanterweise gab es im Mai 2019 eine Ankündigung der Weltgesundheitsorganisation WHO bezüglich der Aufnahme von Burnout in den Krankheitskatalog ICD und zwar unter der Rubrik «stressinduzierte Störungen»[99]. Dies entsprach genau meiner Einschätzung und Erwartung, ich war hocherfreut. Erstaunlicherweise wurde diese Ankündigung nur einen Tag später dementiert[100]. Burnout ist somit nach wie vor keine eigenständige medizinische Diagnose, sondern lediglich ein Begleitfaktor bzw. «ein beschäftigungsbedingtes Phänomen», das die Umstände beim Entstehen einer Depression beschreibt[101]. So viel zur Debatte auf höchsten Ebenen und zum Lobbyismus, der da vermutlich mit hineinspielt.

Wenn ich einen Burnout-Patienten diagnostisch einschätzen muss, und ich kann mich dem in meiner Rolle als Psychiater nicht entziehen, damit die Krankenkassen die Kosten der Behandlung übernehmen oder damit die Lohnausfallsversicherung das Taggeld bezahlt, so diagnostiziere ich in der Regel eine Anpassungsstörung. Anpassungsstörung bedeutet, dass ein klar identifizierbarer externer Stressfaktor vorliegt. Das Problem mit der Anpassungsstörung ist allerdings, dass sie so definiert ist, dass ich sie nur während einer Dauer von sechs Monaten benutzen darf. Wenn die Störung länger als 6 Monate vorliegt, muss (!) ich die Diagnose ändern: Entweder diagnostiziere ich dann eine PTBS (was aber eher unwahrscheinlich ist, da in den meisten Fällen nicht alle diagnostischen Kriterien vorliegen), oder aber ich bin gezwungen, tatsächlich eine Depression zu diagnostizieren.

Paradoxerweise ist aber die Tatsache, dass Burnout keine offiziell anerkannte Diagnose ist, auch eine große Chance. Für viele Menschen, gerade die Leistungsträger in der Berufswelt, ist es schlichtweg unvorstellbar bzw. inakzeptabel, sich jemals mit dem Etikett einer psychiatrischen Erkrankung beladen zu sehen. Aus diesem Blickwinkel ist Burnout ein Flucht- oder Alibikonzept, um einerseits zu sagen, dass man an seinem Limit angekommen ist bzw. dies schon überschritten hat, aber gleichzeitig nicht eingestehen muss, dass man an einer psychiatrischen Erkrankung leidet. Auf diese Weise können Kader dann Kostenanträge stellen für Selbstfindungs-Coaching und für Wellnessprogramme in teuren Privatkliniken, die damit ein Vermögen verdienen.

99 https://www.dw.com/en/who-recognizes-burnout-as-a-disease/a-48908837 «The World Health Organization (WHO) for the first time put burnout on its International Classification of Diseases (ICD) list, which is used globally as a benchmark for health diagnosis. The international body reached the decision to categorize burnout as a medical condition during its recently concluded World Health Assembly in Geneva.» (27.05.2019)

100 https://medicalxpress.com/news/2019-05-recognises-burn-out-medical-condition.html «The World Health Organization said Tuesday that „burn-out" remains an „occupational phenomenon" that could lead someone to seek care but it is not considered a medical condition. The clarification came a day after the WHO mistakenly said it had listed burn-out in its International Classification of Diseases (ICD) for the first time.» (27.05.2019)

101 Es gibt unzählige Internetseiten, die fälschlicherweise behaupten, Burnout wäre nun, seit Januar 2022, eine medizinische Diagnose. Diese Veröffentlichungen tragen dem Sachverhalt Rechnung, dass Burnout im neuen ICD-11 Katalog genauer beschrieben wurde; aber es wird hierbei übersehen, dass Burnout nach wie vor keine eigenständige Diagnose ist.

In diesem Sinne ist Burnout eine sozial weit besser akzeptierte «Diagnose», aus Sicht der sozial Bessergestellten, als die einer Depression oder Anpassungsstörung. Über diesen utilitaristisch-euphemisierenden Gebrauch der psychiatrischen Diagnoseklassifikation könnte man sich aufregen, ich sehe dies allerdings eher pragmatisch: Wenn es auf diese Weise gelingt, einen narzisstisch blockierten leitenden Angestellten in eine therapeutische Auseinandersetzung mit seiner persönlichen Lebensproblematik zu bekommen, finde ich das okay. Aber den vielen anderen Arbeitnehmern, die es schlichtweg nicht schaffen, sich im Arbeitsleben zu behaupten, wird mit dieser Verweigerung einer Diagnose, die Burnout als eine stressinduzierte Störung konzipiert, ein großes Unrecht getan.

Viele Patienten kommen zu mir in einer Lebenskrise, die oft auch mit Veränderungen im Arbeitsleben (wie Arbeitsplatzwechsel oder -verlust) zusammenhängt. Und ich betreue auch viele Patienten, die dauerhaft leidvoll aus dem Arbeitsleben ausgeschieden sind. Die beschäftigungsbezogenen Probleme stehen bei fast all meinen Patienten klar im Vordergrund. Es ist für mich immer wieder erschreckend, wenn ich realisiere, dass sieben von zehn meiner Patienten, die noch aktiv im Berufsleben stehen, hochgradig leiden und psychiatrische Symptome haben, weil sie durch die mehrheitlich absurde Arbeitsrealität in hohem Maß belastet sind.

Aber ich habe auch ein paar wenige berufstätige Patienten, das sind die verbleibenden drei von zehn, die sich in ihrer Arbeit wohlfühlen, die sogar Leistungsträger in ihrem Berufsfeld sind. Diese Menschen haben aber dann typischerweise schwerwiegende Probleme in ihrer Lebensgestaltung und tragen ein Selbstwertgefühl mit sich, das hochgradig von ihrem Erfolg bei der Arbeit abhängt. Bei diesen Patienten kann man dann durchaus davon sprechen, dass sie das Engagement für ihren Beruf benutzen, um Defizite in anderen Lebensbereichen auszugleichen.

Der Burnout ist bei meinen Patienten also tatsächlich sehr präsent: Zum einen dadurch, dass viele Menschen beruflich klar überlastet sind und sich oft auch in missbräuchlichen Arbeitsverhältnissen wiederfinden, aus denen sie nicht entfliehen können. Zum anderen sehe ich aber auch Menschen, die zwar mit ihrer Arbeit zufrieden und engagiert bei der Sache sind, denen es aber nicht gelingt, neben dem Beruf zu einer ausgewogenen Lebensgestaltung zu kommen.

Wieder eine andere Form des Leidens sehe ich bei den Patienten, die nicht mehr im Arbeitsleben stehen. Dies zum Teil krankheitsbedingt, zum Teil aber auch, weil sie nur über wenige Qualifikationen auf dem Arbeitsmarkt verfügen und von daher Langzeitarbeitslose sind: Diese Menschen leiden hochgradig unter dem gesellschaftlichen Ausschluss, oder vielmehr der sozialen Ächtung, die sich sofort einstellt, wenn ein

Mitglied unserer Gesellschaft nicht in der Lage ist, sich den Lebensunterhalt selbst zu verdienen. Für mich leiden diese Menschen ebenfalls an der Realität der heutigen Arbeitsverhältnisse, da sie aus eigener schmerzlicher Erfahrung wissen, dass sie «so, wie sie sind» in der Arbeitswelt entweder nicht gebraucht werden oder aber in dieser Welt nicht bestehen können. Das nagt extrem an ihrem Selbstwert und die Abstrafung durch die oft schikanösen administrativen Verfahren der Sozialversicherungen sowie die Ächtung durch die Gesellschaft tun ein Übriges, um sie vollends resignieren und verzweifeln zu lassen.

In 50 oder 200 Jahren werden die selbstreflexiven Wesen, die dann die Erde bewohnen, über die Menschen der heutigen Zeit wahrscheinlich folgende Einschätzung haben: «*Was waren das damals für Verrückte, die ihr einmaliges Leben mit unnützer, krank machender Arbeit verbrachten, um auf diese Weise gigantische materielle Güter anzuhäufen, die sie nicht brauchten, und die gleichzeitig durch diese Tätigkeiten den Globus zerstörten!*»

# KAPITEL XII

## VON DER TRAUMATISCHEN ZUR PSYCHEDELISCHEN DIALEKTIK

# VON DER TRAUMATISCHEN ZUR PSYCHEDELISCHEN DIALEKTIK

*Mein sind die Jahre nicht, die mir die Zeit genommen,*
*Mein sind die Jahre nicht, die etwa möchten kommen.*
*Der Augenblick ist mein, und nehm' ich den in acht,*
*So ist der mein, der Jahr und Ewigkeit gemacht.*

Andreas Gryphius

Die traumatischen Verstrickungen, denen wir als Individuen und als Kollektiv unterworfen sind, scheinen sich wie eine sich selbst erfüllende Prophezeiung immer mehr zu verfestigen. Dennoch erscheint das heute vorherrschende Narrativ, dass die Welt nur so sein kann, wie sie derzeit ist, mit Distanz betrachtet als eine falsche und irreführende Behauptung. Andere Narrative, die sich näher an den tatsächlichen Bedürfnissen des Menschen orientieren, sind ebenso möglich. Die Relativierung des Narrativs steht daher im Zentrum vieler therapeutisch-transformativer Ansätze, wie sie z.B. in den Verfahren der Achtsamkeitsvertiefung, in den psychedelischen Therapien oder auch in der gewaltfreien Kommunikation zu finden sind.

Die Konzepte, die ich hier vorstelle und anhand meiner persönlichen Entwicklung im Laufe meines Lebens zu erläutern versuche, sind die Resultate einer kohärenten, logischen Ableitung von Erkenntnissen. Diese Schlussfolgerungen wurden zu allen Zeiten von Menschen gezogen und finden in den modernen Schulen der Psychotherapie erfreulicherweise eine zunehmende Anwendung.

Im Gegensatz zum Tier, das in freier Wildbahn nur einfache (d.h. nur vorübergehende) Traumata erleidet, haben wir eine Kultur erschaffen, in der wir zeitlebens gefangen sind. Das Narrativ, das am besten zu dieser Kultur passt, erklärt diese Gefangenschaft am schlüssigsten. Narrativ und Kultur bedingen sich gegenseitig und befinden sich in einer Koabhängigkeit. Die Schaffung eines Narrativs wie auch der Kultur erfordert hoch entwickelte intellektuelle Kompetenzen. Wenn wir weiter darin voranschreiten, unsere Kultur mit komplexen intellektuellen Konzepten zu erklären und auszubauen, ohne ein Bewusstsein für die Gefangenschaft zu entwickeln, in die wir uns mittlerweile navigiert haben, dann werden wir nach und nach in dem von uns geschaffenen Kerker ersticken.

Ein Zebra, das von einem Löwen angegriffen wird, aber letztlich fliehen und sein Leben retten kann, erlebt einen extremen Stresszustand. Aber sobald es sich wieder in Sicherheit befindet, wird sein gesamter physiologischer Apparat innerhalb weniger Stunden wieder in ein ruhiges Gleichgewicht gelangen. Vielleicht wird dieses Tier, wie viele andere auch nach einer traumatischen Erfahrung, intensiv seinen Körper schütteln; von außen sieht das dann so aus, als würde es versuchen, das erlebte Trauma auf diese Art von sich abzustreifen. In aller Regel mit Erfolg.

Tiere in freier Wildbahn entwickeln gewöhnlich keine komplexe Traumafolgestörungen. Bei Tieren in Gefangenschaft ist das allerdings durchaus möglich. Bei solchen gefangen gehaltenen und somit misshandelten Tieren, sind PTBS-Symptome wie überzogene Schreckhaftigkeit, Vermeidungshaltung und resignative Passivität regelmäßig feststellbar[102].

Traumafolgestörungen sind also Störungen, die in erster Linie auf Gefangenschaft und chronische Misshandlung zurückzuführen sind.

Warum gelingt es dem Menschen nicht, ein Trauma von sich abzuschütteln, wie es viele Tiere erfolgreich tun?

## Das intellektuelle Gefängnis, das wir uns selbst erschaffen

Unser Problem besteht darin, dass wir uns zusätzlich zu dem Gefängnis, in dem wir uns aufgrund unserer Lebensumstände *de facto* befinden, noch ein weiteres, komplementäres Gefängnis errichtet haben. Hierfür benutzten wir unsere hervorragenden intellektuellen Fähigkeiten. Da die kortikal-kognitive Leistungsfähigkeit unseres Gehirns einzigartig ist, ist auch unsere Fähigkeit extrem hoch entwickelt, uns ein mentales Erklärungsmodell zu schaffen, um die Gefangenschaft und die Misshandlung, denen wir uns selbst unterwerfen, zu erklären, zu rechtfertigen und schließlich gutzuheißen und auch anderen Menschen zuzumuten. Wie bereits beschrieben, ist die Unterwerfung und die Gutheißung einer Misshandlung, d.h. die Identifikation mit

[102] Eines der bekannten Erklärungsmodelle hinsichtlich dieser Symptome (bei Tieren beobachtbar, aber auch beim Menschen) wird «*erlernte Hilflosigkeit*» genannt (188).

dem Misshandelnden, eine Überlebensstrategie, die zumindest kurzfristig angenehmer im Erleben und erfolgreicher in der Anpassung ist als der Widerstand gegenüber der Misshandlung.

Bei dem Versuch, das Unfassbare einer traumatischen Überlastung erklärbar zu machen, begeben wir uns also in ein Labyrinth der intellektuellen Gefangenschaft. Im Grunde können wir dieses Gefängnislabyrinth beliebig erweitern. Unser Intellekt ist immer wieder bereit, eine noch verwinkeltere Erklärung für die Notwendigkeit unserer Gefangenschaft zu finden und uns selbst und anderen zu erklären, dass unsere Lebensrealität «okay» oder gar «gut» ist, selbst wenn sie – mit Distanz und Intuition betrachtet – unerträglich ist.

Wir bauen uns unser mentales Gefängnis somit selbst; täglich renovieren wir die Mauern in unserem geistigen Labyrinth oder fügen gar neue Irrwege hinzu.

Mir passiert es immer wieder – und Ihnen vielleicht auch –, dass ich in lange Gespräche mit hochintelligenten und gebildeten Menschen verwickelt werde, die mich von ihrer Weltsicht, ihrem persönlichen Narrativ überzeugen wollen. Bei diesen zumeist intellektuell anstrengenden Aussprachen werden dann wissenschaftliche Studien, Zeitungsartikel, Webposts, Filme, oder auch psychologische oder philosophische Konzepte und spirituelle Literatur zitiert, die argumentativ die Thesen stützen. Ich bin dann oft geneigt, meinerseits Evidenzen aus meinem Erfahrungs- und Wissensfundus herauszukramen, um die Thesen meines Gesprächspartners zu hinterfragen. Letztlich ergibt das dann oft ein kraftzehrendes, steriles Ritual des argumentativen Schlagabtausches: Wir sind dabei, in der schieren Masse an empirischer Erkenntnis – und Widersprüchlichkeit – zu ertrinken.

Wie wir alle wissen, ist es heute problemlos möglich, eine x-beliebige verworrene These aufzustellen und binnen Minuten dazu irgendwelche seriös anmutenden Veröffentlichungen im Internet zu finden. Selbst die angeblich seriösen Wissenschaften, und dabei gerade auch die Neurowissenschaften, bedienen diese Arena mit einem gut gefüllten Arsenal an argumentativ stichhaltigen, intellektuell anspruchsvollen (letztlich aber nichtssagenden oder irreführenden) Aussagen. Eine eindrückliche Schilderung dieses dünkelhaften Faches, bissig «Neuromythologie» genannt, findet sich in einem Buch von Felix Hasler, einem renommierten Neurowissenschaftler (180).

Die meisten Menschen sind sich heutzutage dieses Sachverhaltes bewusst. Gerade in der COVID-Krise konnten wir mitverfolgen, wie täglich neue Wogen von im Brustton der Überzeugung bzw. Empörung vorgetragenen Meinungen, Evidenzen, Gegenmeinungen, Gegeneinschätzungen durch die Medien liefen. Dies hat bei vielen von uns zu einer gewissen Ermüdung und auch zu einer Vermeidung geführt, sich überhaupt einem potenziell anstrengenden und konfliktbeladenen Gespräch auszusetzen. Wir befinden uns in einem Überfluss von Wissen, Halbwissen und Meinungen, der so dicht und verwoben ist, dass wir durch dieses Geflecht an intellektueller Hochrüstung kaum noch das Objekt der Betrachtung selbst erkennen können. Ich habe im Kapitel VIII versucht, diese Problematik aus wissenschaftstheoretischer Sicht zu erläutern. Für mich ist die Phänomenologie ein erkenntnistheoretischer Ansatz, mit dem ein Ausweg aus der babylonisch-intellektuellen Erkenntnisverwirrung gefunden werden könnte.

Zurück zu den Dingen selbst! Das ist die zentrale Forderung der Phänomenologie.

## Intellektuelle Alibis verhüllen die emotionale Befindlichkeit

Für mich bedeutet dies, dass ich meinem Gesprächsgegenüber dann einfach folgende Frage stelle: «*Wie fühlst du dich, wenn du über dieses Thema sprichst? Wovor hast du Angst, welches Katastrophenszenario versteckt sich hinter deiner vehementen Argumentation?*»

Dies ist die erste Frage, die wir uns stellen sollten, um ein Verständnis über die Natur des Narrativs zu bekommen, in dem sich andere Menschen und wir selbst uns jeweils befinden.

«*Was also ist das Grundgefühl, das diesem Narrativ zugrunde liegt und es antreibt?*»

Und manchmal – aber das ist leider eher selten – äußert mein Gegenüber dann tatsächlich Ängste und Zweifel, die in unserem Alltag kaum eingestehbar sind, obwohl sie eigentlich, nüchtern betrachtet, überaus menschlich sind:

- «*Ich habe Angst, mein Vermögen, meinen sozialen Status zu verlieren, aus meiner Wohnung ausziehen zu müssen und als Obdachloser, an billigem Wein saugend, mein Dasein zu fristen.*»
- «*Ich habe Angst, meinen Freundeskreis zu verlieren und in Einsamkeit in meinen vier Wänden zu versauern.*»
- «*Ich habe Angst, nur noch von mir fremd und bedrohlich erscheinenden Menschen umgeben zu sein und mich diesen Menschen hilflos ausgeliefert zu fühlen.*»

- *«Ich habe Angst, in einer Welt zu leben, in der es keine Rückzugsräume in der Natur oder auch innerhalb der Gesellschaft mehr gibt.»*

- *«Ich habe Angst, dass ich nicht so sein kann, wie ich bin.»*

- *«Ich habe Angst, nicht mehr meine Meinung sagen zu können und von anderen kontrolliert und benutzt zu werden.»*

Für mich ist das Benennen und Beleuchten dieser Ängste und der damit verbundenen Bedürfnisse die tatsächliche Erkenntnisleistung, die für uns als vernunftbegabte Menschen von vordringlicher Wichtigkeit sein sollte. Wir sollten vermehrt versuchen, auf unsere Befindlichkeit zu sprechen zu kommen, und nicht der Verführung erliegen, diese Befindlichkeit hinter Worthülsen zu verstecken und durch rationale Konzepte zu neutralisieren.

*«Money makes the world go round! – So ist es doch! Selbst wenn ich mir eine andere Wirklichkeit wünschen würde, so sollte ich mich über diese Realität nicht beklagen, sondern meine Gefühle hintenanstellen und einfach weitermachen.»* Solche resignativen Statements, Rechtfertigungen und Abwertungen der eigenen intuitiven Wahrnehmung und Gefühle höre ich sehr häufig.

Objektiv betrachtet wissen wir nämlich alle sehr wohl, dass Geld die Welt nicht in Drehung hält.

Die Geschichten, die wir uns und anderen erzählen, um zu bekräftigen, dass die Welt nur so sein kann, wie sie jetzt ist, sind nichts anderes als intellektuelle Alibis, mit denen wir unsere Ängste und Unsicherheiten zu verdecken suchen.

Gerade in der Psychotherapie wird diese Kunst, sich in intellektuellen Konstrukten zu verlieren bisweilen auf abstruse Abwege geführt. Ein besonderer Exzess dieses intellektuellen Dünkels findet sich in der Psychoanalyse Lacan'scher Prägung, in der sich Patient und Therapeut über viele Monate oder Jahre darüber austauschen können, dass im Familiennamen des Patienten (nennen wir ihn «Schwernot») bereits seine gesamte Lebensproblematik deterministisch und unabänderbar vorweggenommen ist.

Mich stimmt aber im Alltag viel bedenklicher, dass in diesem Schlagabtausch von Argumenten und intellektuellen Konzepten bildungsferne Mitmenschen mundtot gemacht werden. Im Grunde vermag jeder Mensch, egal über wie viel Bildung er verfügt, in Kontakt mit seinen Gefühlen und Bedürfnissen zu gehen und entsprechend dieser Wahrnehmung seine persönlichen Werte und Handlungsprioritäten festzulegen. Es ist aber auch zutreffend, dass wir im Verlauf unserer allgemeinen Schulbildung kaum die mentalen Techniken vermittelt bekommen, die benötigt werden, um einen authentischen und selbstbestimmten Umgang mit unserem Bewusstsein vorzunehmen.

Warum also ist es von so überragender Wichtigkeit, sich des Narrativs über uns selbst und über unsere Gesellschaft und auch des zugrunde liegenden, unangenehm-belastenden Gefühls bewusst zu werden?

## Kontextualisierungsdefizit und Rekontextualisierung

Ganz einfach: Dieses Narrativ und das damit verbundene Gefühl entspricht dem in der Gegenwart zum Ausdruck kommenden Kontextualisierungsdefizit.

Zur Erinnerung: Das Kontextualisierungsdefizit ist eines der neurophysiologischen Hauptmerkmale der strukturellen traumatischen Dissoziation. Wenn ein Kontextualisierungsdefizit vorliegt, bedeutet dies, dass das Individuum nicht wirklich im Kontext der Gegenwart lebt, sondern noch immer im Kontext einer traumatischen Vergangenheit verhaftet ist. Alle wesentlichen Funktionen des Organismus, d.h. der Körper, das Fühlen, das Denken sowie die Handlungsmotivationen, entsprechen den Reaktionen des Überlebens, die im Zusammenhang mit einer traumatischen Überforderungssituation ausgebildet wurden. Diese Funktionen bleiben dauerhaft aktiviert, gerade auch dann, wenn der belastende Kontext nicht mehr besteht. Das neurobiologische Korrelat dieses Kontextualisierungsdefizits konnte mittlerweile wissenschaftlich gut erfasst werden: Es handelt sich um die mangelnde Aktivität des ventromedialen präfrontalen Kortex, gepaart mit der Überaktivität des dorsalen anterioren zingulären Kortex.

Da wir in unserer viel beschworenen Normalität hochgradig in einer traumatischen Dissoziation verhaftet sind, sollten wir uns für dieses Phänomen des Kontextualisierungsdefizits interessieren. Denn dies bedeutet, dass wir *de facto* weit weniger in der Gegenwart leben, als es zunächst den Anschein hat, sondern dass wir uns vielmehr in einer immer neu bekräftigten Reinszenierung der Vergangenheit befinden.

Rekontextualisierung wird der Vorgang genannt, mit dem wir versuchen, das Kontextualisierungsdefizit, das für Traumafolgestörungen typisch ist, zu korrigieren.

Jeder Mensch, der bereits einmal versucht hat, für 10 Minuten zu meditieren, wird bestätigen können, wie schwierig es ist, sich vom körperlichen, gedanklichen und emotionalen Kontext, mit dem wir unseren Alltag bewältigen, auch nur für kurze Zeit zu lösen und seine ungeteilte Aufmerksamkeit einzig und allein dem Kontext des Hier und Jetzt zu widmen.

In der psychiatrischen Klinik des Kantons Fribourg bin ich Co-Leiter einer Gruppentherapie, bei der es auch darum geht, mentale Techniken wie Achtsamkeit und Meditation zu vermitteln. Die Feedbacks der Teilnehmer, die sich erstmals dieser Erfahrung der Achtsamkeit im Hier und Jetzt stellen, sind bezeichnend für die Schwierigkeit, etwas Abstand vom «Normalmodus» zu bekommen:

- *«Ich habe festgestellt, dass mein ‹Ich› von Gedanken und Vorstellungen überflutet ist, die kaum im Bezug zur Gegenwart stehen.»*
- *«Es war mir total unangenehm zu versuchen, an nichts zu denken.»*
- *«Ich war überrascht und erschreckt zu spüren, wie viel Schmerz und Erschöpfung in meinem Körper steckt.»*

Warum aber ist Meditation gerade für Anfänger ein so schwieriges Unterfangen?

Die Antwort lautet: Es sind gerade die traumatisch geprägten Anteile ANP und EP, die unser Alltagserleben bestimmen, die in den Vordergrund rücken, wenn wir meditieren. ANP und EP liefern sich dann, vom Licht unserer Aufmerksamkeit beleuchtet, die üblichen Scharmützel, bei denen es um Bekräftigungen, Rechthaberei, Verdrängung und um das «Sich-gegenseitig-in-Schach-Halten» geht. Eckhart Tolle bezeichnet dieses mentale Phänomen, das sich bei der Meditation zunächst mit Macht in den Vordergrund der Wahrnehmung drängt, sehr treffend als den «Lärm der Gedanken». Dieser Lärm ist Ausdruck von beiden traumatischen Anteilen, EP und ANP. Beide zusammen ergeben eine phänomenologische Wahrnehmung des Selbst, die Tolle als «Schmerzkörper» bezeichnet (siehe auch Kapitel V). Dieser konstituiert sich nicht nur aus der Wahrnehmung von evident unangenehmen körperlichen Wahrnehmungen, Gefühlen und Gedanken, sondern gerade auch aus den Wahrnehmungen, die für uns angenehm, aufregend, motivierend sind. Der positive Thrill von heute (*«ich freue mich auf ein Date mit dieser Person; ich bin freudig erregt über mein berufliches Projekt; ich fühle mich wohl, weil mein Geld sich in den letzten Tagen so gut vermehrt hat»*) lenkt uns einerseits ab von den Zweifeln, Unsicherheiten und der Traurigkeit, die wir oft auch in uns tragen. Gleichzeitig bringt dieser Thrill auch stets den Keim der erneuten Verletzung mit sich. Denn wenn die Beziehung zu einer geliebten

Person zerbricht, das vielversprechende berufliche Projekt sich in Luft auflöst und das Geld unseres Aktieninvestments plötzlich schmilzt wie der Schnee in der Sonne, dann wandelt sich der Thrill genau in ebenjenen Schmerz um, den er anfänglich bekämpfen oder neutralisieren sollte.

## Das Ego und sein Schmerzkörper

Dies ist also die Essenz des Tolle'schen Schmerzkörpers: Der Schmerzkörper nährt sich von sämtlichen mentalen Anstrengungen, die zum Ziel haben, ein rigides, absolutistisches Lebensnarrativ zu stützen. Es entspricht dem, was oft das Ego genannt wird. Egoistisches Denken und Handeln hat in erster Linie den Zweck, uns in einem möglichst guten Licht erscheinen zu lassen. Dieses gute Licht kann durchaus auch das «Opfer» betreffen, für das wir uns halten. Ich kenne sehr viele Menschen, die schwere Traumata erlebt und eine dazugehörige Opferidentität entwickelt haben, in der sich hochgradig narzisstische Züge finden. Für diese Menschen ist diese Identität des Opfers das bestmögliche selbstaufwertende Bild, das sie über sich selbst entwickeln und pflegen können.

Typische narzisstische Statements eines Menschen in der Opferidentität sind z.B.: *«Ich bin der am schwersten traumatisierte/unglücklichste Mensch der Welt, niemand kann mich verstehen, nichts und niemand kann mir helfen …!»*

Bei traumatisierten Menschen ist allerdings die Siegeridentität eine wesentlich häufigere Art und Weise, das bestmögliche selbstaufwertende Selbstbild auszubilden. Das hässliche Trauma, typischerweise mit Schuld und Scham erfüllt, wird versteckt hinter der Fassade des besonders starken, schönen, attraktiven Siegers. Das egoistische Denken und Handeln wird folglich benutzt, um diese narzisstisch überhöhte Siegeridentität zu «füttern».

Stark narzisstisch geprägte Menschen haben einen tyrannischen Schmerzkörper: Sobald das geschönte Selbstbild auch nur einen winzigen Kratzer bekommt, wird der Schmerzkörper aktiv und fordert eine sofortige Reparatur. Um diese Reparatur zu bewerkstelligen, ist dem Narzissten jedes Mittel recht: Lügen, betrügen, drohen, verführen – jegliche Form von Manipulation wird aktiviert, damit das Selbstbild so schnell wie möglich wieder zurechtgerückt wird.

*«Ich mache mir die Welt – wie sie mir gefällt!»*, lautet ein weiteres Credo des Narzissten.

Und bei alldem ist sich der Narzisst keines Unrechts bewusst. Der Schmerzkörper des Narzissten entfaltet eine enorme Kraft, da er letztlich im PANIC-System tief im Mittelhirn seinen Ursprung hat. Ein Angriff auf den Schmerzkörper provoziert demnach im Körper des Narzissten ein Panikgefühl, wie es sonst nur bei einem Opiatsüchtigen unter Entzug vorkommt. Ein suchtkranker Mensch im Entzug ist bereit, moralisch verwerfliche Handlungen vorzunehmen, um das Panikgefühl aufzulösen. Ein Narzisst, der sich in seinem Selbstbild bedroht sieht, wird durch den aktivierten Schmerzkörper ebenfalls zu unmoralischen Handlungen genötigt. Wie wir im Kapitel IX gesehen haben, ist der Narzisst ein Opiatsüchtiger, da sich sein endogenes Opiatsystem durch eine traumatische Beschädigung in einer chronischen Unausgewogenheit befindet. Er kann (!) also nicht anders, als sein Panikgefühl zu besänftigen, egal durch welches Mittel. Daher haben Narzissten kein Unrechtsgefühl.

Und natürlich gibt es auch viele Menschen, die sowohl eine Opfer- als auch eine Siegeridentität pflegen. Wenn diesen Menschen etwas Unangenehmes, Negatives widerfährt, so stürzen sie sich auf diesen Umstand und betonen diese Erfahrung, da er ihre Opferidentität stützt. Und wenn ihnen etwas Angenehmes, Positives widerfährt, so heben sie diesen Sachverhalt maximal hervor, da er ihre Siegeridentität stützt.

Der Schmerzkörper ist aktiv, solange wir uns mit dem geschönten Lebensnarrativ, unserem Ego, identifizieren. Der Schmerzkörper ist also Ausdruck des Selbstbetrugs, durch den wir uns von unserer Schwäche und Verletzlichkeit ablenken wollen. Der Schmerzkörper stirbt, sobald wir aufhören, gegen unsere Verletzlichkeit anzukämpfen.

Diese Evidenz von Verletzlichkeit als Grundbestandteil der menschlichen Existenz wurde im Grunde in allen spirituellen Strömungen der verschiedenen menschlichen Kulturen festgestellt und als die universelle *conditio humana* bezeichnet.

Leben bedeutet auch Verletzlichkeit.

Wir wissen, dass jeder freudvolle Zustand endlich ist. Wir wissen, dass wir uns der Gebrechlichkeit des Alters und der Unvermeidlichkeit des Sterbens nicht entziehen können. Und wir wissen nicht, was nach dem Tod passiert. Der Umgang mit dieser Evidenz ist die größte Herausforderung unseres Lebens. Neben der Herausforderung, unser eigenes Trauma zu erkennen, aufzulösen und nicht weiterzugeben, ist dies die einzig wirkliche Aufgabe, die wir zu bewältigen haben.

Entsprechend dieser Herausforderung, sind alle Menschen zeitlebens damit beschäftigt, ihre Antwort auf diese existenzielle Problematik zu finden und zu gestalten.

## Ein Rätsel, für das es keine Lösung gibt

Was ist nun aber die Lösung dieser Problematik?

Die Antwort kann nur lauten: Es gibt keine Lösung – wir wissen es nicht und wir werden es wohl nie erfahren.

Dass es für die größte Herausforderung unserer Existenz keine Antwort und keinen Lösungsansatz gibt, ist unerhört. Wir müssen unser Leben lang mit einem tiefen Zweifel leben. Diesem können wir nur mit einem begegnen: Haltung. Entweder mit der Haltung von Angst und Vermeidung, oder aber mit der Haltung der Liebe. Liebe bedeutet Mitgefühl, volle Akzeptanz und Vertrauen.

Die westlich geprägte Kultur hat seit vielen Tausend Jahren die Haltung der Angst und Vermeidung gegenüber dem existenziellen Zweifel der *conditio humana* eingeschlagen. Es ist höchste Zeit, dass sich das ändert.

Ich kann mich noch gut daran erinnern, wie ich als Teenager auf diese Evidenz und Herausforderung stieß. Ich war entsetzt, als mir klar wurde, dass ich eines Tages tatsächlich sterben würde. Ich fragte die Erwachsenen um mich herum, die ich für weise hielt, um Rat. Diese erzählten mir Geschichten von einem erfüllten, rechtschaffenen, guten Leben. Und ja, es gab auch einige Erwachsene, die mir sagten, es wäre wichtig, durch mein Leben Gott zu gefallen, und dass diese Gottgefälligkeit ein entscheidender Faktor sein würde, damit mein Leben in jeder Hinsicht erfolgreich werden würde. Es wurden mir also ziemlich viele Geschichten erzählt, die zum Ziel hatten, dem Geschehen der Welt und meiner Existenz Sinnhaftigkeit und Zielorientierung zu geben. Diese Geschichten sind Rezepte, mit denen wir das Menü unseres Lebens zubereiten.

Wie vermutlich alle Menschen dieser Welt, habe ich in meinem Leben verschiedene dieser Anleitungen ausprobiert. Das Rezept, dem ich den größten Teil meiner Energie widmete, heißt: Bildung. Und ja, es stimmt, diese Formel brachte mich in den Genuss einer respektablen beruflichen und sozialen Stellung als Arzt, Forscher und Therapeut.

Ich habe mich also über viele Jahre hinweg in dieses Lebensrezept hineingekniet. Ich bin an ungezählten Tagen morgens aufgestanden, um dem Bildungsnarrativ viele Stunden lang nachzugehen. Und ich habe auch den Menschen um mich herum erklärt, dass das Durchlaufen meiner Ausbildungsgänge (als Schüler, als Student, als Facharzt, als Forscher, als Suchtspezialist, als Traumatherapeut, etc.) der Lebensinhalt ist, der mich erklärt und definiert (jenseits von anderen Inhalten wie dem Bergsport oder der Zeit mit meinen Kindern). Dies ist also die Identifikation mit dem Narrativ (Kapitel II). Wir denken so, wie es uns das Narrativ, das wir als Lebensrezept übernommen haben, vorgibt. Und wir fühlen dabei das, was an affektiver Wertigkeit in diesem Narrativ enthalten ist.

Diese Verinnerlichung wird auch gut in dem Begriff der «Fusion» beschrieben. Wir fusionieren mit den Inhalten und Gefühlen der uns prägenden Narrative. Wir sind schließlich der Auffassung, wir «wären eins» mit diesen Inhalten und Gefühlen. Wenn der Inhalt bedroht wird (wie z.B. durch eine andere, abweichende Meinung), so fühlen wir uns bedroht. Sobald wir ein intensives angenehmes oder auch unangenehmes Gefühl bezüglich unseres Narrativs erleben, haben wir den Eindruck, dass «all unser Sein» von Glückseligkeit oder aber Panik erfüllt ist.

Schließlich glauben wir, dass wir unser Narrativ sind, dass unsere Lebensgeschichte die Erklärung dafür ist, wer wir sind. Ein folgenschwerer Irrtum!

Ich habe mich also über viele Jahre mit dem Narrativ der Bildung und Wissenschaft identifiziert. Bildung und Wissenschaft waren für mich über lange Zeit absolute Autoritäten, denen gegenüber ich glaubte mich beweisen zu müssen. Und ich war auch in meinem Denken und Fühlen mit den Gedanken und mit den Gefühlen, durch die sich dieses Narrativ nährt, fusioniert. Hatte ich eine Prüfung bestanden, fühlte ich mich gut und die Welt war in Ordnung. Merkte ich, dass ich «Defizite» hatte in Hinblick auf das Erreichen eines Bildungsziels, fühlte ich mich schlecht und war der Auffassung, ein Problem zu haben.

Aber gleichzeitig musste ich feststellen, dass dieser Berg an Bildung, den ich in mir über die Jahre angehäuft hatte, mich immer weiter von einer spontanen, gegenwartsbezogenen Lebenserfahrung wegbrachte. Je größer mein Wissen, desto lauter war auch der Gedankenlärm in meinem Kopf und hielt mich davon ab, nur im gegebenen Moment zu leben. Und ja, auch wenn dieser Gedankenlärm bisweilen aus vielen interessanten, intellektuellen Komponenten besteht, so musste ich feststellen, dass mich diese Inhalte nicht wirklich zu einem zufriedenen, ausgeglichenen Menschen machten. Irgendwann wurde mir klar, dass ich die erste Hälfte meines Lebens damit verbracht hatte, in mir Wissen anzuhäufen und mich mit dem dazugehörigen Wissensnarrativ zu identifizieren. Nun, in der zweiten Hälfte, geht es darum, mich von diesem Wissensnarrativ zu lösen: Ich bin etwas anderes als die Manifestation meines Bildungskurrikulums und meiner sozialen und zivilisatorischen Anpassung; hinter all dem steckt ein Wesen, das mit all dem nicht wirklich etwas zu tun hat. Mit diesem Wesen gilt es in einen vertieften Kontakt zu kommen.

Dies ist also mein persönlicher Werdegang innerhalb dessen, was in der Psychotherapie mit den schon genannten Begriffen Identifikation und Fusion bezeichnet wird. Und entsprechend dieser Sichtweise befinde ich mich derzeit in einem Prozess der De-Identifikation bzw. des *Defusing*. *Defusing* bedeutet, sich von den vielen Gedanken, Gefühlen und Handlungsimpulsen etwas zu lösen, die uns ständig begleiten.

Wenn wir uns in diesen neuen Erfahrungsräumen der De-Identifikation und des *Defusing* bewegen, so können wir Abstand gewinnen von den Gefühlszuständen, die zu unseren Narrativen gehören, und die uns immer wieder mit ihrer unbändigen Macht überwältigen. Wie wir im Kapitel III gesehen haben, sind Gefühle in erster Linie als Antriebsmotoren zu verstehen, die unseren psychischen Apparat und Körper bewegen. Wenn uns dieses Abstandnehmen gelingt, dann sitzen wir nicht mehr auf einer Kutsche, die von zwei wildgewordenen Gäulen, PANIC und SEEKING, durch die Landschaft gezerrt wird. Wir können dann vielmehr eine Beobachterposition einnehmen, von der aus wir aus sicherer Distanz diese Kutschenfahrt betrachten können. Wir sind nun nicht mehr der Kutscher, der direkt hinter den Pferden sitzt und der wüst hin und her geworfen wird, je nachdem welcher Kurs von den Pferden eingeschlagen wird, und der immer wieder versucht, die Pferde durch lautes Rufen und durch Peitschenhiebe auf den «richtigen» Kurs zu bringen. Nein, wir sitzen dann weiter hinten im Gefährt. Wir nehmen zwar wahr, dass die Pferde bisweilen die Richtung wechseln, mal zufrieden traben, mal angstvoll galoppieren. Aber letztlich ist es uns eher egal, was sich da vorne an der Kutsche abspielt, da wir auf alle Fälle genügend interessante Sehenswürdigkeiten durch die Fenster betrachten können und uns nichts am schnellstmöglichen Erreichen des Zieles gelegen ist.

Dieses Bild des «inneren Beobachters», dem das Erreichen eines Zieles und die Kontrolle des Kurses nicht wichtig ist, der aber seine Aufmerksamkeit den vielen Wahrnehmungen am Wegesrand widmet, ist die zentrale Metapher der mentalen Haltung, die bei den Übungen der Achtsamkeit und der Meditation im Vordergrund steht.

Menschen, die einen sexuellen Missbrauch erlitten haben, fällt es besonders schwer, in die Position des inneren Beobachters zu kommen. Dies liegt vermutlich daran, dass durch die sexuelle Aggression, die auf eine Beschädigung der innersten Sphäre von Körper und Psyche abzielte, in vielen Fällen die normal vorhandene Abgrenzung zwischen dem Kern-SELBST (im Panksepp'schen Sinne) und den äußeren anatomischen Strukturen und funktionalen Prozessen, die das psychische Erleben gestalten, gestört ist.

Diese Menschen schildern ihre Erfahrung wie folgt: *«Wenn ich eine belastende Erfahrung mache, so fühlt sich das an, als ob Angst und Panik in mein Innerstes eindringen, als ob ich keine schützende Haut hätte.»*

## Die Relativierung des Narrativs

Diese Haltung des inneren Beobachters, des Abstandwahrens gegenüber den wilden Pferden der Gefühle, gepaart mit einem staunenden Interesse für das, was sich hier und jetzt auf unserem Weg offenbart, ermöglicht es uns, zu der zweiten wichtigen Frage zu kommen, die wir uns in Hinsicht auf unser Lebens- oder Leitnarrativ stellen sollten: «*Was ist der Nutzen dieses Narrativs für mich? Wem nutzt es tatsächlich?*»

Bei der Beantwortung dieser Frage werden wir feststellen, dass die Geschichten, mit denen wir uns im Laufe unseres Lebens identifiziert haben, uns über weite Strecken gut geholfen haben.

Unsere Bildungsabschlüsse, beruflichen und privaten Erfolge, unsere Besitztümer, unsere Freizeitaktivitäten, unsere soziale Integration und unsere Freundeskreise – all diese eminent wichtigen Dinge hängen direkt von der Umsetzung unserer Narrative ab. Wenn wir in Anbetracht dieser Erkenntnis nun die eingangs genannte Frage stellen: «*Welches ist das Grundgefühl, das diesem Narrativ zugrunde liegt und durch das es angetrieben wird?*», so kann es sein, dass unsere Identifikation damit einen tiefen Riss bekommt.

Wagen wir es also, uns zu fragen: «*Welches Gefühl treibt mein Narrativ an? Was ist dessen Nutzen für mich? Wem nutzt es tatsächlich?*»

Bei der Betrachtung dieser Fragen könnte es durchaus sein, dass wir bemerken, dass jenseits der Bekräftigung vom glücklichen, erfolgreichen Leben, das wir zu haben glauben, ein dumpfes Gefühl von Frustration, Traurigkeit und ängstlicher Ratlosigkeit lauert. Und es könnte ebenso gut sein, dass wir erkennen, dass ungezählte Dinge, die wir in unserem Leben gedacht und geleistet haben und immer noch denken und leisten, nicht wirklich der Befriedigung unserer ureigenen Interessen und Bedürfnisse dienen. Nein, wir stellen fest, dass wir Unmengen an mentaler und muskulärer Anstrengung geleistet haben, um Anforderungen zu entsprechen, die aus einem nebelhaften Nirgendwo unserer Vorfahren kamen.

Ich bin immer wieder schockiert, wenn mir meine Patienten erzählen, wie sehr sie versuchen, den Wünschen und Vorgaben ihrer Eltern zu entsprechen, gerade auch dann, wenn diese Wünsche nicht offen ausgesprochen werden. Ich kenne Familien mit großer Kinderzahl, bei denen alle Kinder – trotz hoher Intelligenz und extremer Leistungsbereitschaft – im Medizinstudium scheitern, gerade weil es die größte Lebensenttäuschung eines Elternteils war, nicht Ärztin oder Arzt geworden zu sein. Ob explizit ausgesprochen und den Kindern als Lebensmission aufgetragen, oder ob von den Kindern intuitiv als «imperativer» und zugleich impliziter Wunsch der Eltern wahrgenommen – zahllose Menschen, verbringen ihr Leben damit zu versuchen, das Narrativ ihrer Eltern über das eine gute, richtige Leben zu verwirklichen. Oder vielmehr: Viele Kinder versuchen, das beschädigte, unvollständige, unerfüllte Narrativ ihrer Eltern durch ihre eigene Lebensleistung zu reparieren. Die meisten Menschen scheitern an dieser Mission und viele verzweifeln daran.

Ich selbst, als erstgeborener Sohn einer kinderreichen, erzkatholischen Familie, habe als Kind gespürt, dass meine Eltern von mir erwarteten, Priester zu werden. Schließlich bin ich Psychiater und Psychotherapeut geworden – das säkulare Pendant des Priesters – und ich frage mich bis heute, ob dieser Beruf für mich oder andere eher ein Segen oder ein Fluch ist.

Und wenn wir also mit etwas Abstand und aus phänomenologischer Sicht unser Leben betrachten, so bekommen wir eine Ahnung von einer weiteren intuitiven Erkenntnis: Es gibt viele verschiedene mögliche Narrative, um unser Leben zu erklären und um dieser Sichtweise entsprechend Werte, Zielvorgaben und natürlich auch Ideologien und religiöse oder spirituelle Konzepte abzuleiten. Im Vorwort habe ich ein Beispiel für zwei verschiedene Lebensnarrative gegeben, die dieselbe Tatsache erklären: Ein junger Mann wandert in ein benachbartes Land aus. In der einen Geschichte geht es ihm darum, seiner Leidenschaft für den Bergsport zu folgen; in der anderen darum, sich der erdrückenden Last eines zutiefst traumatisch geprägten Landes zu entziehen.

Mit etwas Distanz betrachtet müssen wir feststellen, dass keines der möglichen Narrative einen absoluten Wahrheitsanspruch besitzt. Wir können den Weg des Narrativ A beschreiten, aber genauso wäre auch eine Reise entsprechend der Erzählung B möglich. Letztlich behauptet sich *de facto* aber jenes Narrativ, das am engsten mit den materiellen Verhältnissen verbunden ist, denen wir unterworfen sind. Das ist die materielle Doktrin: Die Erklärungsmodelle, die uns helfen, uns erfolgreich an die vorgegebenen materiellen Bedingungen anzupassen, gewinnen den evolutionären Verdrängungskampf, der zwischen Ideen und Narrativen herrscht. Genau dasselbe findet zwischen verschiedenen Organismen statt, die sich in einem vorgegebenen Ökosystem zu behaupten suchen. Diese Selektion vor materialistischem Hintergrund ergibt dann das vorherrschende Narrativ, dem wir uns kaum entziehen können.

Das Leitnarrativ der letzten 12'000 Jahre lautet: «*Homo homini lupus – Der Mensch ist dem Menschen ein Wolf* (oder anders geartetes Raubtier).» Dieses bedrohliche Menschenbild wurde von Thomas Hobbes im 17. Jahrhundert geprägt[103], und wie wir bereits im Kapitel IX gesehen haben, wurde diese Sichtweise in vielfältigster Variation bis in die Gegenwart bemüht, um die Autonomie des Individuums durch Gesetze und durch immer weiter verfeinerte Mechanismen der Kontrolle massiv einzuschränken. Das diesem Narrativ zugrunde liegende Grundgefühl ist das einer tiefen Angst gegenüber anderen Menschen. Wenn mir immer wieder erzählt wird, dass ich ständig von einer Herde hungriger Wölfe umgeben bin, fange ich irgendwann an, das auch zu glauben und bin bereit, mich Gesetzen unterzuordnen, die vorgeblich diese latente Bedrohung zurückdrängen.

Dennoch wäre in Hinblick auf das menschliche Zusammenleben genauso gut ein anderes, vollkommen gegensätzliches Narrativ möglich: «*Homo homini deus – Der Mensch ist dem Menschen ein Gott.*» Der Kontakt und Austausch mit anderen Menschen wäre somit der Urquell von Glück, Erfüllung und Ekstase. Genau diese Annahme wurde ja in der «Gehirn-Opiat-Hypothese der sozialen Bindung» von Jaak Panksepp formuliert. Und natürlich birgt gerade der Akt der sexuellen Vereinigung die Möglichkeit, ein holistisches, spirituelles Verschmelzen zu erleben, die tatsächlich – im Rahmen einer heterosexuellen Verbindung – das Schaffen eines neuen Lebens ermöglicht.

Der Mensch trägt biologisch sowohl einen Anteil, der auf verdrängende Aggression, wie auch einen Anteil, der auf Kollaboration, sexuellen Genuss und Fürsorge ausgerichtet ist, in sich: Biologisch ist der Mensch sowohl sehr nahe mit dem Schimpansen als auch mit dem Bonobo verwandt (insgesamt teilen Menschen mit Schimpansen und Bonobos 99% ihrer Gene). Die Schimpansen sind dafür bekannt, dass sie nicht selten Artgenossen überfallen, töten und verspeisen. «Sexuelle Nötigung» gegenüber Weibchen ist häufig, und nicht nur Rivalen sondern auch Kinder werden oft getötet (189). Zum anderen ist der Mensch aber genetisch ebenso nah mit den Bonobos verwandt. Diese Menschenaffen sind matriarchalisch organisiert und friedliebend; Sex dient bei ihnen nicht nur der Fortpflanzung, sondern vielmehr auch dazu, Spannungen zwischen den Individuen abzubauen. Zudem ist der Bonobo das einzige Tier – mit Ausnahme des Menschen –, das Sex in der Missionarsstellung praktiziert und bei dem sich die Kopulationspartner somit in die Augen schauen. Kurz: Schimpansen lösen Konflikte mit Gewalt, Bonobos mit Sex (190). Somit findet sich unser aggressives schimpansisches Erbe im Wahlspruch des «*Homo homini lupus*», während wir zugleich auch das partizipative und hedonistische Erbe des Bonobos im Sinne des «*Homo homini deus*» in uns tragen.

[103] Heute wissen wir, dass Wölfe überaus soziale Tiere sind, die im Rudel durch Kollaboration bessere Überlebenschancen haben als streitsuchende Einzelgänger.

Dementsprechend gab es in der Menschheitsgeschichte tatsächlich Kulturströme, die sich die Mehrung von freudvollen und ekstatischen zwischenmenschlichen Dynamiken auf die Fahnen geschrieben haben. Die ausgelassenen Feste des Lukretius, Epikur, und natürlich auch das Tanzen, Feiern und Liebemachen in der Natur, wie sie für den «Hexensabbat» typisch waren, wurden jedoch schnell als teuflische Ausschweifungen verschrien und mit brutaler Härte unterdrückt.

Dennoch gibt es erfreulicherweise immer wieder Autoren, die auch heute mit Nachdruck und eindrücklicher Argumentation das Bild eines freundlichen und auf Kollaboration ausgerichteten Menschen zeichnen (129, 191).

## Eine Übung zur Relativierung des Narrativs

Und somit sind wir bei der «Relativierung des Narrativs» angekommen, dem (vorläufigen) Endpunkt dieser logischen Ableitung:

Ich bitte Sie, ein kleines Experiment durchzuführen (192, S. 97).

> Nehmen Sie ca. 10 (*Post-it*®) Klebepapiere und einen Stift zur Hand. Auf jedes notieren Sie einen wertenden Satz wie: «*Das ist schön*»; «*Das ist nützlich*»; «*Das ist hässlich*»; «*Das ist überflüssig*»; «*Das ist schlecht*», etc.
>
> Dann gehen Sie in Ihrem Zimmer spazieren und kleben diese Post-its auf Objekte in Ihrem Zimmer, die zu diesen Wertungen passen. Alles klar?
>
> Nun kommt der nächste, entscheidende Schritt: Nehmen Sie nun diese Post-its wieder ab und kleben Sie diese ohne nachzudenken an irgendwelche anderen Objekte in Ihrem Zimmer. Nachdem Sie das getan haben, gehen Sie erneut von Post-it zu Post-it und betrachten das markierte Objekt sowie die auf dem Blatt geschriebene Wertung. Ich fordere Sie nun auf, eine Begründung zu finden, warum die wertende Beschreibung in Bezug auf das Objekt, auf dem das Post-it klebt, zutreffend ist. Bitte formulieren Sie also eine Erklärung, warum dieses oder jenes Objekt «*schön*», «*hässlich*», «*überflüssig*», «*schlecht*», etc. ist.

Ist es Ihnen gelungen?

Sie werden feststellen, dass es Ihnen nach einiger Überlegung möglich ist, eine Erklärung zu jedem Post-it und dem entsprechend markierten Objekt zu finden. Manchmal werden Sie etwas nachdenken müssen, um die Wertung zu begründen, aber schließlich wird es Ihnen gelingen. Und selbst wenn Sie an diese Wertung nicht wirklich «glauben», so sind Sie durchaus in der Lage, eine schlüssige Erklärung dafür zu geben, warum ein Möbelstück, das Sie sehr schätzen, «unpraktisch» ist, eine Pflanze, die Sie schön finden, nunmehr «hässlich» und die zerknüllten Blätter im Papierkorb «wunderschön» sind. Aus einer rein zufälligen Verbindung wird durch Ihre Erklärung eine sinnvolle, kausal begründbare Verbindung.

Diese Übung demonstriert die eindrückliche Kompetenz unseres Verstandes, sich auf jeden Sachverhalt und jede Beobachtung oder Erfahrung einen «Reim zu machen».

Das therapeutische Prinzip des *Defusing* und der De-Identifikation besteht darin, sich bewusst zu machen, dass Meinungen, Wertungen und Narrative keinen objektiven Wahrheitsgehalt haben, sondern, dass wir diese Erklärungsmodelle aus einem gewissen Pragmatismus heraus erschaffen, um mit einem möglichst kohärenten, passenden Weltbild durchs Leben zu gehen.

Im *Defusing* lösen wir uns von unseren jeweiligen Gedanken – wir sind nicht mehr eins mit diesen Gedanken, wir verschmelzen nicht länger mit ihnen.

Genauso wie ich mich von meinen Gedanken lösen kann, so kann ich auch Abstand in Bezug auf meine Gefühle nehmen. Ich nehme sie zwar weiterhin wahr – dennoch «bin» ich nicht die Angst oder Freude, die da gespürt wird. Vielmehr bin ich ein menschliches Wesen, das in diesem Moment Angst oder Freude verspürt. Nicht mehr und nicht weniger.

Und entsprechend dieser Abstandshaltung gegenüber meinen Gefühlen und meinen Gedanken werden auch die Handlungsimpulse relativiert, die ständig in meinem Kopf und Körper als Antwort auf meine Gefühle und Gedanken entstehen. Ich kann zwar spüren, dass ich sehr wütend bin, und ich weiß, dass mir diese Person ein schweres Unrecht bereitet – aber ich muss jetzt nicht diesem Gefühl und diesen Gedanken nachgeben. Ich muss nicht meinerseits beißen und angreifen. Und somit gelingt es mir vielleicht, Abstand von meiner eigenen Geschichte zu erlangen und mich nicht länger mit meinem individuellen Narrativ, das mich zugleich mit Stolz und mit Trauer erfüllt, zu identifizieren.

Und wenn ich mich auf diesen Weg der Betrachtung und der Erfahrung begeben habe, so werde ich ebenfalls feststellen, dass ich mich früher oder später nicht mehr mit den ungezählten, allseits präsenten Geschichten identifiziere, die tief verankert sind in unserer Kultur, Wirtschaft, Nationalgeschichte, Religion, Arbeitsmoral, Medizin und Wissenschaft. Ich stelle fest, dass mein eigenes persönliches Narrativ in das kollektive Narrativ meiner Kultur eingebettet ist, und ich weiß nun, dass alle diese Geschichten austauschbar und relativierbar sind.

## Positiv denken und alles wird gut – so einfach ist es leider nicht!

Diese Relativierung des Narrativs steht im Zentrum von verschiedenen psychotherapeutischen Ansätzen, die in den letzten Jahrzehnten erfreulicherweise weltweit Verbreitung gefunden haben. Besonders erwähnen möchte ich hierbei vor allem die «gewaltfreie Kommunikation» von Marshall Rosenberg und die «Akzeptanz und Commitment-Therapie (ACT)» nach Stephen Hayes (193, 194).

Die Umsetzung dieser hilfreichen Ansätze kann allerdings sehr herausfordernd sein. Denn ich höre immer wieder Sätze wie: *«Wenn ich mir andere Geschichten erzählen würde, würde ich wohl ein komplett anderes Leben leben!»* oder *«Einfach nur ‹positiv› denken – und alles wird gut.»*

Dieses Statement ist natürlich vom Prinzip her richtig – aber leider ist das in der Regel nicht so einfach durchführbar. Dies liegt daran, dass unser Denken weit mehr von den «tiefen» Strukturen des zentralen Nervensystems und somit durch den Körper gelenkt und geprägt wird, als umgekehrt. Es ist uns nicht wirklich möglich, allein durch Aktivierung der sogenannten tertiären Gehirnstrukturen, d.h. des Neokortex, die tiefer gelegenen Gehirnareale zu steuern. Wie wir im Kapitel III gesehen haben, liegt aber die tiefe Angst des PANIC-Systems im periaquäduktalen Grau (PAG) im Zentrum des Mittelhirns. Und viele weitere Manifestationen dieses PANIC-Systems finden sich an vielen verschiedenen Orten im Körper: Endokrine Störungen, Kreislaufstörungen, unerklärliche Schmerzsyndrome, Autoimmunerkrankungen sind typische Merkmale dieser tiefen traumatischen Prägung durch ein latent aktiviertes PANIC-System (195, 196).

In vielen Fällen steckt das Narrativ also tief in den Strukturen unseres Organismus fest und lässt sich nicht durch ein Wunschdenken, das im Neokortex stattfindet, umwandeln. Es ist die zentrale Aussage von Wissenschaftlern wie Jaak Panksepp und Antonio Damasio, dass wir nicht in der Lage sind, mit den phylogenetisch jungen, tertiären Strukturen unseres Gehirns diese tief gelegenen, uralten Körperstrukturen zu beeinflussen oder gar zu steuern. Das ist das große Paradox des *Homo sapiens*: Wir können Raketen bauen, um zum Mond zu fliegen – und diese intellektuelle

Potenz schmeichelt uns sehr –, aber wir sind nicht Herrin oder Meister in unserem eigenen Haus; wir haben keine wirkliche Kontrolle über die ungezählten Formen von Gedächtnis, Impulsen, Neigungen und Verletzlichkeiten, mit denen unser Organismus durchtränkt ist. «*The body keeps the score*» – Der Körper bewahrt den angezählten Spielstand – so drückt es sehr treffend der amerikanische Traumaexperte Bessel van der Kolk aus. Hiermit ist der Spielstand der traumatischen Prägung gemeint, die bis in die Gegenwart in mannigfaltigen Formen mit psychischen wie auch mit körperlichen Symptomen zum Ausdruck kommt (196).

Aus kollektiver Wahrnehmung gesehen kann die COVID-Krise als Meditationsübung, als ein vorübergehender globaler Stillstand des Zivilisationslärms angesehen werden. Der weltweit agierende, dröhnende Motor der Produktionsstätten, des Transportwesens, der Kulturveranstaltungen, des Tourismus und des Bildungswesens kam zum Stillstand oder wurde deutlich gedrosselt. Dieses Herunterfahren des sonst so geschäftig erfüllten gesellschaftlichen Lebens brachte viele Erkenntnisse zutage, die in der kollektiven Wahrnehmung zuvor im Dunst der Luftverschmutzung und im Lärm von Verkehr und Produktion verschluckt worden waren. Durch dieses erzwungene kollektive Innehalten wurde die traumatische Dissoziation auf global-gesellschaftlicher Ebene offenbar. Und diese Bewusstwerdung war sehr unangenehm. Plötzlich bemerkten wir, dass verschmutzte Flüsse und Meeresbuchten wieder glasklares Wasser führten, wir bemerkten, wie genervt wir von unserem Lebenspartner waren und wie schwierig es für uns war, unseren Kindern für viele Stunden an mehreren Tagen pro Woche unsere volle Aufmerksamkeit zu widmen.

Und wir stellten fest, dass es tatsächlich möglich war, grundlegende Änderungen im alltäglichen zivilisatorischen Ablauf durchzusetzen. Mit Staunen hockten wir zu Hause und starrten auf Bildschirme oder auf die nächste Wand oder den nächsten Baum. Und ja, wir lasen auch Bücher, trieben Sport, machten am helllichten Werktag tagsüber Liebe und fingen zu meditieren an.

Aber sobald sich die Möglichkeit ergab, mit den «altbewährten» Alltagsaktivitäten, allem voran mit der Arbeit, wieder anzufangen, gingen wir diesen Tätigkeiten von Neuem genauso nach wie vor dem Lockdown. Als ob nichts geschehen wäre, bzw. als ob wir einen bösen Traum gehabt hätten und uns nun – kaum dass wir uns den Schlaf aus den Augen gerieben haben –, wieder mit vollem Einsatz ins Schaffen und Machen stürzten.

Sowohl für das Kollektiv als auch für viele von uns, die in der Hektik eines beladenen, produktiven Lebens stehen, ist es eine große Herausforderung, innezuhalten und die ersten Schritte im Meditieren zu versuchen. Meistens ist diese Erfahrung des

«In-die-Stille-Gehens» so unangenehm, dass innerhalb von wenigen Augenblicken die Gedankenmaschinerie irgendein neues Ideenszenario, eine neue Planung, eine neue-alte Besorgnis auf die Kinoleinwand des Bewusstseins projiziert, damit wir die ablenkende Unterhaltung bekommen, an die wir so sehr gewöhnt sind. Wir brauchen also gar nicht wirklich die Ablenkung der vor die Augen gehaltenen Bildschirme. Nein, in aller Regel sind wir in der Lage, diese Zerstreuung zuverlässig selbst zu bewerkstelligen. Wenn uns aber kein Bildschirm in seinen Bann zieht und wenn wir beschlossen haben, einmal Abstand vom Lärm unserer eigenen Gedanken, Gefühle und Handlungsimpulse zu nehmen, so müssen wir uns zunächst während einer mehr oder weniger langen Eingewöhnungszeit mit der Schwierigkeit konfrontieren, das Gefühl von Langeweile auszuhalten und schließlich auch der inneren Leere entgegenzublicken.

Glücklicherweise geht die Häufigkeit dieser schwierigen Wahrnehmungen im Laufe der Zeit bei regelmäßigem Meditieren zurück. Und ja, wenn es gelingt, den Lichtstrahl unserer Aufmerksamkeit tatsächlich auf das Hier und Jetzt zu richten, so stellt sich früher oder später ein Zustand friedvoller Ruhe ein, der einer holistischen Erfülltheit entspricht. Dieses Beleuchten unserer Gegenwart gepaart mit einer Haltung von Abstand, Neugier und Wohlwollen gegenüber unserer eigenen Erfahrung, entspricht dem wichtigsten therapeutischen Prinzip, mit dem die traumatische Dissoziation und das dazugehörige Kontextualisierungsdefizit überwunden und aufgelöst werden können.

Denn im Rahmen dieser Betrachtung und in dieser Haltung kommt es schließlich zu der Erkenntnis: «*Was sind das nur für komische Gedanken, die da ständig durch meinen Kopf schießen? Was sind das für starke Gefühle, die mich umtreiben? Was spüre ich da eigentlich in meinem Körper?*»

Und dann die Feststellung: «*Alle diese Wahrnehmungen haben nicht wirklich viel mit der Gegenwart zu tun, wie sie jetzt vorliegt. Wenn ich möglichst unvoreingenommen in Kontakt zu meiner Gegenwart komme, erlebe ich das begeisterte Staunen eines Kindes, das die Welt als Ort der Fülle und des Wunders erfährt.*»

So lautet in ungefähr die Erfahrung der Achtsamkeit, wenn wir mit einem positiven, ausgeglichenen Körpergefühl in Verbindung kommen.

Allerdings kann es ebenfalls sein, dass uns der Körper im Rahmen einer Achtsamkeitsübung eine ganz andere Lektion erteilt: «*Wenn ich in Kontakt zu meiner Gegenwart komme, erlebe ich das Entsetzen und den Schmerz eines Kindes, das die Welt als Ort des Verlassenseins und der Misshandlung erfährt.*»

Das ist die Krux mit der Achtsamkeit. Achtsamkeit bringt uns in maximalen Kontakt mit dem Kontext der Gegenwart. Diese kann wonnevoll oder auch schmerzhaft sein. Dies ist das zweischneidige Schwert der Rekontextualisierung.

## Parzival: Sinnbild einer spirituellen Transformation

Es ist also möglich, dass die Gegenwart äußerlich friedlich ist, dass aber der Körper gerade eine traumatische Reaktivierung durchlebt. Und es ist ebenso möglich, dass die Gegenwart sehr belastend ist, dass sich aber der Körper in einem Zustand von innerer Ruhe und Harmonie befindet. Das hört sich kompliziert und widersprüchlich an. Ich möchte daher diesen Vorgang der kontextuellen Bewusstwerdung durch zwei einfache Beispiele aus bekannten Erzählungen illustrieren:

- Das hässliche Entlein merkt plötzlich, dass es ein schöner, starker Schwan ist.

- Der Ritter Parzival bemerkt, dass er nicht der strahlende Sieger ist, für den er sich hielt, sondern dass ihm die wichtigste menschliche Tugend fehlt.

Die Geschichte vom hässlichen Entlein, (ich gehe davon aus, dass Sie das Märchen kennen) steht für eine transformative Erfahrung, in der die Person, deren Selbstbild durch Misshandlung beschädigt wurde, plötzlich realisiert, dass sie in Wahrheit ein schönes und kraftvolles Wesen ist.

Viele Patienten, die mich kontaktieren, um eine therapeutische transformative Arbeit mit mir zu unternehmen, haben – bewusst oder unbewusst – die Erwartung, dass die Therapie sie im Sinne dieses Märchens umwandeln und heilen wird. Es handelt sich also um eine Rekontextualisierung, bei der das maladaptiv erworbene Bild *«ich bin hässlich und schlecht»* in ein neues, realistisches, «wahres» Bild der Gegenwart umgewandelt wird: *«Ich bin schön und gut!»*

Aber so einfach und glatt erfolgt die Transformation in vielen Fällen nicht.

Daher nun die Erzählung von Parzival:

*Parzival ist der Sohn eines Königs und einer Königin. Sein Vater war ein Weltenbummler, der sich in fernen Ländern in unzähligen Schlachten den Ruf eines berüchtigten Kämpfers erstritt. Wenige Monate nach Parzivals Geburt stirbt sein Vater im Kampf. Die Mutter ist durch den Verlust tief erschüttert; sie schwört, ihren Sohn so zu erziehen, dass er nie zu einem Kämpfer wie sein Vater wird. Um ihren Sohn vom höfischen und ritterlichen Leben abzuschotten, zieht sie mit ihm in ein einsam gelegenes Gehöft inmitten eines tiefen Waldes. Der junge Parzival verbringt dort eine unbeschwerte Kindheit. Eines Tages zieht eine Gruppe Ritter durch den Wald. Parzival ist fasziniert von diesen prächtigen Gestalten und hat fortan nur noch den einen Wunsch: Er möchte auch ein Ritter werden. Seine Mutter versucht, ihn von seinem Vorhaben abzubringen; vergebens, Parzival ist entschlossen, in die weite Welt hinauszureiten. Schließlich lässt die Mutter ihn ziehen. Zum Abschied näht sie ihm ein Gewand, dank dessen, so ihre Erklärung, er an den Höfen Europas als Sohn eines Königs erkannt und willkommen geheißen werden würde: Es handelt sich um ein Narrenkostüm.*

*Nun beginnt die jahrzehntelange Irrfahrt des Parzival. Aufgrund seines Narrenkostüms gerät er bald in Schwierigkeiten, doch durch seine Stärke und Intelligenz gelingt es ihm, sich in der Welt zu behaupten. Er besteht in ungezählten Kämpfen und reitet als roter Ritter durch die Lande. Schließlich findet er Aufnahme am Hofe König Artus' und durchläuft dort eine vertiefte Ausbildung, die ihn mit allen ritterlichen Tugenden vertraut macht. Die wichtigste: Contenance – Zurückhaltung.*

*Nun scheint Parzival im Zenit seiner Kraft zu stehen. Eines Tages reitet er an einem See vorbei. Ein Mann in einem Boot lädt ihn ein, in der nahe gelegenen Burg zu nächtigen. In der Burg wird er mit höchster Ehrerbietung empfangen. Am Abend sitzt er im Festsaal zur Seite des Mannes aus dem Boot. Dieser ist der Burgherr selbst; er scheint starke Schmerzen zu haben infolge einer Kriegsverletzung. Getreu der ritterlichen Tugend der Zurückhaltung fragt Parzival den Burgherren nicht, wie es um ihn steht. Am Ende des Mahles wird der heilige Gral in den Saal getragen – der Burgherr, der der Gralskönig ist, erfährt durch die Heilkraft des Grals eine Linderung seiner Schmerzen. Parzival wird wieder in sein Zimmer geführt. Am nächsten Morgen verweist man ihn der Burg mit Schimpf und Tadel und er wird mit einem Fluch belegt: Sieben Jahre lang soll die Sonne ihm nicht scheinen.*

*Anscheinend hat er irgendetwas falsch gemacht.*

*In den folgenden Jahren irrt Parzival durch die Lande, immer auf der Suche nach der Gralsburg. Die Landschaft ist öde, kalt und ohne wärmende Sonne. Schließlich, erschöpft und verzweifelt, lässt er sich bei einem Einsiedler für viele Monate nieder. Unter Anleitung des Einsiedlers begibt er sich in eine spirituelle Versenkung.*

*Eines Tages fühlt sich Parzival bereit, seine Reise wiederaufzunehmen. Er verlässt den Einsiedler und reitet erneut in die Welt. Wie von unsichtbarer Hand geleitet findet er nun die Gralsburg, Montsalvant, und erhält Einlass. Erneut sitzt er beim Mahle an der Seite des Königs. Dieser leidet immer noch an starken Schmerzen. Schließlich fragt Parzival den Gralskönig, wie es um ihn steht, wie er zu seiner Verletzung kam und wie ihm geholfen werden kann. Durch diesen Bewies von Mitgefühl wird der Gralskönig von seinem Leiden befreit und kann sterben. In der Folge wird Parzival selbst zum Gralskönig.*

Die Geschichte von Parzival ist die einer Transformation, in der die Person erkennen muss, dass sie nicht die starke und strahlende Lichtgestalt ist, für die sie sich hielt. All die Siege und Reichtümer, all der Ruhm, der in zahllosen Kämpfen erworben wurde, all diese Attribute eines erfolgreichen Menschen sind belanglos, wenn es darum geht, sich mit den existenziellen Herausforderungen des Lebens auseinanderzusetzen. Nur die Selbstaufgabe, die in einer spirituellen Versenkung erfahrbar ist, führt zu der Einsicht: Eine Teilhabe am Göttlichen kann nur durch Mitgefühl mit anderen Menschen erreicht werden.

Die Überwindung des traumatisch-dissoziativen Kontextualisierungsdefizits kann also hochgradig angenehm oder auch unangenehm sein. In beiden Fällen handelt es sich aber um eine therapeutisch wichtige Erfahrung, die uns im Prozess der Heilung weiterbringt.

## Die psychedelische Erfahrung

Gerade der intensive Kontakt mit der Natur im Rahmen einer Rekontextualisierung birgt ein ungeheures Potenzial für eine wonnehafte oder auch schreckhafte Bewusstwerdung: Wir spüren, dass die Natur stark und harmonisch ist und dass wir ein Teil dieses Kreislaufs sind. Andererseits können wir aber auch gewahr werden, dass wir unsere Teilhabe an diesem harmonischen Kreislauf tiefgreifend beschädigt haben.

Neben den mentalen Techniken der Achtsamkeitsförderung gibt es noch andere Bewusstseinstechniken, die auf dem Prinzip der Rekontextualisierung beruhen: Es sind dies die psychedelischen Erfahrungen[104], die mithilfe bestimmter Atemtechniken

104 Psychedelisch, aus dem Griechischen (*psyche* = die Seele, *delos* = offenbar): die Seele offenbaren

(holotropes Atmen) bzw. mit dissoziativen Pharmaka (Ketamin) oder halluzinogenen Substanzen wie LSD, Psilocybin oder Ayahuasca[105] erlebt werden können.

Der psychedelische Erfahrungsraum «forciert» wie kaum eine andere Erfahrung die Kontaktaufnahme mit dem Hier und Jetzt. In vielen Fällen wird die Fülle und Tiefe der Gegenwart innerhalb und außerhalb des Körpers als glückvoll und ekstatisch erlebt. Dieses Gefühl wird zum Beispiel als «ozeanische Selbst-Entgrenzung» bezeichnet. Eine solche Erfahrung hat häufig die Kraft, die Verstrickungen von traumatisch-dissoziativen Narrativen zu lösen, durch die das «Ich» sich selbst gefangen hält. Interessanterweise gibt es neurophysiologisch ein kohärent erscheinendes Korrelat dieser «Narrativauflösung»: Dieses Phänomen wird *disruption of the default mode network* genannt, zu Deutsch: Unterbrechung des Grundzustand-Netzwerkes.

Der *default mode* beschreibt den Zustand des Gehirns, wenn dieses keine besonderen Aufgaben zu lösen hat. Dieser Zustand tritt bei Untersuchungen der Gehirnfunktion typischerweise dann auf, wenn der Proband keine spezielle mentale Aufgabe durchzuführen hat. In vielen Forschungsexperimenten werden die Versuchspersonen zum Beispiel aufgefordert, zu rechnen, sich Situationen vorzustellen, oder auf visuelle oder akustische Stimuli zu reagieren. Mithilfe bildgebender Untersuchungsverfahren (v.a. Magnetresonanztomografie oder Elektroenzephalografie) konnten verschiedene, mehr oder weniger spezifische Aktivierungsmuster von Gehirnarealen aufgezeigt werden, die mit dem Ausführen dieser spezifischen Aufgaben im Zusammenhang stehen. Viele Forscher sind der Meinung, man könne auf diese Weise dem Gehirn «bei der Arbeit» zuschauen. Was aber macht das Gehirn, wenn es nicht «arbeitet», wenn es keine besondere Aufgabe zu bewältigen hat?

Was machen Sie, wenn Sie nicht gerade intensiv über ein Problem oder ein besonderes Ereignis nachdenken und darüber sprechen oder schreiben, wenn Sie nicht planen, rechnen oder in ihrem Gedächtnis nach einer bestimmten Erinnerung suchen?

Dann machen Sie nichts Besonderes, dann sind Sie im *default mode*, so sagen die Forscher.

Ich würde eher sagen, dass Sie in diesem Zustand ihr Lebensnarrativ pflegen. Sie denken scheinbar ziellos an «dies und jenes». Und bei diesem «dies und jenes» geht es in der Regel um ihr «Ich». Im endlosen Strom der lärmenden Gedanken erzählen wir uns den ganzen Tag über die Geschichte über uns selbst; im Damals, im Jetzt und im Morgen. Wir bedauern uns, wir loben uns. Aber vor allem tun wir eins: Wir blicken

105 Psilocybin ist der psychoaktive Wirkstoff, der in halluzinogenen Pilzen enthalten ist. Ayahuasca ist ein Pflanzensud, von den Naturvölkern Amazoniens hergestellt, der eine starke halluzinogene Wirkung hat.

regelmäßig auf den Radarschirm, der uns potenzielle Störungen oder Gefahren signalisiert, die den Fluss unserer Lebensgeschichte behindern könnten.

Der *default mode* ist also mitnichten ein Nichtstun und er ist auch nicht eine Beschäftigung mit dem Selbst im Panksepp'schen Sinne. Nein, der *default mode* entspricht dem Aufrechterhalten des im Individuum vorherrschenden Narrativs, mit dem das Individuum den Großteil seiner Lebensrealität bisher bewältigt und gestaltet hat.

## Die Tyrannei unseres Narrativs erkennen

Diese fortwährende mentale Beschäftigung mit dem eigenen Narrativ lässt sich gerade bei depressiven Menschen gut beobachten. Diese leiden oft in extremer Weise unter einem Gedankenkreisen in Hinblick auf die immer gleiche schmerz- und schambeladene Lebensgeschichte. Diese Gedanken zwingen sich dem psychischen Apparat dieser Menschen auf; je mehr sie Abstand von diesen Gedanken zu finden suchen, desto mehr drängen sich diese negativ gefärbten mentalen Inhalte in den Vordergrund. In der psychiatrischen Fachsprache wird dieses Phänomen «Rumination» genannt, was nichts anderes bedeutet als «Wiederkäuen». Eine Forschungsarbeit, die diesen Zusammenhang zwischen Depression und gedanklichem Wiederkäuen untersuchte, brachte diesen Sachverhalt treffend zum Ausdruck (197): *«A wandering mind is an unhappy mind»*; sprich: *«Je mehr wir in unserem eigenen Ich-Labyrinth herumwandern, desto unglücklicher sind wir!»*

Besonders erschreckend ist dabei, dass das vorherrschende, depressive Narrativ darauf achtet, nicht widersprochen oder sonst wie geschwächt zu werden. Letztlich handelt es sich bei dem Lebensnarrativ um einen Tyrannen, der jeden Konkurrenten gnadenlos aufspürt, verfolgt und unschädlich macht. Viele depressive Patienten sind sich dieser qualvollen Dynamik bewusst und verzweifeln daran. Sie entspricht im Übrigen genau dem schon mehrfach erwähnten Tolle'schen Schmerzkörper, dem es in erster Linie darum geht, durch die verfügbare mentale Energie des Menschen bestätigt und genährt zu werden.

Mit kognitiven Argumentationen, oder mit einer verbal-intellektuellen Betrachtung dieses Phänomens im Rahmen einer gesprächsorientierten Psychotherapie ist dem vorherrschenden Narrativ kaum beizukommen. Ich bin daher froh, dass ich seit einigen Jahren diesen Patienten eine Art «Urlaub von sich selbst» ermöglichen kann: Durch eine Ketaminerfahrung.

Ketamin ist ein seit vielen Jahrzehnten bekanntes und bewährtes Anästhetikum; es wird unter anderem deshalb geschätzt, weil es den Kreislauf eher stimuliert (als sediert) und weil während der Wirkung die Vitalreflexe aufrechterhalten bleiben. Solange es nicht zu niedrig und auch nicht zu hoch dosiert wird, verändert es auf hilfreiche Weise die Wahrnehmung des Betroffenen in Bezug auf seine Gedanken und seinen Körper.

Interessanterweise wird der Ketamin-induzierte Zustand als «dissoziative Anästhesie» bezeichnet. Hier finden wir also erneut diesen Ausdruck «Dissoziation», die Abspaltung und Entkoppelung, die den roten Faden dieses Buches darstellt. So gesehen ermögliche ich vielleicht meinen Patienten eine Dissoziation von der Dissoziation, wenn ich mit ihnen eine Ketaminbehandlung durchführe. Phänomenologisch beschreiben meine Patienten, dass sie sich als losgelöst von den Fesseln ihres Alltagserlebens empfinden. Für manche chronisch depressive Patienten ist eine solche Erfahrung des «gelöst Seins» das erste Mal in vielen Jahren, dass ihre Selbstwahrnehmung nicht mehr von Schmerz geprägt ist. Zumindest für ein paar Stunden. Aber das ist dann der erste Schritt in einen Kurswechsel.

Für mich ist es im Kontext der Ketaminbehandlung wichtig, dass ich in erster Linie die oben beschriebene phänomenologische Erfahrung des «Urlaub von sich selbst» therapeutisch nutze. Ich befrage meine Patienten zu ihrer Erfahrung und ermutige sie, nach dem Abklingen der direkten Wirkung des Ketamins darauf zu achten, ob es für sie Möglichkeiten gibt, auch im Alltag wieder in Kontakt mit diesem Zustand der Loslösung zu kommen. «*Könnte es sein, dass die Realität, so wie Sie diese wahrnehmen, doch ein klein wenig anders ist, als das, was Sie in der Regel als Ihren schmerzgeprägten Erlebnisraum kennen?*», frage ich sie.

Viele Patienten haben mir mitgeteilt, dass dieses Erlebnis für sie gleichbedeutend war mit einer Tür der Hoffnung, welche sich einen Spaltbreit öffnete. Diese – zunächst minimale – Öffnung gilt es dann in der Folge psychotherapeutisch zu konsolidieren und zu erweitern.

Es gibt mittlerweile vermehrt Kliniken, die Ketaminbehandlungen bei psychiatrischen Erkrankungen anbieten. Dies ist erfreulich. Dennoch wird in vielen Behandlungssettings in erster Linie auf das rein pharmakologische Wirkprofil des Ketamins gesetzt; die phänomenologischen Aspekte im Erleben der Patienten werden vielfach ausgeklammert. Das halte ich für bedauerlich, denn ein wichtiger therapeutischer Aspekt bleibt bei diesem Vorgehen ungenutzt.

Falls Sie also je erwägen sollten, eine Ketamin- (oder auch Psychedelika-)gestützte Behandlung einzugehen, informieren Sie sich ausführlich darüber, ob die behandelnden Therapeuten geschult sind und Erfahrung darin haben, den phänomenologischen Erlebnisraum im Rahmen einer solchen Therapie therapeutisch zu nutzen. In der Regel liegt eine solche Kompetenz bei den Therapeuten vor, wenn sie Selbsterfahrungen innerhalb dieses Raumes gemacht haben.

Der wegweisende Hinweis darauf ist übrigens Ihre Intuition. Lassen Sie sich also Zeit und hören Sie auf Ihre innere Stimme, bevor Sie sich dazu entschließen, mit dieser oder jener Person Ihr vorherrschendes Narrativ anzuknabbern.

## Psychedelika können das Tor öffnen – sperrangelweit

Nun aber noch einmal zurück zum therapeutischen Vorgang der Rekontextualisierung mittels Psychedelika. Wenn Ketamin die Tür zum Kontext der Gegenwart einen Spaltbreit öffnet, so kann eine psychedelische Erfahrung diese Tür mit einem Mal sperrangelweit aufreißen. So plötzlich und so weit, dass dies die Psyche des Betroffenen überfordern kann. Es kann also durchaus passieren, dass diese Wahrnehmung der vielen Facetten unserer körperlichen und psychischen Gegenwart uns auch eine zu große Portion an ungewohnten, unangenehmen Einsichten vermittelt. Gerade körperliche oder nicht-verbale, nicht-deklarative Erinnerungsfragmente, die im Alltagserleben nicht zugänglich sind, da sie tief in der Schublade der Dissoziation abgelegt wurden, können sich dann plötzlich der Person offenbaren. Die Intensität dieser Offenbarung kann dann zeitweise für den psychischen Apparat unverdaulich sein.

Eine solche Erfahrung ist das, was gemeinhin ein *bad-trip* genannt wird. So eine innere Reise kann durchaus als eine traumatische Erfahrung verstanden werden. Denn wie im Kapitel III beschrieben, definiert sich ein Trauma dadurch, dass es die integrativen Verdauungskapazitäten des Organismus überfordert und dann fortan abgespalten bleibt.

In der Tat habe ich es immer wieder erlebt, dass mir Menschen geschildert haben, wie sie sich durch einen psychedelischen Trip überfordert sahen. Oft führte diese Erfahrung dann zu einer psychischen oder auch spirituellen Krise, in vielen Fällen auch zu einer schutzreflexartigen Zurückhaltung, was das weitere Experimentieren mit Psychedelika anging. Viele Nutzer von Psychedelika wissen intuitiv, wo die Schwelle der Dosierung dieser Substanzen liegt, die sie aus der Komfortzone heraus- und dann in einen potenziell überfordernden Trip hineinbringen kann. Und dennoch beschreiben mir diese Menschen regelmäßig, dass diese *bad-trips* sie auf genau jene Aspekte ihrer Gegenwart gebracht hatten, die irgendwo in ihnen als hässliches traumatisches Monster geschlummert hatten.

Im Zustand der psychedelischen Öffnung können wir bemerken, dass eine Beziehung, die wir im Moment führen und offiziell gutheißen, im Grunde unerträglich ist, oder aber wir bemerken vielleicht, dass in unserem Körper ein sexuelles Trauma aus ferner Vergangenheit in Form von Angst und Schmerzen noch immer präsent ist. Beide Formen von Rekontextualisierung können uns überfordern.

Letztlich aber, wenn es uns gelingt, diese Wahrnehmungen schrittweise zu entschärfen und zu integrieren, können wir auch diese *bad-trips* als notwendige und wertvolle Etappen verstehen, die uns auf den Weg unserer Integration und Heilung voranbrachten.

Aus neurophysiologischer Sicht entspricht diese Psychedelika-induzierte Erfahrung der Störung (*disruption*) des *default mode* Netzwerkes (DMN), welches das Kontextualisierungsdefizit und das Verhaften im krank machenden, vorherrschenden Narrativ der traumatischen Dissoziation aufrechterhält. Die im DMN aktiven Gehirnzentren sind z.B. das sogenannte posteriore Zingulum (*pCC*), aber auch der präfrontale Kortex. Bildgebende Studien konnten zeigen, dass sich die Aktivität dieser Gehirnareale unter der Einwirkung von Psychedelika deutlich umgestaltet (198, 199): Die Kommunikation dieser Zentren untereinander verändert sich. Dies kann bildlich mit einem Team verglichen werden, in dem nun nicht mehr die immer gleichen Botschaften zwischen den Personen ausgetauscht werden, sondern in dem plötzlich unbesehene Sichtweisen, Eigenschaften und Schwierigkeiten zum Ausdruck kommen. Diese Neugestaltung von Kommunikation und gegenseitiger Wahrnehmung kann Dynamiken erschaffen, die bis dato schlichtweg für unmöglich gehalten wurden.

Der Psychedelika-induzierte Zustand entspricht also einem Betriebsausflug, bei dem die gesamte Belegschaft in schönster Umgebung (dies ist das Setting, für das die Therapeuten maßgeblich verantwortlich sind) miteinander in Kontakt und Beziehung treten. Auf diese Weise können die Befindlichkeit und die Bedürfnisse jedes Einzelnen ausgelotet werden und das Team kann, vergleichbar einem ganzheitlichen Organismus, eine Richtungsorientierung anstreben, die allen Beteiligten bestmöglich gerecht wird.

Kontextualisierung, d.h. das voll und ganz im «Hier und Jetzt Sein», bedeutet immer auch wertfreie Erfahrung. Denn die Bewertungen sind das Resultat einer Bezugnahme auf Konzepte, Wertungen und Geschichten, die jenseits der aktuellen Erfahrung entstanden sind. Diese phänomenologische Reduktion auf die Essenz oder Gestalt der jetzigen Erfahrung erlaubt daher, eine Vielzahl von möglichen Betrachtungsweisen zu entwickeln. Jede dieser Perspektiven kann Bestandteil eines dazugehörigen Konzepts oder einer Geschichte sein. Aber letztlich hat keine dieser Betrachtungsweisen eine absolute Deutungshoheit. Auf diese Weise ermöglicht die psychedelische Erfahrung ein «out-of-the-box»-Denken, das schon manchen kreativen Blitzschlag im Silicon Valley und anderswo ermöglicht hat[106].

## Vertrauen und Akzeptanz

Die Relativierung des Narrativs ist im psychedelischen Raum häufig auf sehr eindrückliche Weise erlebbar. Das prägnanteste Beispiel ist eine Erfahrung, die ich immer wieder selbst erlebt habe: Ich werde von einem Tier gefressen. Im normalen Wachbewusstsein eine absolute Horrorvorstellung, ist dieser Vorgang im psychedelischen Raum eine neutrale Erfahrung. Was für mich das Lebensende bedeutet, bedeutet zugleich für das mich fressende Tier, dass es sein Leben fortsetzen kann.

Diese Neutralität aller Erfahrung, die offenbar wird, wenn die Narrative aller Beteiligten relativiert und mit entsprechender maximaler, werteloser Distanz betrachtet werden, nenne ich die psychedelische Dialektik.

Die psychedelische Dialektik steht im völligen Gegensatz zur Dialektik der traumatischen Dissoziation. Die Dialektik des Traumas wird angetrieben durch Vermeidung einerseits und Intrusion andererseits. Die beiden Antipoden, die diese Dialektik auf psychischer und auf kollektiver Ebene in sich tragen, d.h. das individuelle und das kollektive ANP und EP, sind erfüllt von extrem detaillierten und mit affektiver Valenz aufgeladenen Narrativen. Sie stehen im ständigen Schlagabtausch und wachen darüber, dass nicht der entgegengesetzte Teil die Oberhand gewinnt. Der Organismus, der diese Dialektik trägt, erschöpft sich und kann nicht sein holistisches Potenzial ausleben.

Die psychedelische Dialektik hingegen ist dadurch gekennzeichnet, dass die feststellbaren Antipoden zwar ebenfalls eine intensive affektive Valenz besitzen (das Entsetzen und der Schmerz des Gefressenen versus die Zufriedenheit und die physiologische Erfüllung des Fressenden). Insgesamt neutralisieren sich jedoch diese Erfahrungen, weil im ganzheitlichen Zustand beide als äquivalent bzw. sich gegenseitig

---

[106] Viele Arbeitnehmer des Silicon Valley schwören darauf, dass ihre kreativen Einfälle auch darauf zurückzuführen sind, dass sie regelmäßig Psychedelika einnehmen. Und zwar gerade auch während ihrer Arbeitstätigkeit; hierbei nehmen sie sehr niedrige Dosierungen zu sich (*microdosing*).

bedingend z.B. im Rahmen des energetischen Austausches erfassbar sind. In der psychedelischen Ich-Auflösung kann ich mir nämlich sowohl bewusst werden, dass mein Körper in seiner bisherigen Beschaffenheit vergeht, als auch dass mein Körper in einen neuen, andersartigen Zustand übergeht. Wenn es gelingt, dieser Dialektik die volle Akzeptanz entgegenzubringen, so verliert die jeweilige Erfahrung ihre affektive Valenz und Schwere. Diese Akzeptanz ist eine Haltung, die allerdings ihrerseits das Grundgefühl von Vertrauen benötigt. Ohne Vertrauen keine Akzeptanz – und ohne Akzeptanz kein Vertrauen. Akzeptanz und Vertrauen sind daher die Grundzutaten, die einer jeglichen spirituellen Erfahrung zugrunde liegen.

Was auch passiert, ich vertraue darauf, dass ich immer zum Ganzen dazugehören werde. Und daher kann ich auch alles, was (mir) geschehen mag, akzeptieren.

Dies ist das säkulare spirituelle Credo, das der Menschheit im Verlauf seiner Zivilisationsgeschichte abhandengekommen ist. Denn wir haben nach und nach das Vertrauen und die Akzeptanz durch die Illusion von Kontrolle und Sicherheit ersetzt.

Letztlich reduziert sich jegliche Erfahrung auf eine immer neue und andere Variante von Seinszuständen von … Sternenstaub. Das ist keine Esoterik, sondern diese Evidenz sollte jedem vernunftbegabten Menschen einleuchten.

In diesem Sinne können die wesentlichen Aspekte, die in diesem Buch behandelt werden, in der psychedelischen Dialektik wie folgt formuliert werden:

- Wir sind beides: *Homo homini lupus – Homo homini deus.*
  Wir sind nicht nur ein Raubtier, sondern auch ein ekstatisches, freundliches und auf Kollaboration ausgerichtetes Wesen.

- Bindung: … ist die Basis von Vertrauen – zugleich aber auch die Bedingung für Verrat.

- Sex: … ist das höchste der Gefühle – kann aber auch ein Akt maximaler Destruktivität sein.

- Trauma: … zerreißt den Organismus – ermöglicht aber ebenfalls, eine sonst unerreichbare Stärke aufzubauen.

- Bildung: … ermöglicht Unabhängigkeit – gleichzeitig kann sie den Geist in Gefangenschaft halten.

- Arbeit: … kann sinnvolle Tätigkeit sein – oder aber selbst- und fremdschädigendes Zeittotschlagen.
- Materieller Komfort: … beschwichtigt unsere existenziellen Ängste – zugleich reduziert er unsere Vitalität.
- Glaube: … kann Halt geben – aber auch einen Menschen in seiner Entwicklung blockieren.
- Normalität: … kann gesund sein – oder zutiefst krank.
- Psychoaktive Substanzen: … können uns zum Götterolymp führen – oder in die Hölle der Verzweiflung.

# KAPITEL XIII

## ÜBER NEGLECT, ZYNISMUS, DEN BUMERANG DES TRAUMAS … UND ÜBER INTELLEKTUELLE REDLICHKEIT

# ÜBER NEGLECT, ZYNISMUS, DEN BUMERANG DES TRAUMAS … UND ÜBER INTELLEKTUELLE REDLICHKEIT

*Naiver, träumender Adam. Wer gegen die Hydra der menschlichen Natur kämpft, muss dafür mit unendlichem Leid bezahlen, und seine Familie bezahlt mit ihm! Erst wenn du deinen letzten Atemzug getan hast, wirst du begreifen, dass dein Leben nicht mehr gewesen ist als ein Tropfen in einem grenzenlosen Ozean!*

*Was aber ist ein Ozean anderes als eine Vielzahl von Tropfen?*

David Mitchell

Der Neglect, das heißt das Unterlassen von Handeln, wenn die Verbesserung von offenkundigen Missständen möglich wäre, ist die allererste Form von Misshandlung, die sich über unseren Globus ausgebreitet hat. Wir wissen in der Regel intuitiv, was für uns und das Kollektiv, in dem wir leben, am besten wäre in der langfristigen Perspektive. Dennoch unterlassen wir dieses Handeln und üben uns stattdessen in Zynismus, d.h., wir geben uns selbst der Lächerlichkeit preis. Doch all diese Vermeidung durch mangelnde Bewusstwerdung kann uns nicht davor bewahren, dass die Dinge, die wir nicht mit der gebotenen Sorgfalt und ökologischen Fairness angehen, früher oder später in Form einer erneuten traumatischen Heimsuchung auf uns zurückfallen werden. Schließlich stellt dieses Kapitel einige Methoden zur Kultivierung unseres Bewusstseinsraumes vor.

Die Besonderheit des vampirischen Hochzeitalters, das wir gerade erreichen, besteht darin, dass wir erstmals in der Geschichte der Menschheit tatsächlich in der Lage sind, unsere Zivilisation nach von uns selbst bestimmten Werten auszurichten. Wir sind nicht mehr getrieben von der zwingenden Notwendigkeit, all unsere Anstrengung und Aufmerksamkeit darauf auszurichten, unser Überleben angesichts einer steten Bedrohung der Versorgung mit Lebensmitteln bestmöglich zu sichern.

Hunger war für viele Jahrtausende der Menschheitsgeschichte eine anhaltend präsente, reale Bedrohung für all jene Menschen, die nicht in der üppigen Natur der Tropen lebten (die dort allerdings auf Schritt und Tritt großen Gefahren durch Fauna und Flora ausgesetzt waren). Die anderen großen Killer, nämlich Kriege und Krankheiten, bestanden ebenfalls seit Jahrtausenden und sind auch heute noch eine reale Gefahr. Während individuelle Hungerkrisen und kollektive Hungersnöte von den Launen der Natur abhängen, sind Kriege und epidemisch oder gar pandemisch wütende Krankheiten (sowohl Infektions- wie auch Zivilisationskrankheiten) in erster Linie Konsequenzen des menschlichen Verhaltens. Bis in die zweite Hälfte des 20. Jahrhunderts gab es keine Versorgungssicherheit, was die Verfügbarkeit von Nahrungsmitteln betrifft: Ein schlechter Sommer, eine Naturkatastrophe barg immer die Gefahr, dass die Menschen auf regionaler Ebene in den sehr qualvollen Zustand des Hungerns gerieten, und dies innerhalb relativ kurzer Zeit. Diese latente Angst vor dem Hungertod hat unser menschliches Bewusstsein und unsere Kultur tief geprägt. Der Exzess an Maßnahmen, die der Mehrung von Sicherheit und Kontrolle dienen, ist Ausdruck dieser tiefen Prägung.

Nun aber, dank der enormen Fortschritte der Technik vor allem in Hinblick auf die Produktion und auf die globale Logistik von Lebensmitteln, sind wir seit ca. 60 Jahren in der Lage, Missernten und naturbedingte Produktionskrisen weitgehend auszugleichen. Somit hätten wir nun erstmals die Gelegenheit, individuell und kollektiv über Sinn und Wert unserer Lebensgestaltung nachzudenken. Und hierbei handelt es sich nicht um bloße Gedankenspiele. Nein, aufgrund der enormen Ballung von technischer und intellektueller Potenz hätten wir tatsächlich auch die Möglichkeit, diese Ausrichtung zumindest schrittweise in der Realität umzusetzen.

Doch dieser Vorgang der Bewusstwerdung, Hinterfragung und (Neu-)Ausrichtung von Werten fand in den allermeisten modernen Gesellschaften bisher nicht statt. Wir machen im Grunde weiter wie bisher, d.h. wir orientieren uns an Werten, die aus grauer Vorzeit stammen und im heutigen Kontext weder sinnvoll noch nützlich sind. Vielmehr ist das Festhalten an diesen obsolet gewordenen Werten zu einer großen Bedrohung des Fortbestands unserer Spezies geworden. Dieses antiquierte Wertepaar heißt Sicherheit und Kontrolle.

Was wir tatsächlich benötigen, ist eine Werteausrichtung, mit der wir unser gesellschaftliches und ökonomisches Zusammenleben so gestalten können, wie dies unseren gegenwärtigen Bedürfnissen und Möglichkeiten am ehesten gerecht wird.

Diese Bilanzierung des *«Wer sind wir?»*, *«Was brauchen wir?»*, *«Was können wir?»*, *«Wohin wollen wir gehen?»* würde einer Rekontextualisierung entsprechen, mit der wir unsere tiefe traumatische Dissoziation überwinden könnten.

Was mich immer wieder betroffen macht, ist die Feststellung, dass wir über all das faktische Wissen und auch über die technischen Werkzeuge verfügen, um bereits jetzt diese kontextualisierte Werteausrichtung vorzunehmen und somit die entsprechende Kurskorrektur durchzuführen – ohne sie zu nutzen.

Wir haben eine ungefähre Ahnung davon, wer wir sind, was wir brauchen und was wir können.

Allein auf die Frage *«Wohin wollen wir gehen?»* antworten wir gebetsmühlenartig: *«Weiter volle Kraft voraus in Richtung Sicherheit und Kontrolle!»* Und bemerken nun mit wachsendem Unbehagen, dass wir mit diesem Kurs auf dem bestem Wege sind, an den Riffen der ökologischen Katastrophe zu zerschellen.

## Neglect ist die Hauptmisshandlungsform unserer Kultur

In der Entwicklungspsychologie und Psychotraumatologie gibt es einen Ausdruck, der diesen Sachverhalt beschreibt: Neglect, die Vernachlässigung durch Unterlassung. Ein Neglect liegt vor, wenn Menschen, denen es möglich ist, anderen, Not leidenden Menschen zu helfen, es unterlassen, diese Unterstützung tatsächlich zu leisten. Neglect ist also unterlassene Hilfeleistung; es handelt sich um eine schwere Form von Misshandlung. Der Neglect hinterlässt keine blauen Flecken oder gebrochenen Knochen, aber die seelische Verletzung ist mindestens so tief wie bei einer körperlichen Misshandlung (200).

Die Person, die einen Neglect ausübt, schlägt nicht, schreit nicht, beleidigt nicht – aber es ist offensichtlich, dass dieses Nicht-Handeln von der anderen Person, für die eine solche Handlung (lebens)wichtig ist, als katastrophaler Verrat an Vertrauen und menschlichem Zusammenhalt erlebt wird. Ich erinnere nochmals an die schwere Traumatisierung, die bei Matrosen eintrat, als sie merkten, dass sie nicht gerettet wurden, sobald dies möglich gewesen wäre, sondern dass man sie weiter dem Kältetod überließ, um zunächst die VIPs aus dem Ozean zu fischen (Kapitel II). Wie oft wird mir von meinen Patienten geschildert, wie sie körperlich, sexuell und seelisch schwer misshandelt wurden (z.B. von ihrem Vater) und wie die Mutter daneben stand … und nichts unternahm und somit den Missbrauch (stillschweigend) guthieß. Oder wie sie sich als hilfs- und schutzbedürftige Kinder und Jugendliche in großer Verzweiflung an ihre Bezugspersonen wandten … und zurückgewiesen wurden. Die traumatische Belastung aufgrund der erfahrenen Zurückweisung durch eine Person, die Hilfe und Schutz hätte anbieten können und müssen, ist bei meinen Patienten in der Regel viel stärker präsent, als die Belastung durch die zuvor erfahrene Bedrohung oder Misshandlung durch einen Täter. Eine solche Zurückweisung ist ein Verrat unbeschreiblichen Ausmaßes.

Die Reaktion der sozialen Umgebung auf ein traumatisches Ereignis wiegt in der Regel viel schwerer bei der Entwicklung einer Traumafolgestörung als das Trauma selbst. Sogar hochgradig belastende Ereignisse können erfolgreich integriert werden, wenn die Betroffenen Schutz, Zuspruch, körperliches Halten und Geborgenheit erfahren. Beim Neglect im Zusammenhang mit einer Extrembelastung fehlen gerade diese Zutaten, welche die Integration des Traumas und Heilung ermöglichen würden. Neglect ist also die zweite Welle der Vernichtung, durch die das Opfer dauerhaft gebrochen wird: Die erste Welle – das Trauma – führt zu einem Bruch; die zweite Welle – der Neglect – verhindert, dass der Bruch angemessen geschient wird.

Neglect gibt es in zwei Formen: Die erste Form ist die des «unschuldigen», blinden Neglects. Dieser liegt vor, wenn die vernachlässigende Person kein Bewusstsein für die Notlage der schutzbedürftigen Person hat. Dies ist häufig und typischerweise Ausdruck einer traumatischen Dissoziation bei der vernachlässigenden Person. Ich erlebe es immer wieder, dass Mütter, die selbst sexuell missbraucht wurden, kein Gespür haben, wenn ihre eigenen Kinder sexuell missbraucht werden. Sie sehen nicht das Drama, das sich da vor ihren Augen abspielt, weil diese Bewusstwerdung sie mit ihrem eigenen Trauma konfrontieren würde. Daher schützen sie ihre Kinder nicht … und geben ihr eigenes Trauma an die nächste Generation weiter.

Die andere Form von Neglect ist die des zynischen, sehenden Neglects: Die vernachlässigende Person hat ein Bewusstsein dafür, dass da eine zerstörerische Dynamik innerhalb ihres Handlungsbereiches vor sich geht. Trotz dieser Wahrnehmung handelt die Person nicht. Sehenden Auges wird sie zum Mittäter, zum passiven *bystander*, wie es Judith Lewis Herman beschreibt[107]: Der Zuschauer, der eine Misshandlung beobachtet und nicht zur Rettung des Opfers einschreitet, obwohl dies möglich wäre, aktiviert seinen Intellekt, um dieses Nicht-Handeln zu rechtfertigen. Der Zuschauer übernimmt in der Regel das Narrativ des Täters, er reiht sich ein in die stumme Zeugenschaft, die durch ihr Nichthandeln die Misshandlung des Täters gutheißt. Das Opfer spürt diesen Verrat der Stille. Oft ist die Verzweiflung über diese

107 *«It is very tempting to take the side of the perpetrator. All the perpetrator asks is that the bystander do nothing. He appeals to the universal desire to see, hear, and speak no evil. The victim, on the contrary, asks the bystander to share the burden of the pain.»* (12, S. 7–8).

Parteinahme mit der Übergriffigkeit des Täters größer als das Entsetzen über die Misshandlung durch den Täter selbst.

Viele Opfer von Gewalt können ein gewisses Verständnis, ja sogar Empathie für den Täter entwickeln, dem sie schicksalhaft ausgeliefert waren – doch der Verrat, den sie seitens der Fürsorgepersonen, Nahestehenden oder sonstigen Zeugen erfahren haben, bleibt in der Regel unsühnbar in ihrer Seele eingebrannt. Letztlich ist es der Neglect der Fürsorgepersonen oder auch der passiven *bystander*, der das Opfer einer Gewalttat dazu nötigt, die empfundene Empörung und Panik tief im Körper zu vergraben, da ihr oder ihm bedeutet wird, dass die Veräußerung des Horrors nicht zulässig ist.

Wie kann man dieses Wegschauen erklären? Ein Verständnisansatz besteht in der im Kapitel II besprochenen Dynamik des Neids und des sich selbst bemitleidenden Vergleichs, der häufig von traumatisierten Menschen kultiviert wird und der diese Menschen, Männer wie Frauen, zu (Mit-)Tätern werden lässt: «*Ich habe ein Scheißleben, da soll es dir nicht besser gehen!*»

Aus gesamtgesellschaftlicher Sicht liegt immer ein Neglect vor, wenn eine Person misshandelt wird: Denn für jedes Kind und auch für jeden Erwachsenen müsste es Menschen, gesellschaftliche Instanzen und Rückzugsräume geben, die im Falle einer Misshandlung schützend aktiv werden oder aber vom bedrängten Menschen aufgesucht werden können. Diesen Schutz gibt es allerdings viel zu selten, sodass den Opfern nichts anderes übrig bleibt, als sich früher oder später an die Misshandlung zu gewöhnen. Trauma und Neglect entsprechen daher der rituellen Opferung des betroffenen Kindes oder Erwachsenen: Das Trauma kann sich unabhängig vom gesellschaftlichen Kontext ereignen (wie z.B. bei einer Naturkatastrophe), der Neglect beinhaltet jedoch stets eine Botschaft vonseiten des Kollektivs an das Opfer: «*Unsere Geschichte ist wichtiger als dein Schmerz!*» Dies ist der rituelle Aspekt. Ein Ritus kennzeichnet sich durch die Verbindung einer formalen Handlung, einer Symbolik und einer sozialen Funktion. In diesem Falle entspricht die formale Handlung dem Nicht-Handeln genau dann, wenn eine Handlung offensichtlich angebracht wäre; die Symbolik ist die des «*Du bist nicht wichtig*»; die soziale Funktion ist die, die Stärke des vorgegebenen gesellschaftlichen Gefüges zu bekräftigen. Der somit auf dem Altar der Gemeinschaft, in die er schicksalhaft hineingeboren wurde, geopferte Mensch kann nicht anders, als das Entsetzen über seine Schlachtung in der Schublade der Dissoziation abzulegen, wo es künftig ein Spukleben führen wird.

Neglect ist die Form von Gewalt und Misshandlung, die in unserer Kultur am stärksten verbreitet und ausgeprägt ist. Wir könnten anders handeln – aber wir tun es nicht. Aus Bequemlichkeit und vor allem aus Angst, dass wir, sobald wir unserer Verantwortung gewahr werden, Einsichten über uns selbst erlangen, die für uns sehr schmerzhaft sind.

Der zu beobachtende Anstieg von Narzissmus in den modernen Gesellschaften ist ein Ausdruck für den Neglect, mit dem die allermeisten Menschen in der Frühphase ihres Lebens – und dann auch als Erwachsene – konfrontiert werden. Unsere ursprünglichsten Bedürfnisse nach Bindung, Zusammenarbeit, Kreativität, Ausdruck von Gefühlen, Zärtlichkeit, Liebe werden in unserer Kultur systematisch vernachlässigt. Als Folge flüchten wir uns in eine Fantasiewelt, indem wir uns unsere Existenz schönreden. Narzissmus ist die Antwort des vernachlässigten Menschen, um nicht tagtäglich seine Verzweiflung schmerzlich zu spüren.

## Neglect ist Verneinung von Verantwortung

Wenn wir uns unserer ureigensten Verantwortung für unser Leben und für die Wesen, die uns umgeben, bewusst werden und wenn wir entsprechend dieser Wahrnehmung handeln, so treten wir aus der fatalen Dynamik des Neglects heraus. Aber ein solcher Austritt ist unangenehm und anstrengend.

Wir praktizieren Neglect als Individuum, wenn wir zur Vermüllung von Wiesen, Wäldern und Seeufern beitragen, weil wir uns einreden, *«Es kommt ja nicht auf diese eine Plastiktüte an – es liegen ja sowieso schon so viele da rum!»*.

Oder: *«Es kommt nicht auf diese paar gefahrenen Autokilometer an – die anderen fahren schließlich auch!»*

Oder: *«Ich weiß, unter welch unvorstellbar schlechten ökologischen und humanitären Bedingungen diese Tomaten in Marokko und jene Erdbeeren in Spanien produziert werden – aber ich kaufe sie dennoch, da ich heute Abend diese Köstlichkeiten auf dem Tisch stehen haben will.»*

Oder: *«Es gibt da einen schweren Missstand, und ich wäre in einer adäquaten Position ihn zu benennen, um ihn zu mindern – aber ich sage und tue nichts, denn letztlich fällt die Benennung dieses Missstandes nicht in meinen Aufgabenbereich.»*

Und natürlich: *«Es kommt nicht auf diesen einen Flug an – ich bin ja schließlich in wichtiger Mission unterwegs!»*

Solche und ähnliche Gründe habe ich mir auch schon mehrfach eingeredet, um mein schlechtes Gewissen zu beruhigen. Und natürlich versuche ich – wie viele Millionen andere Menschen in der ganzen Welt auch – mein Verhalten zu ändern und ökologisch verträglicher zu handeln, um mir dann erzählen zu können, dass ich ja offensichtlich ein bewusster, netter Mensch bin. Nur ahne ich: Das wird nicht reichen!

Die Probleme, die sich angehäuft haben, sowie der damit entstandene Handlungsbedarf sind so groß, dass die Anstrengungen des Individuums nicht ausreichen werden, um einen spürbaren Kurswechsel zu erzielen. Es ist wunderbar, dass nun viele Menschen ihr Konsumverhalten ändern. Aber es ist falsch, davon auszugehen, dass es ausreichen wird, Elektroautos zu kaufen, vegetarisch zu essen, auf Flugreisen zu verzichten, mit der Bahn zu fahren, lokal einzukaufen und Bäume zu pflanzen. Diese Maßnahmen können unbestreitbar dazu beitragen, die Umweltbilanz unserer Lebensweise zu verbessern.

Allein, das wird nicht ausreichen, die fatale Klimadynamik zu bremsen und zumindest teilweise zurückzufahren. Billionen Tonnen von $CO_2$ müssen nicht nur in pflanzliche Biomasse gebunden werden, sondern Kohlenstoff muss vielmehr dauerhaft aus dem Gaskreislauf der Atmosphäre entfernt werden. Es wird oft vergessen, dass die Kohlenstoffbilanz eines Baumes null ist[108]. Aus diesem Grund müssten Unmengen von $CO_2$ mithilfe von technisch sehr aufwendigen Verfahren dem atmosphärischen Gaskreislauf komplett entzogen werden, indem der Kohlenstoff dauerhaft an mineralische Träger wie Gestein gebunden wird. Dieses Verfahren, Kohlenstoffsequestrierung genannt, ist – so das aktuelle Narrativ – derzeit kaum in den erforderlichen großen industriellen Maßstäben finanzierbar. Solange aber die Gigatonnen an Kohlenstoff, die seit dem Beginn der industriellen Revolution freigesetzt wurden und sich weiterhin in unserer Atmosphäre befinden, nicht sequestriert werden, wird sich die Klimadynamik weder stabilisieren noch teilweise umkehren, wie dies notwendig wäre, damit die Erde für unsere Spezies bewohnbar bleibt.

Wenn wir uns jetzt schon bewusst würden, wie schwerwiegend und katastrophal die weitere Verschärfung der klimatischen Katastrophe uns alle treffen wird, so würden wir zu unserer Verantwortung im Hier und Jetzt stehen: Die Kohlenstoffsequestrierung wäre dann durchaus im großen Stil realisierbar.

Doch wir werden unserer Verantwortung nicht gerecht und verharren im Neglect. Und so wird die Erde in ein paar Jahrzehnten nur noch für den *Homo deus* bewohnbar sein, da nur dieser den Zugang zu den technischen und materiellen Ressourcen haben wird, um auch auf einem überhitzten Planeten ein Auskommen zu finden. Für den gemeinen Menschen, *Homo sapiens*, wird es kaum noch Habitate geben, und die verbleibenden *Homines sapientes* werden – wie schon beschrieben – in einem Zustand der Sklaverei und Abhängigkeit gegenüber den sie ausbeutenden *Homines dei* ihr Leben fristen.

---

[108] Beim Verbrennen oder beim Verrotten eines Baumes oder von Holz wird das gesamte vorher gespeicherte $CO_2$ wieder in die Atmosphäre entlassen.

Um eine solche bedauerliche Entwicklung zu vermeiden oder zumindest abzudämpfen, werden also gesamtgesellschaftliche und makroökonomische Veränderungen notwendig sein. Alle Bereiche unserer Zivilisation sind gefordert, um diesen Kurswechsel zu bewerkstelligen. Diese Ausrichtung wird sich an Werten orientieren, die in einer Dynamik der kollektiven Bewusstwerdung erkannt, erspürt und formal identifiziert und bekräftigt wurden. Diese Werte können nicht länger Sicherheit und Kontrolle lauten, denn falls diese obsoleten Werte beibehalten bleiben, werden wir an den Klippen der ökologischen Katastrophe zerschellen.

Alternative, kontextualisierte Werte könnten folgende sein: Einfachheit, Verbundenheit zur Natur, Offenheit für Neues und Anderes, Kollaboration, Freude und Mitgefühl.

Sobald aber ein Wert vom Kollektiv angenommen und integriert ist, werden die Anpassungen und Veränderungen, die nötig sind, um sich diesen Werten anzunähern, «wie von selbst» umgesetzt. Denn eine solche Integration bedeutet, dass alle Menschen, die diese Wahrnehmung ihrer Werte und Verantwortung vollzogen haben, sich in der Gestaltung ihres Lebens positionieren. Die vielen Individuen, die die Gesellschaft ausmachen, und folglich auch die kollektiven Entitäten wie das Bildungswesen, das Rechtssystem, die Wissenschaft und die Wirtschaft, werden ihre intellektuelle und schöpferische Kraft dafür einsetzen, das gesellschaftliche Leben entsprechend dieser Werteorientierung zu gestalten.

Ein Beispiel: Wenn es in einer Gesellschaft den Wert der Naturverbundenheit gibt und dieser wichtiger ist als der Wert der Sicherheit und Kontrolle, so werden die gesellschaftlichen Institutionen Mittel und Wege finden, damit wir nachts nach Möglichkeit den Sternenhimmel betrachten können und hierbei so wenig wie möglich durch Lichtverschmutzung in dieser Erfahrung behindert werden.

Was wir dann hoffentlich erleben werden, ist die Überwindung der derzeit vorherrschenden kollektiven Dissoziation durch die Implementierung eines kollektiven Zusammenhalts, welcher der Integration der emotional und intellektuell erfassbaren Bedürfnisse, Verletzlichkeiten, Kompetenzen und Werteausrichtungen der Menschen entspricht.

Wir befinden uns in einer Zeit, in der eine solche Werteausrichtung und Bewusstwerdung durchaus von vielen Menschen und Institutionen zumindest im Ansatz auf die Agenda gesetzt wurde. Dennoch gibt es eine enorme Diskrepanz zwischen dieser Bewusstwerdung und der Umsetzung dieser Ansätze. Dieses Phänomen manifestiert sich zum Teil als *greenwashing*: Ökologisch-nachhaltige Konzepte werden nach außen hin bekräftigt, aber die Umsetzung in eine konkrete Anwendung hinkt diesen Bekräftigungen deutlich hinterher, oder wird in besonders üblen Fällen sogar konterkariert.

Für mich ist *greenwashing* ein typisches Beispiel für die manipulative Vertiefung eines bestehenden Neglects: Der zugrunde liegende Missstand wird zwar richtig erkannt, die eigene Verantwortung aber dennoch nicht wahrgenommen. Vielmehr wird die Benennung der Problematik missbraucht, um sich selbst narzisstisch zu überhöhen und als gut und rechtschaffen darzustellen, ohne dass entsprechende Taten folgen.

## Individueller Neglect ist unterlassene Hilfeleistung – kollektiver Neglect ist Machtmissbrauch

Und somit kommen wir zum Thema des kollektiven Neglects. Dieser tritt auf als die Aufsummierung der vielen kleinen Unterlassungen im individuellen Rahmen, die aus Bequemlichkeit und Feigheit (d.h. der in der Angst begründeten Vermeidung, sich seiner Verantwortung zu stellen) begangen werden, um schließlich in den machtvollen gesellschaftlichen Entitäten wie Firmen, Behörden, Verwaltungen, Bildungsinstitutionen etc. in Form von Machtmissbrauch zutage zu treten. Im kleinen individuellen Rahmen drückt sich der Neglect als unterlassene Hilfeleistung aus, im kollektiven Rahmen entspricht Neglect dem Machtmissbrauch.

Laut dem Hobbes'schen Gesellschaftsvertrag dient die Delegation und Akkumulation von Macht in der Politik und in den Institutionen dazu, die destruktiven, individualistischen Tendenzen des Einzelnen kontrollierend zu umrahmen. Als Gegenleistung für den Autonomieverzicht des Individuums sind die Machtrepräsentanten verpflichtet, die übertragene Macht verantwortungsvoll zu nutzen und nach umsichtigen und langfristig angelegten (und nach Möglichkeit demokratisch festgelegten) Zielvorgaben das Regieren und das Wirtschaften zum Nutzen des Gemeinwesens zu gestalten.

Leider ist aber die Machtausübung innerhalb dieses Gesellschaftsvertrages in den meisten aktuellen Gesellschaften von Neglect durchdrungen. Die übertragene Macht wird nicht wie vorgesehen für die Lösung von konkreten Problemen eingesetzt, sondern dient vielmehr dazu, den Erhalt der gegebenen Machtstruktur zu sichern. Deren Erhaltung ist somit wichtiger, als die Macht dazu einzusetzen, um evidente Probleme, die durch die Ausübung von Macht beendet werden könnten, zu lösen.

Ich höre immer wieder in Gesprächen mit Patienten und mit Freunden Schilderungen darüber, wie in einer Firma, einem Krankenhaus, einer Universität, einer politischen Partei, einer Stadtverwaltung oder irgendeiner anderen Institution offensichtlicher Machtmissbrauch betrieben wird. Es geht dabei um das Durchsetzen von Entscheidungen, die mit gesundem Menschenverstand klar als unsinnig, ineffizient, verschwenderisch und häufig als dem Allgemeinwesen schadend und den betroffenen Individuen gegenüber als übergriffig zu erkennen sind. Diese Entscheidungen nutzen niemandem – mit Ausnahme des Entscheidungsträgers und der ihm nahestehenden Personen.

Wir alle kennen krasse Fälle von Widersinn und Übergriffigkeit in der Arbeitswelt. Da werden Bilanzen geschönt, Rechnungspositionen in neue unsinnige Kategorien aufgesplittert, um Steuern zu sparen, da werden Patienten so oder so behandelt, weil dies dem Krankenhaus mehr Geld einbringt (obwohl andere, günstigere Therapien möglich wären), da werden Kilometer gefahren, die vollkommen unnötig, aber finanziell einträglich sind, da werden Bewertungen im Internet gefälscht, da werden Daten abgezwackt, mit denen ein tausendstel Dollar pro Datenpaket verdient werden kann – billionenfach, … und … und … und.

Die Liste ist lang, endlos lang, und betrifft alle Bereiche des gesellschaftlichen und wirtschaftlichen Lebens. Vermutlich haben auch Sie bereits Erfahrungen mit solchen Betrügereien und Idiotien gemacht.

Die Eliten unserer Zeit sind Spezialisten in der technischen und intellektuellen Vertiefung von Spitzfindigkeiten, dank derer immer noch ein bisschen mehr Geld aus immer absurder werdenden zivilisatorischen Vorgängen extrahiert werden kann.

Dies ist also das ultimative Bildungsziel unserer Zeit: «*Werde klug und schlau und versuche es immer neu, noch einen ‹hack› zu finden, mit dem du unserem wirtschaftlich-sozialen Gefüge eine weitere Drehung der Extraktionspresse abringen kannst – zu deinem alleinigen Vorteil!*» Das kollektiv gesammelte Wissen wird also privatisiert (und sollten sich die «Extraktionseliten» doch mal irren, dann werden die Schäden sogleich wieder rekollektiviert).

Ein Bereich besonderer Übergriffigkeit ist im Personalwesen zu finden. Denn in den Schlüsselpositionen von Wirtschaft, Politik, Kultur und Wissenschaft werden genau die Menschen gebraucht, die die «Alternativlosigkeit» dieser Dynamiken mit immer weiter verfeinerten Argumenten erklären, rechtfertigen, stützen und durchdrücken. Dementsprechend gelangen nicht Menschen in leitende Positionen, die über ausreichende Qualifikationen verfügen und die dem Sachinteresse verpflichtet sind (wie z.B. der Patientenbetreuung, der Lehre gegenüber Studenten, dem Dienst an der Bevölkerung im öffentlichen Dienst), sondern es werden diejenigen ausgewählt, die dem

Narrativ des sie einbestellenden Klans am ehesten entsprechen (und dies ungeachtet ihrer fachlichen Qualifikationen).

In allen zivilisatorischen Institutionen unserer global vernetzten Welt findet somit eine klare Auslese der Protagonisten statt. Ich verweise auf die im Kapitel X genannte Studie von Marcus Heidbrink und Kollegen, die belegt, dass der Narzissmus gerade in Chefetagen besonders stark ausgeprägt ist und dass dieses Phänomen in den letzten Jahren deutlich zugenommen hat. Je höher im Machtgefüge, desto vampirischer sind die Funktionsträger. Ein nicht-vampirischer Akteur, der seine Stellung inhaltlich verantwortungsvoll und integer ausfüllt und in diesem Geiste auch seine Macht und Autorität in einem sachbezogenen und nicht-vampirischen Sinne zum Ausdruck bringt, würde dieses Gefüge in Gefahr bringen.

Mein langjähriger Chef, ein angesehener Professor an der Universitätsklinik in Lausanne, brachte diesen Sachverhalt auf folgende Weise treffend zum Ausdruck: *«Tout le monde a la main dans le slip de tout le monde.»* Was so viel heißt wie: *«Jeder hat seine Hand im Slip des anderen.»* Alle beargwöhnen, kontrollieren … und erpressen sich gegenseitig. Aber aufgenommen in den elitären Reigen werden nur diejenigen, die sich an diese anrüchigen Spielregeln halten. Gegenüber einer Bedrohung von außen hält diese Clique zusammen wie Pech und Schwefel.

Aber wie immer gibt es natürlich auch Ausnahmen von dieser Regel. Glücklicherweise. Dennoch ist es wohl ein Fakt, dass Menschen in Berufen, die durch das Erzeugen und Implementieren von zunehmender Komplexität charakterisiert sind – und die hierbei auch ihre eigenen Interessen durchsetzen –, in unserer Gesellschaft die höchsten, machtvollsten Positionen innehaben. Denn es ist unbestreitbar, dass sich unsere Zivilisation auf einem scheinbar unaufhaltsamen Weg zu immer mehr Komplexität befindet. Im Gegensatz zur Komplexität der biologischen Evolution, die es den Pflanzen und Tieren ermöglichte, jeden noch so entlegenen Winkel unseres Planeten zu bewohnen, scheint die zunehmende Komplexität unserer Zivilisation sich eher wie ein Nebel über uns zu legen, der eine klare Sicht auf den einzunehmenden Kurs zunehmend behindert.

Der Unterschied zwischen der Komplexität in der biologischen Natur und der zivilisatorischen Kultur liegt in der Zielausrichtung begründet, in der sich diese zunehmende Komplexität entwickelt. Während Komplexität in der Biologie zur Erweiterung des Lebens führt, geht es in der aktuellen menschlichen Zivilisation darum, dass bestimmte Personengruppen sich durch die Förderung von Komplexität einen einseitigen Vorteil, sprich exklusiven Zugang zu Ressourcen, sichern können, und dies auf Kosten anderer Entitäten (sozialer Gruppierungen, Menschen, Tiere, Pflanzen). In anderen

Worten: Komplexität führt zur Erweiterung des vampirischen Vorteils derjenigen, welche die Möglichkeit haben, diese Komplexität zu vertiefen und zu ihrem Vorteil zu nutzen.

Genauso wie sich die Wissenschaft in einer Krise der empirischen Haarspalterei befindet, so verliert sich die Wirtschaft, das Rechtswesen, die Politik, und zu einem geringeren Anteil auch die Technik, in einem Labyrinth aus ausufernder Spitzfindigkeit.

Wenn ich auf dem Beipackzettel eines banalen technischen Produktes seitenlange Sicherheitswarnhinweise lese, die im Grunde nur Abwandlungen der einen Grundaussage «*Treibe keinen Unfug!*» und für jeden Grundschüler einleuchtend sind[109], dann frage ich mich, wo wir mit unserer ungeheuren intellektuellen Potenz hingekommen sind. Wir haben unseren gesunden Menschenverstand aufgegeben und sind bereit, zahllose Produkte unverhältnismäßig zu verteuern (durch Aufstockung unserer Rechtsabteilungen), damit nicht findige Anwälte irgendwelche Vorwürfe konstruieren können, durch die eine Firma in den Ruin getrieben werden kann. Durch dieses Wettrüsten gegenüber den sich ständig erweiternden rechtlichen Standards erleidet die Gemeinschaft einen erheblichen materiellen und moralischen Schaden: Wir sind gezwungen, unsere Zeit und Aufmerksamkeit dem Kleingedruckten zu widmen. Dies befeuert die ängstliche Hypervigilanz, die für die traumatische Dissoziation so typisch ist. Dabei wissen wir aber ganz genau, dass Menschen, die betrügen wollen, trotzdem einen Weg finden werden. Die dreistesten Betrüger können sich in der Regel auch die spitzfindigsten und hartnäckigsten Anwälte leisten und kommen im schlimmsten Fall mit einem «blauen Auge» davon.

Tatsächlich stellt die Wissenschaft seit ein paar Jahrzehnten fest, dass die durchschnittliche Intelligenz in der Bevölkerung abnimmt (201). Dies wird der «umgekehrte Flynn-Effekt» genannt (da bis zum Ende des 20. Jahrhunderts die durchschnittliche Intelligenz zunahm; dies wurde «Flynn-Effekt» genannt). Diese Zunahme während des 20. Jahrhunderts führte man in erster Linie auf verbesserte Umweltbedingungen (Ernährung, Bekämpfung von Infektionskrankheiten) zurück. Die in den letzten Jahrzehnten zu beobachtende Intelligenzminderung scheint unter anderem auf das Konto der zuletzt deutlich erhöhten Luftverschmutzung zu gehen, der viele Menschen in allen Phasen des Lebens ausgesetzt sind (202). Ich bin allerdings der Auffassung, dass die zunehmende traumatische Dissoziation in weiten Teilen der Bevölkerung dazu führt, dass das volle intellektuelle und schöpferische Potenzial der Gesellschaft mehr und mehr behindert wird. Wir befinden uns also in einer Dynamik des intellektuellen

[109] *«Achten Sie darauf, dieses Produkt nicht in die Nähe von Flammen oder heißen Herdplatten zu bringen. Achten Sie darauf, dass Kinder die in diesem Produkt enthaltenen Batterien nicht verschlucken; …»*

Verfalls, dies bei gleichzeitig zunehmender zivilisatorischer Komplexität und im Rahmen einer technologischen Hochrüstung, die aber nur einer zunehmend geringeren Anzahl von Menschen zugutekommt.

Wie gehen wir also mit diesem Widerspruch um, dass wir einerseits über immer mehr Wissen darüber verfügen, welche Voraussetzungen wir für ein gesundes, erfülltes Leben benötigen, uns andererseits aber unser Leben mit immer mehr Absurditäten und Idiotien erschweren. Und wir tun gerade nicht, was wir – entsprechend unseres Wissens – tun sollten und könnten. Und somit geringschätzen wir unser mühsam angehäuftes Wissen, missachten unser intuitives Verstehen und Fühlen und beschädigen letztlich damit unser Sein im Hier und Jetzt.

Was ist unsere intellektuelle Haltung gegenüber dieser Widersprüchlichkeit?

Die Antwort lautet: Zynismus.

## Zynismus ist die intellektuelle Ausprägung von Neglect

Der Zynismus, anfänglich eine philosophische Schule, die sich der Einfachheit und dem Skeptizismus verschrieben hatte, ist zu der wichtigsten intellektuellen Grundhaltung unserer Zeit geworden. Wenn wir uns gegenseitig von unseren Beobachtungen erzählen, in denen es um offensichtlichen Machtmissbrauch geht, fügen wir schnell Sätze hinzu wie:

*«Das ist doch normal! Hättest du etwas anderes erwartet?»*

*«Ist doch logisch, dass das so gemacht wird! So ist doch die Welt!»*

Diese Sätze haben die offensichtliche Funktion, ein unangenehmes Gefühl der Ohnmacht, Verzweiflung oder Wut bei den Gesprächspartnern schon im Keim zu ersticken. Denn die Person, die angesichts solcher Zustände ein starkes unangenehmes Gefühl entwickeln wollte, wird umgehend daran erinnert, dass etwaige negative Gefühlsregungen einzig und allein als Ausdruck einer erwachsenen Menschen nicht würdigen Naivität anzusehen sind.

*«Also bitte! Wundere dich nicht, beklage dich nicht, sondern heiße diese Absurditäten gut. Dann bist du erwachsen und gehörst zum Club.»*

Kaum eine Erzählung hat diesen Sachverhalt des zynischen Dünkels, der für Erwachsene typisch, aber Kindern fremd ist, so treffend beschrieben wie Hans Christian Andersens Märchen «Des Kaisers neue Kleider».

Zynismus ist also die intellektuelle Kunst, das Nicht-Normale, das wir intuitiv als pathologisch wahrnehmen, als «normal» und regelhaft zu bewerben und als die einzig mögliche Gestaltung der Realität zu verkaufen. Ironie, Selbstironie, Spott und Häme sind die höchst subtilen, kommunikativen Ausdrucksformen dieser Negation von emotionaler und intellektueller Kohärenz.

Zynismus bedeutet: Wir sind uns bewusst, dass wir uns emotional und kognitiv total verbiegen und gleichzeitig diese Vergewaltigung an uns selbst als bitterböse Lachnummer verpacken. Wir betrügen uns selbst, und statt darüber traurig oder betroffen zu sein, geben wir uns der Lächerlichkeit preis.

Wer auf zynisch-smarte und zugleich emotional distanzierte Weise das Tagesgeschehen in Fernsehen und Internet kommentiert (wie z.B. im Mittelmeer oder Ärmelkanal ertrinkende Flüchtlinge; Massenentlassungen bei profitstarken Unternehmen, Manipulationen von Firmenbilanzen, etc.), der gilt in unserer Gesellschaft als smart, reif und aufgeklärt.

Daher kann es auch nicht verwundern, dass der Zynismus eines der Grunderkennungsmerkmale der pandemischen psychischen Störung ist, die wir Burnout nennen. Dieser Zusammenhang wird deutlich, wenn wir uns daran erinnern, dass die Grundproblematik des Burnouts einer moralischen Verletzung entspricht. Die tiefe und immer wieder neu forcierte Widersprüchlichkeit zwischen dem, was in einem Berufsfeld erbracht werden sollte – nach Auffassung der zum Beispiel in der Grundschule vermittelten Kenntnisse und Werte –, und dem, was tatsächlich in der beruflichen Wirklichkeit vollzogen wird, führt dazu, dass die Betroffenen ihren Verstand und ihr Gefühl selbst vergewaltigen: Der eigene, gesunde Menschenverstand wird als naiv und lächerlich diskreditiert, und das intuitiv «richtige», negative Empfinden über all den *bullshit*, der uns abverlangt wird und den wir auch von anderen erwarten, wird auf diese Weise verdrängt. Leider – oder glücklicherweise – funktionieren diese Mechanismen des Selbstbetruges weder kurz- noch längerfristig: Kurzfristig benötigen viele Menschen die Zugabe von dämpfenden psychoaktiven Substanzen (wie Alkohol oder Antidepressiva), um diesen Betrug aufrechtzuerhalten. Und auch wenn der intellektuelle und chemische Selbstbetrug über lange Zeit mit großer Perfektion betrieben werden kann, entwickeln die allermeisten Menschen früher oder später körperliche oder psychische Symptome.

Für mich ist diese Ballung von Burnout und Suchterkrankungen das wichtigste gesellschaftliche Gesundheitsproblem und die Durchtränkung unserer intellektuellen Kultur durch den Zynismus ein klarer Hinweis darauf, dass die Werte, die der Zynismus als die angeblich wahren, evidenten, kulturellen Werte darzustellen versucht, eindeutig nicht unserer wahren, phänomenologisch erfassbaren, menschlichen Natur entsprechen. Diese durch den Zynismus verteidigten Werte sind: Kontrolle, Selbstsucht, Gefühlsneutralität, Wettbewerb um jeden Preis sowie der Materialismus als Grundlage jeglicher epistemischen Erfahrung.

Eine kollektive Ausrichtung auf Werte, die eher der menschlichen Natur entsprechen, würde relativ schnell dazu führen, dass der Zynismus als intellektuelle Grundhaltung unserer Kultur seine momentan erreichte, außerordentlich starke und destruktive Gestaltungskraft verliert. Sobald das enorme intellektuelle Potenzial der Menschheit in der Folge den Werten und Herausforderungen der Gegenwart zugewandt wird, werden die großen Probleme unserer Zeit (psychiatrische Erkrankungen, Zivilisationskrankheiten, Klimawandel, Artensterben, Vermüllung und humanitäre Katastrophen) sich in relativ kurzer Zeit entschärfen. Diese auf das tiefe Wesen des Menschen ausgerichteten Werte sind zum Beispiel: Partizipative Verbundenheit, das Erleben von Gefühlen wie tiefer Trauer aber auch von Staunen, Ekstase und Vertrauen sowie die Ausrichtung unserer epistemischen und auch spirituellen Erfahrung nach sowohl empirischen als auch phänomenologischen Prinzipien.

## Die Demokratie scheitert an der illusionären Selbstverkennung der Mittelschicht

Eigentlich wäre es in demokratischen Gesellschaften die Aufgabe der Politik, diese Werteausrichtung zu erfassen und die erforderlichen Maßnahmen für einen Kurswechsel einzuleiten. Aus irgendeinem obskuren Grund scheint dieses Prinzip der kollektiven Entscheidungsfindung bzw. der Anwendung von kollektiver Intelligenz aber nicht zu funktionieren. Wie kann das sein?

Wieso hält in Deutschland eine Minderheit von 10% der Bevölkerung 67% des Reichtums in ihren Händen[110]? Wie kann es sein, dass nur noch junge Menschen, die signifikante Geldbeträge von ihren Eltern geerbt haben, sich heute in den Innenstädten Wohneigentum leisten können? Die finanzielle Lebenssituation und gerade auch die Altersvorsorge ist grundverschieden für die Mitglieder dieser «Erbaristokratrie» im

110 Bundeszentrale für politische Bildung. www.bpb.de/nachschlagen/zahlen-und-fakten/soziale-situation-in-deutschland/61781/vermoegensverteilung

Vergleich zu den Menschen, die alleinig auf ihr Arbeitsvermögen zurückgreifen können (203). Mit dem (durchaus problematischen) meritokratischen Prinzip der Chancengleichheit ist dies nicht vereinbar und noch viel weniger mit dem demokratischen Postulat der Gleichberechtigung. In Amerika ist diese Diskrepanz der sozialen Verhältnisse bekanntlich noch viel stärker ausgeprägt, siehe Abbildung 18.

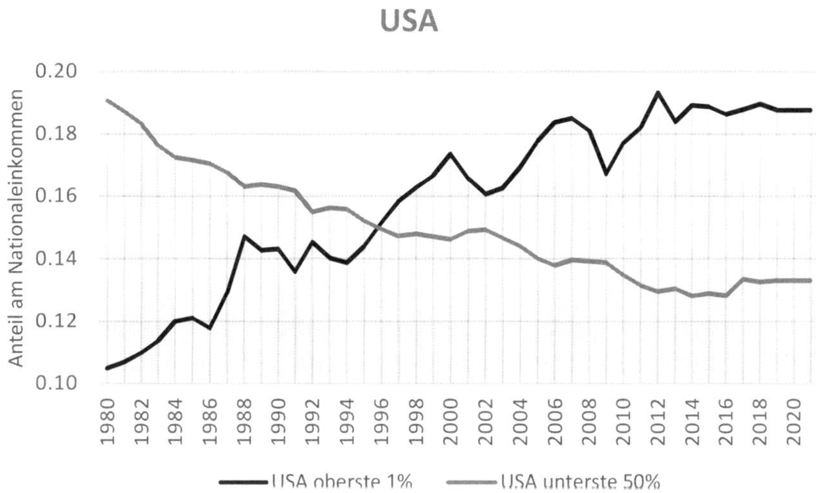


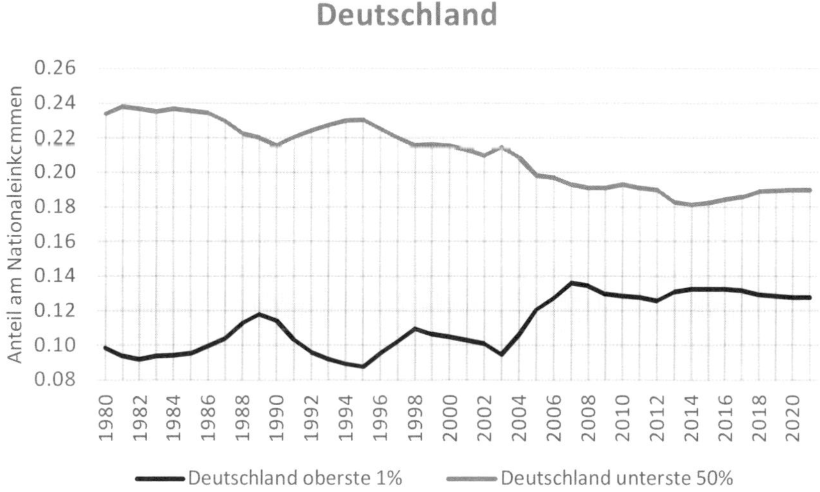


**Abbildung 18:** Entwicklung der Einkommensungleichheit, Verlauf USA und Deutschland.

Darstellung unter Verwendung von Daten von: https://wid.world (gemeinfrei).

Ich finde es bezeichnend, dass der Großteil der Deutschen die Ungleichheit von Vermögen und Verdienst als ein eklatantes gesellschaftliches Problem wahrnimmt: Drei von vier Befragten halten die materielle Ungleichheit in Deutschland für ungerecht. Nur 17% empfinden sie hingegen als gerecht. Und auch nur 29% der leitenden Angestellten sind der Auffassung, dass die sich mehr und mehr verschärfende Einkommensungleichheit als «gerecht» zu bezeichnen ist (204). Und nicht nur das: In den westlichen Demokratien sind die meisten Bürger auch der Meinung, dass es Handlungsbedarf vonseiten des Staates gibt, um diese soziale Ungerechtigkeit zu berichtigen (205). In der Auffassung der meisten Menschen ist der soziale Friede ein höheres Gut als die Beibehaltung eines Gesellschaftssystems, das die Ungleichheiten noch verschärft.

Ruth Hasberg untersuchte diese Problematik vergleichend für die USA und Deutschland. Wenn es auch in manchen Aspekten deutliche Unterschiede dies- und jenseits des Atlantiks gibt, so ist die Grundwahrnehmung in der amerikanischen wie auch der deutschen Bevölkerung gleich: «*Die Menschen haben ... eine Präferenz, ob und inwiefern umverteilt werden soll und darf, bzw. wie die Gesellschaft am besten aussehen sollte. Man wünscht sich beispielsweise eine große Mittelschicht und nur wenig Armut und Reichtum. Hieraus resultieren wiederum Werte für die Gesellschaft, die als relevant angesehen werden, wie z.B. dass Arbeit und Leistung auch belohnt, Armut nichtsdestotrotz menschenwürdig erlebt werden sollte.*» (206, S. 270)

Wie kann es sein, dass die Ungleichheit des Wohlstands weiterhin zunimmt, obwohl eine deutliche Mehrheit der Bevölkerung diesen Zustand und seine Auswirkungen auf den sozialen Zusammenhalt für hochgradig problematisch und korrekturbedürftig hält? Wir leben doch in Demokratien, die dem Wunsch und Votum der Mehrheit Folge leistet[111]. Warum bleibt die als notwendig erachtete Korrektur dieses Missstandes aus?

Ich bin mir ziemlich sicher, dass die Menschen der Zukunft über dieses eklatante Paradoxon: «*Eine große Mehrheit ist unfähig, innerhalb einer demokratischen Gesellschaftsform dafür zu sorgen, nicht weiter von einer kleinen Minderheit benachteiligt bzw. ausgebeutet zu werden*» nur mitleidig und mit größtem Unverständnis den Kopf schütteln werden.

Dieses Paradoxon ist für mich ein weiterer Beweis für meine Hypothese, dass unsere Gesellschaften von einer strukturellen traumatischen Dissoziation durchdrungen sind.

---

[111] Es gibt verschiedene Konzepte zur Gestaltung von Demokratie: Repräsentative und partizipative Ansätze sind hierbei zu nennen. Beunruhigend ist die derzeit stattfindende Aufweichung der demokratischen Grundprinzipien von Gleichheit und Mitbestimmung durch gesellschaftliche Strömungen, die Ausdruck der zunehmenden Spaltung der Gesellschaft sind. Hierbei sind vor allem die meritokratischen, neoliberalen und erbaristokratischen Ansätze zu nennen. Laut der Analyse von Wendy Brown gibt es längst eine neoliberal geprägte Legislative und Rechtsprechung, dies besonders stark in den USA (207).
Und auch: https://unternehmensdemokraten.de/2021/10/19/repraesentative-und-partizipative-demokratie

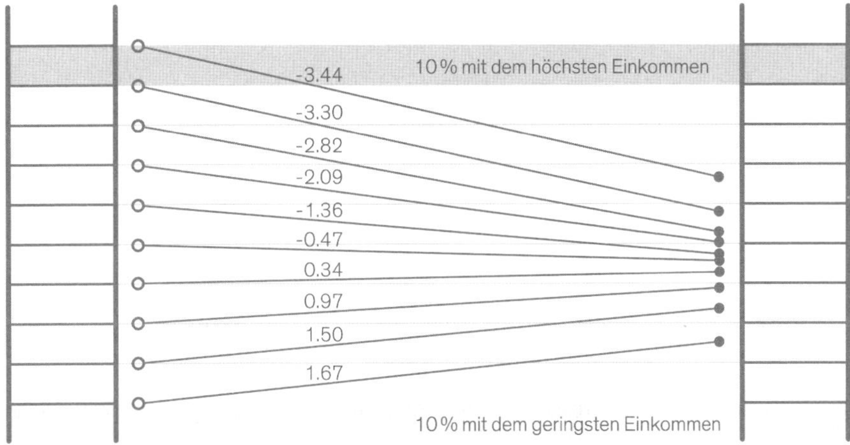


**Abbildung 19:** Die verzerrte Wahrnehmung der eigenen sozialen Situation auf der Einkommensleiter. Der linke Teil der Abbildung zeigt die tatsächliche Position auf der Einkommensleiter; der rechte Teil zeigt, wo sich Menschen mit unterschiedlichem Einkommen tendenziell einordnen. Die Zahlen auf den Verbindungslinien geben an, um wie viele Dezile (10%-Intervalle) sich die Befragten bei der Einschätzung ihrer eigenen relativen Position irren.



Eine Studie, die von Luna Bellani und Kollegen an der Universität Konstanz veröffentlicht wurde, bestätigt zum einen, dass die Ungleichheit von Einkommen und Vermögen in Deutschland von den meisten Befragten als hochgradig problematisch angesehen wird (208). Zudem zeigt diese Studie aber auch, dass die Befragten ihre eigene soziale Position und auch ihre sozialen Aufstiegsmöglichkeiten falsch einschätzen (Abbildung 19): Personen, die der sozialen Unterschicht zuzuordnen sind, würden sich selbst eher als zur Mittelschicht zugehörig einschätzen. Eine ähnliche Verkennung findet sich auch in den oberen sozialen Schichten: Sehr wohlhabende Menschen verorten sich eher in der gehobenen Mittelschicht, als sich selbst als reich anzusehen[112]. Zudem zeigt diese Studie, dass Angehörige der unteren sozialen Bevölkerungsschichten tendenziell zu optimistisch sind, was ihre eigenen Chancen auf sozialen Aufstieg betrifft. Menschen am unteren Ende der Einkommens- und Bildungsskala neigen dazu, sowohl ihre tatsächliche soziale Situation als auch ihre Aufstiegschancen zu überschätzen. Diese Überschätzung führt aber auch dazu, dass das tatsächliche Ausmaß der sozialen Ungleichheit unterschätzt wird. Armut (wie auch außergewöhnlicher Reichtum) wird als uneingestehbar bewertet, und somit zeigte diese Studie, dass gerade arme Menschen dazu neigen, sich ihre soziale Zugehörigkeit schönzureden, ebenso wie auch ihre Chancen, sozial aufzusteigen.

---

[112] Ein eklatantes Beispiel findet sich in der Erklärung des Politikers Friedrich Merz, der im Herbst 2018 erklärte, er gehöre zur gehobenen Mittelschicht – bei einem Bruttojahreseinkommen von rund einer Millionen Euro (209).

Dieses Sich-schön-Reden der eigenen sozialen Situation geht einher mit einem weiteren problematischen Phänomen. Es ist die Geringachtung und Ausgrenzung von Menschen, die noch schlechter gestellt sind. Für viele Armen sind die Noch-Ärmeren eine im Bewusstsein noch viel stärker präsente Bevölkerungsgruppe als die Reichen, die fernab ihrer Wahrnehmung ein nebulöses Leben führen.

Mit dem Blick des Vergleiches schauen wir argwöhnisch auf die Menschen, die sich in wahrnehmbarer Nähe zu uns selbst befinden. Diesen Menschen unterstellen wir schnell Schmarotzertum und moralische Minderwertigkeit. Wie schon in der Studie von Christopher Boyce gezeigt (Kapitel IX), ist uns unsere Überlegenheit gegenüber Mitmenschen, die wir als Konkurrenten wahrnehmen, wichtiger, als dass wir uns einigen könnten, dass möglichst alle über ein ausgewogenes Wohlstandsniveau verfügen (164).

Die Wirtschaftsjournalistin Ulrike Herrmann hat in ihrem Buch «Hurra, wir dürfen zahlen» diese fatale Dynamik aus Verschleierung von Reichtum, Schönreden der eigenen (niedrigen) sozialen Stellung sowie der Verachtung und Abgrenzung gegenüber den schlechter Gestellten treffend auf den Punkt gebracht (210, S. 12–13):

*«Erstens: Die Reichen rechnen sich arm und erklären sich selbst zu einem Teil der Mittelschicht. Sie verschleiern ihren Wohlstand derart gekonnt, dass völlig unklar ist, wie reich sie wirklich sind. … Zudem suggerieren die Eliten der Mittelschicht, dass ein Aufstieg in die oberen Ränge jederzeit möglich sei, und verbrämen damit geschickt, dass sich die Eliten faktisch nach unten abschließen, was schon mit der Partnerwahl beginnt. …*

*Zweitens: Umgekehrt nimmt die Mittelschicht nicht wahr, wie groß der Abstand zu den Eliten tatsächlich ist. Die Mehrheit der Deutschen hält sich für einigermaßen wohlhabend und neigt dazu, die Grenze des Reichtums knapp oberhalb ihres eigenen Einkommens und Vermögens anzusetzen. …*

*Drittens: Die Mittelschicht überschätzt ihren Status auch deshalb, weil sie viel Kraft und Aufmerksamkeit darauf verwendet, sich vehement von der Unterschicht abzugrenzen. … Aus dieser Verachtung für die Unterschicht entsteht dann eine fatale Allianz: Die Mittelschicht sieht sich an der Seite der Elite, weil sie meint, dass man gemeinsam von perfiden Armen ausgebeutet würde. …*

*Die Kosten dieses Selbstbetrugs sind enorm. Während die Eliten immer weniger belastet werden, verliert die Mittelschicht rapide.»*

Natürlich stecken auch Reiche in einem Dilemma. Egal was sie tun, sie gelten immer als verdächtig: Ob sie ihr Geld verstecken oder ihren Reichtum zeigen, ob sie humanitäre Projekte und Impfkampagnen unterstützen oder große Regenwaldareale kaufen, um sie unter Schutz zu stellen, stets müssen sie damit rechnen, aus irgendeiner Ecke angegriffen zu werden. Es nagt sicherlich am Wohlbefinden eines Menschen und an seiner Bereitschaft, sich für die Gemeinschaft einzusetzen, wenn er immer wieder damit rechnen muss, auf übergriffige Weise angefeindet zu werden. Aber Reichtum bringt eben eine besondere Verantwortung mit sich; so steht z.B. im Grundgesetz der Bundesrepublik Deutschland: «*Reichtum verpflichtet. Sein Gebrauch soll zugleich dem Wohle der Allgemeinheit dienen*» (Art. 14; Abs 2). Daher müssen sich Reiche immer wieder die Frage stellen, wie sie mit der gewaltigen gestalterischen Kraft, die ihnen zur Verfügung steht, umgehen.

Auch bin ich immer wieder überrascht über die umgekehrte Verhältnismäßigkeit, mit der Regelverstöße oder Belastungen des Sozialstaates bewertet und geahndet werden, je nachdem, ob die Verursacher zur Unter- oder zur Oberschicht gehören. Da sind auf der einen Seite Kleinkriminelle oder Sozialhilfeempfänger, welche die volle Wucht der Empörung im öffentlichen Diskurs zugeteilt bekommen, während andererseits die Täter in Anzug und Krawatte, welche die Gemeinschaft um zig Milliarden betrogen haben – wie in der Cum-Ex-Affäre eindrücklich und exemplarisch für viele andere ähnliche Vorgänge geschehen –, sich jahrelange Auseinandersetzungen mit der Justiz liefern dürfen, die in nur wenigen Fällen zu tatsächlich schmerzhaften Sanktionen führen. Während meiner Tätigkeit in Krankenhäusern und in der Forschung habe ich oft beobachten können, wie die Verantwortlichen – gesellschaftlich mit Macht und Ansehen ausgestattet – millionenschwere Beträge, die ihnen aus den öffentlichen Kassen zur Verfügung gestellt wurden, veruntreut oder verschwendet haben. Der (Selbst-)Beweihraucherung dieser Akteure tat dies keinen Abbruch, verantworten mussten sie sich nie für diese Diebstähle an der Gemeinschaft.

Anstatt mit den gegebenen demokratischen Mitteln die von sehr vielen Menschen für notwendig erachtete Umverteilung der ökonomischen Ressourcen anzugehen, zerlegt sich die Mittelschicht also selbst. Lieber folgt sie den Parolen der Angst und Abgrenzung, die von Lobbyisten geschickt in den politischen und medialen Diskurs gewoben werden, als die politische Macht, über die sie verfügt, dafür einzusetzen, die eklatante Ungleichheit zu korrigieren.

In dieser Dynamik finden sich die typischen Eigenschaften einer traumatisch-dissoziativen Abspaltung:

- Vermeidung: Die Zugehörigkeit zu einer (erwünschten) sozialen Klasse wird sich eingeredet, die eigenen finanziellen Probleme werden in dieser Sichtweise kleingeredet oder negiert.

- Abgrenzung: Die Ursachen für die eigenen Probleme und für die wahrgenommene Bedrohung des sozialen Status werden auf andere Menschen (die sozial schlechter Gestellten) projiziert.

- Intrusion: Natürlich wird die Mittelschicht regelmäßig von schwerwiegenden sozial bedingten Schwierigkeiten heimgesucht, die es in diesem Ausmaß nicht geben würde, wenn die Mittelschicht tatsächlich so gut sozial aufgestellt wäre, wie sie es zu sein glaubt. Einige dieser intrusiven Elemente lauten: Sozialer Abstieg bei Krankheit, geringe Renten, zunehmende Arbeitstätigkeit von Elternpaaren, um einen Familienhaushalt zu finanzieren, Erschöpfung, Burnout und psychische Erkrankungen etc.

Und natürlich wird die Mittelschicht von der Vampirkaste umgarnt, verführt und bedroht:

*«Schaut doch auf euren außerordentlichen Wohlstand, d.h. auf eure Billigflüge nach Mallorca und seid zufrieden.»*

*«Ihr arbeitet hart für euer Geld – alle anderen müssen also auch mindestens so hart arbeiten, oder nicht?!»*

*«Wenn ihr für eine Umverteilung stimmt, dann verliert ihr eure Jobs, dann wird das Benzin viel teurer und ihr könnt eure Urlaubspläne abschreiben.»*

*«Wenn ihr für die Beibehaltung der gegenwärtigen Verteilung stimmt, dann bleibt alles wie es ist – und das ist doch gut so, oder?»*

## Das politische Spektrum ist in traumatischer Dissoziation blockiert

In keinem Bereich des Lebens nimmt die gesellschaftliche traumatische Dissoziation so klare antipodische Formen an wie in der Politik mit ihrer antiquierten Aufspaltung des Spektrums von links nach rechts.

Das linke Spektrum trägt einen ANP in Form des Narrativs, dass alle Menschen gleich sind. Gleich sind in Bezug auf ihre Kompetenzen, ihre Verletzlichkeit, ihre Bedürfnisse und ihre Werte. Dieses Narrativ trägt das Gefühl eines wohlig-weichen *«ich darf so sein, wie ich bin»*. Dieses Grundgefühl hat eine große verführerische Kraft, denn es bedient eine uralte menschliche Sehnsucht danach, tatsächlich seinen Platz im Leben zu bekommen, unabhängig davon, wie der Mensch beschaffen ist.

Dennoch lauert auch hier der EP, der den ANP des linken politischen Spektrums immer wieder verschreckt. Denn: Es könnte ja sein, dass die Menschen doch nicht alle gleich sind. Verbirgt sich hinter diesem schönen, moralisch als gut und edelmütig bewerteten Narrativ des ANP nicht doch eine Misshandlung? Nämlich die, dass sich Menschen dem Druck der Konformität und dem damit verbundenen Zwang zur vom ANP definierten Normalität unterwerfen müssen? Und es gibt noch eine weitere hässliche Facette des EP: Die Feststellung, dass auch die Akteure im linken politischen Spektrum vampirische Anteile in sich tragen, die dazu führen, dass das proklamierte Gleichheitsprinzip immer wieder ausgehebelt wird. Dies geschieht gerade dadurch, dass diese Akteure plötzlich meinen, sehr wohl etwas Besonderes zu sein und entsprechende Privilegien für sich beanspruchen. Dieser eklatante Widerspruch ist eine hochgradig bedrohliche Manifestation des EP gegenüber dem linkspolitischen ANP. Sobald dieser ANP die Möglichkeit bekommt, sein Narrativ der Gleichheit gesellschaftlich umzusetzen, werden in aller Regel sehr schnell Brüche offenbar, die das vorgeblich umgesetzte Narrativ von Grund auf widerlegen: Auch in linkspolitischen Systemen finden sich regelmäßig Machtmissbrauch, Vetternwirtschaft, Ausgrenzung und Unterdrückung gegenüber Andersdenkenden sowie eine ausgeprägte Form von intellektuellem und moralischem Dünkel.

Im rechten Spektrum proklamiert der ANP eine Normalität, die durch die Bekräftigung eines narzisstisch überhöhten Narrativs die Besonderheit von bestimmten Gruppierungen, die besonderen Schutz und besondere Privilegien verdienen, hervorhebt. Der dazugehörige EP ist von der tiefen Angst beseelt, es könnte sich herausstellen, dass diese positiv konnotierte Besonderheit durchaus Kratzer bekommen kann. Denn wenn dieses immer wieder bekräftigte Narrativ der Besonderheit bestimmter Personengruppen (nach willkürlichen Kriterien, die sich z.B. am Aussehen oder nach Herkunftsaspekten etc. orientieren) hinterfragt und relativiert wird, führt dies zwangsläufig zu folgender Konsequenz: Ausnahmslos alle Menschen und Personengruppen müssen sich konkreten, sachorientierten Bewertungen stellen. Jeder Mensch wird somit in die Verantwortung dafür genommen, wie er sein Leben in Bezug auf sich und die Gemeinschaft gestaltet. Kein Narrativ stellt sich mehr schützend vor das Individuum. Diese Vorstellung ist für viele Menschen unerträglich: Im Hier und Jetzt verantwortlich zu sein und sich nicht durch Vorkommnisse in grauer Vorzeit, die vorgeblich mit der Gegenwart in direktem Zusammenhang stehen, aus der Verantwortung für sein Handeln stehlen zu können.

Der rechts- oder linksextreme Schläger sagt sich: «*Ich darf/muss Härte zeigen, weil dies oder jenes vorgefallen ist.*» «*Dies und jenes*» ist das Narrativ, durch das sich der Schläger zum Helden stilisiert.

Wenn wir das Narrativ herausnehmen, bleibt: «*Ich bin ein Schläger.*»

Dieser Verantwortung gilt es sich zu stellen.

Der Verdacht, doch nicht so besonders zu sein und Verantwortung übernehmen zu müssen, entspricht der spukhaften Heimsuchung durch den EP bei einer Person, die sich in ihrer ANP-Alltagsanpassung mit den Aussagen des rechten (und manchmal auch linken) politischen Spektrums identifiziert.

Die politische Mitte trägt ANP/EP-Anteile von beiden Enden des politischen Spektrums in sich. In der Regel geht das ANP-Narrativ der Mitte auf Distanz zu den Erzählungen der Extremen. Der größte Fallstrick, mit dem sich die politische Mitte fesselt, ist der der Normalität, die sich gerade nicht exponiert fühlt wie die der äußeren politischen Lager. Vielmehr geht der ANP der Mitte davon aus, dass diese Normalität der Mehrheit die «Normalität *per se*» ist. Es gibt innerhalb dieses Narrativs also keinen Idealzustand einer Normalität, der erst noch erstritten werden muss (wie die narzisstische Überhöhung einer bestimmten Personengruppe oder die Gleichmachung aller Menschen). Das Mehrheitsprinzip führt somit typischerweise dazu, dass die Normalität der Mitte als selbstverständlich «richtig» angesehen wird. Und was noch viel problematischer ist: Der ANP der Mitte vertritt die Auffassung, dass es keine Alternative zu dieser Normalität geben kann. Diese selbstbestätigende Selbstverständlichkeit verhindert aber in aller Regel eine Bewusstwerdung und einen kritischen Umgang mit dem, was da als «normal» bezeichnet wird. Denn diese mehrheitliche Norm des ANP der Mitte ist genauso Ausdruck einer strukturellen Dissoziation der Mehrheitsgesellschaft wie die Dissoziation, die sich an den extremen Enden des politischen Spektrums findet.

Der EP der politischen Mitte lautet: Könnte es etwa sein, dass es uns innerhalb der von uns propagierten Normalität doch nicht so gut geht, wie dies der Fall sein müsste, wenn diese unsere Normalität tatsächlich die einzige mögliche und augenscheinlich richtige Normalität wäre, wie wir das immer wieder behaupten?

## Von der Relativierung des geschichtlichen Determinismus bis hin zum Kipppunkt des zivilisatorischen Pendels

Könnte es also sein, dass ein alternativer Verlauf der Menschheitsgeschichte theoretisch möglich gewesen wäre? Und wenn wir diese Frage mit «Ja» beantworten, bedeutet dies dann nicht, dass auch eine andere, alternative Ausrichtung der Gegenwart und Zukunft möglich ist? Und zwar tatsächlich und nicht nur als Gedankenspiel?

Es bedeutet eine fundamentale Öffnung in Bezug auf die deterministisch-materialistische Doktrin unserer zivilisatorischen Kultur, wenn wir uns eingestehen können, dass die Geschichte, deren Resultat und Agens wir sind, auch einen ganz anderen Verlauf hätte nehmen können. Gesellschaftskritische Autoren wie Yuval Noah Harari und Thomas Piketty haben immer wieder auf diese große konzeptuelle Bedeutung der Relativierung des geschichtlichen Verlaufes hingewiesen.

Denn sie beinhaltet die Möglichkeit anzuerkennen, dass Alternativen in der Gestaltung unserer Wirklichkeit jetzt umsetzbar sind, genauso wie ein alternativer Gang der Evolution ebenfalls zu jedem Zeitpunkt des Bestehens des Universums möglich war.

Aber natürlich wissen wir auch, dass die Evolution *de facto* nur diesen einen Weg genommen hat, der zu der Gegenwart führte, wie wir sie kennen. Und natürlich ist es müßig, über die vielen *«wenn …»*, *«hätte …»* und *«wäre …»* in Bezug auf die Vergangenheit nachzusinnen. Aber dennoch bedeutet diese Öffnung eine große Herausforderung, die viele unangenehme Gefühle mit sich bringt, wenn wir uns ihr stellen.

Ein Beispiel zur Verdeutlichung: Ich habe einen Patienten, der sehr gut an die Gesellschaft und die Arbeitswelt angepasst ist. Dieser Mann kann von sich sagen, dass er ein normales und sogar recht erfolgreiches Mitglied dieser Gesellschaft ist. Dennoch leidet er seit vielen Jahren an einer mittelgradigen Depression. Er spürt also, dass irgendetwas nicht so ganz stimmt mit ihm, oder aber der Gesellschaft, in der er sich zu behaupten sucht, oder aber mit beidem. Im Rahmen der Therapie bemerkt er schließlich, dass er sich seit Jahrzehnten in einem Zustand der traumatischen Dissoziation befunden hat.

Die Depression entsprach dem episodenhaften Durchbrechen eines traumatischen EP, der sich aufgrund eines schweren sexuellen Missbrauchs in der Kindheit bei ihm entwickelt hatte. Dieser Missbrauch selbst war über lange Zeit in einer dissoziativen Amnesie verborgen und nicht direkt als deklarative Erinnerung abrufbar gewesen. Er war und ist aber sehr wohl in deutlichen psychischen und auch körperlichen Symptomen präsent, denn es liegt eine chronische Autoimmunerkrankung vor, deren Ausprägungen gut zur Thematik des sexuellen Missbrauchs passen.

Im Rahmen der Bewusstwerdung durchlebt dieser Mann eine tiefe psychische Krise: Es ist für ihn sehr schmerzhaft und eine große intellektuelle Herausforderung festzustellen: *«Das, was ich bisher als normal betrachtet habe, ist nicht normal, sondern war und ist ein Zustand von traumatischer Dissoziation.*

*Diese traumatische Dissoziation, der ich nach wie vor verhaftet bin, entspricht ihrerseits einer normalen Reaktion auf eine nicht-normale Überforderung (durch den sexuellen Missbrauch).*

*Was aber bedeutet diese Erkenntnis jetzt für mein Leben? Was ist normal, was ist nicht-normal? Wo stand und stehe ich in Hinsicht auf die Beziehung zu mir selbst und zu meinen Mitmenschen? Wer bin ich jetzt? Wer bin ich gewesen die ganzen vielen Jahre? Wer hätte ich sein können und wer oder was kann ich noch werden?»*

In dem Moment, in dem wir uns einer bei uns bestehenden strukturellen traumatischen Dissoziation bewusst werden, lösen sich alle bisherigen Gewissheiten auf. Nichts ist mehr «normal» und es gibt keine klaren Antworten auf die vielen existenziellen Fragen, die sich uns aufdrängen.

Dieser Zustand der Bewusstwerdung entspricht einer tiefen spirituellen Krise, einem sogenannten *spiritual emergency*. Alles gerät ins Wanken, nichts ist mehr, wie es war. Die traumatische Dissoziation war der vertraute und Stabilität bringende *modus operandi* – doch jetzt greifen diese Anpassungen nicht mehr. Plötzlich ist «alles im Fluss» und dieser Zustand ist mitunter schwer zu ertragen. Das Durchleben einer solchen existenziellen Krise erfordert viel Mut beim Betroffenen und – wenn möglich – die feinfühlige Präsenz eines begleitenden Therapeuten.

Denn der Betroffene kann sich durch diese Krise durchaus existenziell bedroht fühlen: Sein «Ich», so wie er es kennt als Konglomerat von EP und ANP, die sich fortwährend in Schach halten und die nach außen gut funktionieren, wird zusammenbrechen.

Aber was kommt danach? Wer wird dann da sein, wenn EP und ANP nicht mehr zum Überleben benötigt werden? Wer wird dann noch morgens aufstehen, um das Geld für die Brötchen und die Miete zu verdienen?

Dies ist also die Bedrohung, die uns in unserer Normalität in Aufruhr und Schrecken versetzt, wenn wir der traumatischen Dissoziation gewahr werden, die wir bisher für die einzig mögliche Normalität hielten. Diese Bewusstwerdung ist allerdings notwendig, um die zugrunde liegende traumatische Dissoziation zu überwinden. Heilung kann nur erfolgen, wenn wir uns dessen bewusst werden, was war und was ist (211). Diese Bewusstwerdung ist schmerzhaft und zutiefst destabilisierend. Das ist der Grund, warum wir immer wieder versuchen, dieser Bewusstwerdung auszuweichen. Doch irgendwann ist die traumatische Belastung so groß, dass es uns nicht mehr gelingt, die traumatisch dissoziative Normalität aufrechtzuerhalten.

Die COVID-Krise hat uns genau an diesen Punkt gebracht: Sie zeigt uns, dass etwas mit unserer Normalität nicht stimmt und dass es – bei näherer Betrachtung – unzählige traumatisch übergriffige Dynamiken in der anscheinend so wohlgeordneten und einzig richtigen und möglichen zivilisatorischen Realität gibt.

Die Bewusstwerdung, dass die Welt, wie sie ist, nur eine von vielen möglichen ist, zusammen mit der Feststellung, dass die Narrative, die wir uns über uns selbst und unsere Gesellschaftsordnung erzählen, nur eine relative Wahrheit darstellen, birgt fundamentale Konsequenzen: Wir sind keineswegs dem materiellen Determinismus unterworfen, wie wir uns dies tagtäglich einreden, vielmehr haben wir Gestaltungsmöglichkeiten bezüglich der Entwicklung unseres Lebens wie auch des Kollektivs, zu dem wir gehören.

Der materielle Determinismus, der tief in dem gegenwärtig vorherrschenden Narrativ unserer Kultur schlummert, ist im Ungefähren wie folgt aufgebaut:

- Die Welt kann nur so sein, wie sie jetzt ist.
- Unsere Zivilisation kann nur so sein, wie wir sie jetzt kennen.
- Selbst wenn uns unsere Zivilisation oft als hart, ungerecht und unmenschlich erscheint, gibt es keine Alternative. Die gegenwärtigen zivilisatorischen Institutionen entsprechen der bestmöglichen Anpassung unserer menschlichen Kultur an die Welt, so wie sie ist.[113]

[113] Die Leibniz'sche Theodizee lässt grüßen, der zufolge wir in der besten aller möglichen Welten leben.

- Du kannst nicht die Welt verändern, sondern nur dich selbst. Wenn du also gestresst oder unglücklich bist in unserer Zivilisation, dann liegt das ausschließlich an deiner unzureichenden Anpassungsleistung.

- Passe dich also besser an die Welt an, so wie sie ist, dann kannst du deinen Frieden finden.

- Deine Verantwortung als Individuum in Hinblick auf das Erreichen eines ausgeglichenen, möglichst angstfreien Lebens besteht also in erster Linie in einer immer neu versuchten und vertieften Anpassung an die dich umgebende Umwelt.

Alle diese Aussagen sind zutreffend. Aber auch ihr Gegenteil ist zutreffend. Ich erinnere an die psychedelische Dialektik, mit deren Hilfe die Gültigkeit solcher «Gegensätze» erfahren werden kann.

Entsprechend dieser relativierten Sichtweise auf die Evolution und die bisher erzeugten Narrative, ist auch folgende nicht-deterministische Ableitung möglich:

- Die Welt kann auch ganz anders sein, als sie jetzt ist.

- Unsere Zivilisation kann auch ganz anders sein, als wie wir sie jetzt kennen.

- Unsere Zivilisation erscheint uns oft als hart, ungerecht und unmenschlich, doch es gibt durchaus Alternativen. Diese Alternativen lassen sich auch heute durch Beobachtung der von der Zivilisation unberührten Vorgänge in der Natur erahnen. Die gegenwärtigen zivilisatorischen Institutionen entsprechen keineswegs der bestmöglichen Anpassung unserer menschlichen Kultur an die Welt, so wie sie ist.

- Du kannst auch die Welt verändern, und nicht nur dich selbst. Wenn du also gestresst oder unglücklich bist in unserer Zivilisation, dann liegt das an der unzureichenden Umwandlungsleistung, die sowohl dich als Individuum betrifft als auch das Kollektiv und die Welt, in der du lebst.

- Achte also darauf, ob es Transformation in deinem Leben wie auch in den Dynamiken, in die du eingewoben bist, gibt. Du kannst nur dann deinen persönlichen Frieden finden, wenn du auch Frieden in die Welt bringst.

- Deine Verantwortung als Individuum in Hinblick auf das Erreichen eines ausgeglichenen, möglichst angstfreien Lebens besteht also in erster Linie in einer immer neu versuchten und vertieften Umwandlungsleistung, die sowohl dich als Individuum als auch deine Beziehung zur Umwelt betrifft.

Was aber ist die Erkenntnis aus diesen gegensätzlichen Feststellungen des evolutionären Determinismus einerseits und der Relativität von Evolution andererseits? Was ist die Erkenntnis aus diesen beidseits gültigen Annahmen, dass eine biologische und zivilisatorische Entwicklung erfolgt, die sowohl deterministisch als auch fakultativ ist?

Die Erkenntnis ist, dass wir alle selbstständig herausfinden müssen, wie wir der Verantwortung gerecht werden, die wir in Hinblick auf die Gestaltung unseres eigenen Lebens wie auch unserer Koexistenz innerhalb der Welt haben. Die deterministische Sichtweise reduziert die Verantwortlichkeit des Individuums einzig und allein darauf, seine Anpassung an die Umwelt so gut wie möglich auf das Erreichen von eigennützigen Vorteilen auszurichten, da ja die Umwelt nicht beeinflussbar ist. Die dem evolutionären Relativismus zugeordnete Auffassung etabliert eine Verantwortung, der sich sowohl das Individuum selbst wie auch das Kollektiv zu stellen hat. Es ist die Verantwortung, seine Teilhabe an Umwandlungsprozessen wahrzunehmen.

COVID macht offenbar, dass das vorherrschende Narrativ des evolutionären Determinismus an seine materiellen und ideellen Grenzen stößt. Diese Grenze besteht darin, dass mehr und mehr Menschen bewusst wird, dass das Aufrechterhalten dieses Narrativs nur mit enormen Anstrengungen möglich sein wird, die ebenso groß wären wie die, mit denen dieses Narrativ relativiert und geändert werden könnte.

Somit bringt dieser klitzekleine Virus die Menschheit an einen Kipp- und Entscheidungspunkt: Wir sind an einem extremen Ausschlag des Pendels der materialistisch-deterministischen Evolution angelangt. Noch weiter ausschlagen kann es nicht, denn jenseits des jetzt erreichten Ausschlags wartet die ökologische Katastrophe, die dem Zusammenbrechen des gesamten Pendelsystems entspricht.

Das Pendel erreicht in dieser Krise also den maximalen Ausschlag, der seinem Scheitelpunkt entspricht. Dieser ist der Zustand der niedrigsten Bewegungsgeschwindigkeit (= 0) bei gleichzeitig höchster statischer Energie. Ein solcher Zustand hat den Vorteil, dass die Pendelbewegung relativ gut in eine andere Richtung gedreht werden kann. Wenn sich hingegen das Pendel im Massenmittelpunkt befindet, bei dem seine Geschwindigkeit maximal und die statische Energie minimal ist, kann eine solche Kurskorrektur nur unter erheblichem Aufwand von Energie vorgenommen werden.

Dies ist also das Momentum der COVID-Krise. Diese Krise ist ein Geschenk[114].

Wir stehen vor einem Dilemma: Entweder lassen wir das Pendel weiterhin in der bisher eingehaltenen Richtung schwingen – wissen dabei aber genau, dass eine Steigerung des Ausschlags nicht möglich sein wird. Ebenso wissen wir, dass dieser Pendelschlag erfüllt und angetrieben ist durch ein Gewicht, das seine Masse aus ungezählten kumulierten Traumata gewonnen hat. Und dies bedeutet: Weitere zahllose traumatische Verletzungen und übergriffige Anstrengungen würden in der Folge nötig sein, um dieses Pendelsystem am Schwingen zu halten.

Oder aber wir entschließen uns, dieses Pendel zukünftig in eine andere Richtung schwingen zu lassen. Und dieser Richtungswechsel würde damit einhergehen, dass wir die tief akkumulierte traumatische Last des Pendels nach und nach abbauen und durch das organische Gewicht von Liebe, Bindung und Vertrauen ersetzen. Diese Krise birgt in sich ein enormes Potenzial an transformativer Veränderung: Wir stellen fest, dass egal wohin die Reise geht, die Herausforderungen und Anstrengungen kolossal sein werden.

Option A: Den Kurs beibehalten wie bisher – dies bedeutet aber, dass enorme technische Anstrengungen notwendig sein werden, um in der sich weiter verschärfenden ökologischen Krise das Überleben der Menschen zu sichern. Nur dem *Homo deus* werden diese technischen Hilfsmittel zur Verfügung stehen.

Option B: Den Kurs ändern. Dies bedeutet, dass wir von Grund auf sämtliche zivilisatorischen Praktiken überdenken und neuausrichten müssen. Wirtschaft, Wissenschaft, Bildung, Politik und Rechtswesen müssen von Grund auf umgestaltet werden, um das Zerschellen des Schiffes der Menschheit im nahenden Sturm der ökologischen Katastrophe noch verhindern zu können. Nach neuesten Schätzungen müsste bis zur Mitte dieses Jahrhunderts eine Summe von 8.1 Billionen Dollar in Umweltschutz und neue Technologien investiert werden, um den Klimawandel zu stoppen (212).

[114] *Krisis*, aus dem Griechischen, bedeutet nichts anderes als «entscheidender Wendepunkt».

Das hört sich nach viel Geld an. Aber so viel ist das mitnichten: Derzeit wird nur rund 0.1% des weltweiten Bruttosozialprodukts in klimawirksame Projekte investiert; bis zum Jahr 2050 müsste dieser Anteil auf sagenhafte 0.2% steigen[115]. Ob uns unter diesen Voraussetzungen die Weltrettung gelingt?

Jenseits der finanziellen Belastungen werden in beiden Szenarien die Herausforderungen enorm sein. Dennoch bleibt zu hoffen, dass sich allmählich ein Wandel des morphischen Feldes des kollektiven menschlichen Bewusstseins vollzieht. Durch diesen Bewusstseinswandel wird es möglich sein, das Ruder des Schiffes der Menschheit umzulegen bzw. den Pendelschlag in eine neue Richtung zu steuern. Diese Veränderung des morphischen Feldes wird hervorgerufen durch die zunehmende Bewusstwerdung über das, was da grundsätzlich in unserer Zivilisation aus dem Ruder gelaufen ist.

Wenn wir uns des Schmerzes, der diesem traumatischen Bruch zugrunde liegt, und auch der Absurdität, die unser Gegenwartserleben durch die Scharmützel zwischen ANP und EP vergiftet, bewusst werden, so werden wir vielleicht – hoffentlich – zu der Einsicht kommen: STOP, das reicht! Nicht mehr weiter so wie bisher. Wir sind bereit, andere Optionen anzugehen, auch wenn dies «wehtun» und nicht einfach sein wird!

## Der Bumerang des Traumas

Zum Glück bin ich bei Weitem nicht der Einzige, der versucht, diese Sichtweisen der Öffentlichkeit nahezubringen. Viele Traumatherapeuten- und Forscher tun dies, ebenso wie Geisteswissenschaftler. Der afrikanische Historiker und Philosoph Achille Mbembe beschreibt in seinen Schriften den «Bumerang» von Trauma und Misshandlung, der immer auf den Verursacher von Gewalt – oder aber auf seine Nachkommen – zurückfällt (213). Mbembe, wie vor ihm andere Intellektuelle wie z.B. Hannah Arendt, beschreibt unter dem Begriff des «imperialistischen Bumerangs» die kurz- bis langfristigen Folgen von kolonialer Zerstörung und von Sklaverei[116]: Regierungen, die repressive Techniken entwickeln, um koloniale Gebiete zu kontrollieren, setzen dieselben Techniken schließlich auch im Inland gegen ihre eigenen Bürger ein. Mit anderen Worten: In abgeschotteten, weit entfernten Räumen üben wir uns in der Brutalität, die wir dann auch unter uns anwenden.

[115] 2020 waren es 133 Milliarden Dollar pro Jahr bei einem globalen Bruttosozialprodukt von 130 Billionen Dollar (= 0.1%). Bis 2050 muss der Investitionsbetrag auf jährlich 536 Milliarden Dollar ansteigen (entspricht 0.18% des bis dahin voraussichtlich erreichten globalen Bruttosozialprodukts von 300 Billionen Dollar) (212).

[116] https://www.versobooks.com/blogs/4383-the-imperial-boomerang-how-colonial-methods-of-repression-migrate-back-to-the-metropolis

Wenn wir uns den Zustand der bis zur Mitte des 20. Jahrhunderts kolonialisierten Länder und der sie damals beherrschenden Nationen heute anschauen, so müssen wir feststellen, dass beidseits bis in die Gegenwart tiefe traumatische Brüche in den Gesellschaften vorliegen. Die Großmacht USA, die bis heute einen Teil ihres Reichtums der Sklaverei verdankt, ist derzeit auf dem Wege, sich in Form einer gesellschaftlichen Spaltung, die alle Schichten der Gesellschaft durchzieht, selbst zu zerlegen. Ich verweise auf die Schilderung der bürgerkriegsähnlichen Zustände im Zusammenhang mit den Werwolf-Amokläufen, sowie auf die 70'000 Drogentoten pro Jahr in den USA, die Zombie-Selbsttötungen entsprechen.

Wenn wir nicht nur die Schusswaffentoten, sondern auch die Drogentoten, zu den nicht-natürlichen und somit letztlich gewaltsamen Todesarten zählen, so sterben tagtäglich rund 290 Amerikaner an einer Todesursache, die direkt oder indirekt Ausdruck einer tiefen traumatischen Prägung der Gesellschaft ist[117]. Und wenn wir dann noch die dramatisch gestiegenen Suizidraten[118] und die Todeszahlen infolge von traumatisch geprägten Zivilisationskrankheiten wie Fettsucht und vieler anderen Krankheiten wie Krebserkrankungen und Herz-Kreislauf-Erkrankungen (Kapitel VII) hinzunehmen, so erscheint vor uns das Bild einer Großmacht, die in ihrem Inneren durch das Krebsgeschwür der traumatischen Dissoziation zerfressen ist. Dies ist der Bumerang des Traumas, der die USA heute trifft.

Kein anderer Bereich der individuellen und kollektiven Misshandlung prägt so stark die betroffene Entität wie die Sklaverei. Sie umfasst alle vorstellbaren und unvorstellbaren Formen von physischer, sexueller und psychischer Misshandlung. Die Angst vor Sklaverei ist wohl die heftigste existenzielle Angst, die ein Mensch entwickeln kann. Die Ausübung von Sklaverei ist die höchste Form von Ich-Überschätzung, in der sich ein Mensch verlieren kann.

Die Versklavung von Menschen und Menschengruppen ist so alt wie die Geschichte der Menschheit[119]. Zwischen dem 16. und 19. Jahrhundert wurden etwa 12.5 Millionen Menschen ihrer Freiheit beraubt und im zumeist transatlantischen Handel als Sklaven verkauft[120]. Heute leben nach Schätzungen der Internationalen Arbeitsorganisation 40.3 Millionen Menschen – mehr als das Dreifache der vorgenannten Zahl –

[117] 2020 gab es in den USA 34'558 Todesfälle aufgrund von Schusswaffengebrauch (Fremd- und Selbsttötungen) https://www.gunviolencearchive.org/past-tolls Die Zahl von 290 ergibt sich aus der Summe der Drogen und Schusswaffentoten (105'000 pro Jahr) geteilt durch 365.

[118] Zwischen 1998 und 2018 stieg die Gesamtsuizidrate in den Vereinigten Staaten um 35% von 10.5 pro 100'000 im Jahr 1999 auf 14.2 pro 100'000 im Jahr 2018: https://www.nimh.nih.gov/health/statistics/suicide

[119] Die Römer sahen alle Völker, welche nordöstlich ihrer Reichsgrenzen siedelten, als ein Bevölkerungsreservoir für Sklaven an. Diese Völker nannten sie die «*sclavi*»; bis heute erinnert daran der Term «Slawen».

[120] https://www.slavevoyages.org/assessment/estimates

in irgendeiner Form moderner Sklaverei (214). Es gibt kaum einen «Geschäftsbereich», der eine so große Lukrativität aufweist wie der moderne Menschenhandel. Laut Siddharth Kara, einem führenden Experten auf dem Gebiet der modernen Sklaverei, kostet ein Sklave heute einen einmaligen Anschaffungspreis von ca. 550 Dollar. In der Folge erwirtschaftet ein Zwangsarbeiter dann im Durchschnitt jährlich etwa 4‘000 Dollar Gewinn für seine Ausbeuter; bei Menschen, die sexuell ausgebeutet werden, liegt der Gewinn bei geschätzten 36‘000 Dollar pro Jahr (215).

Die globale Gesellschaft profitiert von diesem schmutzigen Geschäft, denn es gibt eine *«unausgesprochene Vereinbarung zwischen Entwicklungsländern und entwickelten Volkswirtschaften: Halte genug deiner Bürger arm und chancenlos, damit wir sie als billige Arbeitskräfte rekrutieren können, und auch du wirst davon profitieren, indem du die Heimatüberweisungen dieser Menschen besteuerst»* (215, S. 208–209).

Dieser bis heute immer wieder neu vollzogene Akt der Barbarei wird als im Grunde selbstverständlich angesehen. Alle Beteiligten, Sklavenhalter wie auch in einem gewissen Maße die Sklaven selbst, sind fortlaufend bemüht, diesen Zustand als Normalität gutzuheißen.

Es geht mir hier nicht nur darum, die Not und Verzweiflung der Sklaven aufzuzeigen, sondern auch die Not der Sklavenhalter, Menschenfänger und -schlepper. Dies ist der Bumerang des Traumas: Die Heimsuchung durch eine Abspaltung, die den Menschen, ob Opfer oder Täter einer Gewalttat, sich von sich selbst entfremden ließ.

## Der Faust’sche Pakt mit dem Teufel

In dem Augenblick, in dem ein Mensch auf die Idee kommt, seine momentane Überlegenheit zu nutzen, um jenen Menschen oder dieses Tier auszubeuten, manifestiert sich eine Abspaltung, die nicht nur für den ausgebeuteten, misshandelten Menschen (oder das Tier), sondern auch für den Ausbeuter und Misshandelnden den Eintritt oder die Vertiefung eines traumatischen Bruches darstellt.

Denn sobald ich meine momentane Überlegenheit benutze, um einen Vorteil zu erlangen, bedeutet dies im Umkehrschluss, dass ich nunmehr davon ausgehen muss, dass auch mir gegenüber andere Menschen oder Wesen ihre Überlegenheit nutzen werden, um ihrerseits mich auszubeuten, sobald sie mir überlegen sind. Denn ich weiß und spüre auch als Mensch, dass meine Kraft vergänglich ist.

Von dem Moment an, in dem sich ein Mensch darauf einlässt, seine momentane Stärke zuungunsten eines anderen Wesens auszunutzen, verliert er das Gefühl der Verbundenheit und des Vertrauens, welches besagt: «*Was auch passiert – ich bin ein Teil des Ganzen!*» Sobald ich andere Wesen systematisch ohne Gegenleistung und ohne Fairness benachteilige, muss ich davon ausgehen, dass auch ich eines Tages ohne Fairness benachteiligt und misshandelt werde.

Dies ist das schleichende Gift, das die Menschheit zersetzt, seitdem sie aus dem Paradies aufbrach, um sich die Erde «untertan zu machen».

Der Mensch ist ein Meister der trickhaften Benachteiligung anderer Wesen. Die Vampire sind Großmeister dieser schwarzen Magie … und gerade das Bestreben der Vampire, ihre eines Tages eintretende körperliche Schwäche zu kompensieren und nach Möglichkeit vollkommen auszuschalten, ist ein klarer Hinweis darauf, dass uns, den Vampiren, sehr wohl bewusst ist, dass wir eines Tages diesen Verrat an Fairness anderen Wesen gegenüber werden zurückzahlen müssen. Das Streben nach Unsterblichkeit entspricht dem Fluchtversuch vor dem Tag, an dem die Rechnung, die sich über viele Jahrzehnte des Lebens im einseitigen Vorteil angesammelt hat, bezahlt werden muss.

Und ja, wenn wir genau hinschauen, dann merken wir, dass wir diese Rechnung nicht erst zu zahlen haben in den Stunden von Krankheit, Siechtum und Sterben. Nein, wir zahlen diese Zeche in jedem einzelnen Augenblick unseres Lebens: Unsere latente Angst vor Schwäche, Unsicherheit und Kontrollverlust ist die Währung, in der wir diesen Pakt bezahlen müssen; im Hier und Jetzt!

Dies ist der Faust'sche Pakt mit dem Teufel: In ihrem Buch «Wie viel ist genug?» beschreiben die Wirtschaftshistoriker Edward und Robert Skidelski das Bündnis mit den Mächten der Finsternis als das treibende Prinzip der europäischen Kultur- und Wirtschaftsgeschichte der Neuzeit (186). In der Faust-Erzählung finden sich zwei wesentliche Aspekte, die zugleich tief verwoben sind mit christlichem Gedankengut: Da gibt es zum einen die Aufspaltung in das Gute und das Böse, und zum anderen die Auffassung, dass es zu Läuterung und Erlösung kommt, falls der Mensch der Versuchung des Bösen erliegt. Der gefallene Mensch kann nämlich auf die Gnade Gottes hoffen. Dieser dialektische Sachverhalt findet im Begriff der «*felix culpa*» (lateinisch für «glückliche Schuld») seine Zuspitzung. Entsprechend der Selbstbeschreibung des Mephistopheles, der ein Teil ist «*… von jener Kraft, die stets das Böse will und stets das Gute schafft*», erscheint es somit nicht nur akzeptabel, sondern sogar fortschrittlich und schöpferisch, wenn sich der ambitionierte Mensch mit den Mächten der Finsternis auf einen Deal einlässt. Dennoch zeigt sich, dass dieser Deal mit dem Teufel – in der Erwartung einer nachträglichen Gutheißung oder Erlösung – nicht zu dem erhofften Ergebnis kommt. Die Skidelskis erläutern dies treffend:

*«Der Kapitalismus … wurde auf einem faustischen Pakt gegründet. Den Teufeln der Habgier und des Wuchers wurde freier Lauf gelassen, unter der Bedingung, dass sie, nachdem sie die Menschheit aus der Armut befreit hätten, die Szene für immer verlassen würden. Es würde ein Paradies des Überflusses entstehen, in dem alle Menschen so leben könnten, wie nur die wenigen Glücklichen gelebt hatten. … alle waren sich einig, dass früher oder später, auf die eine oder andere Weise, die glückliche Stunde kommen würde. …*

*Doch wie uns die Märchen erzählen, hält der Teufel sein Versprechen nur im Wortlaut, nicht im Geist. Es stimmt, wir sind heute reicher als je zuvor … . Aber das Paradies des Überflusses ist nicht gekommen. Das unerbittliche Streben nach materiellen Vorteilen – … mit trampeln, zermalmen, stoßen und sich gegenseitig auf die Füße treten – bleibt auf absehbare Zeit unser Los.»* (186, S. 68–69)

Ein bekanntes Märchen, das den Pakt mit dunklen Mächten zur Erlangung von Vorteilen zum Thema hat, ist «Das kalte Herz» von Wilhelm Hauff. Dieses Märchen erlangt im Kontext unserer Gegenwart große Aktualität: Peter Munk, der sich als Sonntagskind für etwas Besonderes hält, folgt seiner Gier und Einfalt so weit, dass er mit dem diabolischen Holländermichel einen Pakt schließt, in dem er sein Herz gegen einen Stein in seiner Brust tauscht. Diese Verwandlung in einen Zombie befähigt ihn, die Natur wie auch die Mitmenschen rücksichtslos auszubeuten und in die Kaste der Männer aufzusteigen, die das höchste soziale Ansehen genießen. Es stellt sich nämlich heraus, dass alle diese Männer auch ihrerseits einen Pakt mit dem Holländermichel eingegangen sind. Das Drama findet seinen Höhepunkt in der Ermordung seiner Frau. Dennoch erlangt Peter Munk auf wundersame Weise Zuspruch durch den heilenden Helfer, dem Glasmännlein, das ihm hilft, den Holländermichel zu überlisten, sein lebendiges Herz zurückzuerlangen und schließlich auch seine Frau zum Leben wiederzuerwecken.

Um erfolgreich zu sein, verrät Peter Munk sich selbst, denn er ist bereit, sein wichtigstes Organ hierfür zu opfern; gleichzeitig betrügt er seine Mitmenschen, denn sein Erfolg ist nicht selbst gemacht, sondern lediglich Ausdruck einer erkauften Bevorteilung. Doch all diese extremen Manipulationen bringen ihm keine Ruhe und keine Zufriedenheit. Dennoch ist es ihm vergönnt, einen Kurswechsel in Richtung eines heilenden Prozesses einzuschlagen, und zwar in dem Moment, in dem er den Tiefpunkt an Verrohung und Gewalt erreicht.

Dieses Märchen, und viele andere auch, zeigt, dass es eine fatale Illusion ist zu glauben, dass wir durch ergaunerte Vorteile und obskure Machenschaften längerfristig Erfüllung erlangen können.

Das ist also der Bumerang, der uns jetzt trifft, und der geworfen wurde im Moment des Griffes nach dem Apfel vom Baum der Erkenntnis: Der Mensch hat sich seiner Erkenntnisfähigkeit bedient, um die anderen Wesen um ihn her auszutricksen. Der Fluch der Vertreibung aus dem Paradies ist in Wahrheit ein Fluch des Eingangs in den Garten der menschlichen Kultur: Eine Kultur der Kontrolle, um die Angst vor dem Zurückzahlen der ergaunerten Vorteile zu verdrängen. Die Menschheit nähert sich kollektiv dem Zahltag – dieser offenbart sich als ökologische Katastrophe. Das Spiel aus Täuschung und Trickserei, mit dem wir die Welt eroberten, kommt nun zu einem Ende. Der *Homo sapiens*, so wie wir ihn seit gut 12'000 Jahren kennen, wird diesen Zahltag nicht überleben. Entweder wird er untergehen und sich der Versklavung durch den *Homo deus* vollends unterwerfen – oder aber es gelingt ihm, einen grundlegenden Kurswechsel durchzuführen, und sich durch diesen als *Homo sapiens* neu zu finden. Oder vielmehr als ein *Homo empiricus et phenomenologicus*; mehr dazu im letzten Kapitel.

Die Hybris unserer Geschichte, sie fällt auf uns zurück: Die Heimsuchung findet statt im Hier und Jetzt – und nicht etwa nach dem Tod im Fegefeuer oder vor dem Jüngsten Gericht. Das ist keine Esoterik, sondern eine epistemische Betrachtung, beruhend auf empirischen und phänomenologischen Erkenntnissen. Und dies ist die dissoziative Verkennung unseres Zustands: Wir wähnen uns auf der Seite der Gewinner, merken aber nicht, dass wir bereits jetzt schon ein absurdes, trauriges, fremdbestimmtes Leben führen, in dem sich unsere menschlich-göttliche Natur in einem Zustand der Versklavung befindet.

Wie aber soll das gehen, einer Person, die sich für einen Gewinner hält, verständlich zu machen, dass sie nichts anderes ist als ein Sklave ihrer eigenen, vorgeblich erfolgreichen Gewinnstrategie?

## Eine Handvoll Werkzeuge, um mit der Reparatur zu beginnen

Zusätzlich zu der Erläuterung der strukturellen Dissoziation, die dieses Paradox am schlüssigsten erklärt, möchte ich an dieser Stelle einige Methoden vorstellen, die von dem deutschen Philosophen Thomas Metzinger als Werkzeuge einer phänomenologisch orientierten epistemischen *toolbox* vorgeschlagen wurden. Ziel dieser mentalen

Techniken ist es, die Erkenntnis bezüglich des Selbst (d.h. des phänomenalen Selbstmodells [PSM], Erläuterung in den folgenden Ansätzen) zu vertiefen und in der Lebensgestaltung des Alltags zu verwenden. Es handelt sich hier unter anderem um das Konzept des *minimalen negativen phänomenologischen Fußabdruckes* (MNPF), den ich schon im Kapitel VIII erwähnt habe, sowie um das Prinzip der *intellektuellen Redlichkeit*.

Vorab noch einmal kurz zurück zu Jaak Panksepp. In vielen seiner wissenschaftlichen Schriften bezog er sich explizit auf seine Erfahrung von verheerender Trauer im Zusammenhang mit dem Unfalltod seiner Tochter. Tiina und drei weitere Teenager kamen bei einem Autounfall ums Leben, der von einem betrunkenen Fahrer verursacht wurde. Dieser litt seinerseits unter den Bemühungen seiner Ex-Frau, ihn von seinen Kindern zu entfremden, und wurde zum Zeitpunkt des Unfalls von einem unangemessen schnell fahrenden Polizeifahrzeug über eine Landstraße gejagt. Diese Tragödie ereignete sich an einem Tag mit besonderer symbolischer Bedeutung für Panksepp: Karfreitag 1991. In seinen Schriften beschrieb er die verschiedenen Manifestationen seiner Trauer und Verzweiflung sowie seine Behandlungsversuche, wie z.B. die Einnahme von Antidepressiva und eine EMDR-Psychotherapie. Es besteht kein Zweifel, dass Panksepps eigene Erfahrungen als leidender Mensch einen tiefen Einfluss auf sein wissenschaftliches Werk hatten.

Keine spitzfindige statistische Analyse, keine noch so bunte, bildgebende Darstellung des Gehirns kann jemals die augenscheinliche Evidenz einer intensiven psychischen Erfahrung darstellen. Das ist die Kernbotschaft der Phänomenologie, die fordert, «*zurück zu den Dingen selbst*» zu gehen. Wenn wir diese «phänomenologische Reduktion» betreiben, so gelangen wir schließlich zur Essenz des Bewusstseins, oder zum phänomenalen Selbstmodell (PSM), wie Metzinger es nennt (100, S. 20). Es ist also das PSM, das die Essenz der Erfahrung erlebt, die der Beantwortung der phänomenologischen Kernfrage entspricht: «*Wie ist es, dieses oder jenes zu erleben?*» (104). Wenn wir also versuchen, eine gegebene Erfahrung aus der Sicht des betroffenen PSM zu erfassen, so können wir in der Folge zumindest ansatzweise verstehen, «*wie es ist*», sein Augenlicht zu verlieren, nachdem man von seinem Ehepartner verprügelt wurde, «*wie es ist*», den Kontakt zu seinen kleinen Kindern zu verlieren, wenn diese gefangen sind in einer gerichtlich gutgeheißenen Dynamik der elterlichen Entfremdung, oder «*wie es ist*», am Arbeitsplatz gemobbt zu werden[121].

Da es einzig und allein das PSM ist, das uns unsere Realität erschließt, ist es wichtig, dass wir uns bewusst machen, wie unser PSM – und wie auch die PSM, die um

[121] Über diese Zustände psychischen Schmerzes habe ich zusammen mit Jaak Panksepp eine Übersichtsarbeit geschrieben, in der wir für einen Gebrauch des Medikaments Tramadol in der Psychiatrie argumentierten (216).

uns herum existieren – geprägt werden. Deshalb ist die Misshandlung von tierischen Lebensformen, die mit der industriellen Nahrungsmittelproduktion, aber auch mit dem allgemeinen Klimawandel einhergehen, ein wichtiges Thema, das von Panksepp und anderen phänomenologischen Philosophen immer wieder angesprochen wird.

## Der minimale negative phänomenologische Fußabdruck

Metzinger formulierte dies in einer adaptierten phänomenologischen Version von Immanuel Kants kategorischem Imperativ, dem säkularen Äquivalent des biblischen «*Was du nicht willst, dass man dir tu, das füg' auch keinem andern zu.*» Bezogen auf eine ökologisch-phänomenologische Sichtweise dieses Prinzips, stellt Metzinger den Begriff des «phänomenologischen Fußabdrucks» vor, der auf ein Minimum reduziert werden sollte. Das bedeutet, dass das Auftreten eines Bewusstseinszustandes, der innerhalb eines PSM entsteht – egal ob es mein PSM ist oder das eines anderen Menschen, eines Tieres oder irgendeiner anderen Form eines bewusstseinserfahrenden Wesens – auf ein Minimum reduziert werden sollte, wann immer es mit Leiden verbunden ist. Leiden ist hier definiert als ein Bewusstseinszustand, den ein PSM lieber nicht erleben würde, wenn es die Möglichkeit hätte, eine solche Präferenz zum Ausdruck zu bringen (100, S. 353–355).

Konkret bedeutet dies, dass wir uns immer wieder fragen sollten, ob wir selbst oder ein anderes Lebewesen einen Zustand erleben oder eben nicht erleben möchten, wenn wir die Wahl hätten, in diesen oder jenen Zustand zu treten – oder eben nicht. Und dies bedeutet auch, dass wir uns immer fragen sollten, was das für Zustände sind, die wir einem anderen Wesen zumuten bzw. aufzwingen.

Wenn wir ein anderes Lebewesen in einen Zustand bringen, den dieses Lebewesen eher nicht erleben möchte, dann bedeutet dies, dass wir einem anderen PSM einen negativen, da leidvollen Zustand zugefügt haben.

Wir sollten – wann immer möglich – bestrebt sein, möglichst wenig leidvolle Zustände anderen PSM zuzumuten. Dadurch halten wir unseren phänomenologischen Fußabdruck möglichst gering. Und dies ist für alle betroffenen PSM eine wichtige Haltung, da – wie wir im Kapitel VIII gesehen haben – sich alle PSM auf einem Kontinuum der Bewusstseinsformen befinden. Der Mensch steht derzeit am äußeren Ende der weit entwickelten PSM, aber es ist nur eine Frage der Zeit, bis andere Lebensformen den Menschen auf diesem Platz ablösen werden. Wir rücken dann in Richtung Mitte dieses Kontinuums, vergleichbar der Position, die derzeit von anderen intelligenten und feinfühligen Säugetieren wie z.B. Schweinen eingenommen wird. Es liegt daher in unserem ureigensten Interesse, die weitere Evolution von Lebensformen in einer Art und Weise mitzugestalten, in der allgemein ein Bestreben umgesetzt wird, den phänomenologischen Fußabdruck aller PSM so weit wie möglich gering zu halten.

Wenn ich es also gutheiße, dass Kühe oder Säue ohne Bewegungsraum gemästet werden, ohne jemals von der Sonne beschienen zu werden; wenn ich es okay finde, dass diese Tiere artifiziell besamt werden, Schwangerschaften nach Schwangerschaften austragen, ohne jemals in eine natürliche Nähe zu ihren Kindern kommen zu dürfen; und wenn ich es für «notwendig bzw. unvermeidbar» halte, dass von der Zeugung bis zum Tod die gesamte Existenz dieser Tiere einzig und allein auf die Extraktion von Biomasse zugunsten einer anderen Spezies ausgerichtet ist, so sollte ich mir zwei Fragen stellen:

- Mit welchem Recht, bzw. vor dem Hintergrund welcher kolossalen Ignoranz, erlaube ich mir eine solche Misshandlung eines PSM zu rechtfertigen und immer mehr zu perfektionieren?

- Vor dem Hintergrund welcher bodenlosen Naivität gehe ich davon aus, dass dieses System der «Wertschöpfung», das ich derzeit gestalte, mich nicht genauso schlecht behandeln wird, sobald andere, höher entwickelte PSM die Steuerung der zivilisatorischen Prozesse in der Zukunft übernommen haben?

Daraus folgt, dass wir systematisch versuchen sollten, unsere eigene phänomenologische Erfahrung und die der Wesen um uns herum zu erfassen. Die empirische Wissenschaft, gepaart mit Statistik und abstrakter Logik, hat in den letzten Jahrhunderten allerdings einen anderen Weg eingeschlagen. So können wir dank detailreicher Datenerhebung und dank statistischer Berechnungen die Wahrscheinlichkeiten des Eintretens verschiedener Ergebnisse oder einer Krankheit im Verlauf eines Lebens berechnen – aber diese Wahrscheinlichkeiten sagen nach wie vor nichts darüber aus, «*wie es ist*», wenn ein belastendes Ereignis tatsächlich im Leben eines Menschen eintritt.

Und auch die kognitive Therapie hat sich viele Jahrzehnte lang in Wege verstiegen, die zwar «logisch» überzeugend sind, aber dennoch der Realität des Menschen nicht gerecht werden. So ist es bis heute gängige therapeutische Praxis, die unmittelbare Evidenz einer schmerzhaften Erfahrung wegzuargumentieren. Der sogenannte «sokratische Diskurs», ein typischer Ansatz der zweiten Welle der kognitiven Verhaltenstherapie (KVT), zielt darauf ab, Argumente aufzuführen, die die negative Einschätzung der Patienten über die Realität ihres Lebens neutralisieren sollen (z.B.: «*Ist doch nicht so schlimm, dass du dein Vermögen verloren hast – du bist immer noch reicher als 85% der Weltbevölkerung …*»). Es ist jedoch klar, dass eine kognitive Strategie der Beweisführung, wie diejenige, sich mit anderen zu vergleichen oder die plausibelste Kausalität festzustellen, dem Betroffenen nicht wirklich hilft. Das PSM dieser Person erlebt einfach nur Schmerz oder Panik in Bereichen, die viel älter und tiefer im Gehirn verankert sind als die kortikalen Strukturen, mit denen diese Art von Evidenz festgestellt und «gelesen» wird. Das ist der Hauptkritikpunkt von Panksepp an der modernen Psychiatrie: Wir können das menschliche Leiden nicht angemessen behandeln, solange wir uns auf tertiäre (= kortikale) Prozesse konzentrieren.

## Primat der Wahrnehmung und Relativität der Wahrnehmung

EMDR und KVT-Techniken der dritten Welle, wie die achtsamkeitsbasierte kognitive Therapie, bewegen sich tiefer in Richtung dieses Kerns – also in Richtung subkortikaler Strukturen und Prozesse – und einige pharmazeutische Wirkstoffe, wie Opiate und Psychedelika, tun dies ebenfalls (217). Die Theorien und Dogmen, die Gesellschaft und Wissenschaft mit Beobachtungen verbinden, sind stark vom Kontext des Beobachters abhängig. Eine zunächst immer neutrale Wahrnehmung kann von verschiedenen Menschen je nach Kontext als schön oder hässlich, negativ oder positiv, gut oder schlecht beurteilt werden. Patienten (und die Therapeuten, die versuchen, ihnen zu helfen) unternehmen oft enorme Anstrengungen, um sich gegen negative gesellschaftliche Bewertungen dessen, was sie sind, zu behaupten. Sie tragen gesellschaftlich bedingte Vorurteile darüber mit sich, wie ihr Leben sein sollte, um ein «gutes» Leben zu sein. Und daher erleben sie psychisches Leid, wenn sie ständig mit inneren und äußeren Bewertungen konfrontiert werden, die ihnen suggerieren, dass sie nicht das normale, «gute», «richtige» Leben führen, das sie eigentlich führen sollten. Fakt ist, dass das Leben von psychisch Erkrankten in vielen Fällen einfach irgendwie anders ist als das Leben der sie umgebenden sozialen Gemeinschaft. Die Bewertung dieses Unterschieds ist oft die Quelle großen psychischen Leids, wobei ein gewisses Maß an Unbehagen in der Regel tatsächlich vorliegt in Form einer körperlichen Krankheit oder aufgrund von sozialen Problemen. Dennoch übersteigt das Ausmaß des gesamten Leidens in der Regel bei Weitem das konkrete Problem, das diesem Leid zugrunde liegt.

Zwei Beispiele:

- Legasthenie ist eine Besonderheit des Gehirns, die bei einer Person vorliegt, die Schwierigkeiten beim Lesen und (richtigen) Schreiben hat. Hunderttausende Jahre lang hatte diese Anomalie keinerlei Auswirkungen auf das Leben eines *Homo sapiens*.

Als jedoch in den letzten 150 Jahren die akademische Bildung zunahm, wurde diese Anomalie zu einem Problem, durch das Legastheniker teils erhebliches Leid erfuhren. Aber mit diesen Menschen ist nichts verkehrt.

- Genauso verhält es sich mit dem als ADHS (Aufmerksamkeitsdefizit und Hyperaktivitätsstörung) bezeichneten «Problem», das bei vielen Schülern dafür verantwortlich gemacht wird, dass sie in den schulischen Leistungen zurückfallen und wiederholt im sozialen Kontext schwer anecken. Das eigentliche Problem bei der ADHS ist nicht die bestehende ausufernde Ausprägung des Temperaments bei Kindern und Jugendlichen, sondern vielmehr, dass unser Bildungswesen es als «normal» betrachtet, dass ALLE Kinder an fast allen Tagen im Jahr viele Stunden lang stillsitzen und ihre kortikalen Gehirnstrukturen mit abstrakten Inhalten vollpacken müssen, um die Schule zu bestehen.

Diese und andere Beispiele können daher als Argumente zur Unterstützung eines weiteren Prinzips der Phänomenologie verstanden werden. Das «Primat der Wahrnehmung»: Bei jeder Wahrnehmung verschmilzt die externe Repräsentation eines Objekts mit der internen beim Beobachter (28, S. 105). Alva Noë brachte das wunderbar auf den Punkt: «*Wahrnehmung ist nicht etwas, was mit uns passiert. Wahrnehmung ist etwas, was wir tun*» (218, S. 1). Andrerseits ist unsere Wahrnehmung alles das, was unsere Lebensrealität als PSM ausmacht.

Die Wahrnehmung von Phänomenen psychischer Krankheit – oder von Problemen im Allgemeinen – ist somit sowohl auf der empirischen als auch auf der individuellen phänomenologischen Ebene stark verzerrt. Auf der empirischen Ebene gibt es Zerrbilder in Form dogmatischer Voreingenommenheit und vor allem durch die Art und Weise, wie die Methoden das beobachtete Ergebnis beeinflussen. Aus unserer individuellen Perspektive sind diese Phänomene durch die internen Bewertungen und Kontextbedingungen verzerrt, denen wir jeweils bei der Konstruktion unserer Wahrnehmung unterworfen sind.

So könnte die Anerkennung der Relativität der Wahrnehmung neue Wege eröffnen, um Lösungen für die vielen psychischen Gesundheitsprobleme unserer Gesellschaften zu finden. Dieser Ansatz entspricht im Grunde nichts anderem als der Förderung und Kultivierung von Wahrnehmungsverschiebungen: Mentale, technische und pharmakologische Techniken werden systematisch und gezielt eingesetzt, um neue Formen der Wahrnehmung und ungewohnte Sichtweisen auf unsere menschliche Realität erfahrbar zu machen.

Die bisherigen Beispiele, wie das einer opiatbasierten Substitutionsbehandlung bei Borderline-Patienten, die eine durch traumatische Kindheitserfahrung erworbene erhöhte orbitofrontale Opiatbindungskapazität haben, oder die Verschreibung von Tramadol oder Buprenorphin zum Umgang mit starken psychischen Schmerzen, geben eine Vorstellung davon, wie eine solche Wahrnehmungsverschiebung konkret umgesetzt werden könnte. Diese Verschiebung bedeutet die Abkehr von einer moralisch wertenden Wahrnehmung, die in der heutigen Psychiatrie immer noch weit verbreitet ist, hin zu einem operativen Verständnis und letztlich hin zur Akzeptanz der tiefangelegten biologischen Mechanismen, durch die das Überleben der menschlichen Spezies im Laufe der Evolution gesichert wurde.

Heute wird immer mehr Menschen bewusst, dass gerade der Kampf und Widerstand gegen etwas, das nicht verändert werden kann, überwältigende negative Konsequenzen in ihrem Leben erzeugt. Diese Unverhältnismäßigkeit zwischen einer eher kleinen, faktischen Abnormität, einem umschriebenen Problem oder einer schmerzhaften Erfahrung und den riesengroßen Anstrengungen, die in den Widerstand gegen diese Evidenz investiert werden, die weder zugelassen noch akzeptiert werden kann, wurde zuerst als «Angst-Vermeidungs-Modell» in der physikalischen Therapie für die Behandlung von muskuloskelettalen Schmerzen konzeptualisiert (219).

Sie haben es wahrscheinlich schon bemerkt: Dieses «Angst-Vermeidungs-Modell» hat viele Gemeinsamkeiten mit dem Konzept der strukturellen traumatischen Dissoziation. Inzwischen hat diese Ausrichtung Eingang in verschiedene zeitgenössische Ansätze der kognitiven Verhaltenstherapie gefunden: KVT-Ansätze der dritten Welle, wie z.B. die «Mindfulness-Based Cognitive Therapy (MBCT)» oder die «Akzeptanz und Commitment Therapie (ACT)», setzen an diesen Mechanismen an. Sie zielen darauf ab, die Patienten darin zu schulen, die Fallstricke des kontextuellen Urteilens zu überwinden, und zwar mithilfe von Techniken, die sowohl die Vertiefung unserer Bewusstheit als auch die Distanzierung von unseren Wahrnehmungen fördern (220, 221). Das Grundprinzip, das diesen Therapien zugrunde liegt, ist also die nicht-wertende Beobachtung dessen, was ist. Damit setzen diese therapeutischen Ansätze zwei wichtige Prinzipien der Phänomenologie praktisch um: Primat und Relativität der Wahrnehmung. Diese Haltung führt den Anwender dann aber auch in Richtung von konkreten Veränderungen in seinem Leben, und zwar dort, wo sie realisierbar und notwendig sind, um sein Leben möglichst nah an seinen Werten zu orientieren. Dies ist im Besonderen der Anspruch des *commitment*-Anteils in der oben genannten ACT.

Ich bin sehr erfreut, dass sich diese mentalen Erkenntnis- und Arbeitstechniken allmählich in unserer Gesellschaft verbreiten. Dennoch verdient der Ansatz einer phänomenologisch orientierten «Bewusstseinskultur», wie sie u.a. von Metzinger vertreten wird, eine besondere Erwähnung.

## Techniken zur Pflege unserer Bewusstseinskultur

In Hinblick auf eine breitere gesellschaftliche Umsetzung von erkenntnistheoretischen Ansätzen, in denen auch die Phänomenologie berücksichtigt wird, spricht sich Metzinger klar für die Entwicklung und Verallgemeinerung von bestimmten mentalen *tools* aus. Diese sollen es uns erleichtern, den Horizont unserer Wahrnehmung der Realität zu erweitern und unsere intellektuellen Fertigkeiten entsprechend des Ideals eines phänomenologischen Pragmatismus zu benutzen. Zu diesem Zwecke schlägt er spezifische Techniken aus dem phänomenologischen Werkzeugkasten vor und empfiehlt, den Erwerb dieser Bewusstseins- und Verstandestechniken der Bevölkerung zugänglich zu machen (100, S. 316–371). Diese Techniken umfassen hauptsächlich:

- Die Anwendung von Meditation und Achtsamkeitstechniken.
- Die Entwicklung von Fähigkeiten des logisch-kritischen Denkens.
- Das Explorieren von veränderten Bewusstseinszuständen durch die Verwendung von psychoaktiven Substanzen wie z.B. LSD, Meskalin oder Psilocybin in sicheren Kontexten[122].

Ich setze voraus, dass Sie eine recht klare Idee von dem ersten der hier genannten Punkte haben. Die folgenden zwei Punkte beziehen sich auf die Nutzung unseres Intellekts sowie auf die Bereitschaft, den Horizont unserer Wahrnehmung und Bewusstseinserfahrung zu erweitern. Im Idealfall – d.h. wenn ein Mensch diese Fertigkeiten gut eingeübt hat – führt dies dazu, dass ein gut trainiertes menschliches PSM zwischen relevanten und irrelevanten Inputs bzw. zwischen hilfreichen und verblendenden Argumenten unterscheiden und mit der Relativität von Wahrnehmungs-

[122] Dies könnte durch die Schaffung von «Mind Explorer»-Zentren erreicht werden, zu denen jedes Mitglied der Gesellschaft ein Zugangs- und Teilnahmerecht hat, ähnlich der *Eleusis*-Rituale der griechischen Antike. In diesen Zentren können dann substanzinduzierte Bewusstseinsreisen vorgenommen werden. Hierbei werden die «Exploranten» zunächst durch geschulte Fachkräfte auf das Vorliegen von Kontraindikationen gescreent. Und schließlich können diese Menschen unter sicheren und «fruchtbaren» Bedingungen eine solche Bewusstseinsreise unternehmen. Im Anschluss findet zudem eine Nachbetreuung statt, damit die durchlebte Bewusstseinsreise möglichst gut in das Alltagserleben integriert werden kann.

ansichten spielen kann und somit in der Lage ist, die eigene Erfahrung selbstbestimmt zu gestalten und zu steuern.

Das Ziel des Einsatzes dieser verschiedenen Bewusstseinstechniken besteht darin, die Autonomie des PSM eines jeden Menschen zu erhöhen. Im täglichen Leben werden die meisten menschlichen PSM durch ständige visuelle und akustische Ablenkungen sowie durch die vielen haarspalterischen, argumentativen Einflüsse, die sich innerhalb der Gesellschaft zunehmend etablieren, usurpiert. Durch diese ausgeklügelten Einflüsse werden die Aufmerksamkeit und das eigenständige Denken des menschlichen PSM abgelenkt und manipuliert. Metzinger erklärt den Sinn und die Notwendigkeit einer Bewusstseinskultur wie folgt:

*«Die Entwicklung einer Bewusstseinskultur hat nichts mit organisierter Religion oder einer bestimmten politischen Agenda zu tun. Ganz im Gegenteil: Eine echte Bewusstseinskultur wird immer ein subversives Unterfangen sein, weil es den einzelnen dazu ermutigt, die Verantwortung für sein eigenes Leben zu übernehmen. Der gegenwärtige Mangel einer echten Bewusstseinskultur ist ein gesellschaftlicher Ausdruck der Tatsache, dass das philosophische Projekt der Aufklärung ins Stocken geraten ist: Was uns fehlt, ist nicht Glaube, sondern Wissen. Was uns fehlt, ist nicht Metaphysik, sondern eine neue Form von kritischer Rationalität – nicht großartige theoretische Visionen, sondern eine neue Praxis im Umgang mit unseren Gehirnen. Die entscheidende Frage lautet, wie man von dem Unbehagen und der reinen Abwehrhaltung zu einer wirklich konstruktiven, produktiven Einstellung übergehen kann. Wie können wir den Fortschritt in den empirischen Wissenschaften vom menschlichen Geist dafür einsetzen, die Autonomie des Einzelnen zu* ***erhöhen*** *und ihn vor den zunehmenden Manipulationsmöglichkeiten zu schützen?»* (100, S. 368)

Dieser Anspruch ist somit kein politisches Programm, aber er hat Auswirkungen auf die politische Kultur: Denn das grundlegende ethische Ziel des Ansatzes besteht darin, ein Höchstmaß an Autonomie bei der Nutzung des Gehirns eines jeden menschlichen PSM zu entwickeln und hierdurch eine Haltung zu fördern, bei der wir die volle Verantwortung für unsere ureigene, existenzielle Erfahrung tragen. Zur Erreichung dieses Zieles sollten wir beim Einsatz unseres Bewusstseins versuchen, eine bestimmte operative Vorgehensweise zu befolgen – indem wir zum Beispiel die oben genannten Techniken regelmäßig anwenden. Ziel dieser mentalen Techniken ist es, zu einer Autonomie unserer Bewusstseinserfahrung zu gelangen: Wir sollten bewusst und selektiv damit umgehen, wie wir unsere Gehirne «füttern» und in welcher Form in unserem Bewusstsein eine Idee bezüglich unserer selbst wie auch bezüglich unserer Umwelt entsteht.

Genauso wie wir Sport treiben, um unseren Körper fit, flexibel und reaktiv zu machen, so können wir auch unser Bewusstsein mit diesen Techniken flexibel, offen, schwingungsfähig und resilient machen. Und natürlich ermöglichen diese Praktiken auch Zugang zu einem spirituell-holistischen Erleben, zum Staunen, zur Ekstase. Dies ist also die «Bewusstseinskultur» laut Metzinger: Der kontinuierliche Vorgang der Schulung, Formung und Pflege unseres PSM. Was Yoga für den Körper ist, das ist die Bewusstseinskultur für unser PSM. Bedauerlicherweise werden gerade solche Kompetenzen im derzeitigen Bildungswesen unseren Kindern und Jugendlichen kaum vermittelt. Aber genauso wie es mittlerweile vereinzelt auch Yoga im Schulprogramm gibt, so ist zu hoffen, dass es in naher Zukunft auch viel mehr Angebote zur «Bewusstseinskultur» an unseren Schulen geben wird.

## *Spiritual Bypassing*

Beim Yoga, wie auch bei den Achtsamkeitsverfahren, die derzeit gesamtgesellschaftlich an Popularität gewinnen, gibt es allerdings eine entscheidende Fallgrube: Selbstoptimierung und Unaufrichtigkeit sich selbst gegenüber. Dieser Prozess der Selbstlüge im bewusstseinsvertieften Kontext wird auch häufig mit dem Begriff *spiritual bypassing* (zu Deutsch «spirituelle Abkürzung») charakterisiert. Er liegt dann vor, wenn wir versuchen, uns und anderen einzureden, dass wir in vollkommener Harmonie in uns ruhend, selbstlos und bisweilen sogar spirituell erleuchtet sind (was immer das auch heißen mag), ohne hierbei zu bemerken, dass wir durch diese Haltung und Äußerungen nur ein tiefes narzisstisches Bedürfnis befriedigen. Menschen, die sich im *spiritual bypassing* befinden, sind daran zu erkennen, dass sie zwar spirituelle Weisheiten proklamieren, aber in der konkreten Umsetzung bei Weitem nicht den eigenen vorgeblichen Ansprüchen gerecht werden.

Im ökologisch-ökonomischen Kontext ist das *greenwashing* das Pendant zum *spiritual bypassing*. Es handelt sich auch hier um den narzisstischen Missbrauch einer Bewusstwerdung, da die Verantwortlichkeit, die mit dieser Bewusstwerdung einhergeht, nicht wahrgenommen und umgesetzt wird.

*Greenwashing* und *spiritual bypassing* sind somit missbräuchliche Phänomene innerhalb einer spirituell-holistischen Sichtweise. Beide Phänomene sind besonders perfide Formen von Neglect, da die Wahrnehmung der Verantwortung angesichts einer Problematik durch konkrete, zielgerichtete Handlungen nicht stattfindet. Gleichzeitig werden die öffentliche Benennung der Problematik und das vorgetäuschte Handeln zur Selbstbeweihräucherung benutzt.

Bei der Anwendung dieser verschiedenen mentalen *tools* ist es nämlich entscheidend, dass wir nicht nur danach streben, unsere eigenen selbstorientierten Fähigkeiten zu stärken und zu optimieren, sondern dass wir in der Lage sind, unsere Erfahrungen und Handlungen in den ökologischen Kontext zu integrieren, in dem sich alle Wesen entwickeln. Dieses Prinzip, die Entwicklung des eigenen PSM innerhalb eines Erfahrungsraumes anzuerkennen, in dem sich auch andere Wesen oder PSM entwickeln, wird als intellektuelle Redlichkeit bezeichnet (100, S. 385).

## Intellektuelle Redlichkeit

Dies bedeutet, dass wir unsere Wahrnehmung und unsere intellektuelle Beweisführung nicht so manipulieren, dass sie uns am besten zur Erfüllung unserer egozentrischen Bedürfnisse dienen. Stattdessen sollten Wahrnehmung und Denken immer darauf abzielen, unser Verständnis im Allgemeinen zu erhöhen und unsere erkenntnistheoretische Suche zu vertiefen, und zwar auch dann, wenn dieses Verständnis zu unangenehmen Konsequenzen für unser eigenes PSM führt.

Intellektuelle Redlichkeit ist also das Gegenteil von Zynismus. Während wir eine zynische Argumentation typischerweise dazu benutzen, um uns selbst und unserer Umwelt gegenüber Machtmissbrauch, Manipulation und Idiotie zu rechtfertigen, so gelingt eine solche intellektuellen Verdrehung unseres Denkens und Fühlens nicht mehr, wenn wir das Prinzip der intellektuellen Redlichkeit beherzigen.

Ich habe schon mehrfach Beispiele für verdrehte und somit unredliche Argumentationen gegeben, mit denen wir uns die dissoziativ geprägte, pathologische Normalität unserer individuellen und kollektiven Gegenwart «schönzureden» suchen. Meine Beispiele betreffen den Umgang mit Tieren, Drogenabhängigen, chronisch traumatisierten Menschen und nicht zuletzt den Umgang, den wir alle tagtäglich miteinander in den vielfach missbräuchlichen Arbeitsverhältnissen haben. Intellektuelle Redlichkeit bedeutet, dass wir Abstand nehmen von moralisch wertenden Konzepten einerseits, wie auch von der nicht enden wollenden Spitzfindigkeit intellektueller Betrachtungen andererseits. Wir sollten anerkennen, dass die moralischen Bewertungen an Narrative gebunden sind, die nur bestimmten Entitäten nutzen – aber keiner objektiven Wahrheit entsprechen. Und wir sollten auch den Overflow von fragmentiertem Wissen kritisch hinterfragen, anstatt diese Informationsflut zu missbrauchen, uns gegenseitig Sand in die Augen zu streuen.

Und somit kommen wir zu der wesentlichen Feststellung, dass wir selbst «das Problem» sind – und nicht etwa die anderen.

# KAPITEL XIV

## AUF DEM WEG ZUM HOMO EMPIRICUS ET PHENOMENOLOGICUS

# AUF DEM WEG ZUM HOMO EMPIRICUS ET PHENOMENOLOGICUS

*Jeden Morgen wachen wir auf und erschaffen den Kapitalismus neu. Wenn wir eines Morgens aufwachen und alle beschließen würden, etwas anderes zu schaffen, dann gäbe es keinen Kapitalismus mehr.*

*Dann gäbe es etwas anderes.*

David Graeber

Die kollektive traumatische Heimsuchung ist bereits im Gange. Doch ebenso sind ausgleichende Dynamiken zu beobachten. Dieser Umbruch wird nicht von der sich immer weiter steigernden Leistungsfähigkeit der Technik getragen, sondern er beruht vielmehr in einer grundlegenden Neuorientierung des Bewusstseinsraumes. Dieser Vorgang der Selbsterkenntnis entspricht dem einer psychotraumatologisch orientierten Psychotherapie. Ein solch heilender Vorgang ist auf individueller und kollektiver Ebene möglich. Dieses Kapitel stellt fünf kollektive Prozesse vor, die der praktischen Umsetzung einer sowohl empirischen als auch phänomenologischen Sichtweise entsprechen: Die Einführung des bedingungslosen Grundeinkommens, die Legalisierung und staatliche Kontrolle aller psychoaktiven Substanzen, der besondere Schutz von Whistleblowern und die Einführung der goldenen Regel in die Länderverfassungen sowie die Fortentwicklung des globalen Konstitutionalismus.

Eine Traumatherapie scheitert nicht selten an der Unfähigkeit des Therapeuten, den Patienten ausreichend ermutigen zu können, die schwierige Exposition gegenüber dem Trauma zu wagen. Eine weitere, ähnlich gelagerte Schwierigkeit in der Therapie liegt oft darin, dass die Patienten keine hoffnungsspendende Vorstellung über die Werkzeuge entwickeln können, die es ihnen tatsächlich erlauben würden, erfolgreich an ihren Problemen zu arbeiten. Viele Patienten brechen – völlig verständlich – ihre Therapien ab, die sie als ineffizient oder gar als retraumatisierend erleben. Denn wenn sich ein Patient mit seiner Angst und Ohnmacht gegenüber dem inneren Monster alleingelassen fühlt und sich selbst als überfordert erlebt, wird er sich letztlich aus der therapeutischen Arbeit zurückziehen. Der hierüber frustrierte (manchmal aber auch erleichterte) Therapeut «schimpft» einen solchen Rückzug dann in aller Regel einen «Widerstand» oder eine «Vermeidung». Diese Rückzüge sind, entsprechend dieser Sichtweise, Ausdruck der unreifen Persönlichkeit des Patienten, der es vorzieht, sich in seine Krankheit zu flüchten – anstatt beherzt, mutig und erwachsen seine Probleme anzugehen.

Wenn Sie – geschätzter*e Leser*in – dieses Buch bis hierhin gelesen haben, ist es mir wahrscheinlich gelungen, Sie mitzunehmen auf eine schwierige Reise über eine unruhige See. Ich danke Ihnen für Ihre Aufmerksamkeit. Wenn Sie die vielen unangenehmen Gefühle während der Lektüre ausgehalten haben, so haben Sie dafür bereits jetzt schon eine recht genaue Vorstellung davon, was Sie und das Kollektiv tun können, um schrittweise aus der traumatischen Dissoziation herauszutreten.

Dieses Buch ist der Versuch, eine Sichtweise auf unsere traumatische Verstrickung zu entwickeln, die nicht nur Verständnis, sondern auch eine gewisse Zuversicht und Aussicht auf Heilung mit sich bringt. Dieses Ziel versuchte ich durch das Durchschreiten von drei verschiedenen Stufen zu erreichen:

1. Zunächst ging es darum, die Natur der traumatischen Zerrissenheit verständlich zu erklären;

2. dann, das Ausmaß des allseits festzustellenden Leidens aufzuzeigen und auch Sie, liebe Leser*innen, dazu einzuladen, einen mitfühlenden Blick auf Ihr eigenes Leben zu werfen und mit intellektueller Redlichkeit Ihr Lebensnarrativ zu betrachten;

3. schließlich, wenn Sie nun eine Wahrnehmung dafür haben, dass das, was Sie erleben, nicht einfach «Normalität» ist, sondern oftmals traumatische Dissoziation, und wenn Sie spüren, wie sehr dieser Zustand Sie in Ihrem Alltagserleben einschränkt und in Ihrer Entfaltung behindert, dann halten Sie nunmehr die Schlüssel zur Auflösung dieses vertrackten Rätsels in den Händen.

Wie aber kommt nun angesichts dieser Bewusstwerdung ein therapeutischer Prozess in Gang? Die Antwort auf diese Frage ist zugleich schwer und leicht. Der leichte Aspekt liegt in der Empfehlung, die Aufmerksamkeit immer wieder neu auf das eigene Bewusstsein (im ökologischen Verbund) zu lenken, uns also im Spiegelbild zu betrachten und uns zu fragen: *«Wen sehe ich da – Was ist da mit mir los?»* Eckhart Tolle beschreibt diesen Prozess der Bewusstwerdung durch die Betrachtung des Jetzt sehr eindrücklich (173).

Der schwere Aspekt liegt darin, die Spannung, die Angst und bisweilen das Entsetzen auszuhalten, die sich immer wieder einstellen, wenn wir in den Spiegel schauen. Wir sind nämlich keineswegs die strahlenden Sieger, als die wir uns selbst (und anderen) erscheinen wollen. Diesen Zweifel immer wieder zu spüren und mit wohlwollendem Mitgefühl sich selbst gegenüber zuzulassen, ist die wohl schwierigste Übung auf dem Weg zur Selbstfindung. Tolle beschreibt diesen schwierigen Teil der Selbsterkenntnis als den Moment, in dem der Schmerzkörper bemerkt, dass ihm Zuspruch und nährende Energie entzogen wird. Er zeigt dann seine Zähne, verlangt nach Futter und wehrt sich vehement. Aber wenn es uns gelingt, das Schauspiel, das wir mit den Hauptdarstellern ANP und EP fortwährend auf unserer Lebensbühne inszenieren, nicht mehr aufs Programm zu setzen, dann wird der Schmerzkörper nicht länger genährt und hört früher oder später auf zu existieren. Dann hebt sich der Vorhang für ein neues, bisher unbekanntes Bühnenstück.

Zur Reise der Selbstfindung gehört aber auch die Feststellung, dass dieser Prozess der Suche nach uns selbst niemals abgeschlossen ist, solange wir leben. Wir werden bis zu unserer Todesstunde immer neue Häppchen serviert bekommen, die wir nach Möglichkeit verdauen, integrieren müssen. Und wir werden auch feststellen müssen, dass wir viele dieser Häppchen bereits bearbeitet hatten und dachten, sie wären nun endgültig in unserem Verdauungstrakt verschwunden. Aber nein, die wichtigen Höhen- und Tiefflüge unseres Lebens sind immer neue Variationen des einen, immer wiederkehrenden Themas: Bindung.

Diese Grundthematik, das Gefühl, die Bindung zu sich selbst und zur Welt zu verlieren und dann wiederzuerlangen, je nach den Lebensumständen, ist der rote Faden unserer Existenz. «*Integration is never finished*» – dies ist ein Leitspruch der von mir sehr geschätzten Traumatherapeutin Kathy Steele, den ich mir und meinen Patienten immer wieder in Erinnerung rufe, wenn es gilt, eine weitere, noch tiefere Zwiebelschicht von unserer Erfahrung in Bezug auf das Rätsel unseres Lebens abzulösen und zu betrachten.

Der Tod erscheint in unserer Zivilisation vielfach als die endgültige Niederlage in der vorwiegend dissoziativen Dynamik, bei der es darum geht, die Illusion von Sicherheit und Kontrolle maximal umzusetzen. Letztlich wird uns allerdings nichts anderes übrig bleiben, als uns der Erfahrung von Sterben und Vergehen hinzugeben, das dem antipodischen Gegensatz der Hauptströmung unserer zivilisatorischen Kultur entspricht. Vielleicht finden wir dann – unerwartet – eine Erlösung, die jenseits des Vorstellbaren liegt. Vielleicht werden wir eines Tages realisieren, dass die Unsterblichkeit, welche die Vampire zu erreichen suchen, nur ein schaler Schatten ist im Vergleich zu jener Ewigkeit, zu der wir als Bestandteil des Universums in jedem Falle dazugehören.

Im Diesseits wie auch im Jenseits. So gesehen hocken die Vampire in Platons Höhle der Erkenntnis, wo sie versuchen sich am Höhlenfeuer zu wärmen und sich durch dieses inspirieren zu lassen – während ihnen die verschwenderische Fülle und Vielfalt des Lebens jenseits der Höhle durch diese zwanghaft betriebene Platzhalterschaft am Feuer entgeht.

Aber natürlich können wir nur mutmaßen, was uns nach dem Tod erwartet.

Aber es gibt ja tatsächlich auch ein Leben vor dem Tod. Dieses Leben gilt es zu gestalten. Wie aber können wir die dissoziative Spaltung in Transformation umwandeln?

Diese Frage führt uns zu dem kritischen Moment, das als unerhört schwierig und somit zunächst als kontra-intuitiv in Hinblick auf den transformatorischen Prozess erscheint. Denn wir begeben uns ja in Therapie mit dem Ziel, unser Wohlbefinden zu verbessern. Der ANP ist, wie wir wissen, der Teil der Person, der die Termine vereinbart, in der Sprechstunde sitzt und die Rechnungen bezahlt. Der ANP kommt allerdings nach einiger Zeit an den kritischen Punkt, an dem er realisiert, dass er diese Therapie nicht überleben wird. Diese Bewusstwerdung des bevorstehenden Todes der vertrauten Identität ist hochgradig angstauslösend. Ich habe es immer wieder erlebt, dass mir Patienten gesagt haben, sie hätten den Eindruck zu sterben, wenn sie die Traumatherapie vertiefen und hierdurch tatsächlich die Identifikation mit ihrem Lebensnarrativ infrage stellen. In dieser schwierigen Phase einer Therapie habe ich es oft erlebt, dass Patienten diese Therapie abbrachen oder pausieren ließen. Es war mir also nicht gelungen, sie dazu zu ermutigen, sich gänzlich fallen zu lassen in die Erfahrung eines ihnen unbekannten Lebens. Wenn es um tiefgreifende Veränderungen in unserem Leben geht, ist es wichtig, sich darüber bewusst zu sein, dass wir sehr genau wissen, was wir verlieren werden, aber dass wir zugleich kaum eine Ahnung haben, was uns jenseits unseres Erfahrungshorizonts erwarten wird. Wir klammern uns also verzweifelt an das, was wir kennen – und können nicht loslassen und darauf vertrauen, dass die Dinge schon ihren Weg finden werden, so wie sie dies immer getan haben.

Stets ist es der ANP, der die ersten großen Schritte in Richtung Selbsterkenntnis und Transformation unternimmt. Der ANP geht zunächst eine Beziehung zum Therapeuten ein, und erst viel später gesellt sich auch der EP zu diesem Arbeitsbund dazu. Wie schon erwähnt, geschieht es allerdings sehr häufig, dass der ANP eine «exklusive Beziehung» zum Therapeuten aufzubauen versucht. Ich vermute, dass bei ca. 75% aller Psychotherapien der ANP einseitig gestützt und zugleich der EP ausgegrenzt wird. Die Gründe hierfür sind vielschichtig (222). Der Hauptgrund ist sicherlich der, dass der ANP alles daransetzt, den EP aus dieser therapeutischen Beziehung herauszuhalten, denn sein Auftauchen würde das Bild des ANP zunächst stark beschädigen.

Eine ähnliche Dynamik findet sich natürlich auch in vielen zwischenmenschlichen Beziehungen, die der ANP eingeht. Viele ANP suchen also in Psychotherapien oder Beziehungen, die viele Jahre andauern können, in erster Linie eine Selbstbestätigung, ohne sich jemals selbst infrage zu stellen. Therapeuten oder Lebenspartner werden dann dazu benutzt, die Welt, die sich der ANP schönredet, zu beklatschen.

Aber schließlich, wenn die Therapie erfolgreich verläuft oder auch wenn es einer Person gelingt, in einer vertieften, authentischen Beziehung zu sich selbst und zu einem Lebenspartner zu stehen, können sich ANP und EP in einem Dialog auf Augenhöhe miteinander austauschen. Diese Kontaktaufnahme, diese Klärung zwischen den Anteilen kann viele Monate bis Jahre dauern. Aber wenn all das gelingt, so wird es schließlich den ANP nicht mehr geben. Und auch den EP nicht mehr. Das Gebilde der Spaltung wird nicht mehr da sein. Es wird dann einen Menschen geben, der in Verbindung zu sich selbst und zu seiner Umwelt steht. Und ja, es ist wahrscheinlich, dass dann nicht mehr die Bereitschaft da ist, absurde und überhöhe Rechnungen zu bezahlen.

Zum Abschluss dieses Buches möchte ich daher ein paar konkrete Beispiele dafür bringen, wie die momentane globale Krise dazu genutzt werden könnte, die bestehende Dynamik der strukturellen traumatischen Dissoziation auf kollektiver Ebene durch eine Dynamik der phänomenologischen Ökologie zu ersetzen.

## Das allgemeine bedingungslose Grundeinkommen

Die schrittweise Einführung des allgemeinen bedingungslosen Grundeinkommens (BGE) in möglichst vielen Ländern der Welt ist für mich die wichtigste und vordinglichste Maßnahme, um einen Weg aus der kollektiven strukturellen traumatischen Dissoziation zu finden.

Die Einführung des BGE könnte einen bedeutsamen Beitrag leisten, um die Arbeitswelt fairer und gerechter zu gestalten und dadurch Freiräume für Persönlichkeitsentwicklung und für partizipative gesellschaftliche Dynamiken zu schaffen. Und die damit verbundene Korrektur bezüglich der exzessiven Ausbeutung von Ressourcen sowohl innerhalb der zumeist unnötigen Arbeitsprozesse, wie auch im Rahmen des kompensatorisch überhitzten Konsums, würde zugleich auch dem ökologischen Notstand gerecht werden, in dem wir uns befinden.

In Bezug auf die Produktion von Waren und Dienstleistungen sind wir heute aufgrund der weitreichenden technischen Entwicklungen in der Lage, die benötigten Güter und

Dienstleistungen zu produzieren, zu verteilen und allen Menschen zur Verfügung zu stellen. Wo noch vor 150 Jahren eine gesamte Dorfgemeinschaft damit beschäftigt war, durch harte körperliche Arbeit die Lebensmittel für sich selbst und eine Handvoll Menschen, die in den Städten anderen Tätigkeiten nachgingen, zu erzeugen, so kann dieselbe Menge an Lebensmitteln heute mit ein paar hochtechnisierten Maschinen fast ohne direkte Beteiligung von menschlicher Arbeitsleistung hergestellt und verteilt werden. Natürlich werden auch weiterhin Menschen benötigt, um die entsprechenden Maschinen herzustellen und zu warten. Aber insgesamt nimmt der Anteil an zu verrichtender Arbeit zur Gewährleistung der Versorgungssicherheit an lebenswichtigen Gütern seit Jahrzehnten kontinuierlich ab[123].

Die eigentlich entscheidende Frage ist allerdings die nach dem Lebensstandard, der nach landläufiger Auffassung zu erreichen bzw. zu übertreffen ist. Wie ich in den Kapiteln dieses Buches zu erklären versuchte, befinden wir uns in den meisten Bereichen unseres Lebens in einer Tribünendynamik: Es gibt immer irgendwelche Personengruppen, die sich durch den zunächst privilegierten Zugang zu bestimmten Technologien oder einfach nur durch die Möglichkeit, sich exklusive Güter zu leisten, einen momentanen Vorteil innerhalb des sozialen Gefüges verschaffen. Früher oder später werden diese Vorteile dann auch mehr und mehr für andere Menschen erreichbar – aber alle in dieser Dynamik begriffenen Menschen müssen dabei einen nicht zu vernachlässigenden Preis bezahlen. Durch die Demokratisierung von technischen Errungenschaften (Autofahren, Flugreisen, Kreuzfahrten, moderne Medizintechnik, etc.) schwindet allerdings der eingangs vorhandene Vorteil, nicht aber der Aufwand, der von allen Beteiligten dauerhaft erbracht werden muss. Letztlich müssen alle auf der Tribüne stehen, um dieselbe Aussicht auf das freie Feld zu haben, die sie sowieso gehabt hätten, wenn nicht einige Zuschauer damit begonnen hätten aufzustehen, um kurzzeitig eine noch bessere Sicht zu haben!

Wir nennen das Fortschritt und rechtfertigen dieses Wettrüsten als sozial vorteilhaft für alle, wobei wir auf den Zugang zu technischen Errungenschaften für weite Teile der Bevölkerung verweisen. Mittlerweile aber sind wir an einem Punkt angelangt, an dem sich dieses Wettrüsten totläuft: Der Planet, dem alle dies Güter extrahiert werden sollen, ächzt unter der exzessiven Last, und auch die Menschen, die nunmehr nur noch einen flüchtigen Blick auf den Himmel erhaschen können, wenn sie ständig auf den Zehenspitzen stehen, kippen reihenweise aus Erschöpfung um. Lediglich die high-end-Vampire, die sich ihr Plätzchen auf den Logen gesichert haben, benötigen die Beibehaltung der Tribünendynamik und argumentieren vehement dafür.

[123] Noch im 19. Jahrhundert ernährte ein Bauer in Deutschland durchschnittlich vier Menschen, Mitte des 20. Jahrhunderts waren es bereits zehn Menschen. Heute ist ein Bauer in der Lage, 129 Menschen zu ernähren. https://www.umwelt-im-unterricht.de/hintergrund/globale-bevoelkerungsentwicklung-nahrungsmittelproduktion-und-umweltfolgen

Denn was wäre ihre Loge wert, wenn die Menschen unter ihnen sich nicht schwitzend und ächzend gegenseitig durch das mühsame Stehen das Leben zur Hölle machten – bei zugleich schlechter Sicht.

Aber natürlich würde dies eine tiefgreifende Änderung des Rechts- und Demokratieverständnisses notwendig machen: Ein schrittweiser Abschied vom gesellschaftlichen Narrativ, das den Erhalt und den Ausbau von Erbaristokratien und von Bildungseliten propagiert, wird hierfür notwendig sein. Die beiden zentralen Glaubenssätze dieses Narratives lauten: «*Dein Lebensrecht ist gebunden an die Arbeit, die du leistest (bzw. die von deinen Vorfahren geleistet wurde)*» sowie «*Du brauchst dich nur anzustrengen – im Bildungswesen und in der Arbeitswelt – dann verdienst du dir damit ein gutes und wohlhabendes Leben!*» Wir bekommen diese Sätze im Laufe unseres Lebens tausendfach vorgebetet.

Fakt ist, dass wir unser Lebensrecht durch unsere Geburt erlangen (wobei es kein Recht auf ein erfülltes, glückliches Leben gibt). Und Tatsache ist auch, dass wir nach wie vor nicht in einer Welt der Chancengleichheit leben, sondern in einer, in der Bevölkerungsgruppen, die sich für sozial gut positioniert halten, alles daransetzen, ihre Position zu erhalten und auszuweiten und mit allen Mitteln versuchen, sich abzugrenzen gegenüber aufstrebender Konkurrenz oder auch einfach gegenüber bedürftigen Menschen, die an ihre Pforte klopfen.

Diese Glaubenssätze verschweigen vor allem eines: Dass diese Arbeits- und Anpassungsleistung innerhalb eines Systems erbracht werden muss, dem es einzig und allein um seinen eigenen Fortbestand geht. Und es wird außerdem verschwiegen, dass es Arbeit auch innerhalb eines alternativen Narrativs und Systems geben kann und muss. Das BGE bedeutet nämlich nicht, dass die Menschen dann nicht mehr zu arbeiten brauchen. Natürlich wird es immer noch sehr viel konkrete Arbeit geben, um die zivilisatorischen Strukturen und Dynamiken am Laufen zu halten. Es werden auch weiterhin Arbeitskräfte zur Aufrechterhaltung der Nahrungsmittelproduktion, der Stromversorgung, des Bildungswesens, der Krankenhäuser, des Transport- und Hotelwesens, etc. benötigt werden. Und es wird immer wieder völlig neue Berufe geben, an die wir jetzt noch nicht einmal denken.

Allein, die in diesen Bereichen arbeitenden Menschen werden angemessen und fair bezahlt werden müssen, sobald das BGE eingeführt ist. Denn wenn ein Arbeitgeber keine fairen Arbeitsbedingungen anbieten kann, dann wird er keine Arbeitskräfte finden, denn die Menschen werden sich nicht mehr durch die Unterordnung in missbräuchliche Arbeitsverhältnisse prostituieren müssen. Ein Unternehmen, dessen Geschäftsmodell auf Ausbeutung von Mitarbeitern (oder auch von Kunden) beruht, wird nicht bestehen können. So einfach ist das.

Was hindert uns also daran, eine Dynamik des Wirtschaftens und gesellschaftlichen Zusammenlebens zu entwickeln, die nach dem allen Beteiligten zugutekommenden Gebot der Fairness ausgerichtet ist?

Manche Leserin, mancher Leser wird sich nun fragen, warum ich von «allen Beteiligten» spreche, da ja sehr viele begüterte, privilegierte Menschen im Falle einer solchen Neuausrichtung auf einen Teil ihrer Güter und Privilegien verzichten müssten. Die Antwort lautet wieder einmal: Bewusstwerdung! Vielleicht erkenne ich, dass ich in meiner schönen Villa und in dem wohlhabenden Land, um das ich Zäune der Ausgrenzung zu errichten suche, auch in einem Gefängnis lebe, in dem ich meine eigene Erfahrung und Entfaltung als Mensch tiefgreifend behindere. Und vielleicht vergeht mir auch schlichtweg der Appetit beim Genießen der Köstlichkeiten, die ich mir auftische, wenn ich mir des Elends bewusst werde, das direkt vor diesem Zaun liegt.

Es gibt mittlerweile viele seriöse Wirtschafts- und Sozialwissenschaftler, die mit überzeugenden Argumenten die Einführung des BGE als einen ersten zentralen Schritt zur Umsetzung eines globalen Kurswechsels empfehlen (182, 184, 186). Eine Alternative zum BGE läge in der von Thomas Piketty propagierten «Grundrente», d.h. einer Art Startkapital für alle 25-jährigen Bürger in Höhe von ca. 60% des durchschnittlich vererbten Nettovermögens im entsprechenden Land[124]. Piketty plädiert mit Nachdruck für eine grundlegende Umverteilung des in einer Volkswirtschaft erwirtschafteten Wohlstands, mit Steuersätzen von bis zu 90% für Multimillionäre. Auch er sieht somit die Notwendigkeit, durch weitreichende Eingriffe im Wirtschafts- und Steuersystem die wachsende soziale Ungleichheit, und hierbei vor allem die Ungleichheit, die auf der Verfestigung von Erbaristokratien fußt, zu korrigieren (223).

Als Psychiater schließe ich mich diesen Argumentationen an, wobei ich mir bewusst bin, dass die Umsetzung des BGE vermutlich 60% meiner Arbeit überflüssig machen würde. Der Großteil meiner Patienten leidet an Folgezuständen des immer wieder in den Arbeitsverhältnissen erlittenen *moral injury*. Oder aber sie leiden darunter, dass sie sich ausgegrenzt, auf ein gesellschaftliches Abstellgleis geschoben und dafür verurteilt und geächtet fühlen, wenn sie keine Arbeit mehr haben. Ich bin tatsächlich der Meinung, dass fast zwei Drittel meiner beruflichen Tätigkeit als Psychiater unnötig und absurd ist und zum Teil übergriffige Aspekte beinhaltet, für mich selbst und für meine Patienten. Wie viele Stunden verbringe ich jede Woche damit, Arztberichte zu verfassen und meinen Patienten administrative Spitzfindigkeiten zu erklären, um «Lösungen» zu erreichen für Probleme, die mit ein ganz klein wenig Abstand betrachtet aus Dynamiken der Absurdität entstehen. Ich selbst leide also auch unter dem *moral injury* in meiner beruflichen Tätigkeit, und zwar ziemlich genau in dem

124 Für Frankreich entspräche dies einem Betrag von 120'000 Euro.

Umfang, zu dem auch David Graeber in seinen Untersuchungen gekommen ist. Viele andere Psychiater und Psychotherapeuten teilen diese Einschätzung der Absurdität bzw. Übergriffigkeit ihrer Profession (93, 179)[125].

Zusätzlich zu diesen primär sozialpsychiatrischen Überlegungen möchte ich als Traumatherapeut ergänzend noch Folgendes hinzufügen: Wenn sich ein Mensch in einer misshandelnden Beziehung befindet, ist es erstes Behandlungsziel, dieser Person zu helfen, sich aus dieser missbräuchlichen Beziehung zu befreien. «*Safety first*» ist die wichtigste Maßnahme gegenüber einer Person, die ein Trauma erfahrenen hat. Eine Besserung kann nur dann eintreten, wenn sich die verletzte Person tatsächlich in Sicherheit befindet. Bei genauer Betrachtung stellt sich allerdings in vielen Fällen heraus, dass die traumatisierte Person keineswegs in Sicherheit ist: Der prügelnde Partner, die manipulative Familie, der Mob in der Schule und auf der Arbeit wartet nur darauf, dass sie sich aus der momentanen Deckung begibt.

Wenn sich ein Mensch also in einer misshandelnden Arbeitsbeziehung befindet, sollte es möglich sein, dass er sich aus dieser missbräuchlichen Beziehung befreien kann. Viele meiner Patienten haben solche Befreiungsschritte im Arbeitsleben versucht – nur um festzustellen, dass sie sich ein paar Monate später erneut in einem unfairen und ausbeuterischen Arbeitsverhältnis wiederfanden (bzw. dass von ihnen erwartet wurde, gegenüber Mitarbeitern unfaire und ausbeuterische Arbeitsverhältnisse aufrechtzuerhalten). Da in unserer Gesellschaft das Lebensrecht an die Arbeit gekoppelt ist, gibt es für sehr viele Menschen faktisch keine Möglichkeit, dauerhaft aus dem Hamsterrad der missbräuchlichen Arbeitsverhältnisse auszusteigen. Diese Situation entspricht einer sich immer wiederholenden moralischen Misshandlung von Menschen und führt zu einer komplexen Traumatisierung: Da die betroffene Person keinerlei Aussicht hat, sich der Misshandlung zu entziehen, bleibt ihr nichts anderes übrig, als sich an die übergriffigen Vorgaben anzupassen. Nur solange sie sich anpasst, kann sie innerhalb dieses Systems überleben. Die beste Anpassung ist aber gerade dann gegeben, wenn sie sich mit dem Mindset des sie ausbeutenden Systems identifiziert. Dieses häufige psychologische Phänomen entspricht dem eingangs beschriebenen Stockholm-Syndrom.

Die Anpassung an die chronischen, missbräuchlichen, da unfair und übergriffigen Vorgaben des Arbeitslebens führt bei uns zu einer tiefen Entfremdung von uns selbst und gegenüber unserer Umwelt. Wir sind uns dessen allerdings in der Regel nicht bewusst; wir nennen das, was da in und um uns vor sich geht, «Normalität». Als Traumatherapeut kann ich angesichts dieser Dynamik nur den Kopf schütteln

---

125 Erich Fromm: «*Für die meisten Psychiater ist die Struktur ihrer eigenen Gesellschaft etwas so Selbstverständliches, daß für sie ein nicht gut angepasster Mensch das Stigma der Minderwertigkeit trägt*» (169, S. 137)

und feststellen: Solange wir nicht Wege finden, diesen Anpassungsdruck zu reduzieren, wird die traumatische Spaltung unserer Gesellschaft zunehmen – egal wie viele finanzielle, pharmakologische und technische Mittel wir auch aufbringen und dann als Trostpflaster auf die allzu offensichtlichen Wunden von Burnout, Depression und Suchterkrankungen kleben.

Ein Grundeinkommen, das nicht an eine Arbeitsleistung gekoppelt ist, würde die Arbeitgeber dazu verpflichten, akzeptable Arbeitsverhältnisse zu schaffen. Nicht-akzeptable Arbeitsverhältnisse, in denen ein hohes Maß an Ausbeutung vorzufinden ist, würden keinen Bestand haben. Eine solche Form des inhumanen Wirtschaftens wäre zum Aussterben verurteilt. Es ist mir unverständlich, wie es möglich ist in Gesellschaften, die sich als demokratisch bezeichnen, den allermeisten Menschen Arbeitsverhältnisse als eine Selbstverständlichkeit aufzuerlegen, die alles andere sind als demokratisch-partizipativ. Der Wähler gilt in einer Demokratie als Souverän – warum ist der Mensch in der Arbeitswelt ein Objekt, mit dem verfahren wird wie zu Zeiten der Feudalherrschaft oder gar der Sklaverei? Warum wird der Dämon des gescheiterten Sozialismus bzw. das Menschenbild des kompetitiv-verdrängenden «*homo homini lupus*» immer wieder heraufbeschworen, wenn es darum geht, die Einführung von Arbeitsverhältnissen zu verhindern, bei denen sich die Beteiligten auf Augenhöhe begegnen? Warum kommt das Prinzip der Selbstbestimmung, das uns in der politischen, kollektiven Entscheidungsfindung und Machtausübung so hochheilig ist, nicht in der Realität der Arbeit zur Anwendung, wo doch die Arbeit einen so großen Anteil an unserer Lebenszeit und an unserer körperlichen und geistigen Verfügbarkeit ausmacht?

Die viel beschworene freie Wahl in Hinblick auf die Lebensumstände findet keinerlei Anwendung, wenn es um die materielle Wirklichkeit der Menschen geht. Über Jahrtausende wurde dies als eine Fatalität angesehen, aus verständlichen Gründen. Nun aber, im Zeitalter der Versorgungssicherheit, ist dieser Zustand ein krasser Anachronismus. Mit seinem Projekt «*Arbeit als Demokratielabor*» versucht Andreas Zeuch Wege aufzuzeigen, um diesen Anachronismus zu entschärfen und die demokratische Haltung gerade auch im Zentrum des Alltagserlebens zu etablieren: In den Arbeitsverhältnissen, in denen wir nach wie vor viele (zu viele) Stunden unseres Lebens verbringen[126].

Beim BGE handelt es sich keinesfalls um eine Neuauflage von sozialistischen oder kommunistischen Ideen. Das BGE setzt weiterhin die Notwendigkeit von Arbeitstätigkeit voraus und erlaubt auch, dass Menschen viel leisten und für ihre Leistung belohnt werden, falls sie eine solche Distinktion anstreben. Der entscheidende Vorteil des BGE ist es aber, den Menschen Wahlmöglichkeiten darüber zu eröffnen, wie sie ihre

126 https://unternehmensdemokraten.de/2021/03/22/arbeit-als-demokratielabor/

Lebenszeit verbringen und ihre spezifischen Begabungen, Neigungen und Interessen einbringen wollen. In 50 oder 100 Jahren werden die Menschen mit Unverständnis und Bedauern auf unsere Zeit zurückblicken, in der es als selbstverständlich angesehen wird, dass musisch begabte Jugendliche ihre Talente in sterilem Auswendiglernen von Formeln, Rechtsvorschriften und Geschichtswissen unterdrücken, um schließlich Berufe zu erlernen und ein Leben lang auszuüben, in denen sie nur unglücklich werden können.

Denn letztlich werden die allermeisten Menschen dieser Welt durch die derzeitige Kopplung von Arbeit = Geld = Lebensrecht dazu gezwungen, nach der Trillerpfeife einer zutiefst absurden Religion zu tanzen: Wir widmen unsere kostbarsten Ressourcen, unsere Zeit, unsere Kraft, unsere Kreativität, unsere Begeisterung und unsere Pein einem Götzen, der nur das Trugbild einer beschworenen Verheißung ist. Denn objektiv betrachtet, dient der ganze Tanz unserer Zivilisation nur einzig und allein dazu, irgendwelche Zahlencodes oder bunte Papierzettel zwischen den Entitäten dieser Zivilisation zu verteilen. Aber wie wir alle wissen, wird kein wesentliches Gut, keine substanzielle Sättigung und keine wirkliche Tat durch Geld allein bewerkstelligt. Dennoch ist es extrem schwierig, sich dem Sog dieser virtuellen und zutiefst missbräuchlichen Macht des Geldes zu entziehen. Das BGE würde einen ersten Schritt darstellen, diesen absurden und exzessiven Sog, der uns stetig einen Großteil unserer körperlichen und mentalen Kapazitäten entzieht, deutlich zu mindern.

Daraus folgt, dass es die Einführung des BGE auch notwendig machen wird, dass wir darin geschult werden, wie wir mit unserem Bewusstseinsraum und mit unserer freien Zeit umgehen sollen. Denn wenn der Sog des Geldes nicht mehr unsere Köpfe und Herzen entleert, dann werden wir plötzlich merken, wie groß unsere tatsächliche Schaffenskraft ist. Das ist die wirkliche, große Herausforderung des BGE: Die Menschen anzuleiten, mit ihrer Freiheit und Freizeit konstruktiv umzugehen. Die Förderung einer Bewusstseinskultur, wie diese von Metzinger und anderen Neurophilosophen befürwortet wird, könnte uns in die Lage versetzen, die tiefe Furcht vor der Freiheit, die schon von Erich Fromm als das Grundübel unserer Zivilisation beschrieben wurde, zu überwinden (169).

## Die Legalisierung und staatliche Kontrolle aller psychoaktiven Substanzen

Eine weitere soziale Entwicklung, die ich für fundamental wichtig halte, um das Ausmaß von Gewalt in unserer globalen Welt zu reduzieren, ist die Legalisierung und staatliche Kontrolle der Herstellung und Verteilung aller gängigen psychoaktiven Substanzen sowie das Ende des *«war on drugs»*. Krieg gegen Drogen ist Krieg gegen Menschen!

Denn Menschen nehmen seit Menschengedenken psychoaktive Substanzen zu sich, und auch Tiere tun dies, wenn sie Gelegenheit dazu haben. Wie im Kapitel IX beschrieben, befinden wir uns auf dem Weg zu einer kollektiven Zombiesierung, bzw. wir halten mit Alkohol, Kokain, Opiaten und Antidepressiva ein gesellschaftliches System am Laufen, das keineswegs der Erfüllung der menschlichen Bedürfnisse dient.

Und gerade weil psychoaktive Substanzen eine solch enorme Bedeutung für die Aufrechterhaltung unserer kranken Normalität haben, wird der Umgang mit diesen Substanzen verteufelt. Diese Verteufelung ist aber nichts anderes als ein weiteres gesellschaftliches Symptom der Vermeidung im Rahmen der strukturellen traumatischen Dissoziation. In diesem Zusammenhang hat sich in den letzten 150 Jahren in den meisten Gesellschaften eine zutiefst selektiv-stigmatisierende Sicht auf Drogenkonsum herausgebildet. Diese Sichtweise erlaubt es, Menschen, die Probleme haben, oder Menschen, die einfach nur anders sind – weil sie zum Beispiel lieber Opium oder Cannabis rauchen, statt Alkohol zu trinken –, gesellschaftlich auszugrenzen und vielfach auch als abnorme und gefährlich-pathologische Unmenschen zu brandmarken und zu verfolgen. Diese Praxis, den Gebrauch von psychoaktiven Substanzen dazu zu benutzen, eine moralische Unterlegenheit bei deren Konsumenten zu postulieren und diese Menschen dementsprechend zu unterdrucken, hat eine lange Tradition in der Geschichte der Neuzeit. Als Beispiel kann die Diskriminierung von chinesischen Einwanderern zum Ende des 19. Jahrhunderts in den USA dienen, welchen ihr kulturbedingter Opiumkonsum mit allen verfügbaren staatlichen Mitteln ausgetrieben wurde (138). Oder die Diskriminierungskampagne in den meisten Staaten der Welt seit den 1950er-Jahren gegenüber den Nutzern von Cannabispflanzen, die innerhalb weniger Jahrzehnte zum fast völligen Verschwinden dieser Kulturpflanze führte, welche die Evolution der Menschheit über viele Jahrtausende begleitet hat[127]. Und viele Leser denken nun vielleicht an die Säuberungsaktionen des philippinischen Präsidenten Duterte und seiner Todesschwadrone, die Jagd auf die Ärmsten

[127] Der Anbau und die Nutzung von Cannabis, d.h. Hanf, wurde in den USA durch die Baumwollindustrie propagandistisch mit allen Mitteln bekämpft. So wurde Cannabis mit einem neuen, stigmatisierenden, da mexikanisch fremdklingenden Namen versehen: «Marihuana». Auf diese Weise wurde die Hanffaser als Rohstoff aus der Bekleidungsindustrie verdrängt und die medizinalen Einsatzmöglichkeiten, die über Jahrtausende gerade den mittellosen Menschen zur Verfügung gestanden hatten, zunichtegemacht.

der Armen machen im Namen eines Krieges gegen die Drogen. In der Lesart dieser Politiker sind Menschen, die bestimmte Drogen konsumieren, keine Menschen mehr, sondern Kakerlaken, die jenseits von rechtlichen oder ethischen Erwägungen beseitigt werden dürfen.

Diese zutiefst dissoziierte Sicht auf den Gebrauch von psychoaktiven Substanzen hatte in den letzten 100 Jahren einen starken Einfluss auf die Politik und Gesellschaft in allen Staaten der Welt. Zahllose nationale Gesetze und internationale Konventionen konzentrieren sich bis heute darauf, die Verfügbarkeit von Suchtmitteln durch harte Bestrafung ihres Besitzes und Konsums zu verringern. Die zugrunde liegende, falsche Annahme ist die, dass eine Droge wie ein Angelhaken auf die menschliche Psyche wirkt und dass der Konsument somit bereits durch einen kurzfristigen Kontakt mit der Droge am Haken hängt. *Hooked!* In dieser Lesart bedeutet das bloße Vorhandensein einer Droge also eine konstante und enorme Gefahr, die – wenn sie nicht durch den Staat gebannt wird – unausweichlich zur Zerstörung der physischen, psychischen und sozialen Integrität des Individuums führt und somit den Zusammenhalt der Gesellschaft bedroht.

Fakt ist vielmehr, dass der stigmatisierte, innerhalb der dissoziativen Verdrängung stattfindende, massive Gebrauch von zahllosen psychoaktiven Substanzen maßgeblich dazu beiträgt, die moderne Gesellschaft in ihrer pathologischen Normalität zu stützen. Ohne diesen zugleich verdrängten, wie auch massiven Gebrauch von Drogen würde unser Gesellschafts- und Wirtschaftssystem innerhalb kurzer Zeit kollabieren.

US-Präsident Nixon brachte die feindselige Haltung des Staates gegenüber der Tatsache, dass psychoaktive Substanzen von großen Teilen der Bevölkerung konsumiert werden, auf prägnante Weise zum Ausdruck, als er im Juni 1971 den Drogenkonsum zum «Staatsfeind Nummer eins» erklärte. Er rief Politik, Bildung und Wissenschaft zum gemeinsamen Handeln im *«war on drugs»* auf (224). Somit proklamierte er im Grunde nichts anderes, als einen Krieg gegenüber der eigenen Bevölkerung. Heute, 50 Jahre später, ist es an der Zeit, viele der zugrunde liegenden Annahmen zu überdenken und die erheblichen Kollateralschäden zu berücksichtigen.

Wissenschaftler wie Carl Hart haben darauf hingewiesen, dass die meist stark repressiven Sanktionen innerhalb dieses Krieges in vielen Fällen den Drogenkonsumenten als Mitgliedern der Gesellschaft weitaus mehr schaden, als die pharmakologischen Eigenschaften der verteufelten Substanzen selbst. Und zwar auch dann, wenn die Substanz wiederholt eingenommen wurde (225). In vielen Ländern der Welt bedeutet die Anwendung der *«war on drugs»*-Politik beispielsweise, dass Jugendliche für das Rauchen von Cannabis vorbestraft oder dass junge Männer für den Besitz von Crack ins Gefängnis gesteckt werden. Es besteht kein Zweifel, dass Substanzen wie Cannabis und Kokain ihren Konsumenten schweren Schaden zufügen können. Der systematische Schaden, der bei jungen Menschen durch eine Vorstrafe oder eine Inhaftierung entsteht, wirkt sich jedoch schwerwiegend auf den ganzen Rest ihres Lebens aus und überwiegt bei Weitem den kurzfristigen primären Präventionsnutzen einer strafrechtlichen Verfolgung von geringfügigem Drogenhandel, -besitz oder -konsum. Das US-amerikanische Gefängnissystem mit seinen rund 2 Millionen Insassen gleicht einem Staat im Staate, in den unliebsame Mitglieder der Gesellschaft abgeschoben werden. 1980 waren rund 41'000 Amerikaner aufgrund von Drogendelikten inhaftiert, im Jahr 2019 waren es mehr als 430'000[128]. Menschen mit einem *criminal record* treten in aller Regel in eine sich immer tiefer drehende Spirale der Gewalt und der dauerhaften sozialen Exklusion ein. Gleichzeitig verdienen private Gefängnisunternehmen jährlich viele Milliarden mit diesem Geschäft der Gettoisierung ganzer Bevölkerungsgruppen.

Weitere Kollateralschäden sind die verheerenden makropolitischen Auswirkungen dieses Krieges auf Gesellschaften und Regierungen, wie die in Mexiko oder den vielen afrikanischen Ländern, wie zunächst Guinea-Bissau und Nigeria, zuletzt aber auch Tansania und Kenia, die durch sehr mächtige, organisierte, kriminelle Organisationen im Kern destabilisiert wurden (226). Bewaffnete Konflikte im Zusammenhang mit dem Drogenhandel führten zu bürgerkriegsähnlichen Zuständen, mit bis zu 22'500 Toten in Mexiko im Jahr 2018, um nur ein Beispiel zu nennen (227). Auch Holland erlebt seit 10 Jahren eine Welle der Gewalt mit mindestens 189 Auftragsmorden, von denen die meisten im Zusammenhang mit der organisierten Drogenbandenkriminalität stehen. Die holländische Politik hat den entscheidenden Fehler gemacht, den Besitz und Konsum von geringen Mengen an Drogen zu depenalisieren und diese Gebrauchsmöglichkeit zugleich im großen Maßstab kommerziell (und touristisch) aufzuziehen; die Produktion und Bereitstellung dieser beträchtlichen Substanzmengen ist dabei jedoch nur über illegale Vertriebskanäle möglich. Dieser eklatante Widerspruch, «Hintertürproblem» genannt, führte zum Aufbau einer Drogenmafia, die in Hinblick auf ihre finanziellen Mittel und ihre Gewaltbereitschaft den Drogenkartellen Mittelamerikas in nichts nachsteht (228).

Der Bericht der *Global Commission on Drug Policy* aus dem Jahr 2011 beschreibt die dramatische Entwicklung der direkten und indirekten schädlichen Auswirkungen der weltweiten Durchsetzung dieser repressiven Drogenpolitik und mündet in die anklagende Feststellung, dass «*der globale Krieg gegen Drogen gescheitert ist, mit verheerenden Folgen für Individuen und Gesellschaften auf der ganzen Welt*» (229).

128 https://www.sentencingproject.org/wp-content/uploads/2021/05/6-drug-offenses-prison-jail-alt-2021.png

Angesichts dessen forderte der Leiter der *United Nations Office on Drugs and Crime*, Yury Fedotov, bei der Eröffnung der UNGASS-Konferenz 2016[129] die Delegierten dazu auf, nicht nur das Scheitern der repressiven Drogenpolitik der vergangenen Jahrzehnte anzuerkennen, sondern sich auch darauf zu einigen, «*die Menschen an die erste Stelle zu setzen*», wenn es darum geht, neue Empfehlungen für die weltweite Drogenpolitik zu erarbeiten (230). Leider folgten die Delegierten jedoch nicht einstimmig seinem Appell (z.B. stimmten 16 der 82 vertretenen Länder für die Beibehaltung der Todesstrafe für Drogendelikte), und es wurden nur vage Beschlüsse zugunsten der Achtung der Menschenrechte von Drogenabhängigen getroffen (231, S. 39).

Wie schon im Kapitel IX beschrieben, ist das wahre Drogenproblem nicht die Toxizität von psychoaktiven Substanzen, sondern vielmehr die Stigmatisierung, mit der diese Substanzen und ihre Konsumenten belegt werden. Wie jedes wirksame Medikament, haben auch psychoaktive Substanzen ein spezifisches Wirkprofil und eine spezifische Toxizität. Alkohol hat in der Gesamtschau aller relevanten Faktoren die höchste Toxizität von allen gemeinhin gebrauchten Drogen (160). Mit anderen – hochgradig geächteten – Substanzen, wie z.B. Buprenorphin, LSD und Psyilocybin ist es hingegen fast unmöglich, eine toxisch-letale Überdosierung beim Konsumenten herbeizuführen. Und auch mit dem weit verbreiteten und dennoch vielfach diabolisierten Cannabis ist dies nicht möglich.

Wohl aber ist es in Deutschland jedem 18-Jährigen möglich, sich im Supermarkt oder am Kiosk um die Ecke für ein paar Euro eine Flasche Gin oder Schnaps zu kaufen: Wenn diese Flasche dann innerhalb weniger Minuten «auf ex» getrunken wird, besteht für den Konsumenten akute Lebensgefahr.

Es ist schwer verständlich, dass es einerseits Medikamente gibt, die durch staatliche Fachgremien als verschreibungsfähig oder von Ärztegremien für Behandlungen empfohlen werden, und andererseits viele potenziell hilfreiche psychoaktive Substanzen verteufelt und deren Konsumenten wie Aussätzige verfolgt und ausgestoßen werden. Denn es wäre möglich, die Herstellung und den Zugang aller psychoaktiven Substanzen nach einer sachlich erhobenen Risiko-Nutzen-Kostenrechnung staatlich zu regulieren. Das würde bedeuten, dass der Staat für jede Substanz die Qualität der Reinheit, die Herstellung, den Vertrieb wie auch den Verkaufspreis ermittelt und festlegt. Und natürlich wäre er auch in der Verantwortung, seine Bürger angemessen in Hinblick auf die Realität von Substanzkonsum zu informieren und zu schulen. Je besser die Menschen über die Eigenarten und Risiken einer Substanzgruppe informiert sind,

[129] Sondersitzung der Generalversammlung der Vereinten Nationen über das weltweite Drogenproblem. Die außerordentliche Versammlung wurde auf gemeinsamen Antrag der Regierungen von Mexiko, Kolumbien und Guatemala einberufen. Diese Länder verlangten ein globales Umdenken in der Drogenpolitik und konkrete Vorbereitungen zur Beendigung des «*war on drugs*».

desto geringer ist die Wahrscheinlichkeit, dass fatale Komplikationen auftreten, die auf bloße Unwissenheit zurückzuführen sind. Das gilt übrigens genauso und insbesondere für die zurzeit legalen Substanzen wie Tabak und Alkohol. Dazu findet auch keine wirkliche Aufklärung statt.

Solche fatalen Komplikationen, die gut zu vermeiden wären, gibt es leider immer wieder, und gerade junge Menschen fallen diesem Mangel an Aufklärung zum Opfer. Warum betreten wir also nicht denselben Weg, wie er vor ca. 50 Jahren im staatlichen Bildungswesen eingeschlagen wurde, um ungewollte Schwangerschaften bei jungen Frauen zu vermeiden? Der Sexualkundeunterricht ist glücklicherweise heute ein fester Bestandteil der Schulausbildung, aber die Vermittlung dieser Inhalte wurde über viele Jahrzehnte vom konservativen Lager erbittert bekämpft. Eine ähnliche Abwehrreaktion wäre auch in Hinblick auf die Einführung eines Drogenmündigkeitsunterrichts zu erwarten. Schließlich aber wird sich die Einsicht durchsetzen, dass sich Substanzgebrauch in der menschlichen Gesellschaft genauso wenig verbieten lässt wie Sex. Somit sollte allen Jugendlichen parallel zum Sexualkundeunterricht ein obligatorischer Drogenmündigkeitsunterricht gegeben werden[130].

Apropos Sex: Die legale Zugänglichkeit von Drogen bedeutet keineswegs, dass deren Konsum tatsächlich signifikant zunimmt. Den Menschen vieler Länder ist es gestattet, spezielle Formen von Sexualität zu praktizieren, wie zum Beispiel den sexuellen Sadomasochismus oder das Bondage. Diese Legalität von «Nicht-Vanille-Sex» führt nun aber mitnichten dazu, dass ein Großteil der Bevölkerung sich diesen Sexpraktiken zuwendet. Es ist vielmehr anzunehmen, dass der Anteil der Menschen, die solche sexuellen Vorlieben praktizieren, im legalen Setting nicht höher ist als im illegalen[131]. Und auch im Bereich des Substanzkonsums konnte gezeigt werden, dass die erleichterte Zugänglichkeit von manchen Substanzen (wie Cannabis in einigen Bundesstaaten Kanadas oder der USA) nur zu einer geringfügigen, nicht-signifikanten Erhöhung des Konsums in der Bevölkerung geführt hat (233).

Durch Legalisierung nimmt der Konsum also nur geringfügig zu, aber er wird um Längen sicherer!

Eine legale Verfügbarkeit und staatlich kontrollierte Produktion und Zugänglichkeit, gepaart mit einer obligatorischen, staatlich vermittelten Drogenmündigkeit, wird auch dazu führen, dass hochgradig toxische Substanzen wie Lösungsmittel

130 Das Buch «HighSein – Ein Aufklärungsbuch» ist ein gutes Beispiel für diesen Ansatz (232).

131 Bedauerlicherweise (und verständlicherweise) gibt es zu dieser interessanten Fragestellung keinerlei wissenschaftliche Studie.

und ungeprüfte Designerdrogen kaum noch Abnehmer finden werden. Denn es gibt dann bessere und dazu sicherere Alternativen, zu staatlich gesicherten Preisen. Und die Konsumenten wissen dann auch viel besser Bescheid, was sie selbst aufseiten der Nachfrage wollen und brauchen, und was ihnen da auf der Angebotsseite entgegenkommt.

Legalisieren heißt im Übrigen auch nicht, dass der Konsum gefördert wird. Ich finde es immer wieder schwer verständlich, dass Alkoholkonsum in den meisten Ländern weiterhin intensiv beworben wird.

Legalisierung heißt also, Rahmenbedingungen für einen Konsum von Substanzen zu schaffen, durch die die Gesundheit des Konsumenten möglichst wenig Schaden nimmt (und vielleicht – wer weiß – sogar auch einen Nutzen erzielt). Und dadurch, dass alle Schritte von der Herstellung über den Transport bis hin zur Verteilung staatlich geregelt sind, würden dem organisierten Verbrechen weltweit unvorstellbar große Möglichkeiten an finanziellem Gewinn und politischer Einflussnahme genommen werden.

Drogenkonsum birgt Risiken – wie auch Autofahren Risiken mit sich bringt.

Jeder Autofahrer muss seine Fahreignung im Rahmen der Führerscheinprüfung unter Beweis stellen. Jeder Autohalter muss eine Kaskoversicherung abschließen. Diese Maßnahmen sind gesetzlich vorgeschrieben. Warum machen wir nicht dasselbe im Bereich des Konsums von psychoaktiven Substanzen? Warum erstellen wir keine Preiskalkulation, die nicht nur die Herstellungs-, Verteilungs- und Regulierungskosten enthalten, sondern die auch die Kosten einer eventuell notwendigen Behandlung einer Komplikation abdecken. Wenn ein Autofahrer gegen einen Baum kracht und ein schweres Schädel-Hirn-Trauma erleidet, bezahlt unsere Solidargemeinschaft ohne zu zögern und ohne moralische Verurteilung die Behandlungs- und Rehabilitationskosten. Dasselbe Verständnis, dieselbe Hilfsbereitschaft bringen wir auch gegenüber einer Person auf, die im Reitsport verunglückt und sich eine Querschnittslähmung zuzieht. Das ist gut so.

Warum bekommt aber der Reitsportler unsere Empathie, wohingegen der Crackkokainraucher unsere Verachtung zu spüren bekommt?

Es ist absurd, dass wir einen Jugendlichen, der ab und zu einen Joint raucht, allein deshalb als Problemfall brandmarken und ihm Empathie und einen respektvollen Umgang verweigern.

Die Alkohol- und Tabakindustrie sowie die Drogenmafia haben die Politik fest in der Hand und tragen dazu bei, ein hochgradig gesellschaftsschädigendes System des Substanzkonsums aufrechtzuerhalten: Einerseits verursacht die selektive Förderung von Alkohol und Tabak dem Staat und der Industrie satte Einnahmen – und führt millionenfach zu schwersten Erkrankungen und enormen sozialen Problemen. Andererseits führt die selektive Strafbarkeit aller anderen Substanzen zu billionenschweren Einnahmen zugunsten der organisierten Kriminalität und somit auch zu einer gesellschaftszersetzenden Einflussnahme mafiöser Kreise in wohl allen Staaten der Welt, die eine solche repressive Politik aufrechterhalten.

Derzeit gibt es weltweit nur drei Staaten, die es unternehmen, einen grundsätzlich neuen Weg in der Drogenpolitik einzuschlagen: Portugal, die Niederlande und Norwegen. Aber auch andere Staaten befinden sich auf ähnlichen Wegen, hierbei vor allem einige Bundesländer der USA und Kanada und zuletzt auch die Schweiz und Deutschland, was die Legalisierung von Cannabis anbelangt. Es bleibt zu hoffen, dass dieser Trend der Abkehr von der repressiven, im Grunde tief widersprüchlichen und somit dissoziativen Drogenpolitik in der Zukunft an Fahrt gewinnen wird.

Hören wir also auf damit, dogmatisch die Lösung unserer «Probleme» anzugehen, sondern schauen wir auf die Essenz der Erfahrung des Menschen, für den der Gebrauch von psychoaktiven Substanzen Teil der Gestaltung seines Erfahrungsraumes ist. Sobald wir das akzeptieren, gibt es das sogenannte Drogenproblem nicht mehr.

## Schutz von Whistleblowern

Ein weiterer Punkt, der mir wichtig erscheint, betrifft eine gesetzliche Regelung, die vorsieht, Whistleblower unter einen besonderen Schutz zu stellen[132]. Ich meine hierbei allerdings in erster Linie die Whistleblower aus den zivilen und militärischen Bereichen der Gesellschaft, und nicht die Hinweisgeber aus den Kreisen der Kriminalität, die einen Deal bezüglich ihrer eigenen Vergehen mit dem Strafverfolger machen wollen. Whistleblower sind gesamtgesellschaftlich gesehen die Stimme des gesunden Menschenverstands, der sich der dissoziativen Dynamik aus Verdrängung und Zynismus widersetzt. Somit sind es oft die Impulse, welche von Whistleblowern gegeben werden, die es ermöglichen, schwere Formen von Machtmissbrauch und Betrug in Politik, Wirtschaft, Justiz, Verwaltung, Bildungswesen und auch im Militär in das öffentliche Bewusstsein zu rücken.

[132] Ein Whistleblower ist eine Person, die für die Allgemeinheit wichtige Informationen über vorliegende Missstände aus einem geheimen oder geschützten Kontext an die Öffentlichkeit bringt.

Denn es ist vor allem der Prozess der Bewusstwerdung, der dazu führt, dass die bestehende strukturelle traumatische Dissoziation in unseren Gesellschaften nach und nach aufgelöst werden kann. Wenn immer nur das eine dissoziativ-vermeidende Narrativ erzählt und gesellschaftlich gestützt wird, versinkt die Gesellschaft in einer traumatischen Stagnation. Genau das passiert in der zivilisatorischen Evolution der Neuzeit. Die Welt der Gegenwart ist nicht «schlechter» oder traumatischer als die Welt vor 300 oder vor 1'500 Jahren; allerdings leben heute ungleich viel mehr Menschen auf der Erde. Durch die schiere Menge an jetzt lebenden, traumatisierten Menschen erscheint das Vorhandensein von Traumata nunmehr in einem überwältigenden Ausmaß.

Aber genauso wie es sehr viele Menschen gibt, die unbewusst in der traumatischen Dissoziation feststecken, gibt es auch viele Menschen, die sich zumindest teilweise ihr menschliches Empfinden, Denken und Wahrnehmen bewahrt haben. Von ihnen können daher sehr wichtige Impulse für notwendige und mögliche Kurskorrekturen im Großen wie im Kleinen ausgehen. Menschen also, die dieser Bewusstwerdung von Widersprüchen, Übergriffigkeit und Absurdität folgend versuchen, die Aufmerksamkeit der Öffentlichkeit auf diese Missstände zu lenken, entsprechen dem ANP des Individuums, der den Mut aufbringt, zu einem Psychotherapeuten zu gehen[133]. Der kritische Blick der öffentlichen Aufmerksamkeit, der sich insbesondere durch die Medien, aber auch durch die sich immer neu verändernde Auslegung von Gesetzen und Verfassungen äußert, entspricht nämlich dem Blick des Außenstehenden. Die öffentliche Wahrnehmung ist die ultimativ-wertende Instanz, deren Intervention ersehnt und gefürchtet zugleich ist. Denn insgeheim hofft der Whistleblower auf einen Schulterschluss der Zustimmung durch die Öffentlichkeit, genauso wie der ANP, der zum Psychotherapeuten geht, auf Zuspruch und Ermutigung hofft[134].

Nur dort, wo Bewusstwerdung und Aufmerksamkeit auf Verletzung, Schmerz und Verrat gerichtet sind, besteht Aussicht auf den Beginn eines Heilungsprozesses. Whistleblower leisten der Gesellschaft demnach einen wichtigen Dienst, indem sie Perspektiven aufzeigen, wo und wie die vielen kleinen Kurswechsel vorgenommen werden können, die sich schließlich zu einer kollektiven Neuorientierung an Werten aufsummieren, welche den tiefen menschlichen Bedürfnissen entsprechen.

---

133 Die meisten Menschen, die Probleme in ihrem Leben und in ihrer Umgebung wahrnehmen und bereit sind, diese zu bearbeiten, haben zunächst ein nur teilweises Bewusstsein der Tiefe ihrer traumatischen Verstrickung. Sie tragen also einen ANP, der ein partielles Bewusstsein seiner traumatischen Natur hat. Es gibt nur sehr wenige Menschen, denen es gelingt, im Laufe ihres Lebens ein holistisches Bewusstsein ihrer selbst zu entwickeln und innerhalb dieser Bewusstwerdung gesellschaftlich transformativ aktiv zu sein. Mahatma Gandhi und Nelson Mandela und viele andere weniger Bekannte waren solche Menschen.

134 Der ANP erhält in der Regel diesen Zuspruch allein schon daher, dass er den Therapeuten bezahlt; und dies führt in vielen Fällen dazu, dass die Therapie in der Folge stagniert.

Aber natürlich werden diese Überbringer «schlechter» Nachrichten zunächst als Störenfriede und Verräter gebrandmarkt. Menschen, die ihrer phänomenologischen Intuition, die man vielleicht auch als das «Gewissen» bezeichnen könnte, folgen und schwerwiegende Missstände publik machen, setzen sich in aller Regel großen Risiken aus. Sie verlieren in den allermeisten Fällen ihre Arbeitsstellen und werden in der Folge selbst von der Konkurrenz nicht mehr eingestellt. Sie werden also sozial geächtet und ausgestoßen und müssen sich nicht selten verstecken, da sie oft auch massiven Drohungen hinsichtlich ihrer körperlichen Integrität ausgesetzt sind.

Oft werden diese Repressalien durch den Vorwurf gerechtfertigt, dass der Whistleblower nicht den offiziellen Dienst- und Beschwerdeweg innerhalb seiner Institution respektiert habe. Allerdings haben die allerwenigsten Unternehmen und Institutionen eine wirklich funktionierende Fehler- und Kritikkultur, die es ermöglichen würde, nicht nur oberflächliche Probleme, sondern auch substanzielle Missstände anzugehen. Dies erklärt sich dadurch, dass die Personen in verantwortungsvollen Posten zumeist deutliche narzisstisch-vamipirische Persönlichkeitsanteile haben und es ihnen entsprechend zuwider bzw. unmöglich ist, ihr Selbstbild des strahlenden, perfekten Siegers befleckt zu sehen. Der Vampir fürchtet nichts so sehr, wie sich einem Spiegel gegenüberzusehen, der ihn darstellt, wie er wirklich ist, und nicht so, wie er zu erscheinen wünscht.

Die Einführung des BGE wäre bereits eine erste Hilfestellung, um Whistleblowern den Rücken zu decken. Denn wenn ein Bürger eines Landes über eine finanzielle Grundabsicherung verfügt, ist es ihm viel eher möglich, einen Konflikt mit seinem Arbeitgeber bzw. einen Arbeitsplatzverlust zu riskieren. Ich habe es oft erlebt, dass Menschen, selbst wenn sie von ihrem Arbeitgeber offensichtlich gemobbt wurden und viele gravierende Missstände in den Arbeitsabläufen aufgedeckt haben, es nicht wagten, diese Probleme auch nur ansatzweise zu thematisieren, und zwar auch dann nicht, wenn sie bereit waren, ihre Arbeitsstelle zu wechseln. Denn wenn sich ein Arbeitnehmer um eine neue Stelle in einem anderen Unternehmen bewirbt, muss er damit rechnen, dass sein Arbeitszeugnis auf Hinweise bezüglich eines Konflikts gescreent wird und dass vielleicht auch auf informellem Wege diffamierende Informationen zwischen den Akteuren seines beruflichen Netzwerks über ihn ausgetauscht werden. So kommt es, dass gerade die Arbeitnehmer, die über große Kompetenzen und über eine intakte ethische Integrität verfügen, mit der geballten Faust in der Tasche sang- und klanglos immer wieder den Arbeitgeber wechseln und insgesamt in ihrer Berufsbranche eher keine Karriere machen. Viele dieser begabten und integren Menschen finden erst in der beruflichen Unabhängigkeit einen Platz, an dem sie atmen und sich entfalten können. Den großen Institutionen entgeht hierdurch allerdings ein enormes schöpferisches Potenzial.

Es gilt also anzuerkennen, dass das Hinweisgeben, Aufdecken und Beleuchten von hässlichen, unangenehmen Wahrheiten eine unabdingbar wichtige Funktion ist, durch die ein therapeutischer Prozess in Richtung Heilung angestoßen werden kann. Somit spielen die Whistleblower eine entscheidende Rolle dabei, der vampirisch geprägten Welt den Spiegel vorzuhalten. Nur durch den Blick in diesen Spiegel werden wir sowohl die Fragestellungen als auch die Antworten erhalten, die wir brauchen, um zu uns selbst zu finden und Kurs zu nehmen auf neue Horizonte.

## Kein Frieden ohne Gerechtigkeit

Ich habe in den letzten Kapiteln mehrfach darauf hingewiesen, dass es überwältigende Evidenzen dafür gibt, dass ein Mangel an Fairness früher oder später bei allen Beteiligten dieses ungerechten Deals zu einer tiefen Beschädigung führt. Ich nenne diese durch eklatante Ungerechtigkeit entstehende Dynamik die strukturelle traumatische Dissoziation. Dieser Mangel an Fairness, diese massive Ungerechtigkeit und Unterdrückung führt sowohl beim Täter wie auch beim Opfer zu einem Bruch des Vertrauens und dadurch zum Verlust der Bindung zu sich selbst und zur Welt. Dieser Bindungs- und Vertrauensverlust durchzieht über Jahre und Generationen hinweg das individuelle und kollektive Dasein von menschlichen und gesellschaftlichen Entitäten und vergiftet nach und nach die betroffenen Organismen. Wissenschaftler anderer Disziplinen bezeichnen dieses Phänomen als den «Bumerang des Traumas».

Wenn wir diese schleichende Vergiftung stoppen und umkehren wollen, so folgt aus diesen Evidenzen, dass wir alles daransetzen sollten, um unsere Lebensumstände im Verbund mit den Lebewesen, mit denen wir in wechselseitigen Abhängigkeitsverhältnissen stehen, auf möglichst ausgewogene und faire Weise zu gestalten. Das Prinzip, das bei dieser Formgebung zur Anwendung kommen sollte, ist der bereits erwähnte *minimale negative phänomenologische Fußabdruck* (MNPF).

Der MNPF sollte Eingang in die Verfassung möglichst vieler Staaten finden. Andere ethische Grundsätze, wie das Prinzip der Gleichheit und die Würde eines jeden Menschen, wurden durch die zunehmende Komplexität von zivilisatorischen Prozessen ausgehebelt und bis zur Unkenntlichkeit verwässert (siehe Kapitel XIII). Unsere Zivilisation hat im Rahmen der strukturellen traumatischen Dissoziation Narrative entwickelt, die dazu führen, dass das Gebot der Gleichheit und Würde *de facto* jederzeit durch die Bezugnahme auf Geld und Macht übergangen werden kann.

Es erscheint unausweichlich, diese absurde Gewichtung von Geld und Macht – Substitute der verlorenen Bindung – schrittweise zu reduzieren und durch Maßnahmen, die einen partizipativen und vertrauensvollen Umgang mit den Lebewesen im ökologischen Verbund fördern, zu ersetzen. Ich bin mir bewusst, dass diese Vorstellung bei sehr vielen Leser*innen Befremden, Angst und Ablehnung auslösen kann. Dennoch hoffe ich, dass es mir zumindest ansatzweise gelungen ist aufzuzeigen, dass die gegenwärtige Situation, selbst wenn sie für viele von uns zunächst «vorteilhaft» erscheint, mittel- und langfristig dazu führt, ein bohrendes Gefühl von Angst und existenzieller Einsamkeit zu vertiefen. Der einseitige Vorteil von heute ist die Angst von morgen.

Konkret bedeutet die Anwendung des MNPF in erster Linie, dass wir unsere Arbeits- und Konsumrealität von Grund auf überdenken. Und es geht auch darum, die Irrungen und Mittäterschaft des Bildungswesens und der Wissenschaft schrittweise zu korrigieren, durch die immer neue Spitzfindigkeiten hervorgebracht und verbreitet werden, die nichts anderes bewirken, als die bisher formulierten Grundwerte von (Chancen-)Gleichheit und Würde zu unterwandern.

Ich persönlich habe in den letzten Jahren immer größeres Gefallen und intuitive Bedeutsamkeit an einem Wert gefunden, den ich nun als meine persönliche Kursausrichtung in meinem Leben umzusetzen wünsche: Einfachheit.

*Keep it simple!*

«*Warum mache ich so viele Dinge kompliziert, wenn es auch einfach ginge?*» Das ist die Frage, die ich mir immer wieder stelle.

Und die andere Frage, die mir hilft, mich zu positionieren, lautet: «*Wem nutzt dies letztendlich?*»

Ich erhebe nicht den Anspruch, konkrete Handlungsempfehlungen oder Lösungsrezepte für die vielfältigen und drängenden Probleme unserer Zeit parat zu haben. Wie der zu Beginn dieses Kapitels zitierte David Graeber bin ich der Meinung, dass die Menschheit innerhalb recht kurzer Zeit eine tiefgreifende und zugleich friedliche Umwandlung der Lebensverhältnisse vornehmen kann, sobald der Prozess eingeläutet wurde, eine Bestandsaufnahme über den katastrophalen Zustand des Schiffes der Menschheit vorzunehmen. Die intellektuellen, materiellen und technischen Ressourcen, die hierzu zur Verfügung stehen, sind gewaltig.

## Das Ende der Nationalstaaten – auf dem Weg zu einer Verfassung für Planet Gaia

Vielleicht kommen Sie angesichts meiner Empfehlungen zu der Auffassung, dass ich ein naiv-träumerischer Möchtegern-Gutmensch bin, dem der Bezug zur Realität fehlt und der gerne die Reichtümer derer verteilt, die dafür hart gearbeitet haben. Wie soll das etwa gehen, ein BGE in einem Land einzuführen, wenn in anderen Ländern der Erde solche paradiesischen Zustände nicht umsetzbar sind? Werden wir dann nicht von Neidern und Schmarotzern überrannt?

*«Wir werden ja jetzt schon von Migrantenhorden bedrängt, die nichts lieber wollen, als in unserem schönen Land als Servicehilfskraft ausgebeutet zu werden, um letztlich einen kleinen Anteil von unserem Wohlstand abzubekommen. Ist das nicht Beweis genug, dass wir nicht nur in einer ausreichend guten, sondern sogar beneidenswerten Gesellschaftsform leben? Warum also all diese Schwarzmalereien und Kursausrichtungsappelle?»* So in etwa höre ich bereits die Argumente meiner Kritiker.

Ja, ich gebe zu, dass die Globalisierung aller wichtigen zivilisatorischen Dynamiken (Bereitstellung von Nahrungsmitteln, Bildung, Wirtschaft, Konsum, etc.) Chance und Herausforderung zugleich ist, wenn es um die Stützung oder auch die Umwandlung der vorherrschenden zivilisatorischen Kultur geht.

Die Globalisierung führt zum einen zu der bereits erwähnten Versorgungssicherheit, die von unschätzbarem Wert ist, wenn es darum geht, sich kollektiv (und individuell) auf neue Werte zu besinnen. Andererseits führt die Globalisierung aber auch dazu, dass Versuche, auf Länderebene an den Stellschrauben von Wirtschaft und Gesellschaft zu drehen, in vielen Fällen durch den Wettbewerb zwischen den Staaten sabotiert werden. Das klassische Beispiel hierfür ist die geografische Flexibilität von großen Firmen, die ihre Verwaltungssitze und Produktionsstätten nach Belieben und Opportunität in diejenigen Staaten verlegen, die ihnen die besten Deals anbieten. Und die gehen typischerweise zulasten der lokalen Bevölkerung: Steuereinnahmen für die Gemeinschaft werden vermindert, und es werden den Firmen zugleich Bedingungen der Rohstoffausbeutung bzw. der Ausbeutung der Arbeitskräfte ermöglicht, die eine maximale Extraktion von Vorteilen für diese Firmen bedeuten. Diese Art des Raubbaus, betrieben im Verbund von korrupten Regierungen und profitgierigen Großunternehmen, findet tendenziell in allen Ländern der Erde statt. Nur in Regionen, in der die Zivilgesellschaft, gestützt durch ein investigativ tätiges Medienwesen, als eine regulative Instanz zwischen Wirtschaft und Politik auftritt, gelingt es bisher, das Zermahlen der Gesellschaft zwischen den Mühlsteinen der staatlichen und unternehmerischen Korruption zu bremsen. Ähnlich wie Whistleblower sind oft auch Journalisten die Akteure, die die entscheidende Zutat im Prozess der Heilung kollektiver Wunden beisteuern. Bewusstwerdung und Wahrnehmung der eigenen Verantwortung sind die wichtigsten Voraussetzungen, um den immer neuen Kreislauf von Trauma und Retraumatisierung zu durchbrechen. Deswegen sollte der Meinungs- und Pressefreiheit auch weiterhin ein besonderer Schutz zugesprochen werden – und zwar gerade auch durch internationale Konventionen. Die Verbindlichkeit solcher Vereinbarungen muss vor Aufweichungsversuchen geschützt, Verstöße müssen geahndet werden.

Wie aber können wir verbindliche Regeln und Umgangsformen auch international einführen?

Wir sollten versuchen, die zuvor genannte goldene Regel des MNPF nicht nur in den staatlichen Verfassungen, sondern auch in überstaatlichen Organisationsformen einzuführen, in denen internationales Recht und Diplomatie gestaltet wird und zur Ausübung kommt. Um dies zu erreichen, sehe ich am ehesten die Weiterentwicklung des Prozesses des sogenannten «globalen Konstitutionalismus». Dieser entspricht der Einrichtung eines überstaatlichen Regulativs, das die verbindliche Umsetzung der gemeinsam formulierten Werte und Zielsetzungen mittels staatlicher Steuerung in möglichst vielen Ländern der Welt anstrebt. Wichtige Etappen in der bisherigen Entwicklung des globalen Konstitutionalismus waren die Einrichtung des Völkerbundes und einige Jahrzehnte später die Gründung der Vereinten Nationen. Diese überstaatlichen Entitäten wurden in direkter Folge der beiden großen zivilisatorischen Katastrophen des 20. Jahrhunderts geschaffen: des Ersten und des Zweiten Weltkrieges. Ich bin mir sicher, dass die zivilisatorische Katastrophe des 21. Jahrhunderts – die Klimakatastrophe, die bereits jetzt schon stattfindet – den notwendigen Prozess der Ausweitung und Stärkung des globalen Konstitutionalismus ebenfalls deutlich vorantreiben wird.

Natürlich beobachten wir derzeit viele entgegengesetzte Strömungen: Nationalstaatliche Abschottung und trotzköpfige Bekräftigungen des vampirisch-narzisstischen Prinzips des *«me first»* finden gerade im Zusammenhang der Wahrnehmung der kollektiven Krise regen Zulauf. Aber beim kollektiven Narzissmus, wie er typischerweise durch überhöhten Patriotismus und durch Nationalstaatlichkeit zum Ausdruck kommt, handelt es sich letztlich um eine Manifestation der strukturellen traumatischen Dissoziation, in die sich Individuen und Kollektive verstrickt haben. Wenn es gelingt, sich des Schmerzes bewusst zu werden, der dieser Dissoziation zugrunde liegt, dann entsteht mit dieser Erkenntnis auch die Bereitschaft, aus der Dynamik der immer neuen Erzeugung und Verdrängung von Schmerz herauszutreten.

Aber verständlicherweise löst die Idee einer Abkehr von dieser durch die Jahrtausende vertieften Dynamik tiefe Ängste und Abwehrbewegungen aus. Entsprechend dieser Interferenzen ist die Entwicklung, Verbreitung und Verankerung des globalen Konstitutionalismus alles andere als ein stetiger, fortschreitender Prozess. Vielmehr ist dieser Fortschritt immer wieder substanziell bedroht, was von einem seiner Theoretiker, Mattias Kumm, bezeichnenderweise wie folgt umrissen wird (234): Der Niedergang des globalen Konstitutionalismus *«läge eher in der Gleichgültigkeit und Ignoranz derer begründet, die ihn nicht verteidigten – und den Machtspielen derer, die glaubten, von diesem Umstand zu profitieren»*. In dieser Schilderung finden wir sie also wieder, die zivilisatorischen Manifestationen der kollektiven strukturellen Dissoziation: Gleichgültigkeit und Nicht-Verteidigung (Neglect), Ignoranz (Abwesenheit von Bewusstsein), Machtspiele (Machtmissbrauch) und Profitgier.

Die entscheidende Herausforderung bei der Schaffung und Festigung dieses überstaatlichen Regulativs besteht daher darin, ein Narrativ zu entwickeln, das gegenüber allen beteiligten Staaten, Bevölkerungsgruppen, Kulturen, Religionen, etc. maximal inklusiv ist. Es gilt also, eine Weltverfassung zu schaffen, die sich aus einer Erzählung ableitet, mit der sich alle Weltenbürger identifizieren können. Nur wenn dies gelingt, hat diese Weltverfassung ausreichende Legitimität, um Handlungsvorgaben konkret umzusetzen. Der große Fallstrick bei der Schaffung einer Weltverfassung läge darin, dass diese Verfassung nur der Sichtweise einer Kultur, einer Ethnie oder einer bestimmten Gruppierung von Akteuren entspräche, der sich die anderen Gruppierungen unterwerfen müssten. Dies käme dann einer Form von Neokolonialismus gleich.

Es geht also darum, die Gründungsmythen, die für die Nationalstaaten der Gegenwart das identitätsstiftende Narrativ liefern und zu denen die jeweiligen Landesverfassungen im Bezug stehen, durch eine Erzählung zu ersetzen, die den Empfindungen und den Bedürfnissen aller Menschen gerecht wird. Dieser Vorgang einer Transformation des konstituierenden Narrativs einer Weltverfassung wurde von Oliviero Angeli beschrieben: «*... der einmalige Akt der **Gründung** wird durch das Verfahren der **Begründung** ersetzt*» (Hervorhebung durch Angeli) (235). Es geht also darum, sich von der Vergangenheitsfokussierung des traumatischen Kontextualisierungsdefizits zu lösen, die uns immer wieder die Verbindung zu einem dramatisch-traumatischen Gründungsmythos aufzwingt. So beruht z.B. das nationalstaatliche und konstitutionelle Narrativ der Bundesrepublik Deutschland auf dem Bild der «Auferstehung aus Ruinen», das französische Pendant beruft sich auf den heldenhaften blutigen Kampf gegen das *Ancien Régime*, das amerikanischen Pendant ist beseelt durch den verlustreichen Befreiungskampf gegen den britischen Unterdrücker, etc. Jeder Nationalstaat nährt sein eigenes konstituierendes Narrativ, das der jeweiligen Bevölkerung Halt und Orientierung gibt, zugleich aber auch die dissoziative Gefangenschaft innerhalb dieses zumeist traumatisch geprägten Selbstbildes aufrechterhält. Daher ist es wichtig, weg von der Gründung hin zur Begründung zu kommen. Anstatt immer wieder zu bekräftigen, dass wir aus einer bestimmten Anlage heraus einen Verbund von Menschen bilden und uns hierbei Vorgaben unterwerfen, die in direktem Bezug zu zumeist jahrhundertealten traumatischen Ereignissen stehen, sollten wir uns fragen: Was vereint uns heute?

Aus welchen gegenwartsbezogenen Gründen sind wir in gesellschaftlichen, staatlichen und überstaatlichen Verbünden organisiert und in welcher Werteorientierung sind wir bereit, unser individuelles Autonomiebestreben dem gesamten Größeren unterzuordnen?

Es ist also höchste Zeit, den traditionellen und größtenteils dissoziativ-traumatischen Gesellschaftsvertrag aufzulösen, der sich auf den «*homo homini lupus*» beruft und der zudem in den meisten Nationalstaaten in Form einer narzisstisch-vampirischen Überhöhung des Selbstbildes zum Ausdruck kommt. Wie könnte es uns gelingen, einen neuen globalen Gesellschaftsvertrag auszuhandeln, in dem die einzelnen Staaten bereit sind, auf ihre Autonomie zu verzichten, um im Gegenzug Vorteile zu erlangen, die allen Weltbürgern eine menschenwürdige Existenz ermöglichen würden? In ihrem Buch «Das demokratische Weltparlament» geben Jo Leinen und Andreas Bummel hierzu viele interessante Anregungen (236).

Wir sollten also versuchen, den obsoleten Gesellschaftsvertrag in einen gegenwartsbezogenen Vertrag umzuwandeln, der alle Lebewesen des Planeten einschließt und der phänomenologischen und empirischen Prinzipen verpflichtet ist. Diese Idee ist nicht neu, gerade die Anhänger der Tiefenökologie und der Gaia-Hypothese haben entsprechende Ideen schon in der zweiten Hälfte des 20. Jahrhunderts formuliert. Der Gaia-Hypothese zufolge ist unser Planet Erde, hier nach der griechischen Erdgöttin Gaia benannt, als ein Lebewesen zu verstehen, das danach strebt, die Lebensbedingungen (Temperatur, Wasserkreislauf, Gaskreislauf, Plattentektonik, etc.) insgesamt so zu gestalten, dass die Lebensformen, die die planetare Biosphäre (d.h. die Summe aller Lebewesen) ausmachen, sich in Kontinuität und in Richtung zunehmender Komplexität entwickeln können (237). Die Tiefenökologie beschreibt eine philosophisch-spirituelle Bewegung, die den nicht-menschlichen Lebensformen, die die Erde bevölkern, ureigene Werte und somit auch (Lebens-)Rechte zuordnet (238). Somit grenzt sich die Tiefenökologie von der anthropozentrischen, regulären Ökologie ab, in deren Sichtweise der Erhalt der ökologischen Vielfalt in erster Linie den Zweck erfüllen soll, dass sich der Mensch, der unter den Lebewesen eine Sonderrolle beansprucht, die bestmögliche Perspektive für den Fortbestand seiner Spezies bewahren kann.

Es ist mir wichtig zu betonen, dass wir nicht zu klären brauchen, ob die Gaia-Hypothese «wahr» oder «falsch» ist, oder ob die Tiefenökologie nicht eher einer esoterischen Schwärmerei entspricht als einer seriös etablierten Ethik zur Wahrung der Lebensrechte sämtlicher Kreaturen, die unseren Planeten beleben. Nein, mir geht es hier darum aufzuzeigen, dass diese Vorstellungen und Forderungen nicht neu sind, sondern seit vielen Jahrzehnten in gesellschaftlichen Randgruppen, hierbei vor allem in der Hippiebewegung, ein quietschlebendiges Nischendasein führen. Und somit erfahren diese Ideen immer wieder substanzielle Aktualisierungen und Neuformulierungen, wie z.B. in dem Buch von Andrew Fellows (239), und es ist zu erwarten, dass infolge der COVID-Krise, die eine Manifestation der ökologischen Katastrophe ist, diese Vorstellungen zur Ethik, zur Philosophie und zur Spiritualität Eingang in den weiter voranschreitenden Prozess des globalen Konstitutionalismus finden werden.

Zuletzt noch ein Wort zur goldenen Regel und dem MNPF. Natürlich könnte der MNPF zur zentralen Forderung und zur selbsterklärenden Handlungsvorgabe im Rahmen einer planetaren Verfassung avancieren. Dies würde meinem innigsten Wunsch entsprechen.

Wie schon zuvor beschrieben, wurde erfreulicherweise die goldene Regel als das gemeinsame ethische Grundprinzip abgeleitet, das in den allermeisten Weltkulturen als Handlungsempfehlung gegenüber anderen Menschen zu finden ist. Die Weltethos-Bewegung hat sich zum Ziel gesetzt, auf eine zunehmende Anwendung dieses kleinsten gemeinsamen Nenners der menschlichen Ethik hinzuarbeiten (240). Hierbei zeigt auch die Weltethos-Bewegung in den letzten Jahren eine besondere Hinwendung zu Fragen der Ökologie, wobei sie allerdings insgesamt dem Duktus einer religiös geprägten Ethik und eines Anthropozentrismus verbunden bleibt. Der MNPF hingegen entspricht der weder religiös noch anthropozentrischen geprägten Lesart des Prinzips der goldenen Regel und ist daher in größerem Umfang gegenüber allen Menschen und Lebensformen inklusiv, die sich derzeit auf unserem Planeten entwickeln.

Ich finde es bezeichnend – und unschätzbar befreiend –, im Rahmen der aktuellen globalen Krise festzustellen, dass der Abschied von unserer Sonderrolle im evolutionären, spirituellen und sogar auch im kulturell-zivilisatorischen Sinne die entscheidende Loslösung aus jener Gefangenschaft bringen könnte, in die wir unser Schiff vor gut 12'000 Jahren in Aussicht auf Ruhm und Beute navigiert haben.

# EPILOG

## KOPERNIKUS, DARWIN, JANET UND JUNG: EIN NEUER ABSCHIED ERWARTET UNS – AUF DASS WIR FREI WERDEN FÜR DIE REISE NACH NEUEN HORIZONTEN!

# KOPERNIKUS, DARWIN, JANET UND JUNG: EIN NEUER ABSCHIED ERWARTET UNS – AUF DASS WIR FREI WERDEN FÜR DIE REISE NACH NEUEN HORIZONTEN!

In der Geschichte der Neuzeit mussten wir uns wiederholt mit unangenehmen Wahrheiten konfrontieren. Und gerade erleben wir, wie wir ein viertes Mal von unserem anthropozentrischen Thron gestoßen werden! Die letzte Bastion der menschlichen Selbstüberschätzung fällt: Es ist die Vorstellung und Forderung, dass unser Bewusstsein etwas Besonderes ist und somit dem absoluten Höchststand an Bewusstseinsentwicklung entspricht.

Nikolaus Kopernikus nahm uns im 16. Jahrhundert die Vorstellung, dass sich die Sonne um die Erde dreht und die Erde das Zentrum des Sonnensystems darstellen würde. Bekanntlich war der Widerstand der damaligen intellektuellen und religiösen Autoritäten heftig und brachte viele Gelehrte vor Gericht, wenn nicht gar ins Gefängnis oder aufs Schafott. Dies war die erste große kollektive Kränkung des narzisstisch-anthropozentrischen Menschenbildes. Trotz des Entsetzens, das damals viele Menschen wohl bei dieser Vorstellung befallen hat, können wir feststellen, dass die Menschheit diesen Schock überlebt und sich seitdem ganz gut im heliozentrischen Sonnensystem zurechtgefunden hat.

Ähnlich war es im 19. Jahrhundert, als Charles Darwin die Besonderheit der menschlichen Abstammung als erhabene Schöpfung Gottes widerlegte. Auch das war für viele ein Schock. Und dieser Schock ist bis heute nicht wirklich integriert. Denn wir behandeln Tiere immer noch so, als würden sie sich grundsätzlich von uns unterscheiden. Wir tun nach wie vor so, als ob wir etwas Besonderes wären und daher besondere Rechte hätten beim Umgang mit den Lebewesen um uns herum. Die bis heute nicht stattgefundene kulturell-zivilisatorische Integration der wissenschaftlichen Erkenntnisse von Darwin sehe ich als klaren Hinweis darauf an, dass hier weiterhin eine besonders harte Nuss vorliegt, die vom narzisstisch-dissoziierten Menschen bisher nicht geknackt wurde: Wir erzählen einander ständig, wie hochgestellt und wichtig wir sind, wir bezeichnen uns weiterhin als die «Krone der Schöpfung» und rechtfertigen so den Raubbau an unserem Planeten, als wären wir gerade eben erst vom Erzengel Michael aus dem Paradies verstoßen worden. In dieser tagtäglichen Anwendung eines archaischen, 12'000 Jahre alten Selbstverständnisses liegt also eine krasse Form eines Kontextualisierungdefizits. Obwohl Darwin bereits vor 150 Jahren die Grundlagen für eine neue Form des menschlichen Selbstverständnisses lieferte, vermeiden und verweigern wir es nach wie vor, diesem Wissen Rechnung zu tragen. Denn ja, es stimmt: Dem Kreislauf von Geburt und Tod unterworfen zu sein, wie jedes «banale» Tier, oder aber sich vorzustellen, dass auch wir eines Tages von Würmern oder Mikroorganismen zerfressen werden, ist für viele von uns schier unerträglich. Hier ist sie also wieder, die Angst vor dem Vergehen und Sterben, welche die Vampire durch das Streben nach Unsterblichkeit zu besiegen versuchen. Die Vampire, die sich für überaus modern halten, sind noch tief dem prä-darwinistischen menschlichen Selbstverständnis verhaftet. Allein, es nützt nichts: Wir müssen in den Spiegel der Selbsterkenntnis blicken und akzeptieren, dass wir, genauso wie die Tiere, irgendwie zufällig und kurzfristig eine ökologische Nische in der biologischen Evolution eingenommen haben. Und auch, dass wir früher oder später von anderen Lebensformen aus unserer Nische verdrängt werden. Und wir müssen Abschied nehmen von der Auffassung, dass die Umwandlung, die wir dem ökologischen Verbund aufnötigen konnten, als Bestätigung unserer Sonderrolle anzusehen ist. Dieses Festhalten an unserer Sonderrolle ist nichts als ein Irrtum, oder vielmehr, dies ist das typische Phänomen des Schönredens, das regelmäßig auftritt, wenn eine schmerzhafte Realität nicht anerkannt, geschweige denn integriert werden kann.

Die dritte Zerschlagung der menschlichen Großartigkeit geschah durch Sigmund Freud. Bis zum Beginn des 20. Jahrhunderts gingen wir davon aus, dass wir Herrin und Herr im Haus unseres Bewusstseins sind. Natürlich gab es viele Schilderungen von unterbewussten Regungen der Psyche, von Vorahnungen, von Träumen und vom *Spleen*[135] in der Literatur der Neuzeit, aber im Großen und Ganzen wähnten wir uns als Kapitän auf dem Kommandodeck unseres Bewusstseins. Freuds Veröffentlichungen, die das Vorhandensein von starken unterbewussten Dynamiken in der Psyche eines jeden von uns postulierten, waren daher in jener

[135] *engl.:* Heute kaum erklärbare Form von tiefer, diffuser Traurigkeit in der Literatur des 19. Jahrhunderts.

Zeit bahnbrechend. Und gerade die Tatsache, dass diese unterbewussten Regungen in erster Linie die – aus damaliger kultureller Sicht – «schmutzigen» Aspekte des sozialen Lebens, d.h. die Sexualität und die Destruktivität betrafen, war lange Zeit unerhört und inakzeptabel. Im Kapitel VI habe ich skizziert, wie Freud erfolgreich versuchte, seine Karriere zu retten, indem er das tatsächliche Vorhandensein von sexueller und physischer Gewalt gegenüber Kindern leugnete und stattdessen die Theorie des Ödipuskomplexes entwickelte, in der tatsächliche Gewalthandlungen in lediglich imaginäre Sex- und Gewaltfantasien umgewandelt werden. Sowohl Freud wie auch Pierre Janet entwickelten also eindrückliche Theorien, bei denen es darum ging, die herausragende Bedeutung von schwierigen, hässlichen, bedrohlichen Anteilen der Psyche bei der Gestaltung des psychischen Alltagserlebens anzuerkennen. Und auch Carl Gustav Jung, der die Bedeutung von transpersonalen und kollektiven Erfahrungen und Dynamiken für die Ausgestaltung des psychischen Erlebens betonte, trug dazu bei, den Hoheitsanspruch des Menschen über seine eigene Psyche infrage zu stellen. Diese Sicht auf den Menschen, der nicht länger als der Kapitän auf seinem Schiff von Körper und Geist sein Leben voll im Griff hat, sondern vielmehr ein Spielball ist, der von dunklen Mächten und Trieben mal in die eine, mal in die andere Richtung geworfen wird, führte zu einer weiteren, tiefen Kränkung des narzisstisch-dissoziativen Menschenbildes der damaligen Zeit. Entsprechend wurden Vertreter dieser Ansichten massiv kritisiert, ausgegrenzt und als «sexbesessen» der Lächerlichkeit preisgegeben.

Ich finde es bezeichnend, dass in unserer Gegenwart – mehr als 100 Jahre nach den prägenden Veröffentlichungen von Freud und Janet – die Freud'sche Hypothese der auf dem Ödipuskomplex beruhenden Neurosenlehre in der breiten Öffentlichkeit unterschwellig viel «Verständnis» erfährt, während die Janet'sche Hypothese der traumatischen Dissoziation, die auf eine Überlastung der Integrationskapazitäten zurückzuführen ist, gesellschaftlich kaum Anerkennung findet. Dennoch hat Freud uns den Spiegel vorgehalten, in dem wir erkennen müssen, dass wir keine Hoheitsrechte über jeden Winkel unserer Psyche haben. Diese Botschaft Freuds hat mittlerweile eine breite Akzeptanz in der Bevölkerung gefunden. Fast jeder gebildete Mensch ist in der Lage, seine eigene Befindlichkeit in Bezugnahme auf die Kernkonzepte der Freud'schen Theorie («Ich», «Es», «Über-Ich», Unterbewusstsein, Ödipuskomplex, etc.) zu kommentieren; viele Partygespräche gewinnen durch diese Einsichten schnell an erotisierender Tiefe. Aber gerade diese Fokussierung auf Freud, wenn es um das Verständnis unseres psychischen Apparates geht, ist nur eine weitere Form des «Sich-Schönredens» unseres narzisstisch-dissoziativen Selbstverständnisses: Denn diese Sichtweise klammert nach wie vor die Essenz der traumatischen Erfahrung als tatsächlich erlebte und in vielen Fällen auch gegenüber anderen Menschen ausagierte Gewalt aus.

Und somit sind wir bis heute noch nicht bereit, in die Spiegel zu blicken, die uns Janet und Jung vorhalten: In diesen Spiegeln verbirgt sich die Erkenntnis, dass Traumata real sind, in unserem Leben und in den Leben unserer Vorfahren, und dass die Bewusstwerdung dieser Prägung und der heilsame Umgang mit diesen vielen Traumata die zentrale Lebensaufgabe für uns alle ist.

Wir befinden uns derzeit in einer Phase, in der die wahrscheinlich letzte Bastion der menschlichen Besonderheit fällt: Die Vorstellung, dass unser Bewusstsein etwas Besonderes ist und wir die Spitzenposition der möglichen Bewusstseinsformen innehaben.

Wir befinden uns in einem Prozess der Aufspaltung, in der der eine Teil der Menschheit mithilfe von mentalen, chemischen und technischen Verfahren seine Bewusstseinserfahrung signifikant vertieft und erweitert. Der andere Teil fristet sein Dasein in der Fortführung des bloßen Überlebenskampfes, wie er seit gut 12‘000 Jahren die Geschicke des *Homo sapiens* geprägt hat. Der Bewusstseinsraum dieser Menschen ist als rudimentär anzusehen im Vergleich zum Bewusstseinsraum, der vom *Homo deus* betreten und gestaltet werden kann. Es besteht ein riesengroßer Unterschied zwischen dem Bewusstseinsraum eines wohlhabenden Menschen und eines Menschen, der Tag für Tag seine gesamte körperliche und mentale Kraft einsetzen muss, um nicht zu verhungern (oder aber auch um die allernötigsten Rechnungen bezahlen zu können).

Ich werde nie die Betroffenheit vergessen, die mich befiel, als ich vor ein paar Jahren mit einem Reisebus durch das mexikanische Hinterland fuhr. Ich, hier, auf voyeuristischer Stippvisite im klimatisierten Bus sitzend, mit einem europäischen Pass in der Tasche, der mir jederzeit die Rückkehr in ein mit Konsum gefülltes und perspektivisch reiches Leben ermöglicht. Und jenseits der getönten Fenster sah ich Menschen, die da viele Stunden lang im Schatten einiger karg belaubter Bäume Schutz vor der sengenden Hitze suchten. Sollten sich diese Menschen irgendwann auf den Weg machen, um ihren Erlebnisraum zu erweitern und andere, objektiv bessere Lebensbedingungen jenseits ihres Lebenshorizontes zu suchen, so müssen sie damit rechnen, beschimpft, gejagt, vergewaltigt, getötet und versklavt zu werden. Ich also habe die Möglichkeit, mein Bewusstsein mit intellektuellen Herausforderungen, mit musischem Hochgenuss oder auch mit sensoriellen Feuerwerken zu unterhalten und zu vertiefen. Milliarden von Menschen ist diese Erweiterung des Bewusstseinsraumes nicht gestattet; aus den Chefetagen unserer Konzerne rufen wir ihnen zynisch zu: *«Macht etwas aus euerm Leben … und baut für einen Hungerlohn, Kaffee, Zuckerrohr oder Palmöl für uns an!»*

Diese Schere der tiefgreifenden Unterschiede, durch die Bewusstseinsräume erfahren und erweitert werden – oder eben nicht –, wird in der Zukunft immer weiter auseinanderklaffen. Wir können uns keine Vorstellung davon machen, zu welcher Form des Bewusstseins menschliche oder auch nicht-menschliche Lebensformen in 100, 1'000 oder gar 1 Million Jahren befähigt sein werden. Aber es ist naheliegend anzunehmen, dass die Bewusstseinsformen der Zukunft mitleidig über die Bewusstseinsform des heutigen Menschen lächeln werden, genauso wie wir mit Herablassung auf die «Beschränktheit» und «Rückständigkeit» des Bewusstseinsraumes eines Menschen schauen, der in einem abgelegenen Bergtal des Kaukasus Schafe züchtet.

Aber ich habe auch den Eindruck, dass sich mehr und mehr Menschen dieses evidenten und bereits stattfindenden Verlusts der menschlichen Besonderheit bewusst werden. Die Lektion, die wir derzeit erhalten, kann nicht ignoriert werden. Gerade unser Erfolg in der Beherrschung und Manipulation des ökologischen Verbundes ist es, der uns unsere Unreife und traumatische Zerrissenheit klar vor Augen führt. Wir befinden uns aktuell im Moment des größten möglichen Pendelausschlags unserer kulturellen Evolution. Ein weiterer, noch stärkerer Pendeldurchlauf in der gleichen Richtung wird nicht möglich sein. Aber dieser Moment birgt auch die einzigartige Chance, einen Kurswechsel vorzunehmen. Diese Kursausrichtung ist möglich, und dies sogar auf weitestgehend harmonische Weise, sobald wir es wagen, den Blick auf uns selbst im Spiegel zuzulassen.

Dieser Blick auf uns selbst ist der erste und wesentliche Schritt in Richtung Heilung. Sie erfolgt dann, wenn das Licht der Aufmerksamkeit auf den Schmerz gerichtet wird, der uns überfordert hat. Und wenn es uns dann gelingt, die Spaltung unserer zivilisatorischen Kultur zu überwinden, werden wir sowohl befreit als auch befähigt sein, gemeinsam zu ungeahnten Zielen und in unbekannte Dimensionen unserer Welt vorzustoßen.

Und ja, vielleicht werden wir eines Tages realisieren, dass wir eingehen können in eine Form von höherer Intelligenz, die jetzt schon um uns her präsent ist, die wir täglich sehen, atmen und schmecken, aber zu der wir aufgrund unserer traumatischen Zerrissenheit zuletzt keinen Zugang finden konnten.

...

*Es murmeln die Wogen ihr ewges Gemurmel,*
*Es wehet der Wind, es fliehen die Wolken,*
*Es blinken die Sterne, gleichgültig und kalt,*
*Und ein Narr wartet auf Antwort.*

Heinrich Heine, «Fragen»

… der kleine Prinz: «*Was heißt zähmen?*»

«*Das ist eine in Vergessenheit geratene Sache*», sagte der Fuchs.
«*Es bedeutet: sich vertraut machen.*»

«*Vertraut machen?*»

«*Gewiss*», sagte der Fuchs. «*Noch bist du für mich nichts als ein kleiner Junge, der hunderttausend kleinen Jungen völlig gleicht. Ich brauche dich nicht und du brauchst mich ebenso wenig. Ich bin für dich nur ein Fuchs, der hunderttausend Füchsen gleicht. Aber wenn du mich zähmst, werden wir einander brauchen. Du wirst für mich einzig sein in der Welt. Ich werde für dich einzig sein in der Welt …*»

«*Ich beginne zu verstehen*», sagte der kleine Prinz. «*Es gibt eine Blume … ich glaube, sie hat mich gezähmt …*»

Antoine de Saint-Exupéry, «Der kleine Prinz» (1943)

# WIE ENTSTEHT EMOTIONALE BLINDHEIT?

21 Punkte formuliert von Alice Miller[136]

1. Das Neugeborene ist immer unschuldig.

2. Jedes Kind hat unabdingbare Bedürfnisse, unter anderem nach Sicherheit, Geborgenheit, Schutz, Berührung, Wahrhaftigkeit, Wärme, Zärtlichkeit.

3. Diese Bedürfnisse werden selten erfüllt, jedoch häufig von Erwachsenen für ihre eigenen Zwecke ausgebeutet (Trauma des Kindesmissbrauchs).

4. Der Missbrauch hat lebenslängliche Folgen.

5. Die Gesellschaft steht auf der Seite des Erwachsenen und beschuldigt das Kind für das, was ihm angetan worden ist.

6. Die Tatsache der Opferung des Kindes wird nach wie vor geleugnet.

7. Die Folgen dieser Opferung werden daher übersehen.

8. Das von der Gesellschaft allein gelassene Kind hat keine andere Wahl, als das Trauma zu verdrängen und den Täter zu idealisieren.

9. Verdrängung führt zu Neurosen, Psychosen, psychosomatischen Störungen und zum Verbrechen.

10. In der Neurose werden die eigentlichen Bedürfnisse verdrängt und verleugnet und stattdessen Schuldgefühle erlebt.

11. In der Psychose wird die Misshandlung in eine Wahnvorstellung verwandelt.

12. In der psychosomatischen Störung wird der Schmerz der Misshandlung erlitten, doch die eigentlichen Ursachen des Leidens bleiben verborgen.

---

136 https://www.alice-miller.com/de/wie-entsteht-emotionale-blindheit

13. Im Verbrechen werden die Verwirrung, die Verführung und die Misshandlung immer wieder neu ausagiert.

14. Therapeutische Bemühungen können nur dann erfolgreich sein, wenn die Wahrheit über die Kindheit des Patienten nicht geleugnet wird.

15. Die psychoanalytische Lehre der «infantilen Sexualität» unterstützt die Blindheit der Gesellschaft und legitimiert den sexuellen Missbrauch des Kindes. Sie beschuldigt das Kind und schont den Erwachsenen.

16. Phantasien stehen im Dienste des Überlebens; sie helfen, die unerträgliche Realität der Kindheit zu artikulieren und sie zugleich zu verbergen, bzw. zu verharmlosen. Ein sogenanntes «erfundenes, phantasiertes» Erlebnis oder Trauma deckt immer ein reales Trauma zu.

17. In Literatur, Kunst, Märchen und Träumen kommen oft verdrangte frühkindliche Erfahrungen in symbolischen Formen zum Ausdruck.

18. Aufgrund unserer chronischen Ignoranz hinsichtlich der wirklichen Situation des Kindes werden diese symbolischen Zeugnisse von Qualen in unserer Kultur nicht nur toleriert, sondern sogar hochgeschätzt. Würde der reale Hintergrund dieser verschlüsselten Aussage verstanden, würde sie von der Gesellschaft abgelehnt werden.

19. Die Folgen eines begangenen Verbrechens werden nicht dadurch aufgehoben, dass Täter und Opfer blind und verwirrt sind.

20. Neue Verbrechen können verhindert werden, wenn die Opfer zu sehen beginnen; damit wird der Wiederholungszwang aufgehoben oder abgeschwächt.

21. Indem sie die im Geschehen der Kindheit verborgene Quelle der Erkenntnis unmissverständlich und unwiderruflich freilegen, können die Berichte Betroffener der Gesellschaft im Allgemeinen und insbesondere der Wissenschaft helfen, ihr Bewusstsein zu verändern.

# GLOSSAR DER WICHTIGSTEN BEGRIFFE

(Reihenfolge entsprechend Erwähnung im Text)

**separation distress:** Extremer Stresszustand, der bei Tieren und Menschen zu beobachten ist, wenn kleine Kinder abrupt von ihren Eltern getrennt werden.

**Substitution:** Ersatz für etwas, das der Organismus auf natürliche Weise nicht bekommt.

**Narrativ:** Eine sinnstiftende Erzählung, die einer Person, einer Gruppe oder einer sozialen Entität Orientierung und Legitimation gibt. Die wesentlichen, relevanten Fragen, die zur Alltagsbewältigung benötigt werden, können gut und kohärent durch das Narrativ beantwortet werden.

**flashbacks:** Szenenhafte Erinnerungsbruchstücke in Bezug auf das erlebte Trauma.

**Intrusion:** Unkontrolliert einschießende Erinnerungsfragmente oder körperliche Symptome (Panikattacken, Albträume, Stimmenhören, etc.), die in Bezug zu einem erlebten Trauma stehen.

**Täterintrojekt:** Dies sind Glaubenssätze bei einer Person (das Opfer), die diese als zu sich selbst zugehörig empfindet (*«Ich bin unfähig und nicht liebenswert»*). In Wahrheit stammen aber diese Glaubenssätze von anderen Personen (den Tätern), die das Opfer in der Vergangenheit misshandelt haben (*«Du bist unfähig und nicht liebenswert»*).

**dissoziative Amnesie:** Gedächtnisstörung in Bezug auf ein erlebtes Trauma. Ein überlastendes Ereignis kann von der betroffenen Person nicht in Form einer kohärenten, kommunizierbaren Erzählung geschildert werden.

**Entität:** Ein Oberbegriff für eine soziale Einheit, die als Individuum oder auch in Form einer gesellschaftlichen Gruppierung bestehen kann.

**holistisch:** ganzheitlich, allumfassend, in Bezug zum Ganzen stehend, integriert.

**Integration:** Die Sicht auf das Ganze, bzw. die Fähigkeit, eine Erfahrung in eine ausgewogene und kohärente Sicht auf die Welt und auf die eigene Person einzugliedern.

**Dissoziation:** Die Aufspaltung der Persönlichkeit in die zwei Anteile ANP und EP als Reaktion auf ein traumatisches Ereignis, das die integrativen Kompetenzen der betroffenen Person überfordert hat.

**ANP – apparently normal part – anscheinend normaler Anteil:** Dies ist der dissoziativ-abgespaltene Anteil, der sich bemüht, Normalität aufrechtzuerhalten; hierfür muss er den EP unterdrücken.

**EP – emotional part – emotionaler Anteil:** Dies ist der dissoziativ-abgespaltene Anteil, der immer noch im Horror des Traumas verhaftet ist. EP schießt immer wieder in das Alltagserleben des ANP ein, dies in Form von *flashbacks*, Täterintrojekten, Intrusionen und körperlichen Beschwerden (Schmerzen, Lähmungen, Sensibilitätsausfälle).

**PTBS:** Posttraumatische Belastungsstörung.

**Kontextualisierungsdefizit:** Der Zustand, in dem ein Organismus nicht vollumfänglich seine gegenwärtige Situation wahrnimmt.

**Rekontextualisierung:** Die Korrektur eines Zustands, der durch ein Kontextualisierungsdefizit gekennzeichnet ist.

**Phylogenese:** Die Entstehung einer (Tier-)Art (auch Spezies genannt).

**Neokortex:** Auch Großhirnrinde genannt. Der Neokortex entspricht dem entwicklungsgeschichtlich jüngsten Anteil des Gehirns, der bei keinem anderen Tier so stark ausgeprägt ist wie beim Menschen. Er gehört zu den evolutionär «jungen», tertiären Strukturen des Gehirns. Der Neokortex ist an den vielfältigsten Aktivitäten und Steuerungen der mentalen, affektiven und motorischen Prozesse des Organismus beteiligt.

**Hippocampus:** Ein Hirnareal, in der Tiefe des Temporallappens gelegen, in dem episodische und kontextuelle Gedächtnisspuren gespeichert werden. Zudem ist der Hippocampus für die Regulierung der Stressreaktion des Organismus mitverantwortlich.

**Mandelkern (Amygdala):** Das «Aversions-Zentrum». Eine zerebrale Struktur, im vorderen Bereich des Hippocampus gelegen, die an der Erfahrung und am Ausdruck von Furcht und Vermeidung maßgeblich beteiligt ist.

**Nucleus accumbens:** Das «Anziehungs-Zentrum». Eine zerebrale Struktur, im basalen Vorderhin gelegen, die am Erfassen und am Ausdruck von angenehmen Erfahrungszuständen maßgeblich beteiligt ist. Oft auch «Belohnungszentrum» genannt.

**VTA – ventral tegmental area:** Eine Gehirnstruktur, tief im vorderen Bereich des Mittelhirns gelegen; neuroanatomisch der Ursprung des SEEKING-Systems.

**PAG – periaquäduktales Grau:** Eine Gehirnstruktur, tief im Bereich der Mittellinie des Mittelhirns gelegen; neuroanatomisch der Ursprung des PANIC-Systems.

**daCC – dorsal anterior cingulate cortex:** Eine im Frontalhirn gelegene Struktur, die an der Regulierung von affektiven Reaktionen verstärkend beteiligt ist.

**vmPFC – ventromedial prefrontal cortex:** Eine im Frontalhirn gelegene Struktur, die an der Regulierung von affektiven Reaktionen dämpfend beteiligt ist.

**Epistemologie (epistemisch):** Erkenntnislehre. Die philosophische Disziplin, die sich mit der Frage beschäftigt, wie wir zu unserem Wissen kommen und wie wir mit Gewissheit, Zweifel und Überzeugung umgehen.

**Empirie:** Der empirische Wissenschaftsansatz basiert auf der methodisch-systematischen Erhebung von Daten; die so gewonnenen Beobachtungen dienen der Überprüfung der zuvor formulierten theoretischen Annahmen über die Welt (Prüfung/Beweis/Falsifikation von Hypothese – These).

**Phänomenologie (Erscheinungslehre):** Der phänomenologische Wissenschaftsansatz ist der Beschreibung von Erscheinungen gewidmet. Im Bereich der psychologischen Phänomenologie bedeutet dies, dass die Erkenntnisgewinnung durch die mental-intuitive Beobachtung des Objekts (Wesensschau) erfolgt.

**MNPF – minimaler negativer phänomenologischer Fußabdruck:** Das Bestreben, anderen Wesen möglichst wenig leidvolle Zustände zuzumuten.

**Meme:** Ein spezifischer Bewusstseinsinhalt, der an andere Bewusstseinsräume weitergegeben und dort internalisiert (= übernommen) werden kann.

**default mode network:** Das «Ruhezustand-Netzwerk» des Gehirns. Dieses ist aktiv, wenn wir an nichts Besonderes denken und keinerlei mentale Aufgaben lösen müssen. In diesem Zustand erzählen wir uns in aller Regel die Geschichte über unser «Ich».

**PSM:** Phänomenales Selbstmodell, die Erfahrung des eigenen Selbst.

# LITERATURVERZEICHNIS

Alle erwähnten Internetseiten wurden im November oder Dezember 2021 konsultiert. Sollte eine Internetseite nicht mehr aufrufbar sein, kann sie unter https://archive.org zumindest teilweise wiederhergestellt werden.


1. **Spitz RA, Wolf KM.** Anaclitic Depression. The Psychoanalytic Study of the Child. 1946;2(1):313-42.
2. **Ainsworth MDS, Blehar MC, Waters E, Wall SN.** Patterns of attachment: A psychological study of the strange situation. New York: Psychology Press; 1978.
3. **Bowlby J.** Attachment and loss, Volume 1: Attachment. New York: Basic Books; 1969.
4. **Panksepp J, Herman B, Conner R, Bishop P, Scott JP.** The biology of social attachments: opiates alleviate separation distress. Biol Psychiatry. 1978;13(5):607-18.
5. **Machin AJ, Dunbar RI.** The brain opioid theory of social attachment: A review of the evidence. Behaviour. 2011;148(9-10):985-1025.
6. **Panksepp J, Herman BH, Vilberg T, Bishop P, DeEskinazi FG.** Endogenous opioids and social behavior. Neurosci Biobehav Rev. 1980;4(4):473-87.
7. **Eisenberger NI.** The neural bases of social pain: Evidence for shared representations with physical pain. Psychosom Med. 2012;74(2):126-35.
8. **Eisenberger NI, Lieberman MD.** Why rejection hurts: A common neural alarm system for physical and social pain. Trends Cogn Sci. 2004;8(7):294-300.
9. **Panksepp J.** The cross-mammalian neurophenomenology of primal emotional affects: From animal feelings to human therapeutics. J Comp Neurol. 2016;524(8):1624-35.
10. **Panksepp J, Nelson E, Bekkedal M.** Brain systems for the mediation of social separation-distress and social-reward. Evolutionary antecedents and neuropeptide intermediaries. Ann N Y Acad Sci. 1997;807:78-100.
11. **Elwood RW.** Pain and suffering in invertebrates? Ilar J. 2011;52(2):175-84.
12. **Herman JL.** Trauma and recovery: The aftermath of violence. New York: Basic Books; 1997.
13. **Panksepp J, Biven L.** PLAYful Dreamlike Circuits of the Brain – The Ancestral Sources of Social Joy and Laughter. The archaeology of mind: Neuroevolutionary origins of human emotions. New York: Norton; 2012. p. 351-87.
14. **Burdette HL, Whitaker RC.** Resurrecting free play in young children: looking beyond fitness and fatness to attention, affiliation, and affect. Arch Pediatr Adolesc Med. 2005;159(1):46-50.
15. **Pellis SM, Pellis VC, Himmler BT.** How play makes for a more adaptable brain: a comparative and neural perspective. Am J Play. 2014;7(1):73-98.
16. **Six S, Panksepp J.** ADHD and play. Scholarpedia. 2012;7(10):30371.
17. **Panksepp J.** Brain opioids: A neurochemical substrate for narcotic and social dependence. In: Cooper S, Herausgeber. Progress in theory in psychopharmacology. 1. London: Academic Press; 1981. p. 149-75.
18. **Zerubavel N, Wright MOD.** The dilemma of the wounded healer. Psychotherapy. 2012;49(4):482.
19. **Grant BF, Chou SP, Goldstein RB, Huang B, Stinson FS, Saha TD, et al.** Prevalence, correlates, disability, and comorbidity of DSM-IV borderline personality disorder: results from the Wave 2 National Epidemiologic Survey on Alcohol and Related Conditions. J Clin Psychiatry. 2008;69(4):533-45.

20. **Prossin AR, Love TM, Koeppe RA, Zubieta JK, Silk KR.** Dysregulation of regional endogenous opioid function in borderline personality disorder. Am J Psychiatry. 2010;167(8):925-33.

21. **Passie T, Dierssen O.** Die heroingestützte Behandlung Opiatabhängiger: Ein Praxishandbuch: Psychiatrie-Verlag; 2011.

22. **Panksepp J, Biven L.** The archaeology of mind: Neuroevolutionary origins of human emotions. New York: Norton; 2012.

23. **Lee E-J.** Max Weber und der „konfuzianische Kapitalismus". Leviathan. 1995;23(4):517-29.

24. **Panksepp J, Biven L.** Nurturing Love: The CARE System. The archaeology of mind: Neuroevolutionary origins of human emotions. New York: Norton; 2012. p. 283-350.

25. **Benedetti F, Mayberg HS, Wager TD, Stohler CS, Zubieta JK.** Neurobiological mechanisms of the placebo effect. J Neurosci. 2005;25(45):10390-402.

26. **Schriefl A.** Platons Kritik an Geld und Reichtum. Berlin: Walter de Gruyter; 2013.

27. **Fromm E, Funk R, Stein B.** Haben oder Sein: Die seelischen Grundlagen einer neuen Gesellschaft. Stuttgart: Deutsche Verlags-Anstalt; 1979.

28. **Gallagher S, Zahavi D.** The phenomenological mind. London: Routledge; 2013.

29. **Hebb DO.** The Organization of Behavior. New York: Wiley; 1949.

30. **Schultz W.** Reward signaling by dopamine neurons. Neuroscientist. 2001;7(4):293-302.

31. **Matthews R.** Storks deliver babies (p= 0.008). Teaching Statistics. 2000;22(2):36-8.

32. **Moen OM.** The case for cryonics. J Med Ethics. 2015;41(8):677-81.

33. **Clore GL, Huntsinger JR.** How emotions inform judgment and regulate thought. Trends Cogn Sci. 2007;11(9):393-9.

34. **Storbeck J, Clore GL.** Affective Arousal as Information: How Affective Arousal Influences Judgments, Learning, and Memory. Soc Personal Psychol Compass. 2008;2(5):1824-43.

35. **Maté G.** It's not the genes. In the Realm of Hungry Ghosts: Close Encounters with Addiction. London: Vermillion; 2018. p. 201-8.

36. **Milad MR, Orr SP, Pitman RK, Rauch SL.** Context modulation of memory for fear extinction in humans. Psychophysiology. 2005;42(4):456-64.

37. **Milad MR, Pitman RK, Ellis CB, Gold AL, Shin LM, Lasko NB, et al.** Neurobiological basis of failure to recall extinction memory in posttraumatic stress disorder. Biol Psychiatry. 2009;66(12):1075-82.

38. **Liberzon I, Sripada CS.** The functional neuroanatomy of PTSD: A critical review. Prog Brain Res. 2008;167:151-69.

39. **Mineka S, Oehlberg K.** The relevance of recent developments in classical conditioning to understanding the etiology and maintenance of anxiety disorders. Acta Psychol (Amst). 2008;127(3):567-80.

40. **Garfinkel SN, Abelson JL, King AP, Sripada RK, Wang X, Gaines LM, et al.** Impaired Contextual Modulation of Memories in PTSD: An fMRI and Psychophysiological Study of Extinction Retention and Fear Renewal. J Neurosci. 2014;34(40):13435-43.

41. **Rougemont-Bücking A, Linnman C, Zeffiro TA, Zeidan MA, Lebron-Milad K, Rodriguez-Romaguera J, et al.** Altered processing of contextual information during fear extinction in PTSD: an fMRI study. CNS Neurosci Ther. 2011;17(4):227-36.

42. **Peters J, Kalivas PW, Quirk GJ.** Extinction circuits for fear and addiction overlap in prefrontal cortex. Learn Mem. 2009;16(5):279-88.

43. **Ji J, Maren S.** Hippocampal involvement in contextual modulation of fear extinction. Hippocampus. 2007;17(9):749-58.

44. **Szeszko PR, Lehrner A, Yehuda R.** Glucocorticoids and hippocampal structure and function in PTSD. Harv Rev Psychiatry. 2018;26(3):142-57.

45. **Rao U, Chen LA, Bidesi AS, Shad MU, Thomas MA, Hammen CL.** Hippocampal changes associated with early-life adversity and vulnerability to depression. Biol Psychiatry. 2010;67(4):357-64.

46. **McEwen BS, Nasca C, Gray JD.** Stress effects on neuronal structure: Hippocampus, amygdala, and prefrontal cortex. Neuropsychopharmacology. 2016;41(1):3-23.

47. **LeDoux JE.** Emotion circuits in the brain. Annu Rev Neurosci. 2000;23:155-84.

48. **Maren S, Phan KL, Liberzon I.** The contextual brain: implications for fear conditioning, extinction and psychopathology. Nature Rev Neurosci. 2013;14(6):417-28.

49. **Krugers HJ, Arp JM, Xiong H, Kanatsou S, Lesuis SL, Korosi A, et al.** Early life adversity: lasting consequences for emotional learning. Neurobiol Stress. 2017;6:14-21.

50. **Levine J.** Materialism and qualia: The explanatory gap. Pacific philosophical quarterly. 1983;64(4):354-61.

51. **Frewen PA, Dozois DJ, Lanius RA.** Neuroimaging studies of psychological interventions for mood and anxiety disorders: empirical and methodological review. Clin Psychol Rev. 2008;28(2):228-46.

52. **Catlow BJ, Song S, Paredes DA, Kirstein CL, Sanchez-Ramos J.** Effects of psilocybin on hippocampal neurogenesis and extinction of trace fear conditioning. Exp Brain Res. 2013;228(4):481-91.

53. **Deyama S, Duman RS.** Neurotrophic mechanisms underlying the rapid and sustained antidepressant actions of ketamine. Pharmacol Biochem Behav. 2020;188:172837.

54. **Mahar I, Bambico FR, Mechawar N, Nobrega JN.** Stress, serotonin, and hippocampal neurogenesis in relation to depression and antidepressant effects. Neurosci Biobehav Rev. 2014;38:173-92.

55. **Janet P.** L'automatisme psychologique: Essai de psychologie expérimentale sur les formes inférieures de l'activité humaine. Paris: Alcan; 1889.

56. **Williams LM.** Recall of childhood trauma: A prospective study of women's memories of child sexual abuse. J Consult Clin Psychol. 1994;62(6):1167.

57. **Jacobson A.** Physical and sexual assault histories among psychiatric outpatients. Am J Psychiatry. 1989;146(6):755-8.

58. **Freud S.** Zur Ätiologie der Hysterie. Wien: Gesamtwerk; 1896.

59. **van der Hart O, Nijenhuis ER, Steele K.** Dissociation: An insufficiently recognized major feature of complex posttraumatic stress disorder. J Trauma Stress. 2005;18(5):413-23.

60. **Thome J, Terpou BA, McKinnon MC, Lanius RA.** The neural correlates of trauma-related autobiographical memory in posttraumatic stress disorder: A meta-analysis. Depress Anxiety. 2019.

61. **Zohar J, Juven-Wetzler A, Sonnino R, Cwikel-Hamzany S, Balaban E, Cohen H.** New insights into secondary prevention in post-traumatic stress disorder. Dialogues Clin Neurosci. 2011;13(3):301.

62. **Iyadurai L, Blackwell SE, Meiser-Stedman R, Watson PC, Bonsall MB, Geddes JR, et al.** Preventing intrusive memories after trauma via a brief intervention involving Tetris computer game play in the emergency department: A proof-of-concept randomized controlled trial. Mol Psychiatry. 2018;23(3):674-82.

63. **Ogden P, Minton K, Pain C.** The organization of experience: Skills for working with the body in present time. In: Trauma and the body: A sensorimotor approach to psychotherapy. New York: WW Norton & Company; 2006. p. 188-205.

64. **Revenstorf D.** Trance und die Ziele und Wirkungen der Hypnotherapie. In: Hypnose in Psychotherapie, Psychosomatik und Medizin. Berlin: Springer; 2015. p. 15-35.

65. **Pashler H.** Dual-task interference in simple tasks: data and theory. Psychol Bull. 1994;116(2):220-44.

66. **Gunter RW, Bodner GE.** How eye movements affect unpleasant memories: Support for a working-memory account. Behav Res Ther. 2008;46(8):913-31.

67. **Reddemann L.** Die Phase der Ichstärkung oder „Stabilisierungsphase". In: Psychodynamisch Imaginative Traumatherapie: PITT – Das Manual Ein resilienzorientierter Ansatz in der Psychotraumatologie. Stuttgart: Klett-Cotta; 2014. p. 140-93.

68. **Carhart-Harris RL, Murphy K, Leech R, Erritzoe D, Wall MB, Ferguson B, et al.** The Effects of Acutely Administered 3,4-Methylenedioxymethamphetamine on Spontaneous Brain Function in Healthy Volunteers Measured with Arterial Spin Labeling and Blood Oxygen Level-Dependent Resting State Functional Connectivity. Biol Psychiatry. 2015;78(8):554-62.

69. **van der Hart O, Nijenhuis ER, Steele K.** The haunted self – Structural dissociation and the treatment of chronic traumatization. New York: Norton; 2006.

70. **Masson JM.** The assault on truth. New York: Farrar, Straus & Giroux; 1984.

71. **Reinders AA, Willemsen AT, Vos HP, den Boer JA, Nijenhuis ER.** Fact or factitious? A psychobiological study of authentic and simulated dissociative identity states. PLoS One. 2012;7(6):e39279.

72. **de Vries GJ, Olff M.** The lifetime prevalence of traumatic events and posttraumatic stress disorder in the Netherlands. J Traumat Stress. 2009;22(4):259-67.

73. **Adler G.** Borderline psychopathology and its treatment. New York: Jason Aronson; 1985.

74. **Bode S.** Die vergessene Generation: Die Kriegskinder brechen ihr Schweigen. Stuttgart: Klett-Cotta; 2012.

75. **Schneider M, Süss J.** Nebelkinder: Kriegsenkel treten aus dem Traumaschatten der Geschichte. Berlin: Europa Verlag; 2015.

76. **Sheldrake R.** The presence of the past: Morphic resonance and the habits of nature. London: Icon Books; 2011.

77. **Levine PA.** Trauma und Gedächtnis: Die Spuren unserer Erinnerung in Körper und Gehirn – Wie wir traumatische Erfahrungen verstehen und verarbeiten. München: Kösel; 2016.

78. **Koenen KC, Roberts AL, Stone DM, Dunn EC.** The epidemiology of early childhood trauma. In: Lanius RA, Vermetten E, Pain C, editors. The impact of early life trauma on health and disease: The hidden epidemic. Cambridge: Cambridge University Press; 2010. p. 13-24.

79. **National Comorbidity Survey – Replication.** Inter-university Consortium for Political and Social Research; https://www.icpsr.umich.edu/web/ICPSR/series/527/publications.

80. **Finkelhor D, Ormrod R, Turner H, Hamby SL.** The victimization of children and youth: A comprehensive, national survey. Child Maltreat. 2005;10(1):5-25.

81. **Hasselberg M, Laflamme L, Weitoft GR.** Socioeconomic differences in road traffic injuries during childhood and youth: a closer look at different kinds of road user. J Epidemiol Community Health. 2001;55(12):858-62.

82. **Todd J, Armon C, Griggs A, Poole S, Berman S.** Increased rates of morbidity, mortality, and charges for hospitalized children with public or no health insurance as compared with children with private insurance in Colorado and the United States. Pediatrics. 2006;118(2):577-85.

83. **Molnar BE, Buka SL, Brennan RT, Holton JK, Earls F.** A Multilevel Study of Neighborhoods and Parent-to-Child Physical Aggression: Results From the Project on Human Development in Chicago Neighborhoods. Child Maltreat. 2003;8(2):84-97.

84. **Freisthler B, Merritt DH, LaScala EA.** Understanding the ecology of child maltreatment: a review of the literature and directions for future research. Child Maltreat. 2006;11(3):263-80.

85. **Center for Disease Control.** The adverse childhood experiences study. https://www.cdc.gov/violenceprevention/aces/about.html.

86. **Dube SR, Felitti VJ, Dong M, Chapman DP, Giles WH, Anda RF.** Childhood abuse, neglect, and household dysfunction and the risk of illicit drug use: the adverse childhood experiences study. Pediatrics. 2003;111(3):564-72.

87. **Felitti VJ, Anda RF.** The relationship of adverse childhood experiences to adult medical disease, psychiatric disorders and sexual behavior: implications healthcare. In: Lanius RA, Vermetten E, Pain C, Herausgeber. The impact of early life trauma on health and disease: The hidden epidemic. 2010. New York: Cambridge University Press; 2010. p. 77-87.

88. **Widom CS, Morris S.** Accuracy of adult recollections of childhood victimization, Part 2: Childhood sexual abuse. Psychol Assess. 1997;9(1):34-46.

89. **Nathanson DL.** Shame and pride: Affect, sex, and the birth of the self. New York: Norton; 1994.

90. **Breslau N, Kessler RC.** The stressor criterion in DSM-IV posttraumatic stress disorder: an empirical investigation. Biol Psychiatry. 2001;50(9):699-704.

91. **Lanius RA, Vermetten E, Pain C.** The impact of early life trauma on health and disease: The hidden epidemic. Cambridge: Cambridge University Press; 2010.

92. **Wittchen HU, Jacobi F, Rehm J, Gustavsson A, Svensson M, Jonsson B, et al.** The size and burden of mental disorders and other disorders of the brain in Europe 2010. Eur Neuropsychopharmacol. 2011;21(9):655-79.

93. **Maaz H-J.** Das falsche Leben: Ursachen und Folgen unserer normopathischen Gesellschaft. München: Beck; 2017.

94. **Calhoun LG, Tedeschi RG.** Handbook of posttraumatic growth: Research and practice. Milton Park: Routledge; 2014.

95. **Harrison M.** The economics of World War ii. Cambridge: Cambridge University Press; 2000.

96. **McNally RJ, Lasko NB, Clancy SA, Macklin ML, Pitman RK, Orr SP.** Psychophysiological responding during script-driven imagery in people reporting abduction by space aliens. Psychol Sci. 2004;15(7):493-7.

97. **Rougemont-Bücking A.** From the hook to the cage – Phenomenological accounts on psychological pain and substance-related effects in humans (Habilitation thesis). Fribourg: University of Fribourg; 2020.

98. **Harari YN.** Homo Deus: Eine Geschichte von Morgen. München: Beck; 2017.

99. **Brentano F.** Psychologie vom empirischen Standpunkt. Leipzig: Duncket & Humblot; 1874.

100. **Metzinger T.** Der Ego-Tunnel: Eine neue Philosophie des Selbst: Von der Hirnforschung zur Bewusstseinsethik. München: Piper; 2014.

101. **Sepp HR.** Phänomenologie und Ökologie. Würzburg: Königshausen & Neumann; 2020.

102. **Husserl E.** Ideen zu einer reinen Phänomenologie und phänomenologischen Philosophie. Jahrbuch für Philosophie und phänomenologische Forschung. 1913;1(1).

103. **Husserl E.** Logische Untersuchungen: Theil 2, Untersuchungen zur Phänomenologie und Theorie der Erkenntnis. Halle a. S.: Niemeyer; 1901.

104. **Nagel T.** What is it like to be a bat? The philosophical review. 1974;83(4):435-50.

105. **Panksepp J, Biven L.** Toward a Neurobiology of the Soul: The Core SELF and the Genesis of Primary-Process Feelings. The archaeology of mind: Neuroevolutionary origins of human emotions. New York: Norton; 2012. p. 389-424.

106. **Panksepp J.** Feeling the pain of social loss. Science. 2003;302(5643):237-9.

107. **Zellner MR, Watt DF, Solms M, Panksepp J.** Affective neuroscientific and neuropsychoanalytic approaches to two intractable psychiatric problems: why depression feels so bad and what addicts really want. Neurosci Biobehav Rev. 2011;35(9):2000-8.

108. **Panksepp J, Biven L.** Philosophical Reflections: Can We Go From Mice to Men and Back Again? The archaeology of mind: Neuroevolutionary origins of human emotions. New York: Norton; 2012. p. 475-500.

109. **Damasio A.** Self comes to mind: Constructing the conscious brain. New York: Pantheon; 2010.

110. **Gallese V.** The ‚shared manifold' hypothesis. From mirror neurons to empathy. J of conscious stud. 2001;8(5-6):33-50.

111. **Blakeslee S.** Cells that read minds. New York Times. 10.01.2006.

112. **Merleau-Ponty M.** Phénoménologie de la perception. Paris: Gallimard; 1945.

113. **Tinbergen N.** The study of instinct. New York: Clarendon Press; 1951.

114. **Edelman DB, Seth AK.** Animal consciousness: a synthetic approach. Trends Neurosci. 2009;32(9):476-84.

115. **Benning TB.** Limitations of the biopsychosocial model in psychiatry. Adv Med Educ Pract. 2015;6:347-52.

116. **Low P, Panksepp J, Reiss D, Edelman DB, van Swinderen B, Koch C.** Cambridge Declaration on Consciousness. http://fcmconference.org/img/CambridgeDeclarationOnConsciousness.pdf; 2012.

117. **Jung CG.** Die Archetypen und das kollektive Unbewußte. Ostfildern: Patmos; 1955.

118. **Dawkins R.** The selfish gene. Oxford: Oxford University Press; 1976.

119. **Duerr HP.** Traumzeit. Frankfurt: Suhrkamp; 1978.

120. **Borrmann N.** Vampirismus oder die Sehnsucht nach Unsterblichkeit. München: Diederichs; 1998.

121. **Schwerdt W.** Vampire, Wiedergänger und Untote: Auf der Spur der lebenden Toten. Berlin: Vergangenheitsverlag; 2012.

122. **Waller GA.** The living and the undead: Slaying vampires, exterminating zombies. Illinois: University of Illinois Press; 2010.

123. **Douglas A.** Beast Within: A History of the Werewolf. London: Chapmans; 1992.

124. **Ingraham C.** The share of Americans not having sex has reached a record high. Washington Post. 29.03.2019.

125. **Beutel ME, Burghardt J, Tibubos AN, Klein EM, Schmutzer G, Brähler E.** Declining sexual activity and desire in men: findings from representative German surveys, 2005 and 2016. J Sex Med. 2018;15(5):750-6.

126. **Burghardt J, Beutel ME, Hasenburg A, Schmutzer G, Brähler E.** Declining sexual activity and desire in women: findings from representative German surveys 2005 and 2016. Arch Sex Behav. 2020;49(3):919-25.

127. **Ueda P, Mercer CH, Ghaznavi C, Herbenick D.** Trends in frequency of sexual activity and number of sexual partners among adults aged 18 to 44 years in the US, 2000-2018. JAMA network open. 2020;3(6):e203833-e.

128. **Demetriou D.** Rise of Japan's middle-aged virgins: a quarter of over-30s have never had sex. Daily Telegraph. 10.06.2015.

129. **Ryan C, Jethá C, Johnson A, Davis J.** Sex at dawn: How we mate, why we stray, and what it means for modern relationships. New York: Harper Perennial; 2011.

130. **Rougemont-Bücking A, Grivel J.** Risk perception and emotional coping: a pathway for behavioural addiction? Eur Addict Res. 2014;20(2):49-58.

131. **Towers S, Gomez-Lievano A, Khan M, Mubayi A, Castillo-Chavez C.** Contagion in mass killings and school shootings. PLoS One. 2015;10(7):e0117259.

132. **Morris S.** Mass shootings in the US: There have been 1,624 in 1,870 days. The Guardian. 15.02.2018.

133. **Hoffman B, Ware J, Shapiro E.** Assessing the threat of incel violence. Studies in Conflict & Terrorism. 2020;43(7):565-87.

134. **Bech Gjørv A.** Bericht der Kommission zum 22. Juli 2012; https://www.regjeringen.no/no/dokumenter/nou-2012-14/id697260/?ch=1.

135. **Koob GF, Le Moal M.** Drug addiction, dysregulation of reward, and allostasis. Neuropsychopharmacology. 2001;24(2):97-129.

136. **Maarrawi J, Garcia-Larrea L.** Neuroimagerie du système opioïde encéphalique chez l'Homme. Douleur Analgésie. 2014;27(1):19-31.

137. **Worth Estes J.** John Jones's Mysteries of Opium Reveal'd (1701): Key to historical opiates. J Hist Med Allied Sci. 1979;34:200-9.

138. **Jay M.** High society: The central role of mind-altering drugs in history, science, and culture. London: Simon & Schuster; 2010.

139. **Weber MM, Emrich HM.** Current and historical concepts of opiate treatment in psychiatric disorders. Int Clin Psychopharmacol. 1988;3(3):255-66.

140. **Egli M, Koob GF, Edwards S.** Alcohol dependence as a chronic pain disorder. Neurosci Biobehav Rev. 2012;36(10):2179-92.

141. **Fichna J, Janecka A, Piestrzeniewicz M, Costentin J, do Rego JC.** Antidepressant-like effect of endomorphin-1 and endomorphin-2 in mice. Neuropsychopharmacology. 2007;32(4):813-21.

142. **Tao R, Auerbach SB.** Involvement of the dorsal raphe but not median raphe nucleus in morphine-induced increases in serotonin release in the rat forebrain. Neuroscience. 1995;68(2):553-61.

143. **Yovell Y, Bar G, Mashiah M, Baruch Y, Briskman I, Asherov J, et al.** Ultra-Low-Dose Buprenorphine as a Time-Limited Treatment for Severe Suicidal Ideation: A Randomized Controlled Trial. Am J Psychiatry. 2016;173(5):491-8.

144. **Holbrook TL, Galarneau MR, Dye JL, Quinn K, Dougherty AL.** Morphine use after combat injury in Iraq and post-traumatic stress disorder. N Engl J Med. 2010;362(2):110-7.

145. **Sijbrandij M, Kleiboer A, Bisson JI, Barbui C, Cuijpers P.** Pharmacological prevention of post-traumatic stress disorder and acute stress disorder: A systematic review and meta-analysis. Lancet Psychiatry. 2015;2(5):413-21.

146. **Berrocoso E, Sanchez-Blazquez P, Garzon J, Mico JA.** Opiates as antidepressants. Curr Pharm Des. 2009;15(14):1612-22.

147. **Doggett NS, Reno H, Spencer PS.** Narcotic agonists and antagonists as models for potential antidepressant drugs. Neuropharmacology. 1975;14(7):507-15.

148. **Saxena PP, Bodkin JA.** Opioidergic Agents as Antidepressants: Rationale and Promise. CNS Drugs. 2018;33(1):9-16.

149. **Tenore PL.** Psychotherapeutic benefits of opioid agonist therapy. J Addict Dis. 2008;27(3):49-65.

150. **Mattson CL, Tanz LJ, Quinn K, Kariisa M, Patel P, Davis NL.** Trends and geographic patterns in drug and synthetic opioid overdose deaths: United States, 2013–2019. Morbidity Mortality Weekly Report. 2021;70(6):202.

151. **Rougemont-Bücking A, Grazioli VS, Daeppen JB, Gmel G, Studer J.** Family-Related Stress versus External Stressors: Differential Impacts on Alcohol and Illicit Drug Use in Young Men. Eur Addict Res. 2017;23(6):284-97.

152. **Rougemont-Bücking A, Grazioli VS, Marmet S, Daeppen JB, Lemoine M, Gmel G, et al.** Non-medical use of prescription drugs by young men: impact of potentially traumatic events and of social-environmental stressors. Eur J Psychotraumatol. 2018;9(1):1468706.

153. **Drogenbeauftragte.** Drogen und Suchtbericht 2012. Bundesgesundheitsministerium. https://www.bundesgesundheitsministerium.de/service/publikationen/details/drogen-und-suchtbericht-2012.html.

154. **Zaridze D, Lewington S, Boroda A, Scélo G, Karpov R, Lazarev A, et al.** Alcohol and mortality in Russia: Prospective observational study of 151000 adults. Lancet. 2014;383(9927):1465-73.

155. **Barrio P, Reynolds J, García-Altés A, Gual A, Anderson P.** Social costs of illegal drugs, alcohol and tobacco in the European Union: A systematic review. Drug Alcohol Rev. 2017;36(5):578-88.

156. **WHO.** Status report on alcohol consumption, harm and policy responses in 30 European countries 2019. World Health Organization: Geneva; 2019.

157. **Votaw VR, Geyer R, Rieselbach MM, McHugh RK.** The epidemiology of benzodiazepine misuse: a systematic review. Drug Alcohol Depend. 2019;200:95-114.

158. **Anthony JC, Warner LA, Kessler RC.** Comparative epidemiology of dependence on tobacco, alcohol, controlled substances, and inhalants: Basic findings from the National Comorbidity Survey. Exp Clin Psychopharmacol. 1994;2(3):244-68.

159. **Haemmig RB, Tschacher W.** Effects of high-dose heroin versus morphine in intravenous drug users: a randomised double-blind crossover study. J Psychoactive Drugs. 2001;33(2):105-10.

160. **Nutt DJ, King LA, Phillips LD.** Drug harms in the UK: A multicriteria decision analysis. Lancet. 2010;376(9752):1558-65.

161. **Tsai AC, Kiang MV, Barnett ML, Beletsky L, Keyes KM, McGinty EE, et al.** Stigma as a fundamental hindrance to the United States opioid overdose crisis response. PLoS Med. 2019;16(11):e1002969.

162. **Greenberg E.** Borderline, narcissistic, and schizoid adaptations: The pursuit of love, admiration, and safety. New York: Greenbrooke Press; 2016.

163. **Arendt H.** Eichmann in Jerusalem: ein Bericht von der Banalität des Bösen. München: Piper; 2013.

164. **Boyce CJ, Brown GD, Moore SC.** Money and happiness: Rank of income, not income, affects life satisfaction. Psychol Sci. 2010;21(4):471-5.

165. **Haller R.** Die Narzissmusfalle: Anleitung zur Menschen-und Selbstkenntnis. Salzburg: Ecowin; 2013.

166. **Sachse R.** Manipulation und Selbsttäuschung: Wie gestalte ich mir die Welt so, dass sie mir gefällt: Manipulationen nutzen und abwenden. Berlin: Springer; 2014.

167. **Andreassen CS, Pallesen S, Griffiths MD.** The relationship between addictive use of social media, narcissism, and self-esteem: Findings from a large national survey. Addict Behav. 2017;64:287-93.

168. **Monnard P.** Blood business – Das Geschäft mit dem Blut. Switzerland, Germany; 2017. https://vimeo.com/217497031.

169. **Fromm E.** Die Furcht vor der Freiheit. München: Deutscher Taschenbuch Verlag; 2000.

170. **Horvath S.** DNA methylation age of human tissues and cell types. Genome Biol. 2013;14(10):1-20.

171. **Castellano JM.** Blood-based therapies to combat aging. Gerontology. 2019;65(1):84-9.

172. **Pandika M.** Looking to young blood to treat the diseases of aging. ACS Cent Sci. 2019;5(9):1481–4.

173. **Tolle E.** Leben im Jetzt: Das Praxisbuch. München: Goldmann; 2014.

174. **Pinker S.** Enlightenment now: The case for reason, science, humanism, and progress. New York: Penguin; 2018.

175. **Harari YN.** Eine kurze Geschichte der Menschheit. München: Pantheon; 2013.

176. **Heidbrink M, Berg V, Feltes F.** Die Jungbullen kommen – Narzissmus in deutschen Führungsetagen. Harvard Business Manager. 19.04.2021.

177. **Twenge JM.** The evidence for generation me and against generation we. Emerging Adulthood. 2013;1(1):11-6.

178. **Kuhn TS.** Die Struktur wissenschaftlicher Revolutionen. Frankfurt: Suhrkamp; 1976.

179. **Szasz TS.** The myth of mental illness. New York: Harper; 1961.

180. **Hasler F.** Neuromythologie: Eine Streitschrift gegen die Deutungsmacht der Hirnforschung (4., unveränderte Auflage 2013). Bielefeld: transcript; 2012.

181. **Keynes JM.** Economic possibilities for our grandchildren. London: Nation and Athenaeum; 1930.

182. **Graeber D.** Bullshit jobs: A theory. London: Penguin; 2018.

183. **Litz BT, Stein N, Delaney E, Lebowitz L, Nash WP, Silva C, et al.** Moral injury and moral repair in war veterans: A preliminary model and intervention strategy. Clin Psychol Rev. 2009;29(8):695-706.

184. **Moewes G.** Arbeit ruiniert die Welt: Warum wir eine andere Wirtschaft brauchen. Frankfurt a. M.: Nomen; 2020.

185. **Gore T, Ghosh E, Nazareth A, Kartha S, Dabi N.** Carbon inequality in 2030: Per capita consumption emissions and the 1.5 °C goal; 2021. https://www.oxfam.org/en/research/carbon-inequality-2030.

186. **Skidelsky E, Skidelsky R.** How much is enough? Money and the good life. New York: Penguin; 2012.

187. **Richards D, Caldwell PH, Go H.** Impact of social media on the health of children and young people. J Paediatr Child Health. 2015;51(12):1152-7.

188. **Maier SF, Seligman ME.** Learned helplessness at fifty: Insights from neuroscience. Psychol Rev. 2016;123(4):349.

189. **Wilson ML, Boesch C, Fruth B, Furuichi T, Gilby IC, Hashimoto C, et al.** Lethal aggression in Pan is better explained by adaptive strategies than human impacts. Nature. 2014;513(7518):414-7.

190. **Rauner M.** Bonobos und Schimpansen – Die zwei Gesichter des Menschen. Die Zeit. 15.04.2016.

191. **Bregman R.** Humankind: A hopeful history. London: Bloomsbury Publishing; 2020.

192. **Wengenroth M.** Therapie-Tools Akzeptanz- und Commitmenttherapie (ACT). Weinheim: Beltz; 2017.

193. **Rosenberg MB.** Gewaltfreie Kommunikation: Eine Sprache des Lebens. Paderborn: Junfermann; 2016.

194. **Hayes SC.** Get Out of Your Mind and Into Your Life: The New Acceptance and Commitment Therapy. Oakland: New Harbinger Publications; 2005.

195. **Maté G.** When the body says no: Understanding the stress-disease connection. Hoboken: Wiley & Sons; 2011.

196. **van der Kolk B.** The body keeps the score: Mind, brain and body in the transformation of trauma. New York: Penguin; 2014.

197. **Killingsworth MA, Gilbert DT.** A wandering mind is an unhappy mind. Science. 2010;330(6006):932.

198. **Palhano-Fontes F, Andrade KC, Tofoli LF, Santos AC, Crippa JA, Hallak JE, et al.** The psychedelic state induced by ayahuasca modulates the activity and connectivity of the default mode network. PLoS One. 2015;10(2):e0118143.

199. **Roseman L, Leech R, Feilding A, Nutt DJ, Carhart-Harris RL.** The effects of psilocybin and MDMA on between-network resting state functional connectivity in healthy volunteers. Front Hum Neurosci. 2014;8:204.

200. **De Bellis MD.** The neurobiology of child neglect. In: Lanius RA, Vermetten E, Pain C, Herausgeber. The impact of early life trauma on health and disease: The hidden epidemic. Cambridge: Cambridge University Press; 2010. p. 123-32.

201. **Teasdale TW, Owen DR.** A long-term rise and recent decline in intelligence test performance: The Flynn Effect in reverse. Pers Individ Dif. 2005;39(4):837-43.

202. **Suades-González E, Gascon M, Guxens M, Sunyer J.** Air pollution and neuropsychological development: a review of the latest evidence. Endocrinology. 2015;156(10):3473-82.

203. **von Thadden E.** Soziale Ungleichheit – Das teure Nest. Die Zeit. 05.02.2021.

204. **Diekmann F.** Bürger empfinden Deutschland als extrem ungerecht. Der Spiegel. 05.03.2020.

205. **Alesina A, Stantcheva S, Teso E.** Intergenerational mobility and preferences for redistribution. Am Econ Rev. 2018;108(2):521-54.

206. **Hasberg R.** Die Wahrnehmung von Einkommensungleichheit. Wiesbaden: Springer; 2016.

207. **Brown W.** Die schleichende Revolution: wie der Neoliberalismus die Demokratie zerstört. Berlin: Suhrkamp; 2015.

208. **Luna Bellani L, Nona Bledow N, Busemeyer MR, Schwerdt G.** Wenn alle Teil der Mittelschicht sein wollen: (Fehl-) Wahrnehmungen von Ungleichheit und warum sie für Sozialpolitik wichtig sind. COVID-19 und soziale Ungleichheit – Thesen und Befunde. 2021. https://www.progressives-zentrum.org/wenn-alle-denken-sie-seien-teil-der-mittelschicht/.

209. **Diekmann F.** Umfrage zur Ungleichheit – Reich sind immer nur die anderen. Der Spiegel. 26.05.2021.

210. **Herrmann U.** Hurra, wir dürfen zahlen: Der Selbstbetrug der Mittelschicht. Frankfurt a. M.: Westend; 2010.

211. **Steele K, van der Hart O, Nijenhuis ER.** Phase-oriented treatment of structural dissociation in complex traumatization: overcoming trauma-related phobias. J Trauma Dissociation. 2005;6(3):11-53.

212. **State of Finance for Nature.** United Nations Environment Program: Nairobi; 2021. https://www.unep.org/resources/state-finance-nature

213. **Mbembe A.** Die Welt reparieren. Die Zeit. 23.04.2020.

214. **International Labour Organization.** Forced labour, modern slavery and human trafficking. Geneva; 2017. https://www.ilo.org/global/topics/forced-labour/lang--en/index.htm

215. **Kara S.** Modern slavery: A global perspective. New York: Columbia University Press; 2017.

216. **Rougemont-Bücking A, Gamma F, Panksepp J.** Use of tramadol in psychiatric care: A comprehensive review and report of two cases. Swiss Med Wkly. 2017;147:w14428.

217. **Swanson LR.** Unifying Theories of Psychedelic Drug Effects. Front Pharmacol. 2018;9(172).

218. **Noë A.** Action in perception. Boston: MIT press; 2004.

219. **Lethem J, Slade P, Troup J, Bentley G.** Outline of a fear-avoidance model of exaggerated pain perception. Behav Res Ther. 1983;21(4):401-8.

220. **Chiesa A, Serretti A.** Mindfulness based cognitive therapy for psychiatric disorders: a systematic review and meta-analysis. Psychiatry Res. 2011;187(3):441-53.

221. **Hayes SC, Strosahl KD, Wilson KG.** Acceptance and Commitment Therapy: The Process and Practice of Mindful Change. 2nd ed. New York: Guilford Press; 2012.

222. **Pittig A, Kotter R, Hoyer J.** The struggle of behavioral therapists with exposure: self-reported practicability, negative beliefs, and therapist distress about exposure-based interventions. Behav Ther. 2019;50(2):353-66.

223. **Piketty T.** Kapital und Ideologie. München: Beck; 2020.

224. **Payan T, Staudt K, Kruszewski ZA.** A war that can't be won: Binational perspectives on the war on drugs. Tucson: University of Arizona Press; 2013.

225. **Hart C.** High price: A neuroscientist's journey of self-discovery that challenges everything you know about drugs and society. New York: Harper Collins; 2013.

226. **Schlindwein S, Wojczenko K.** Drogenumschlagplatz Ostafrika – Koka-Kette in Coronakrise. taz. 19.05.2020.

227. **Calderón LY, Heinle K, Rodriguez-Ferreira O, Shirk DA.** Organized Crime and Violence in Mexico, Analysis Through 2018. San Diego: University of San Diego; 2019.

228. **Dahlkamp J, Diel J, Lehberger R.** Im Griff der Mafia. Der Spiegel. 16.10.2021.

229. **Global commission on drug policy.** War on drugs – report 2011. http://www.globalcommissionondrugs.org/wp-content/uploads/2017/10/GCDP_WaronDrugs_EN.pdf.

230. **Fedotov Y.** Remarks at the opening of the UN General Assembly Special Session on the world drug problem; 2016. https://www.unodc.org/unodc/en/speeches/2016/ungass-190416.html.

231. **Klein A, Stothard B.** Collapse of the Global Order on Drugs: From UNGASS 2016 to Review 2019. Bingley: Emerald Publishing; 2018.

232. **Jungaberle H, Böckem J.** HighSein – Ein Aufklärungsbuch. Berlin: Rogner & Bernhard; 2015.

233. **Rotermann M.** What has changed since cannabis was legalized. Health Rep. 2020;31(2):11-20.

234. **Kumm M.** Zur Geschichte und Theorie des Globalen Konstitutionalismus. Gegenwärtige Herausforderungen des Globalen Konstitutionalismus. In: Nida-Rümelin J, von Daniels D, Wloka N, Herausgeber. Internationale Gerechtigkeit und institutionelle Verantwortung: Berlin: De Gruyter; 2019. p. 105-38.

235. **Angeli O.** Von der Gründung zur Begründung? In: Vorländer H, editor. Demokratie und Transzendenz. Bielefeld: transcript-Verlag; 2014. p. 509-26.

236. **Leinen J, Bummel A.** Das demokratische Weltparlament: Eine kosmopolitische Vision. Bonn: Dietz; 2017.

237. **Lovelock JE, Margulis L.** Atmospheric homeostasis by and for the biosphere: The Gaia hypothesis. Tellus. 1974;26(1-2):2-10.

238. **Hendlin YH.** Tiefenökologie. In: Ott K, Dierks J, Voget-Kleschin L, Herausgeber. Handbuch Umweltethik. Stuttgart: Metzler; 2016. p. 195-203.

239. **Fellows A.** Gaia, Psyche and Deep Ecology: Navigating Climate Change in the Anthropocene. Milton Park: Routledge; 2019.

240. **Küng H.** Projekt Weltethos. München: Piper; 1990.

# ABBILDUNGSVERZEICHNIS



**Interessenkonflikt:** Ich habe keinen Interessenkonflikt.

Ich unterliege der materiellen Realität und «muss» bedauerlicherweise meinen Patienten meine Dienste in Rechnung stellen. Ich wünsche mir für die Zukunft, dass meine Dienste nicht mehr gebraucht werden, und falls doch, dass ich nicht mehr für diese bezahlt werden muss.

# DANKSAGUNG

Mein allererster Dank und Tribut gegenüber meinen Ahnen gebührt der Tatsache, dass ich derzeit in einem Kontinent lebe, in dem ich frei meine Meinung äußern kann.

Ich bin Gabriella Marcionelli (Fétigny) und Markus Baumann (Heimiswil) zutiefst dankbar für die Begleitung durch die Höhen und Tiefen, die ich beim Verfassen dieses Textes durchquert habe.

Ich danke meinen Lektoren Christina Rosnersky (Berlin), Andreas Zeuch (Berlin) und Lutz Gollan (Hamburg) für die vielen kritischen und ermutigenden Kommentare zu diesem Text.

Ich danke all den Patienten, Kollegen, Freunden und Widersachern für die vielen kontrastreichen Stimmlagen, die sie mir in den Jahren meines Lebens mitgeteilt haben, ohne die ich dieses Lied nicht hätte zusammenfügen können.

Ich danke Edward E. Barbey (Québec) für die Erstellung von zwei Abbildungen.

Ich danke Sonja Hartl (Alxing) für das hochaufmerksame und feinfühlige Korrektorat des Textes.

Ich danke Holger Steinbach (Berlin) für die professionelle Erstellung des Drucklayouts.

Ich danke Achim Gralke und Tobias Pursche von der Gorus Gruppe (Moos am Bodensee) für die vielen sachdienlichen Hilfestellungen bei der Realisierung dieses Buchprojekts.

Ich danke der Agentur meerdesguten (Wiesbaden/Berlin) für die vielen außerordentlich kreativen Entwürfe der Buchillustrationen: Gerald Jude ist mit dem Coverbild und Ela Kilinc mit der Tasse Blut eine packend-bildhafte Verdichtung des Buchthemas gelungen.

Mein Dank gebührt auch Florian Mader von der Druckerei europrintpartner (Kehl) für die freundliche und fachkundige Beratung, die zur materiellen Gestaltwerdung dieses Werkes führten.

Ebenfalls danke ich Federica (surname & residency do not apply) für den wichtigen Hinweis darauf, dass unsere Welt nicht nur von Monstern, sondern auch von Engeln bevölkert ist.

Und zuletzt danke ich all den vielen Wegbegleitern auf ungezählten Wanderungen, Sternenbiwaks, Skitouren und Gleitschirmflügen – ohne den regelmäßigen, intensiven Kontakt mit der Natur hätte ich nicht die Kraft gefunden, dieses Buch zu schreiben.